U0251520

Atlas of Oral and Maxillofacial Surgery

口腔外科手术学

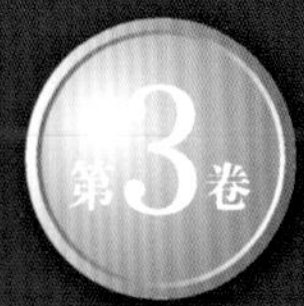

修复前外科手术
颞下颌关节手术及相关技术
癌及癌前病变手术
重建外科手术

日本口腔外科学会 编著
卢 利 白晓峰 主译

北方联合出版传媒（集团）股份有限公司
辽宁科学技术出版社
沈 阳

图文编辑

张　霞　代　炜　薛　雷　颜光启　张　蕾　孙宁宁　吴传彬　席善龙　啜文钰　李越霄
张　拓　徐　超　魏代玉　张真真　张晓楠　孙一宁　金　信　卢　杨　孙海江　赵辰宇
孟芝竹　蒋优余　王　帅　张永尚　吕毅敏　张浩铭　李思琦　张雪迪

图书在版编目（CIP）数据

口腔外科手术学. 第3卷 / 日本口腔外科学会编著；卢利，白晓峰主译. —沈阳：辽宁科学技术出版社，2019.1
ISBN 978-7-5591-0574-5

Ⅰ. ①口…　Ⅱ. ①日…　②卢…　③白…　Ⅲ. ①口腔外科手术　Ⅳ. ①R782.05

中国版本图书馆CIP数据核字（2017）第312709号

出版发行：辽宁科学技术出版社
（地址：沈阳市和平区十一纬路25号　邮编：110003）
印 刷 者：辽宁新华印务有限公司
经 销 者：各地新华书店
幅面尺寸：210mm × 285mm
印　　张：17.5
插　　页：4
字　　数：360 千字
出版时间：2019 年 1 月第 1 版
印刷时间：2019 年 1 月第 1 次印刷
责任编辑：陈　刚　苏　阳　殷　欣
封面设计：袁　舒
版式设计：袁　舒
责任校对：李　霞

书　　号：ISBN 978-7-5591-0574-5
定　　价：298.00 元

投稿热线：024-23280336
邮购热线：024-23284502
E-mail:cyclonechen@126.com
http://www.lnkj.com.cn

译者前言

临床实践是培养口腔颌面外科医生的核心环节，而临床实践必须是在对手术操作所有细节充分熟知的前提下才能开展，只有遵循这个程序才能保证患者安全，也能使医生顺利地成长。

日本口腔外科学会组织全日本权威的口腔外科专家、学者编写了该套《口腔外科手术学》，旨在为规范化培养日本的口腔颌面外科专科医生提供理论和实践的基础。该套书总结了口腔外科所有领域的手术，侧重临床操作和外科应用解剖学。书中收集了近半个世纪的手术图谱，直观、详细地阐述了临床操作的细节。图文并茂是该书的一大特点。

日本的口腔颌面外科学处于国际领先水平，并具备鲜明的自身特点。中国口腔颌面外科专业领域内目前尚没有系统介绍日本口腔颌面外科的专业著作。译者组织了中国医科大学附属口腔医院多名中青年骨干对此书进行翻译，希望该书的出版能使国内同行对日本口腔颌面外科学加深了解。该书主要面对的是口腔颌面外科的住院医师和年轻主治医师，也可作为口腔临床医学硕士研究生和专业学位博士研究生的辅助参考教材，同时该书对整形外科等相关领域的医生也有一定的临床指导价值。

在本书的整理和校对过程中，孟芝竹、孙海江、蒋优余、赵辰宇、张真真、孙一宁、张永尚和卢杨等医生做了大量工作，在此致谢。

卢利

2018年9月

编者名单

[编委会]

野間　弘康　東京歯科大学名誉教授
栗田　賢一　愛知学院大学歯学部顎口腔外科学講座
木村　博人　弘前大学大学院医学研究科医科学専攻歯科口腔外科学講座
瀬戸　晥一　脳神経疾患研究所附属総合南東北病院口腔がん治療センター
福田　仁一　新百合丘総合病院歯科口腔外科
山根　源之　東京歯科大学名誉教授
朝波惣一郎　山王病院歯科口腔外科

[执笔者]

野間　弘康　東京歯科大学名誉教授
後藤　昌昭　佐賀大学医学部歯科口腔外科学講座
山根　源之　東京歯科大学名誉教授
栗田　賢一　愛知学院大学歯学部顎口腔外科学講座
濱田　良樹　鶴見大学歯学部口腔顎顔面外科学講座
柴原　孝彦　東京歯科大学口腔外科学講座
藤内　　祝　横浜市立大学大学院医学研究科顎顔面口腔機能制御学講座
川口　浩司　鶴見大学歯学部口腔顎顔面外科学講座
山下　徹郎　恵佑会札幌病院歯科口腔外科・歯科
上田　倫弘　恵佑会札幌病院歯科口腔外科・歯科
林　　　信　恵佑会札幌病院歯科口腔外科・歯科

译者名单

[主　译]

卢　利　中国医科大学附属口腔医院
白晓峰　中国医科大学附属口腔医院

[副主译]

代　炜　中国医科大学附属口腔医院

[参　译]

卢　利　中国医科大学附属口腔医院
代　炜　中国医科大学附属口腔医院
白晓峰　中国医科大学附属口腔医院
孙宁宁　中国医科大学附属口腔医院
吴传彬　中国医科大学附属口腔医院
赵辰宇　中国医科大学附属口腔医院

目　录

第18章　修复前外科手术

後藤　昌昭 / 山根　源之

第19章 颞下颌关节手术及相关技术

栗田　賢一／濱田　良樹

第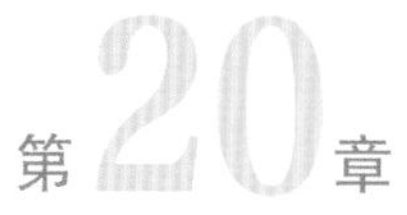章 癌及癌前病变手术

柴原 孝彦／野間 弘康／藤内 祝

第21章 重建外科手术

川口 浩司／山下 徹郎／上田 倫弘／林 信／野間 弘康

第18章

修复前外科手术

佐賀大学医学部歯科口腔外科学講座

後藤　昌昭

東京歯科大学名誉教授

山根　源之

CHAPTER 18

修复前外科是一门去除义齿安装障碍并为口腔颌面部修复做准备的学科。包括牙槽骨尖锐边缘的修整、牙槽突骨瘤的切除、义齿性纤维瘤和牙龈瘤的切除、舌系带和颊系带的修整、因义齿稳固而要求对牙槽骨高度及宽度的修整和牙槽嵴成形术等手术的总称。随着种植牙治疗的普及，传统的方法也非常重要。另外，种植牙治疗中的牙槽骨移植术和牙槽骨延长术，在第4卷的颌面植入手术第22章中描述。

牙槽突整形术

拔牙后1~3个月内，拔牙窝周围的牙槽骨少量吸收，大部分的病例是周围牙槽骨外形能够顺利地移行改建，不残留锐利的边缘。然而，在拔牙窝边缘骨质硬化或没有黏膜覆盖的情况下，牙槽骨锐缘会残留，有可能对义齿的就位产生影响。这样的情况下，有必要去除骨锐缘使骨面平滑。

切口的设计

如果在牙槽顶有骨锐缘时，绕过牙槽顶在唇颊侧做切口。锐缘较短的情况，在近中处纵向切开，形成三角瓣等，然而，锐缘较长的情况，近远中分别做纵向切开，形成Neumann切口（**图18-1a**）。

黏骨膜瓣的翻瓣

沿设计切口切开骨膜，首先向牙槽基底部剥离骨膜，然后向牙槽嵴顶剥离骨膜（**图18-1b**）。在牙槽骨锐缘附近无骨膜附着，同时黏膜很薄，因此剥离时需十分小心，以避免黏膜撕裂。为了避免术后牙槽嵴的萎缩，不应进行大范围的骨膜剥离。

三角瓣（范围较小的情况）

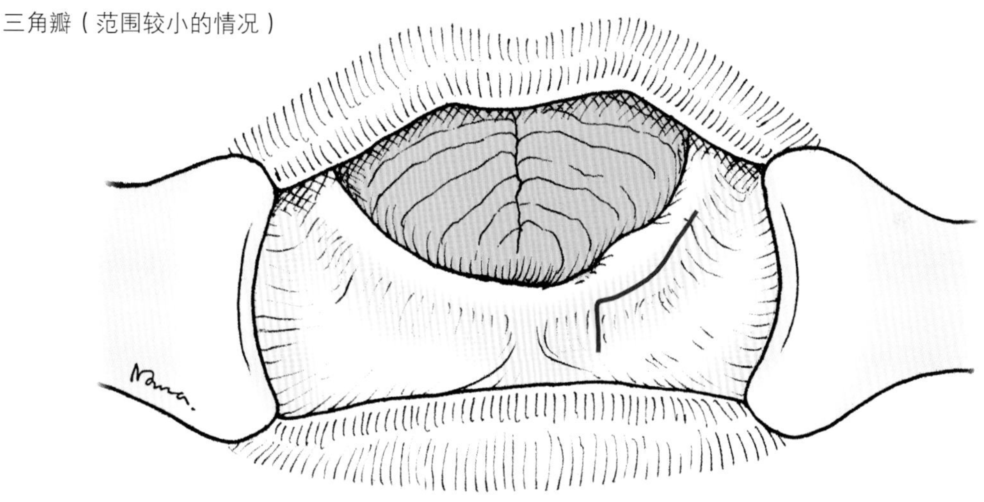

Neumann瓣（范围较大的情况）

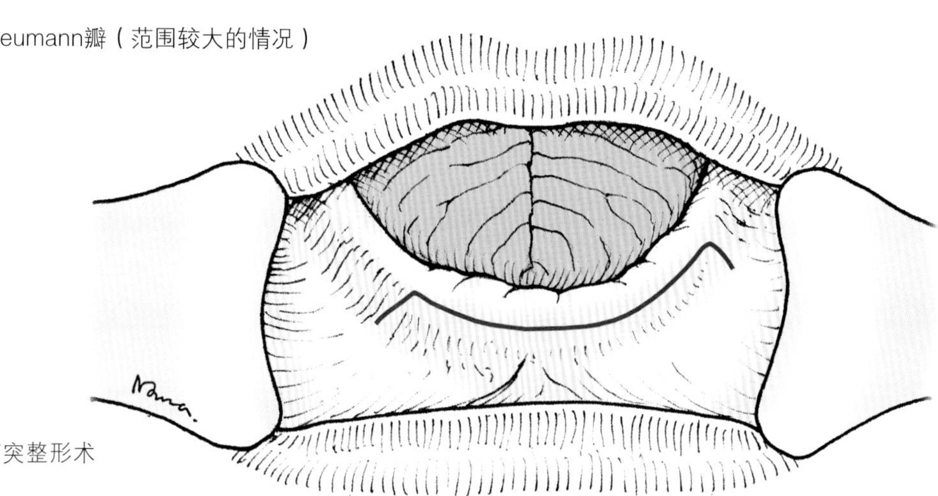

图18-1a 牙槽突整形术
切口的设计

牙槽骨锐利边缘的去除

对牙槽嵴修整时，无论用咬骨钳还是骨钻（**图18-1c**），往往容易去除过多的骨组织。因此，去骨时比预计更保守些，复位黏骨膜，从黏膜表面触摸确定是否需进一步去骨（**图18-1d**）。这样操作可以避免不必要的骨量去除。如果使用咬骨钳去骨，应进一步用骨锉修整骨面，并使之与周围牙槽骨平缓过渡。

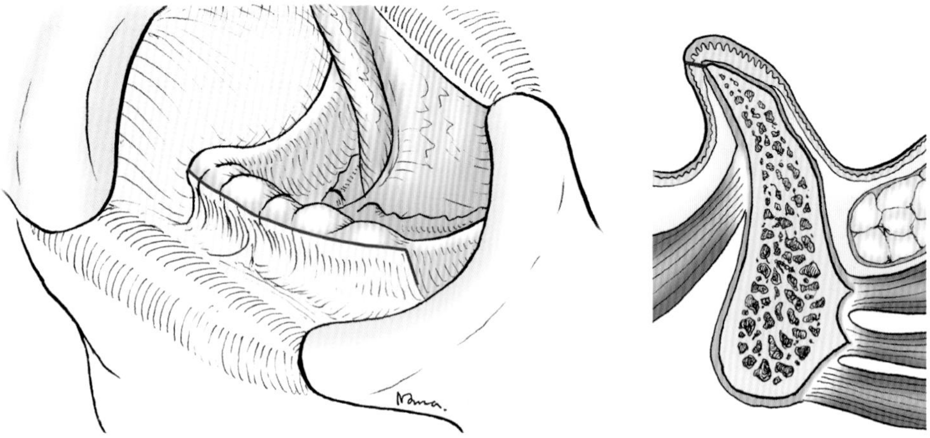

图18-1b　下颌前牙的牙槽锐缘

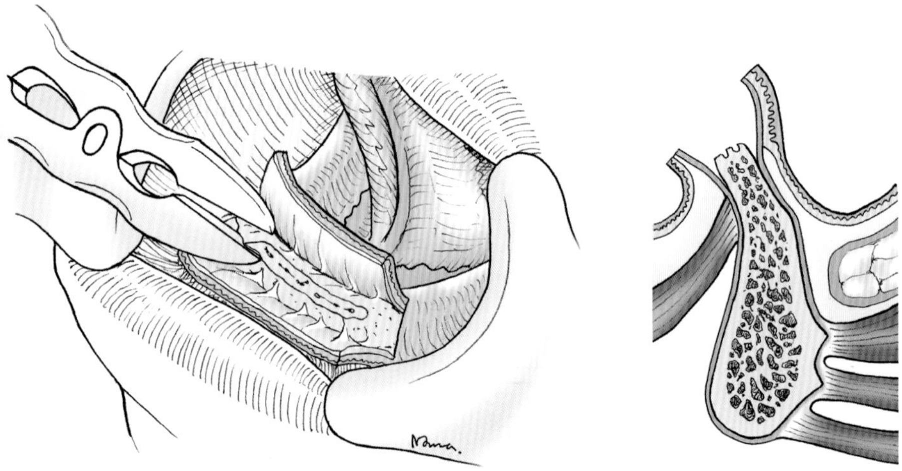

图18-1c　咬骨钳去除牙槽锐缘

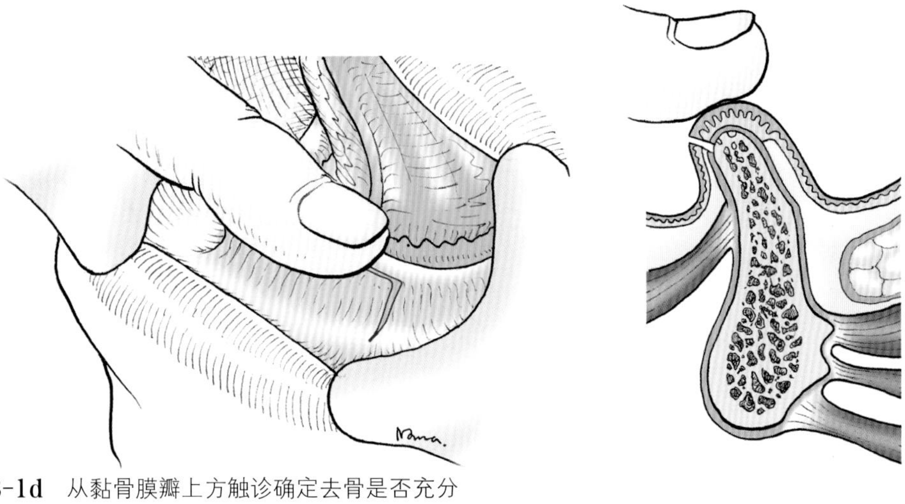

图18-1d　从黏骨膜瓣上方触诊确定去骨是否充分

创口的缝合关闭

注意清理黏骨膜瓣内表面的骨屑，特别是黏骨膜瓣的底部，该位置易存留骨屑，用大量无菌生理盐水冲洗。如果去骨后，黏骨膜瓣组织有多余部分，应在牙槽嵴顶部保留足够的牙龈黏膜，然后切除多余部分，间断缝合，确保缝合口稍外翻（图18-1e，f）。

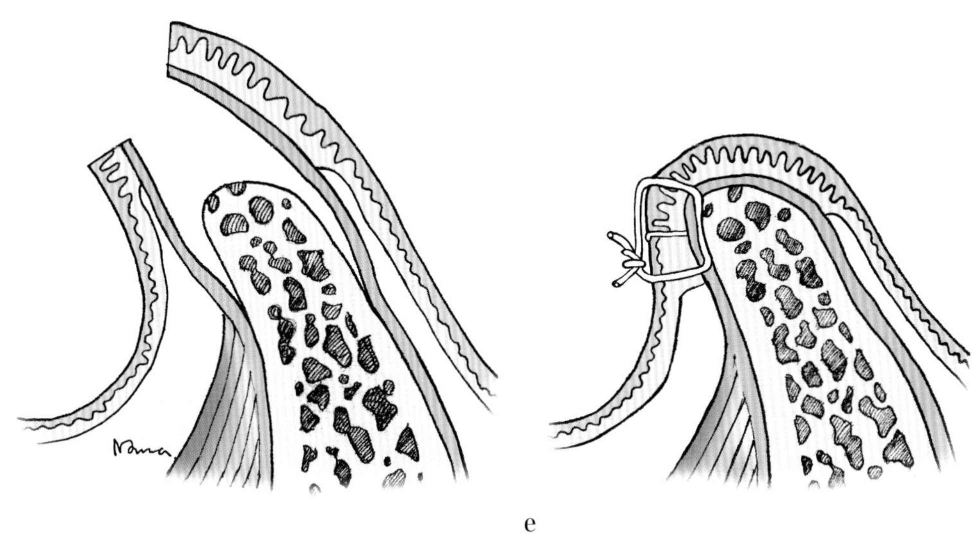

e

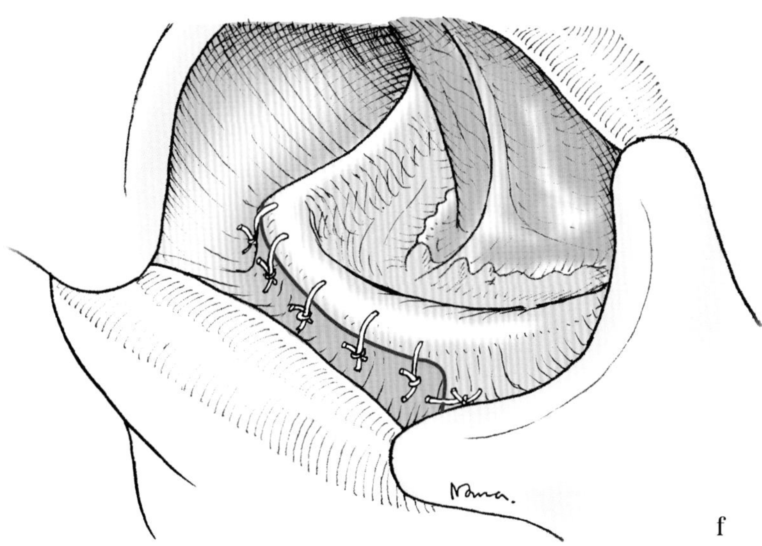

f

图18-1e, f　创口的缝合

骨瘤切除术

骨瘤，多见于下颌前磨牙舌侧及腭中缝处。如果不进行活动义齿修复，可不予处理。然而，当设计或佩戴活动义齿时，则需去除。

下颌前磨牙的舌侧骨瘤切除术

切口的设计

对于没有牙齿的颌骨，在黏膜厚的牙槽嵴顶部设计近远中向的切口线，有牙齿时，在舌侧牙颈部设定切口线（图18-2a）。因为舌侧的牙槽黏膜很薄，容易撕裂，绝不可再纵向切开。可以延长切口。

在缺牙的情况下（沿牙槽嵴顶切开，无纵切口）

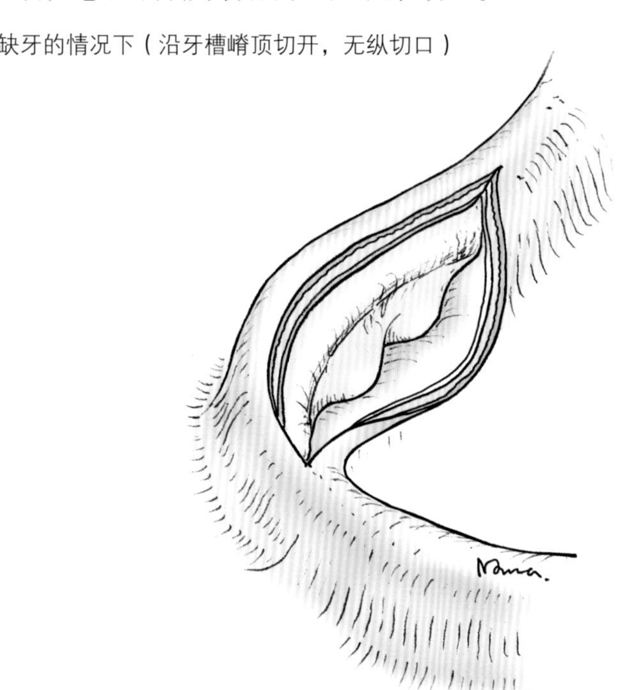

有牙齿的情况下（沿舌侧牙颈部切开，无纵切口）

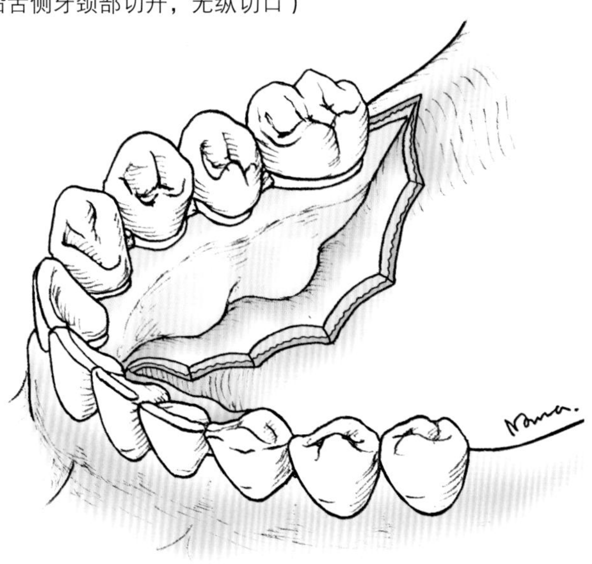

图18-2a 去除下颌前磨牙区舌侧的骨瘤切口线的设计

黏骨膜瓣的翻瓣

沿着切口线切开黏骨膜全层。下颌舌侧，特别是覆盖骨瘤的黏膜很薄，剥离黏骨膜瓣的时候需要注意不要造成穿孔。骨膜剥离至骨瘤暴露。然后，下颌舌侧骨膜较容易剥离，骨膜剥离过度可导致去骨后的骨碎片进入口底或血肿形成（**图18-2b**）。

去除骨瘤

在骨瘤的基部用细裂钻或球钻切割（**图18-2c**），将骨凿刃部插入切割裂隙，用骨锤敲打，一次性将骨瘤完整去除。如**图18-2d**所示，如果使用单刃凿，需根据骨裂开方向调整骨凿的角度。如果骨瘤去除后的骨面凹凸不平，可用磨骨钻或者骨锉磨平骨面。如果使用磨骨钻，需在大量无菌生理盐水的冲洗下进行。最后，黏骨膜瓣复位，在黏膜上触诊判断骨面是否平整。

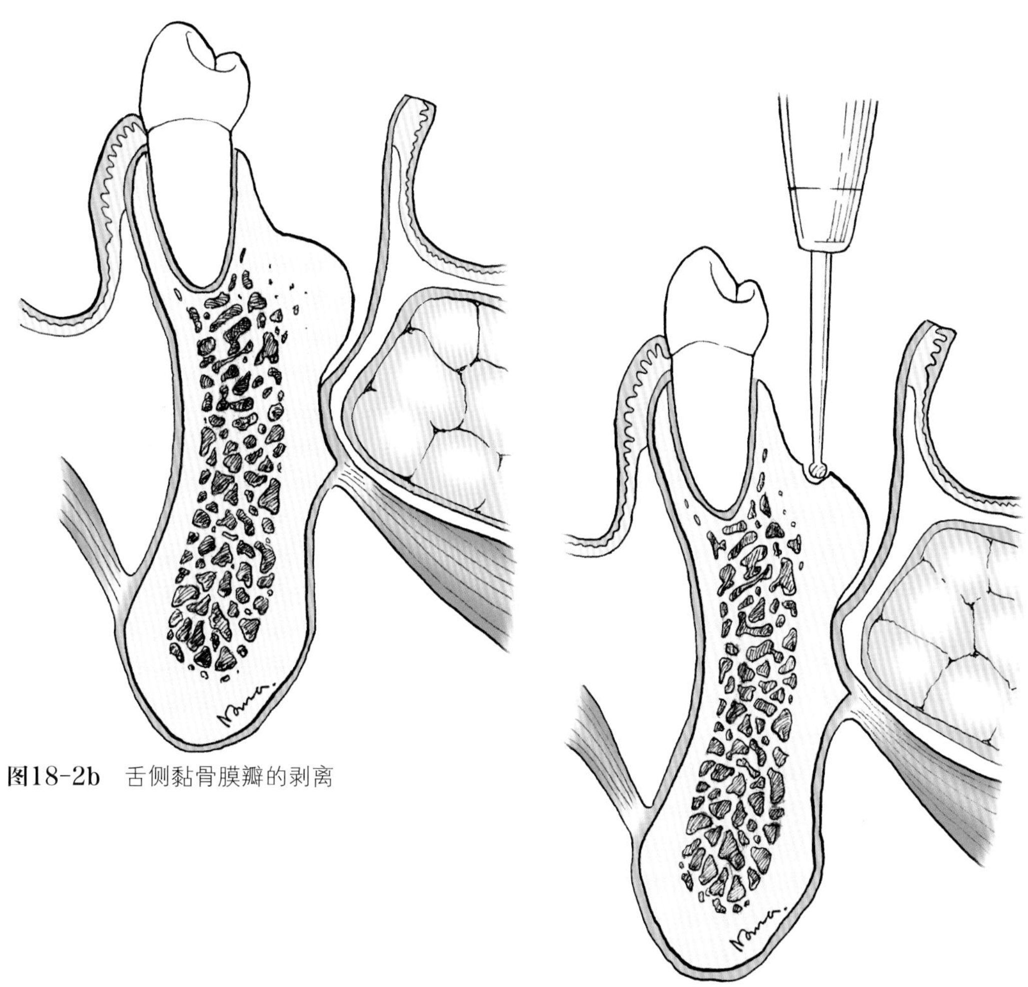

图18-2b 舌侧黏骨膜瓣的剥离

图18-2c 骨瘤的基部，用细裂钻或球钻切割

创口的缝合

创口用无菌生理盐水冲洗，确定无出血，缝合关闭创口（图18-2e）。创口缝合后，从创口底部向牙缘方向挤压，使骨膜紧贴骨面，预防血肿形成。

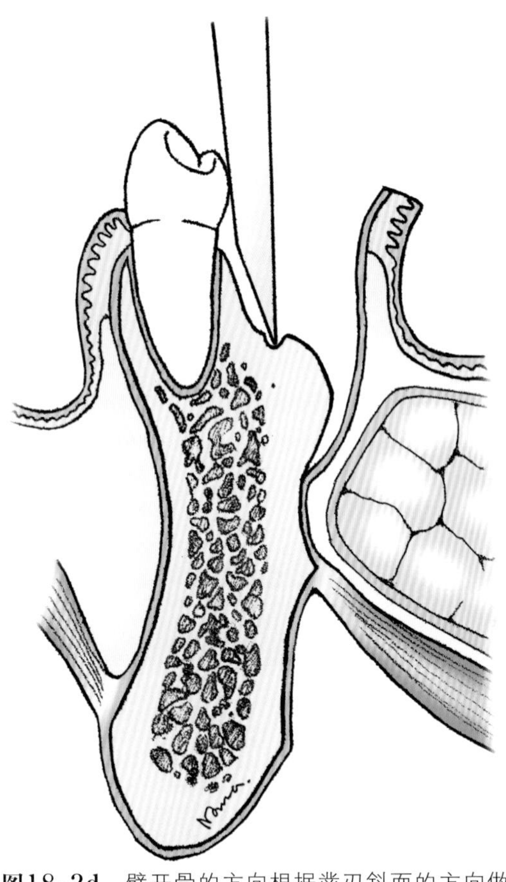

图18-2d 劈开骨的方向根据凿刃斜面的方向做必要调整

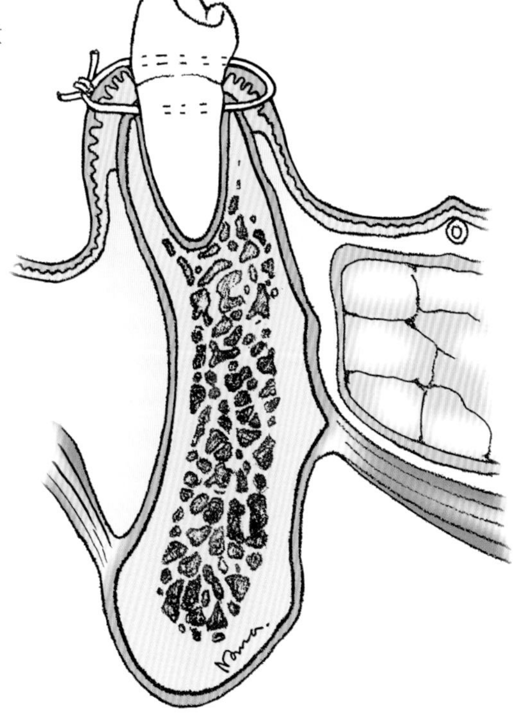

图18-2e 创口的缝合

腭隆突去除术

通常，腭隆突为腭中份较大的半球形突起，有时候呈现前后向的不规则分叶状骨瘤。当妨碍义齿安装时或患者主诉不适时，需外科去除骨瘤。术前取印模，术后用准备好的腭护板保护创面，防止血肿形成。

切口的设计

腭隆突前端到后端的正中线做切口，然后两端附加V形切口。触诊确认腭大孔的位置，后方附加切口止于腭大动脉前方（图18-3a）。

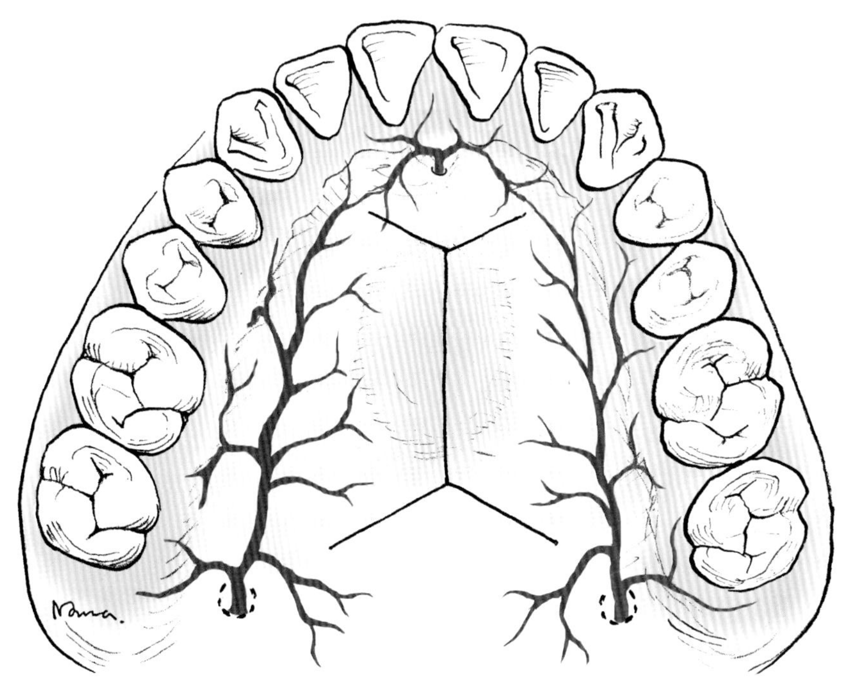

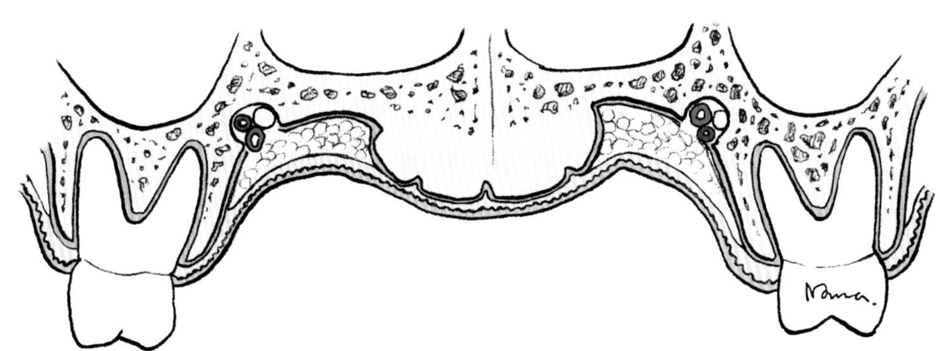

图18-3a 切口的设计（避免损伤腭大动脉）

黏骨膜瓣的翻瓣

沿着切口线切至骨膜。覆盖腭隆突的黏膜较薄，从骨面剥离时需要非常注意。腭隆突基底部转折处存在倒凹，分离时勿穿破黏膜，特别是分叶型骨瘤，必要时可使小骨膜分离器的顶端分离。如**图18-3b**所示，在瓣的边缘用线悬吊，使腭隆突尽量能全部直视下暴露。

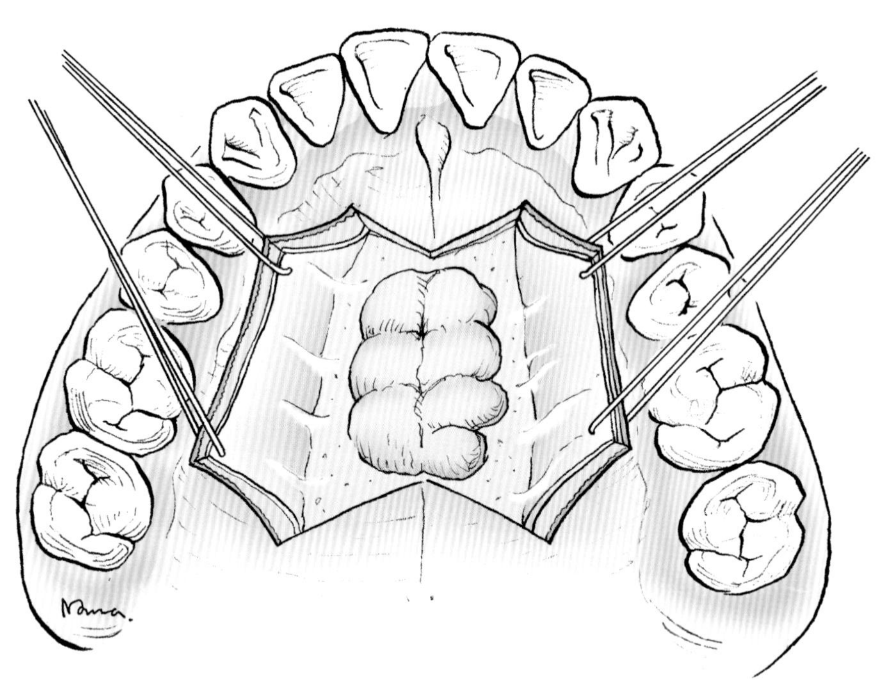

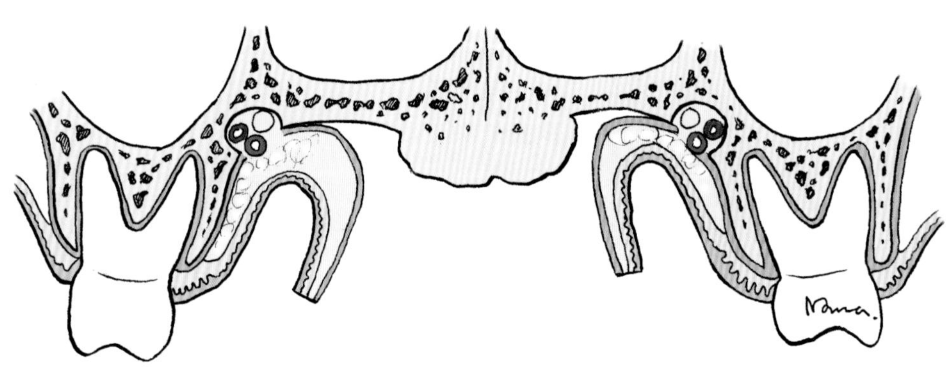

图18-3b 黏骨膜瓣的剥离翻瓣

去除骨瘤

为了防止硬腭穿通，用细裂钻或球钻在骨瘤上磨出一定深度的沟（**图18-3c**）。接着以指示沟的深度作参照，用骨凿或骨钻去除骨瘤（**图18-3d**）。从槽劈开的时候，使用单刃凿。

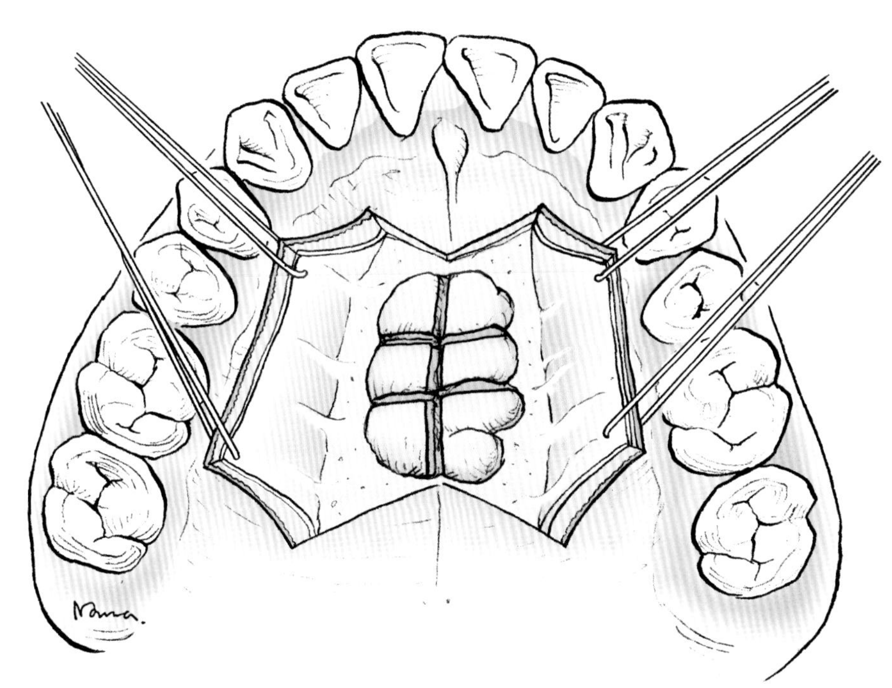

图18-3c 腭骨磨出一定深度的沟4~6个

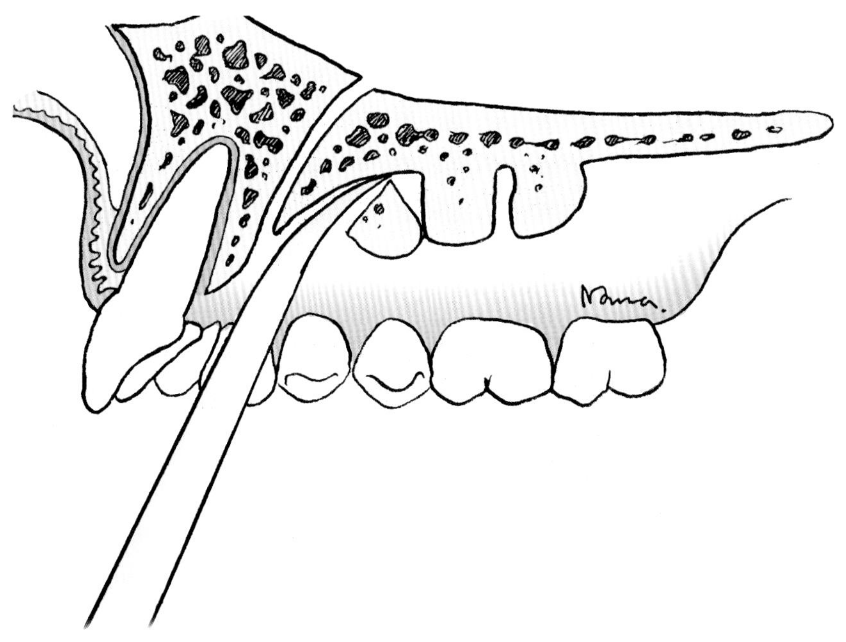

图18-3d 用骨凿分块去除骨瘤

创口的缝合

用无菌生理盐水冲洗创口之后，缝合切口。覆盖腭隆突中心部的黏膜薄，这个部位创缘行水平褥式缝合（图18-3e）。凹面的腭黏膜较难缝合，可以使用钩形针缝合此处。

保护垫的安装

缝合后压迫术区腭黏膜，挤出瓣与骨间的积血，用预先制作的腭护板，预防术后血肿和保护创口 。

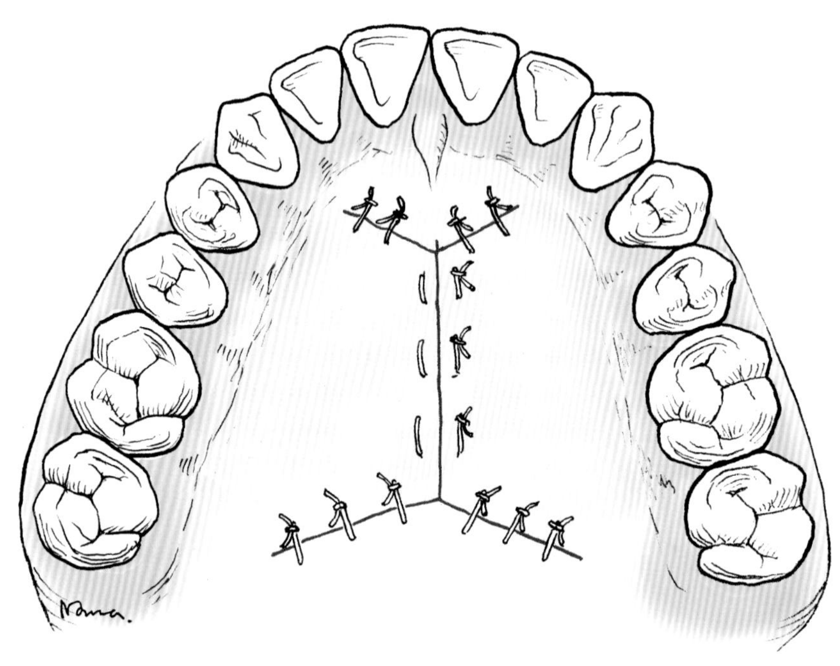

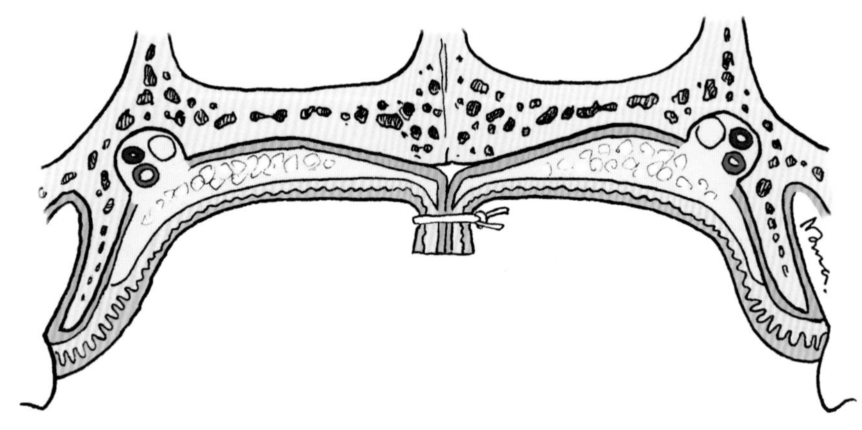

图18-3e　创口缝合关闭（正中部褥式缝合）

纤维组织增厚切除术

也被称作义齿性纤维瘤，多见上颌前牙区。长期佩戴不合适的义齿，造成牙槽骨吸收，黏膜下的纤维组织增厚（图18-4a）。根据牙槽骨的状态，做单纯切除，如切除后唇侧口腔前庭仍窄浅，将增厚纤维组织表面的黏膜伸展，行相对前庭沟成形术。

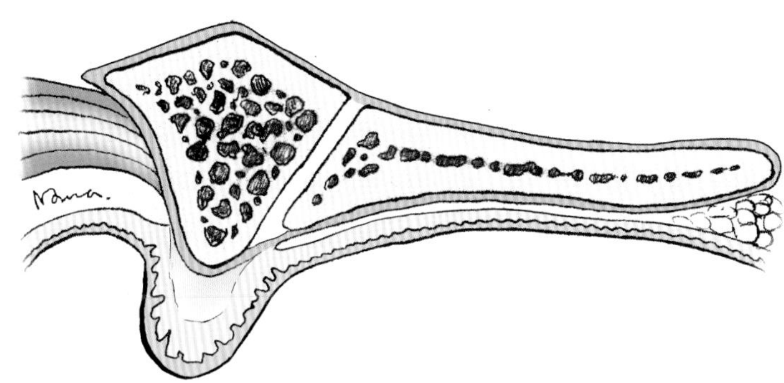

图18-4a 义齿性纤维瘤的单纯切除，牙槽突黏膜下纤维组织增厚

纤维组织增厚单纯切除术

切口的设计，切除增厚纤维组织

在纤维组织增生周围，如图18-4b所示，向牙槽嵴顶做楔状切除，切除过厚的黏膜下组织（图中斜线所示部分）。

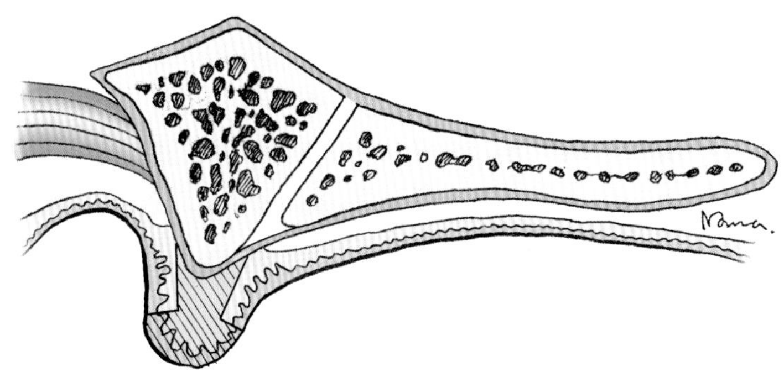

图18-4b 过厚的黏膜下组织的切除

创口的缝合

用间断缝合，关闭创口（图18-4c）。

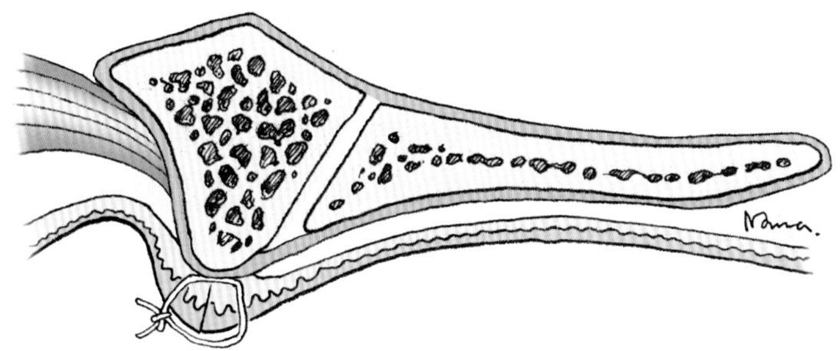

图18-4c 创口缝合关闭

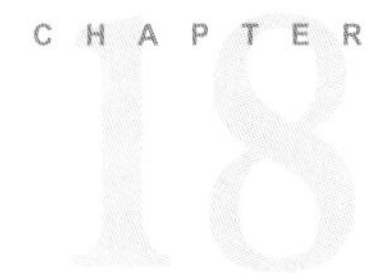

利用纤维组织增生黏膜上皮行相对前庭沟成形术

切口的设计

沿如图18-5a所示的纤维组织增生唇侧牙槽嵴基底部黏膜设计切口。

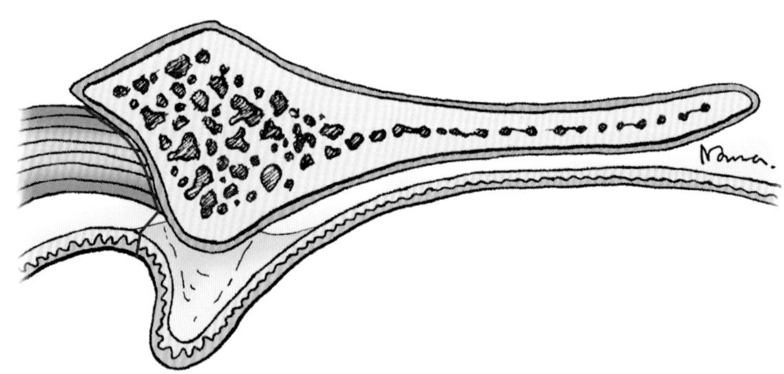

图18-5a 利用纤维组织的黏膜上皮行口腔前庭沟成形术，切口线的设定

黏膜瓣的翻瓣，切除多余的黏膜下组织

从唇颊侧剥离黏膜瓣，越过牙槽顶至腭侧骨膜上，如图18-5b所示，保留表面2mm黏膜，切除多余的黏膜下组织（图中斜线所示部分）。

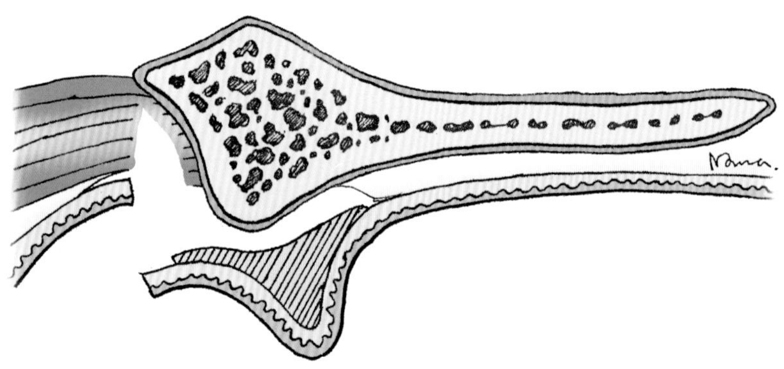

图18-5b 增生的黏膜下组织的切除和牙槽骨附着肌肉的切断

口腔前庭的延伸

将牙槽骨唇侧所附着的肌肉从牙槽骨剥离，直到达到适当的口腔前庭深度，延展牙槽处的黏膜瓣，延伸口腔前庭（图18-5c）。

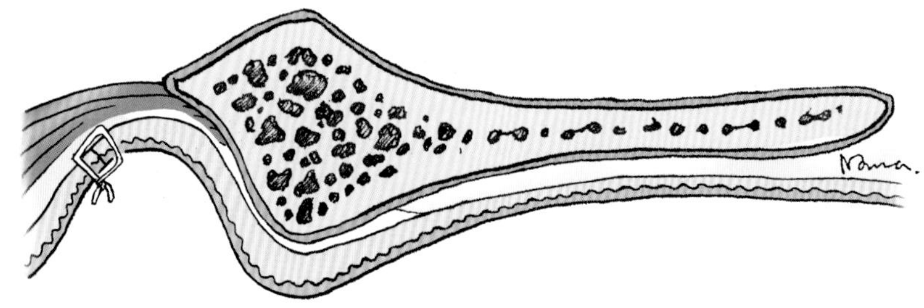

图18-5c 口腔前庭的成形

殆板固定

用术前制作的殆板或将使用中的义齿加工成殆板，进行必要调修（用适当的基托材料），作为固定装置，佩戴1周（**图18-5d**）。

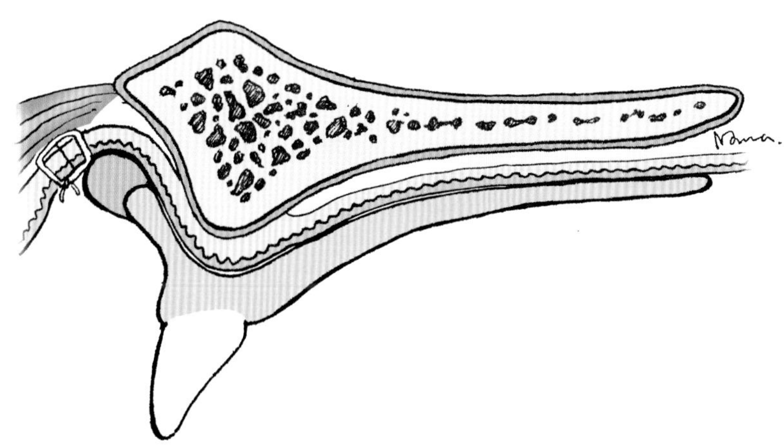

图18-5d 殆板的调整和安装

系带整形术

系带整形术，不是延长系带，而是通过手术来改变系带的附着位置，以不影响义齿的位置。

上唇系带手术

上唇系带附着过低，不利于义齿的固位，影响义齿佩戴的上唇系带，不能采用常规的V-Y成形术和Z成形术修整（**图**18-6a）。

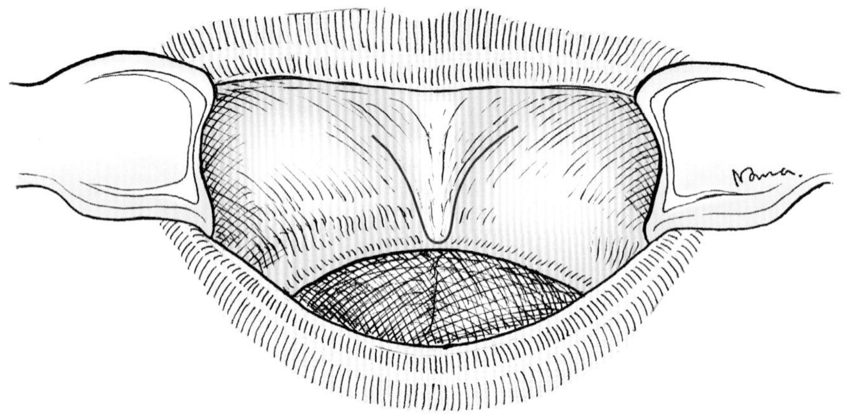

图18-6a 上唇系带妨碍义齿的就位或不利于义齿的固位

切口的设计

如**图**18-6b所示，于上唇系带的两侧纵向长梭形切开。

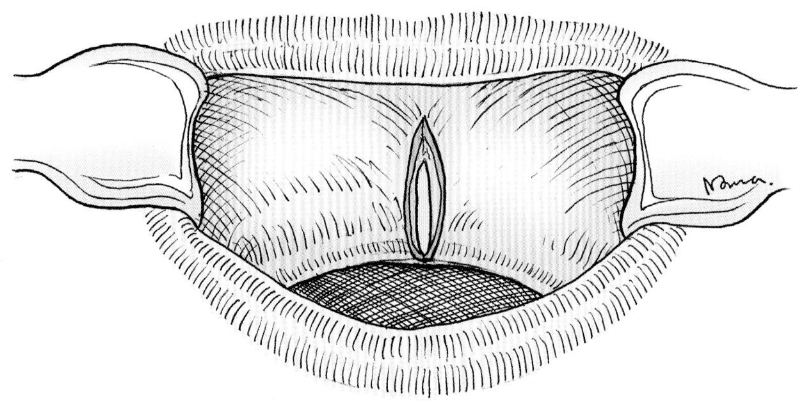

图18-6b 切口的设计

上唇系带的剥离

切口达骨膜，在黏膜下层分离腱膜上唇系带纤维束，进一步将纤维束从牙槽骨和前鼻棘处剥离并切除（**图**18-6c）。

针对牙槽突吸收显著的病例，以防义齿就位时基托边缘压迫前鼻棘，可切除前鼻棘。

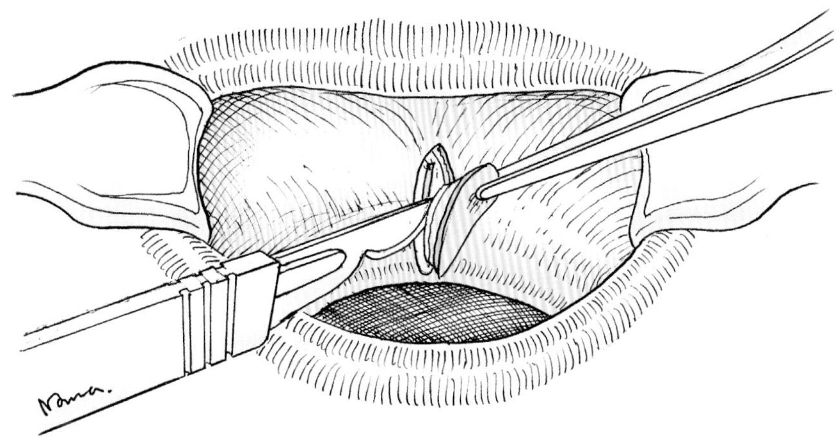

图18-6c　上唇系带的肌腱模样纤维束完全切除

创口的缝合

如图18-6d所示，沿切口两侧用剪刀剥离黏膜下1.5~2cm（黏膜下剥离），如图18-6e，从切口的中央部分缝合，穿过前鼻棘的骨膜或在前鼻棘上打孔，使缝合线通过，可以延伸这个位置的前庭沟。

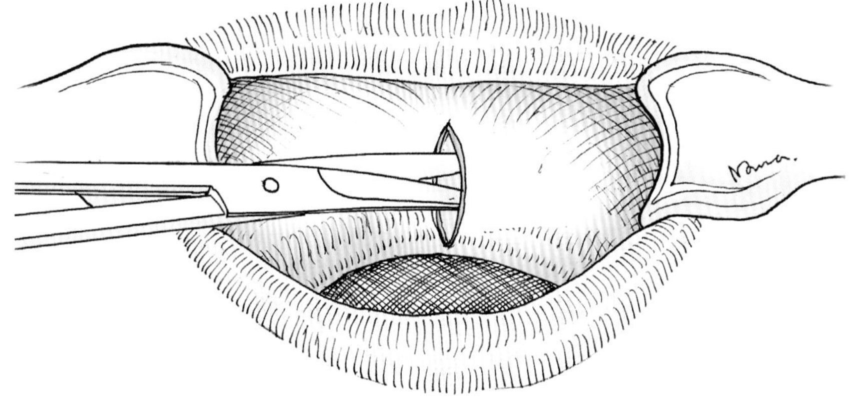

图18-6d　左右黏膜下剥离

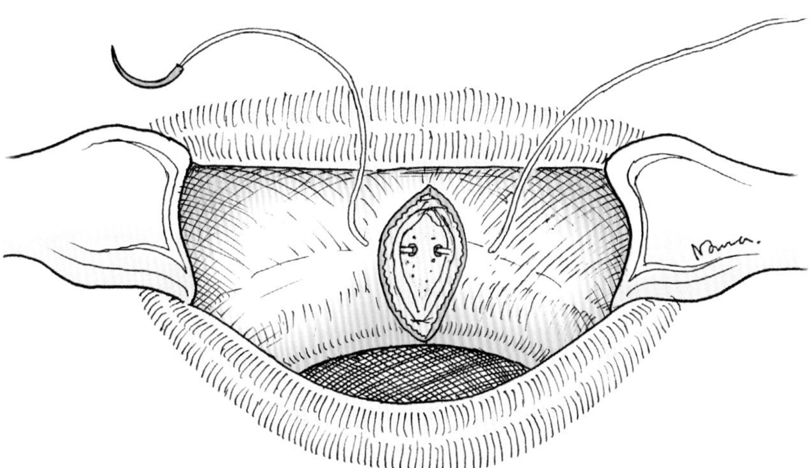

图18-6e　穿过前鼻棘的骨孔到前鼻棘的骨膜缝合固定

间断缝合关闭创口，牙槽嵴顶黏膜不能完全缝合，可以通过肉芽生长并逐渐上皮化。（图18-6f）。

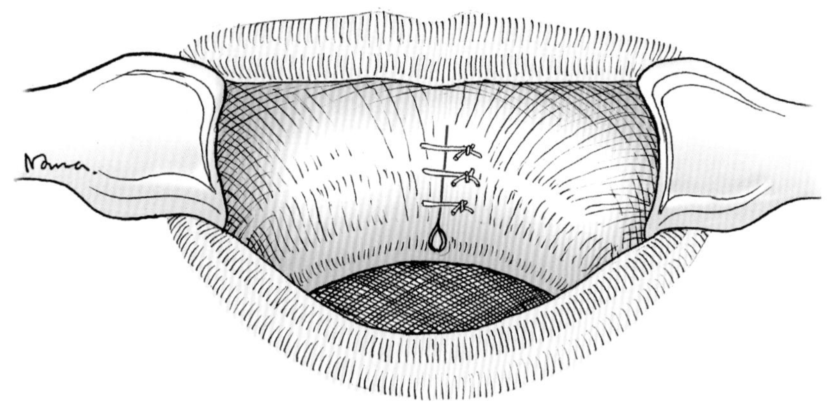

图18-6f　创口缝合

颊系带手术

根据不同类型的颊系带，选择适合的手术方式。

Z成形术

用于上颌前磨牙区细窄型颊系带的修整。

切口的设计

沿颊系带切开，两端60° 角设计附加切口，如图18-7a所示。

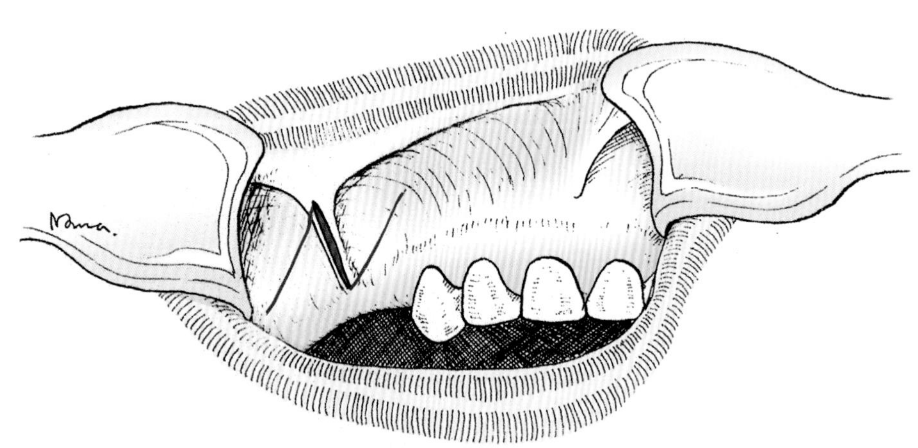

图18-7a　Z成形术用于颊系带手术。上图显示了细窄型颊系带和Z成形术的切口线

颊系带纤维束的剥离和切除

沿着颊系带表面黏膜切开，将颊系带纤维束从黏膜下层和牙槽骨上剥离并切除，附加切口切开黏膜后，如图18-7b所示，黏膜下充分剥离后，分别向上、下方向牵拉，从而获得转位后的前方和后方三角瓣。

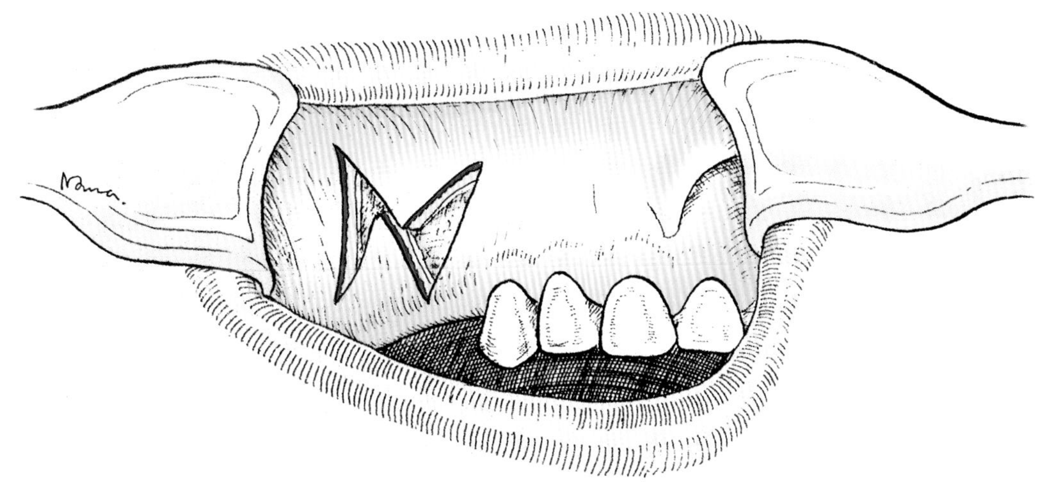

图18-7b 颊系带纤维束切除，前部和后部的三角形瓣转位

创口的缝合

间断缝合关闭创口，如图18-7c所示，口腔前庭得到延伸。

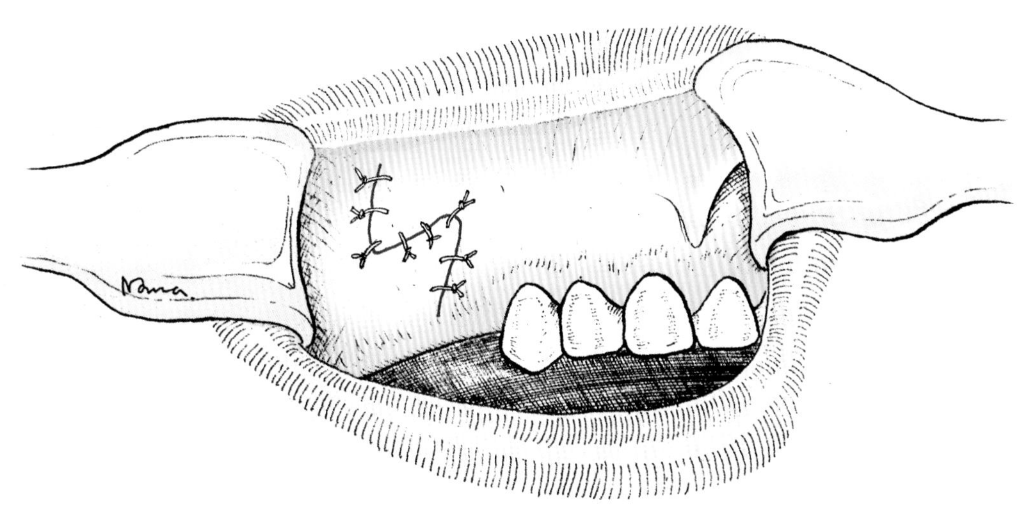

图18-7c 创口缝合关闭

利用二期上皮化修整颊系带

适用于下颌尖牙、前磨牙之间附着的宽厚系带（图18-8a），或多个系带的修整。

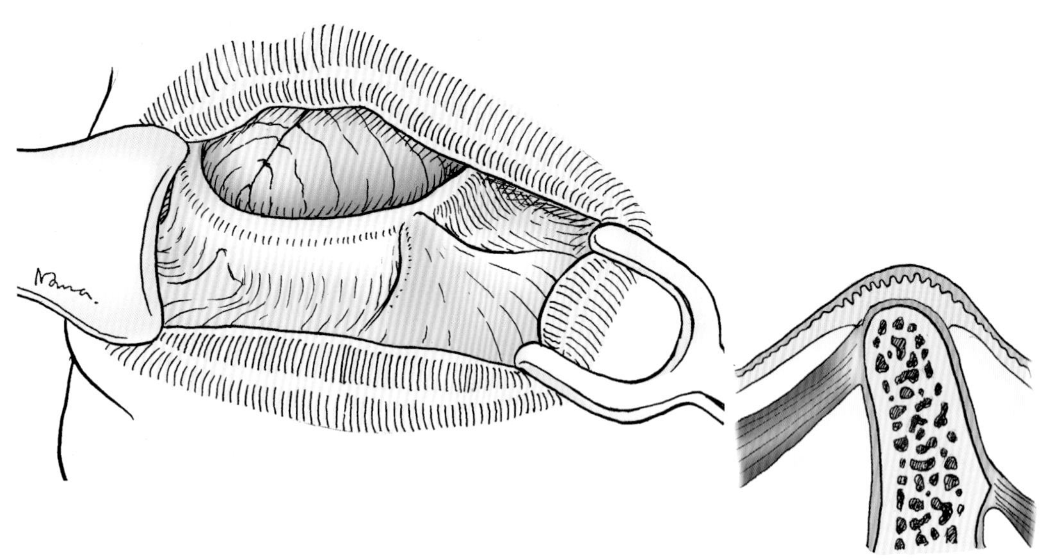

图18-8a　Z成形术不适用于宽厚系带或多个系带的整复，可利用二期上皮化行颊系带修整

切口设计

如图18-8b所示，沿颊系带牙槽嵴顶及近远中做弧形切口。

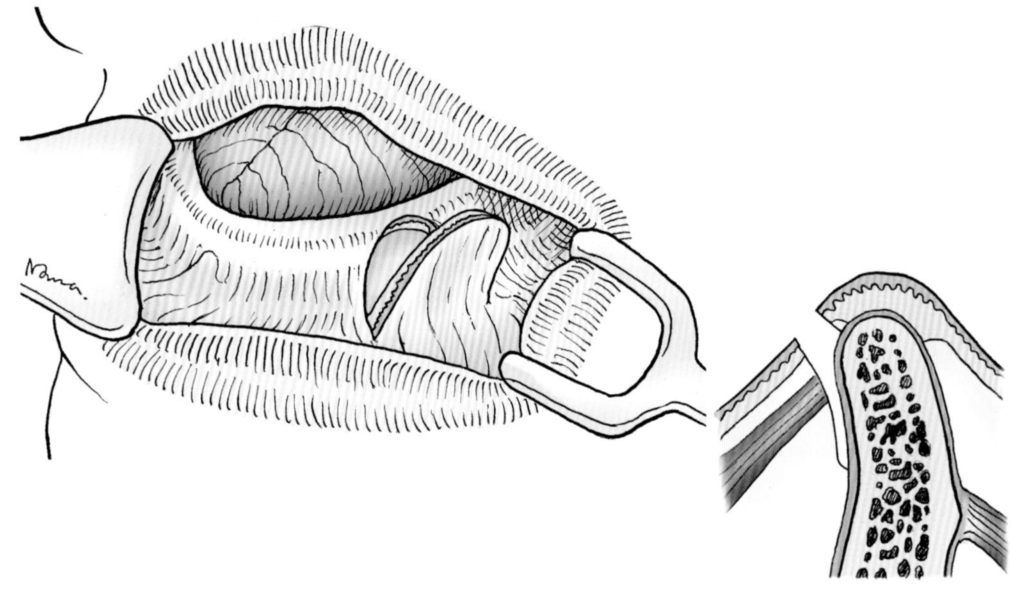

图18-8b　颊系带牙槽嵴顶及近远中做弧形切口

颊系带附着位置下移

根据设计的切口，切开黏膜，分离黏膜下颊系带纤维束，从骨膜上分离，如图18-8c所示，将瓣的顶端推向前庭沟最深的部位，并缝合到该位置的骨膜上。

创面覆盖

对黏膜裸露部分，用含有抗菌药的软膏纱布打包覆盖，待其二期上皮化。

防止瘢痕挛缩

术后1周，拆除手术纱布，为防止瘢痕挛缩，建议戴延长基托的义齿。

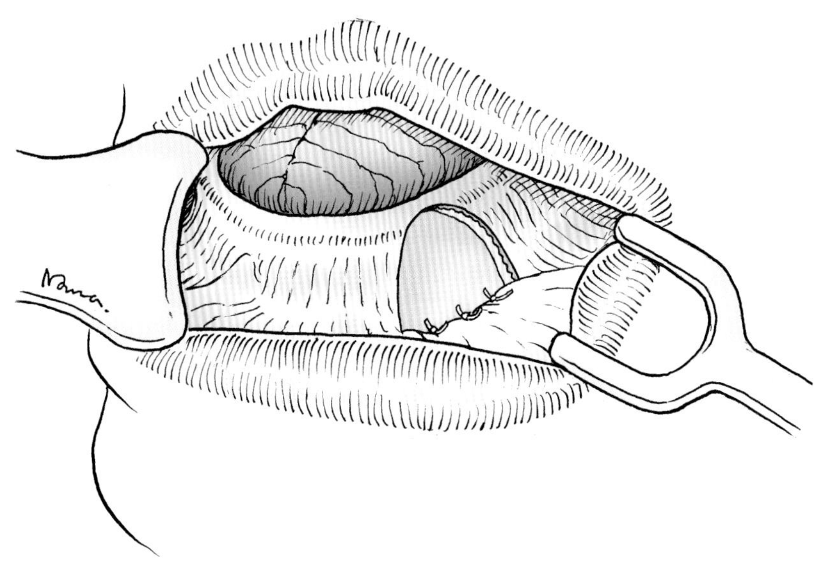

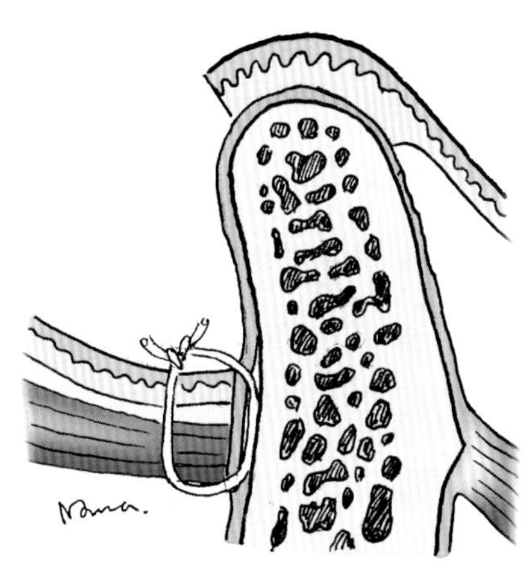

图18-8c 黏膜瓣末端缝合固定到口腔前庭最深部的骨膜

Edlan皮瓣

改善防止瘢痕收缩手术术式，适应证同前。

切口的设计和黏膜翻瓣

如图18-9a所示，自牙槽嵴顶沿颊系带两侧做U形切口，切开黏膜，分离形成黏膜瓣，切断黏膜下纤维束。

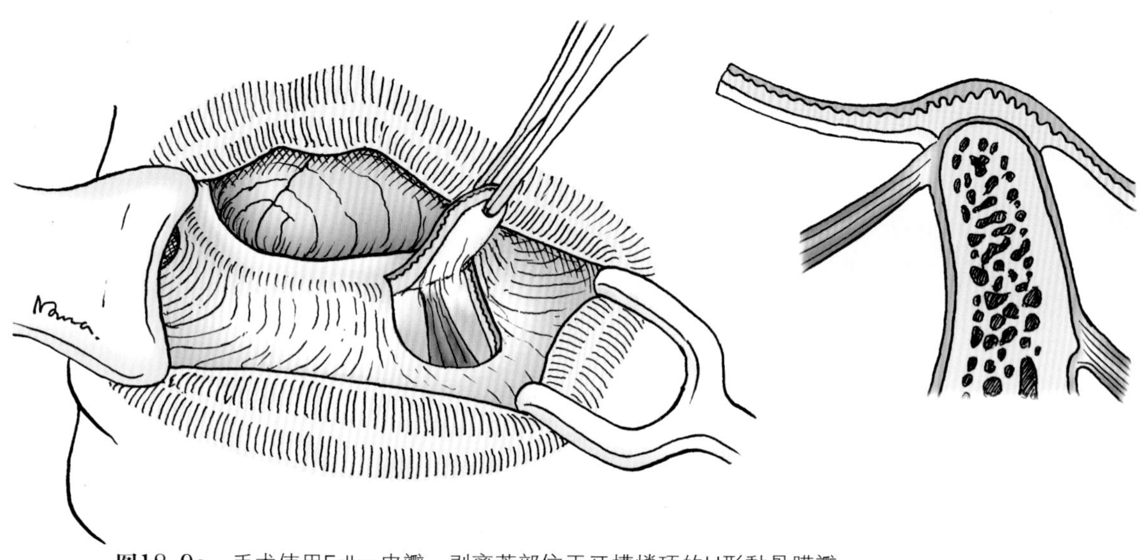

图18-9a 手术使用Edlan皮瓣。剥离蒂部位于牙槽嵴顶的U形黏骨膜瓣

系带纤维切除及骨膜翻瓣

如图18-9b所示，颊系带周围骨膜倒V形切开，向下剥离骨膜瓣至口腔前庭。

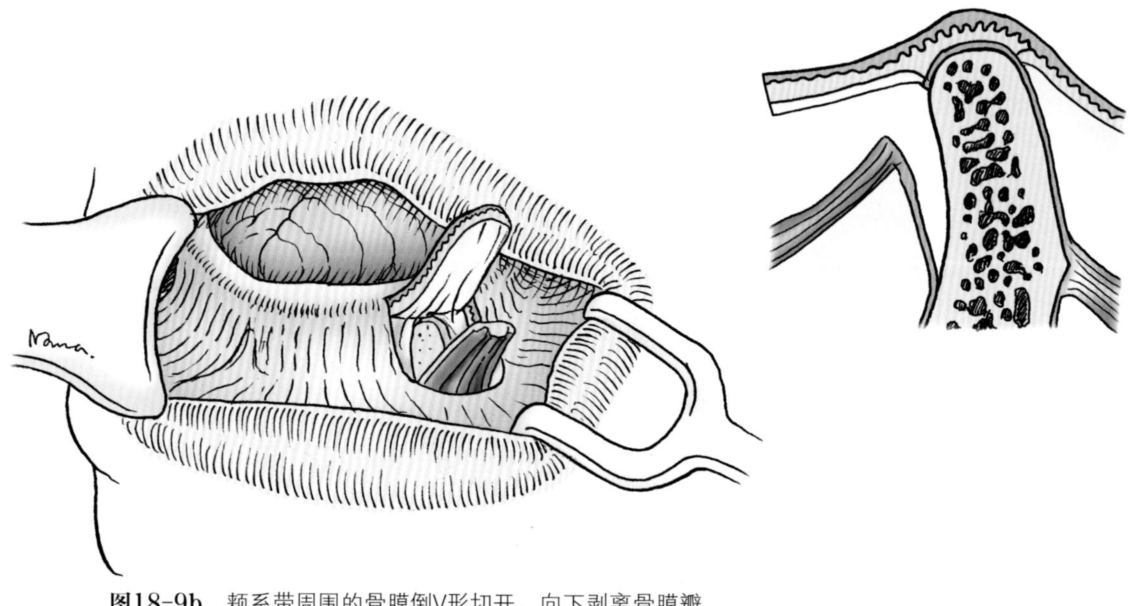

图18-9b 颊系带周围的骨膜倒V形切开，向下剥离骨膜瓣

黏膜复位及创口缝合

重新复位已被向上翻瓣的黏膜，将其顶端缝合至骨膜瓣的最深部分，黏膜瓣的外周缝合到相应的骨膜上（**图18-9c**）。

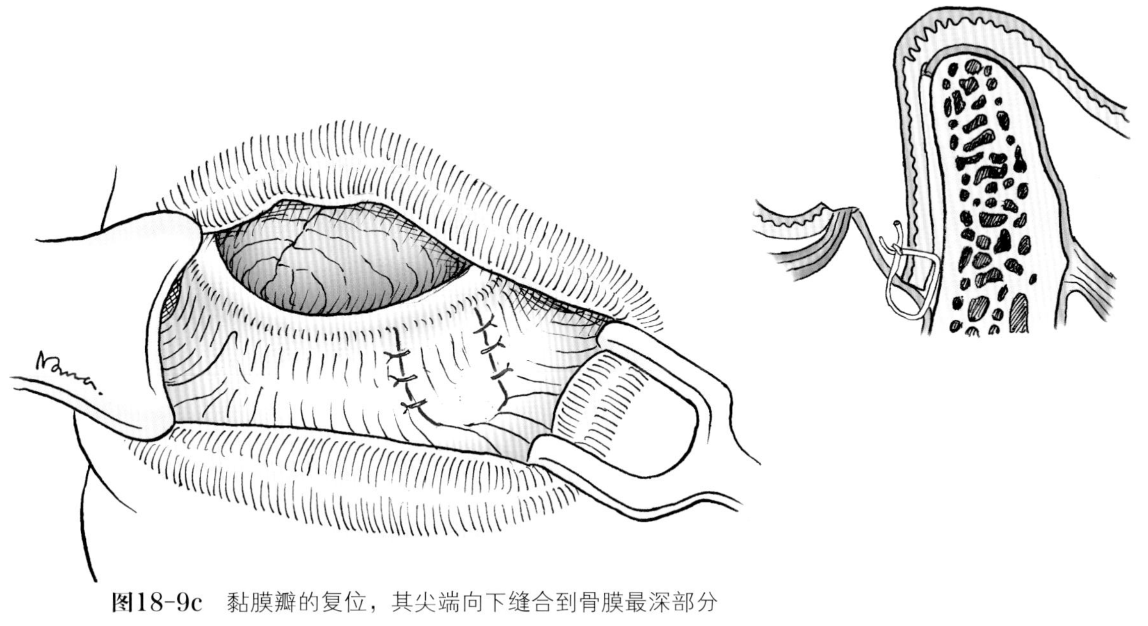

图18-9c 黏膜瓣的复位，其尖端向下缝合到骨膜最深部分

舌系带手术

当牙槽突吸收明显，舌系带附着接近于义齿基托边缘而导致疼痛，或牙槽突进一步吸收，颏舌肌附着接近于牙槽嵴顶时，颏舌肌收缩影响基托的固位，则舌系带整复术是修复前外科中不可少的手术。

下颌附着舌系带的切除

切口的设计

如**图18-10a**所示，舌系带覆盖黏膜，沿舌系带走行设计长椭圆形切口。

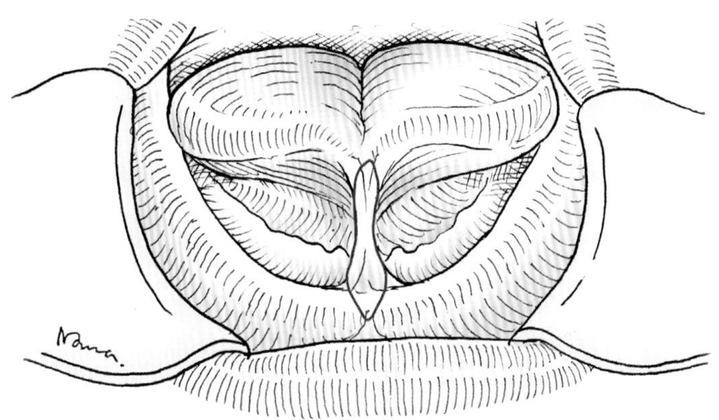

图18-10a 牙槽嵴顶附着的舌系带切除，沿着舌系带设计长椭圆形切口

舌系带切除

沿设计切口切开黏膜，使用剪刀仔细剥离黏膜下层的舌系带纤维和颏舌肌纤维，并将其切除（**图18-10b**）。

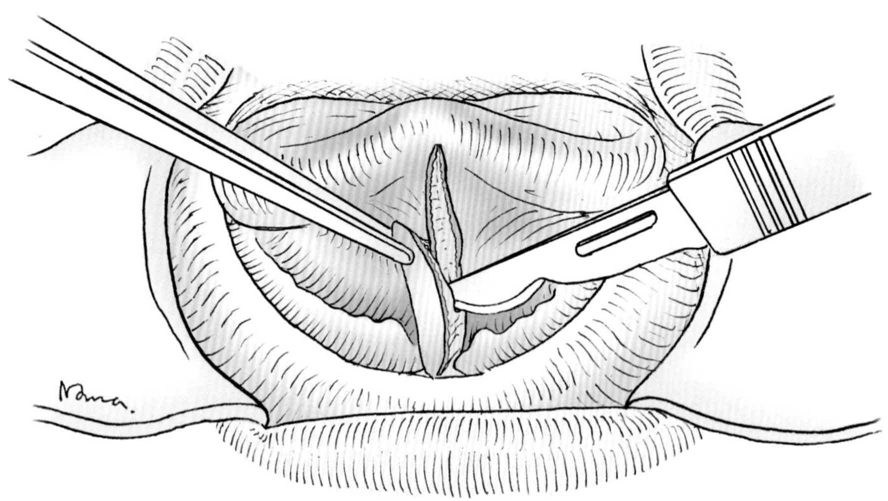

图18-10b 剪除舌系带纤维束、颏舌肌纤维束

创口的缝合

向创口两侧做1～2cm的黏膜下分离，仔细操作以避免损伤舌下肉阜和下颌下腺导管。首先于创缘中央缝合，将黏膜和下方的颏舌肌纤维缝合，接近下颌骨的位置无须紧密缝合，此处肉芽可以快速再生而覆盖创面（**图18-10c**）。

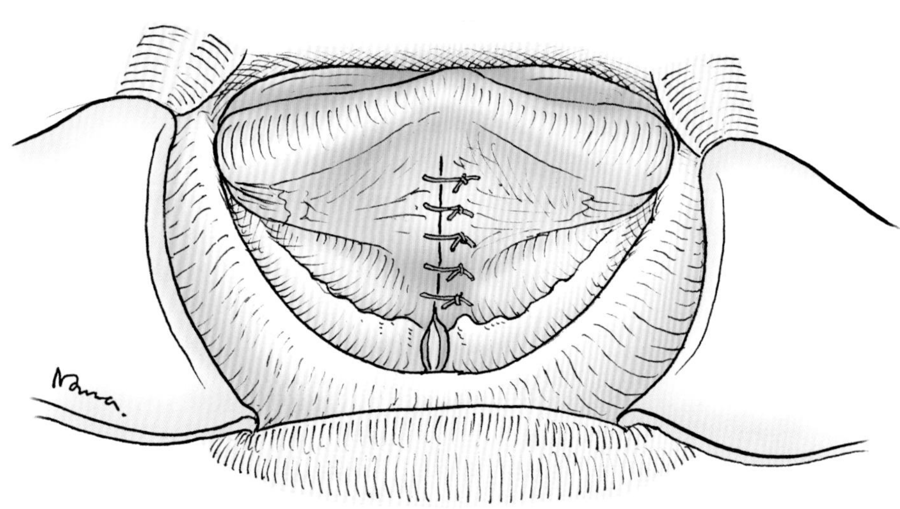

图18-10c 创口的缝合关闭

颏舌肌下移术

切口的设计

如图18-11a所示，在覆盖于颏舌肌和颏舌骨肌表面的黏膜上，沿正中线两侧舌下阜之间设计切口。

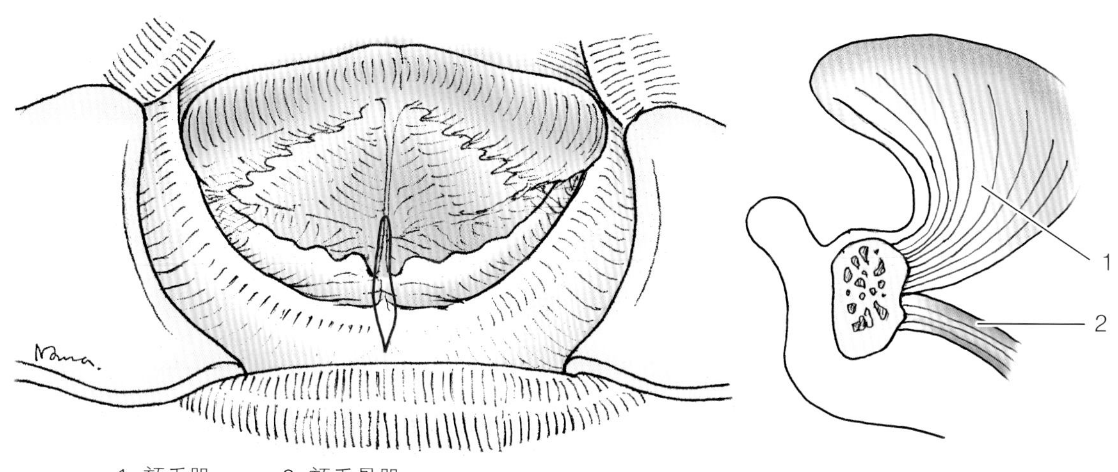

1. 颏舌肌　　2. 颏舌骨肌

图18-11a　颏舌肌下移术，切开线的设计

颏舌肌和颏舌肌棘的解剖

切开黏膜，用剪刀剥离颏舌肌显露颏舌肌棘，用3-0线在接近颏舌肌棘处从深面结扎。颏舌肌缝合线的两端留在口腔的外部（**图18-11b**）。

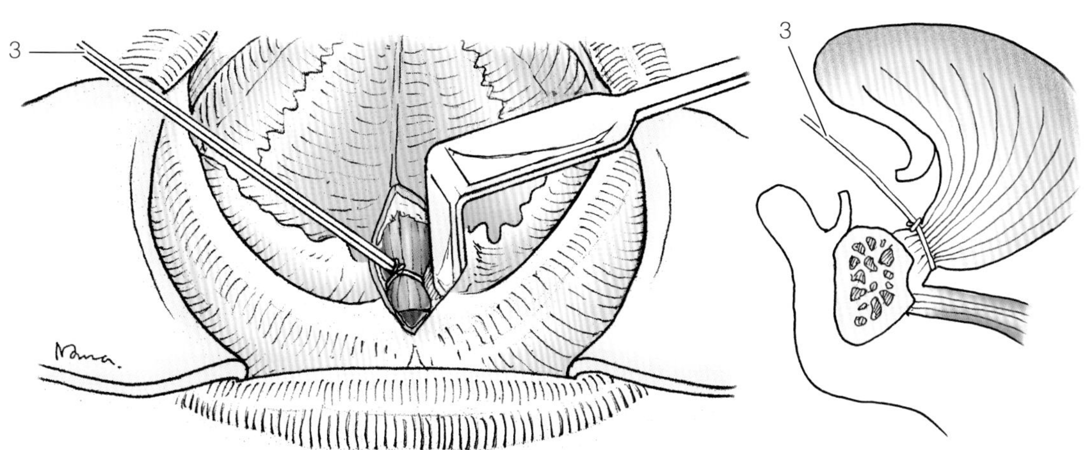

3. 3-0薇乔线

图18-11b　颏舌肌的解剖和结扎

颏舌肌棘与下颌骨分离

用骨凿将颏舌肌棘与其基底部的下颌骨分离，并将颏舌肌牢固结扎，并将结扎线从口腔外拉出（图18-11c）。

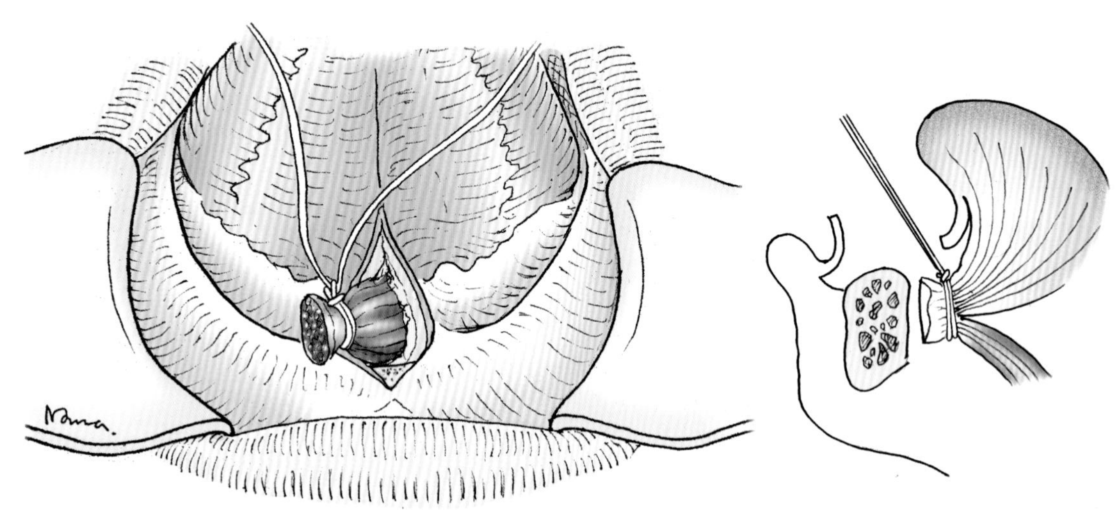

图18-11c　颏舌肌和颏舌骨肌的分离、结扎

颏舌肌移位到下颌骨下缘

2-0可吸收线与上述结扎线打结。结扎线穿入引导针针孔，于下颏区刺入引导针，经舌侧穿出下颌骨下缘（图18-11d）。

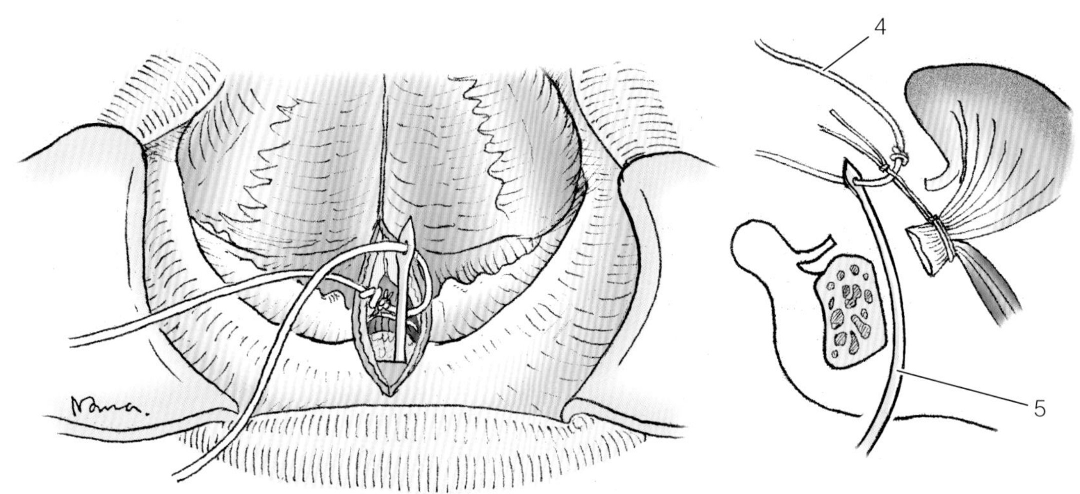

4. 2-0可吸收线　　5. 引导针

图18-11d　通过引导针，将颏舌肌和颏舌骨肌移至下颌骨下缘

如**图18-11e**所示，引导针回退并从下颌骨下缘唇侧导出，这样，颏舌肌与颏舌骨肌基部被下移到下颌下缘。

结扎固定于下颌骨（**图18-11f**）。

创口的愈后

缝合切口，露出结扎线，术后7~10天拆线。

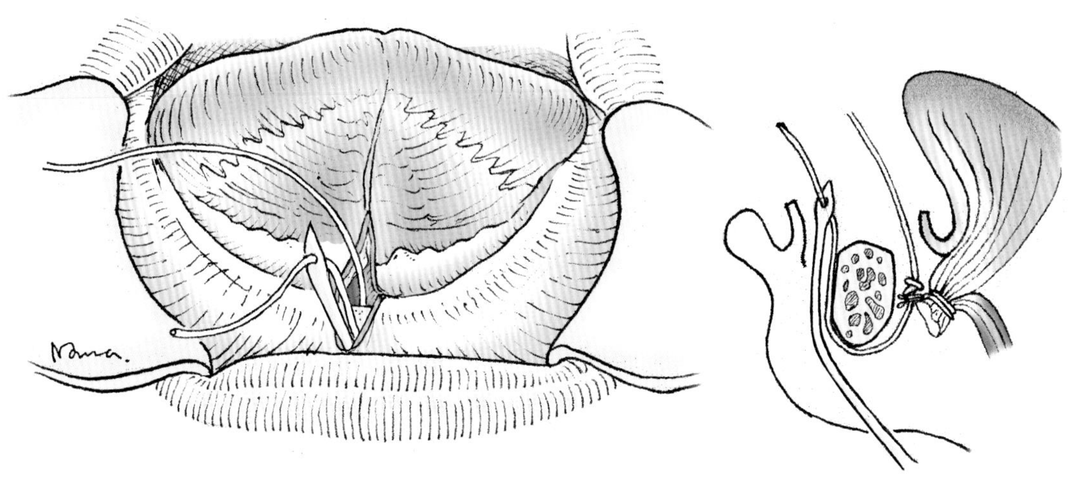

图18-11e 引导针将结扎的肌肉引导至下颌骨下缘

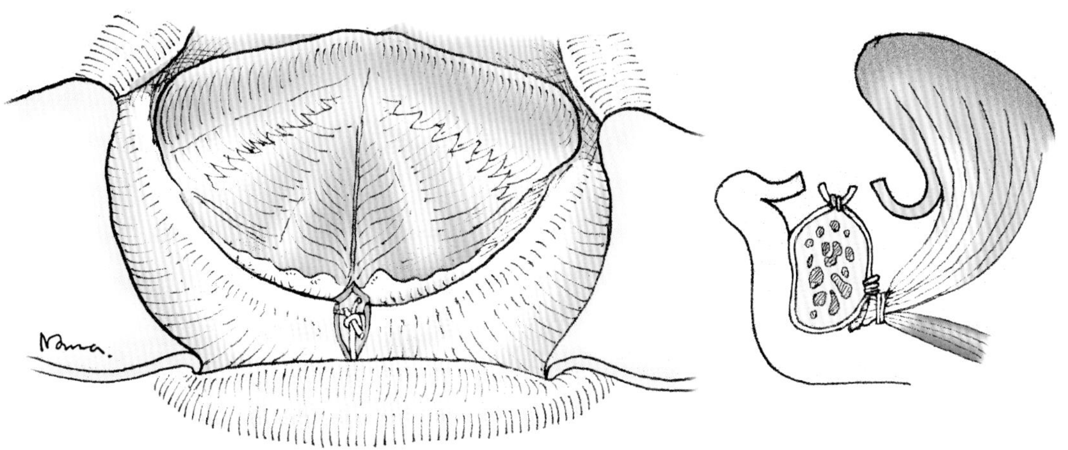

图18-11f 引导针将结扎的肌肉端引导至下颌骨下缘

牙槽突成形术

由于牙槽突成形术目的是降低牙槽突肌肉对颌骨的附着，包括相对的和绝对的牙槽突成形术。相对的牙槽突成形术如口腔前庭成形术和加深成形术，是通过将附着于牙槽突的肌肉移至颌骨，从而使牙槽突相对增高。绝对的牙槽突成形术可通过顶部植骨、软骨或骨切开达到主动地增加牙槽突高度，但植骨早期会吸收，骨切开有可能造成下牙槽神经损伤。随着种植技术的普及，可根据患者的意愿、健康状况以及经济条件决定选择种植修复或牙槽突增高手术。

相对的牙槽突成形术有口腔前庭沟加深术、口底加深术以及二者联合应用。加深术式有很多，这里我们阐述通过皮片移植同时形成前庭沟和口底的方法，此法效果稳定、复发回缩率低，应用较厚的皮片可降低术后的回缩。临床上中厚皮片较为常用。对于植皮的选择详见第21章。

相对的牙槽突成形术

口腔前庭成形术

这种方法适用于上下颌，应当指出的是，应预先通过增加现有义齿的基托边缘而获得固定板，使皮片稳固。

切口的设计

沿牙龈与牙槽黏膜交界处的黏膜切开，如需做辅助切口，则在两端牙龈颊侧做垂直切口（图18-12a，b）。

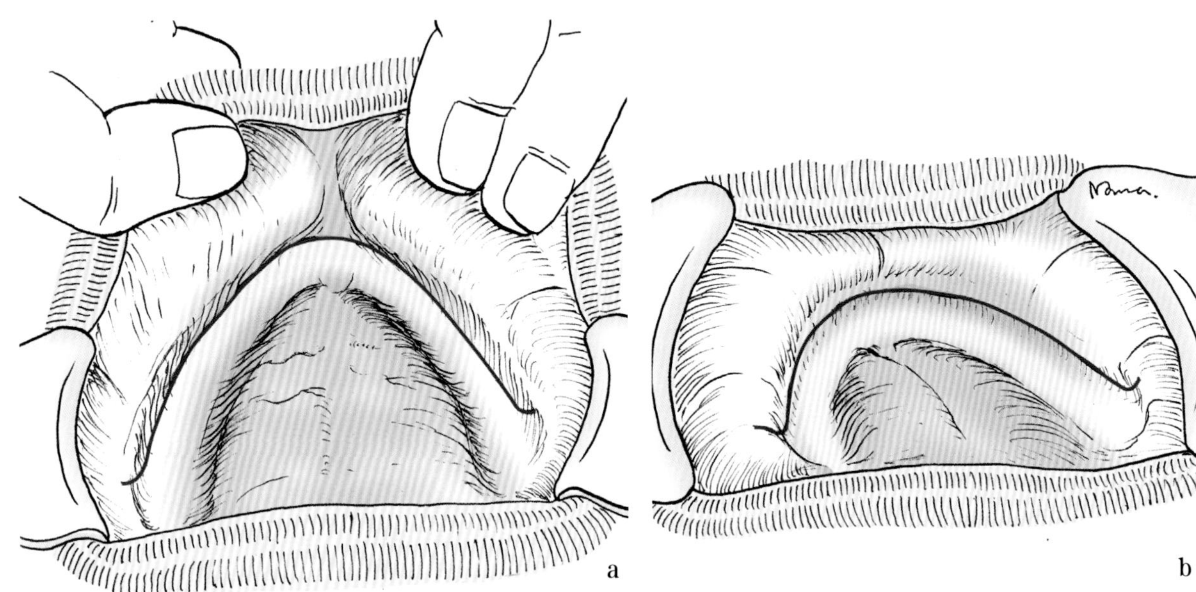

图18-12a, b　口腔前庭成形术，切开线的设计

口腔前庭延展

沿设计的切口切开黏膜，将黏膜下组织、牙槽突唇颊侧肌肉从骨膜向上剥离，翻开黏膜瓣（**图**18-12c）。此时，要注意不要损伤下颌前磨牙区的颏神经。

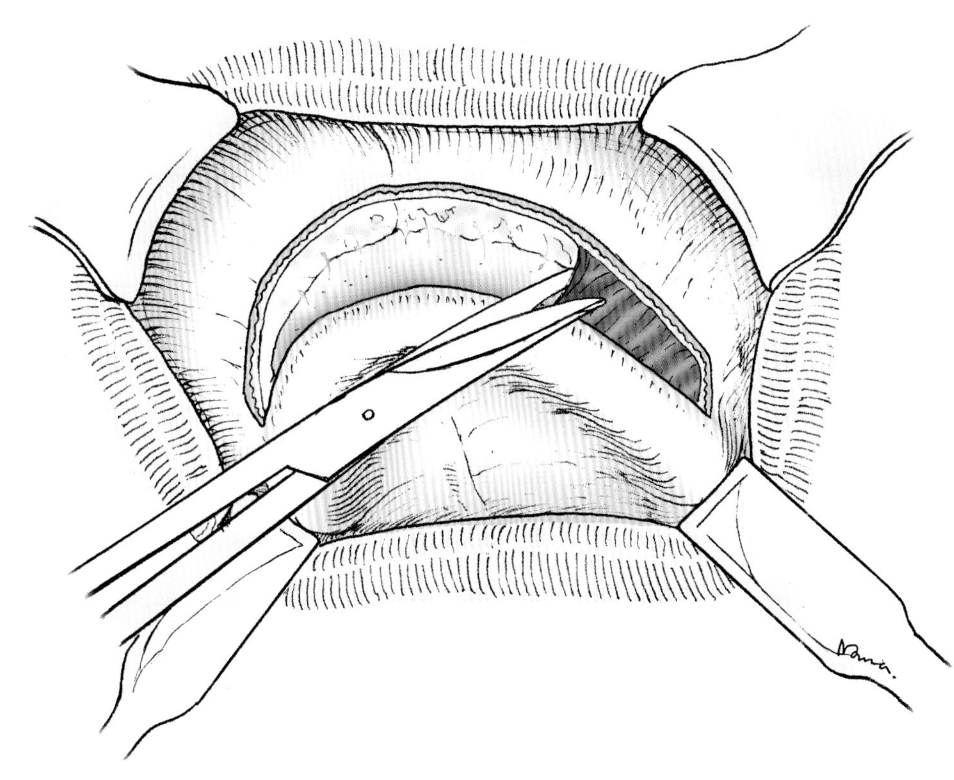

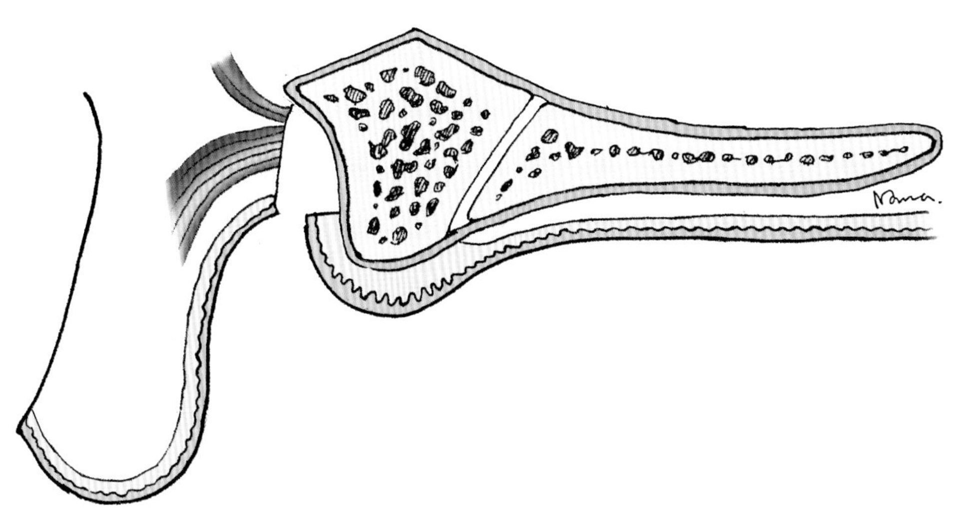

图18-12c　牙槽突唇侧骨膜上黏膜瓣的剥离

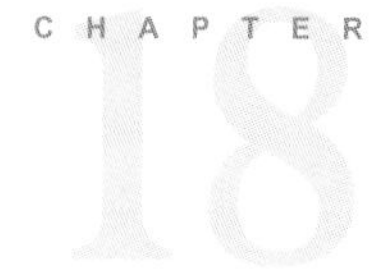

塑形夹板的调整

将柔软的衬垫牙胶或基托树脂置于提前准备的塑形夹板（基托）上，调整边缘，使之适合新形成的口腔前庭（**图**18-12d）。

断层皮片骨膜上的移植固定

塑形夹板硬化后，如**图**18-12e所示，将皮片表皮面平展于夹板内表面，植入受植区。如**图**18-12f所示，用螺钉将基托固定在硬腭上，或环绕结扎于下颌。皮片固定在受植区骨膜上的部分成活，其余部分皮片自行脱落。

7~10天后拆除夹板，早期戴入新的义齿，防止加深的口腔前庭回缩。

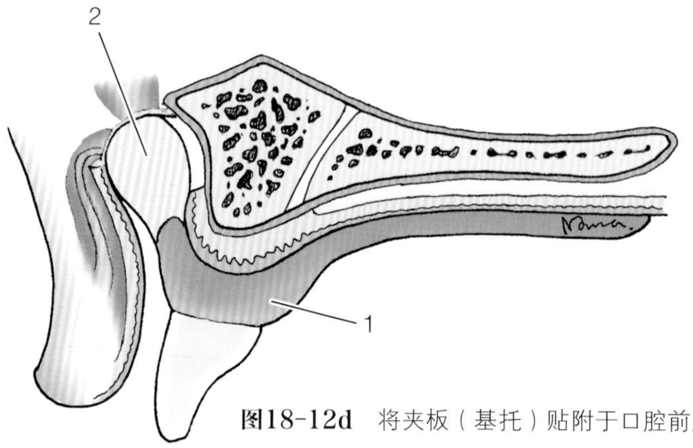

图18-12d 将夹板（基托）贴附于口腔前庭

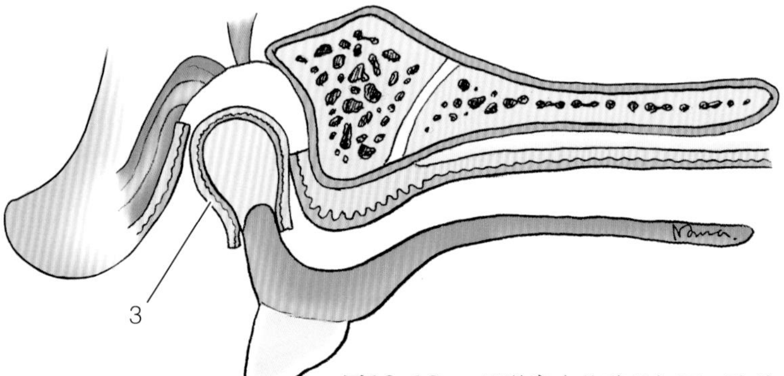

图18-12e 用游离皮片移植加深口腔前庭沟

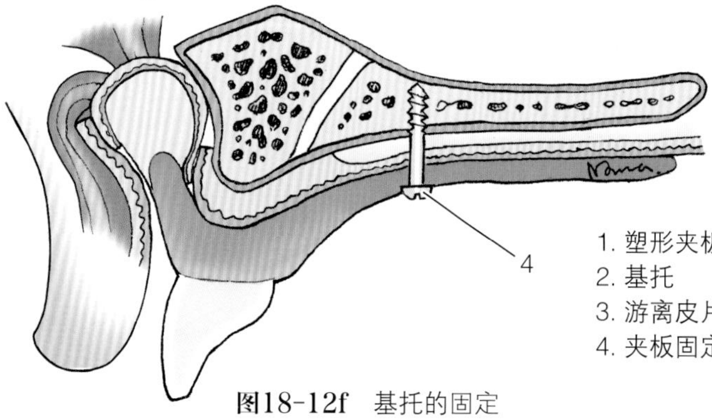

1. 塑形夹板（基托）
2. 基托
3. 游离皮片
4. 夹板固定螺钉

图18-12f 基托的固定

■下颌牙槽突成形术

为固定好植入的皮片，防止手术后的瘢痕收缩，需通过增加原有义齿基托的唇颊侧边缘制备夹板。

切口的设计

如图18-13a，b所示，保留牙槽嵴顶的牙龈，沿唇舌侧黏膜设计切口线。

口腔前庭扩展及口底加深

在骨膜上剥离唇颊侧黏膜下组织和附着于牙槽突的肌肉，翻起黏膜瓣。舌侧也从骨膜上剥离，中线处自下颌舌骨肌附着端切断，翻起黏膜瓣（图18-13c）。

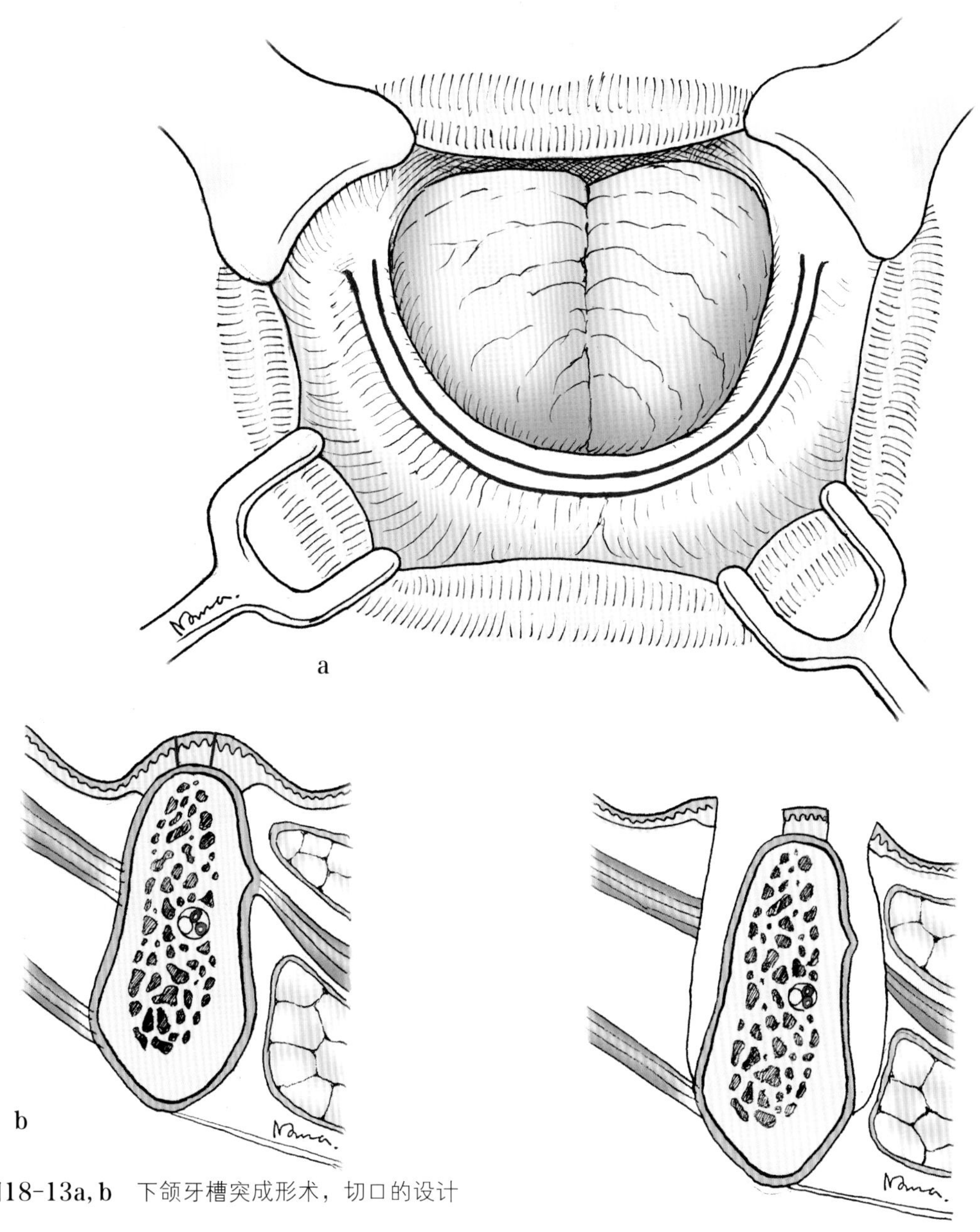

图18-13a, b　下颌牙槽突成形术，切口的设计

图18-13c　下颌骨唇颊侧和舌侧的骨膜上剥离

引导针沿下颌骨舌侧进入，可吸收缝合舌侧黏膜，并将线头引入引导针针孔，随引导针于下颌骨经下缘从唇侧导出，将唇舌侧黏膜悬吊缝合固定，形成口腔前庭及口底（图18-13d~f）。

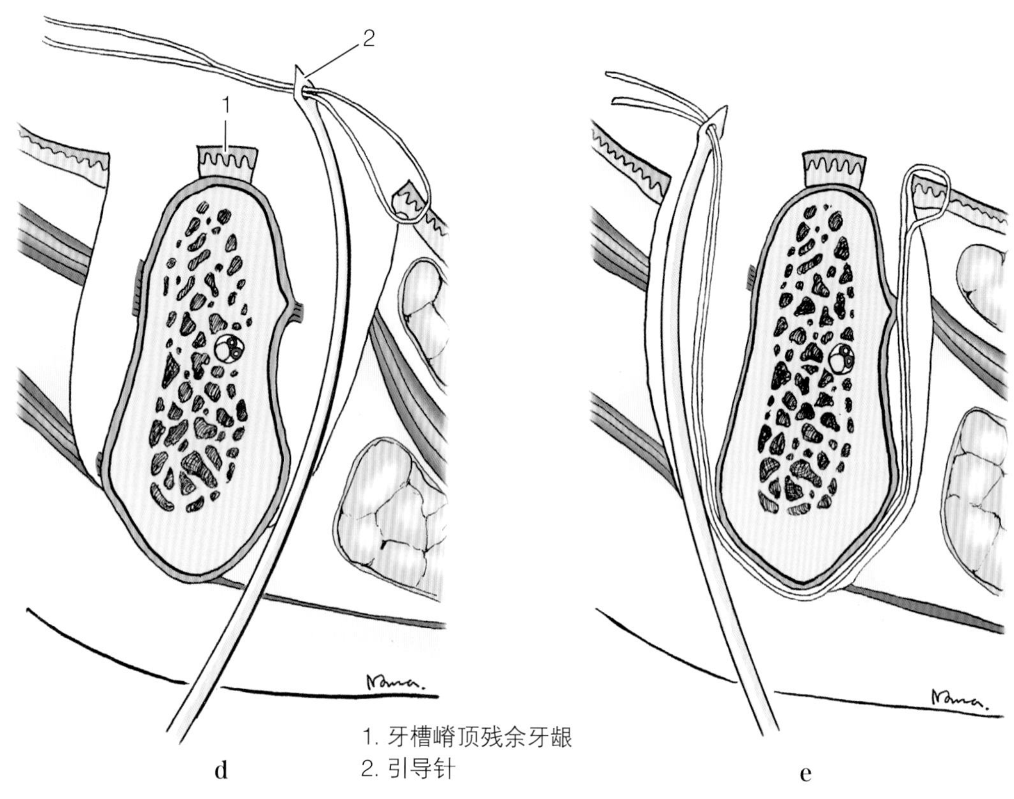

图18-13d~f 缝合颊舌侧黏膜，形成口腔前庭及口底

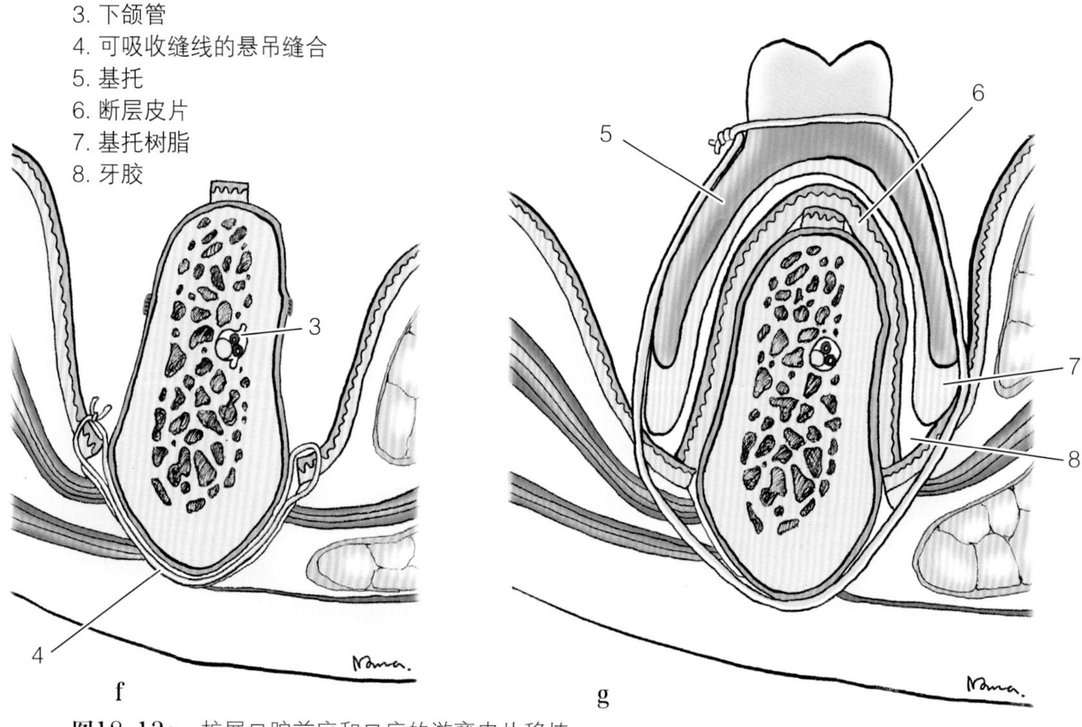

图18-13g 扩展口腔前庭和口底的游离皮片移植

夹板的调整

将柔软的基托树脂衬于预先制备的夹板内表面，通过加压新形成的口腔前庭及口底，边缘处可用牙胶重塑。

断层皮片的骨膜上移植和固定

当基托树脂或牙胶硬化后断层支片贴敷于夹板的内表面后植入创面区，夹板用钢丝固定于下颌骨（图18-13g）。

7~10天后取出夹板。在早期换上新的义齿，防止口腔前庭收缩。

绝对的牙槽突成形术

Visor成形术

下颌骨体部垂直骨切开，分为颊、舌两部分，颊侧骨段有下牙槽动、静脉通过，舌侧骨段通过肌肉的附着保持血液循环，保持肌肉附着可避免术后骨吸收，当与含骨髓的颗粒状骨松质（PCBM）联合应用移植，可以获得一个相对稳定的牙槽突。

术前行CT三维图像，检查下颌管的位置和走行。

切口的设计

从最后磨牙到对侧最后的磨牙，切口设计在牙槽嵴顶上。

骨膜的剥离

颊侧到下颌下缘行骨膜下剥离（图18-14a）。从颏孔周围剥离结缔组织，松解血管神经束。

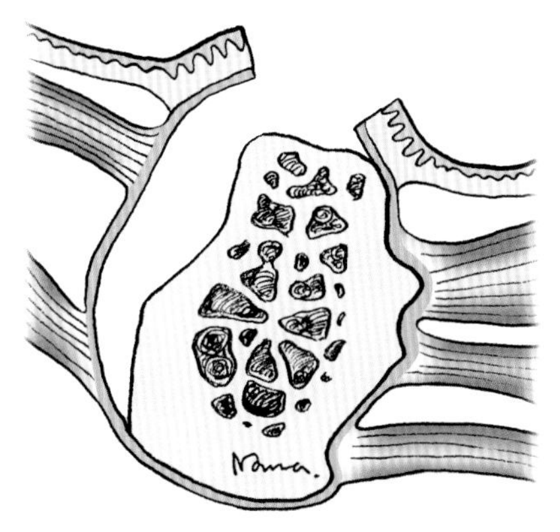

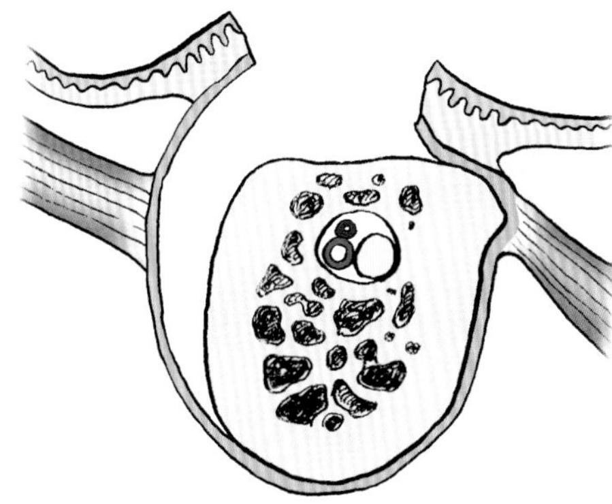

图18-14a Visor成形术。切口的设定和骨膜下剥离的范围

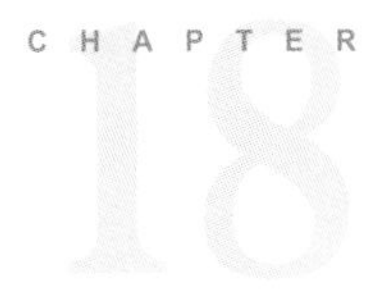

截骨

颏孔的前面部分，沿着牙槽嵴顶，用裂钻或小球钻制备凹槽作为引导，使用摆动锯截骨至下颌骨下缘。

颏孔的后面部分，由CT图像证实避开下颌神经管，因舌侧骨质较薄，沿舌侧骨皮质切割达到接近下颌管位置，再用往复锯截骨到下颌下缘（图18-14b）。

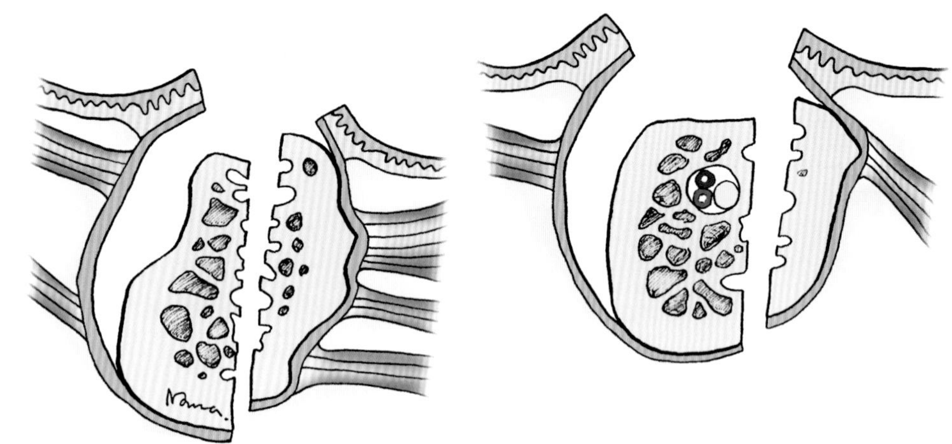

图18-14b 前牙和后牙区的截骨术（左图：前牙；右图：后牙）

骨段的固定

分别贯通结扎固定左右颏孔的前部和后部（图18-14c）。

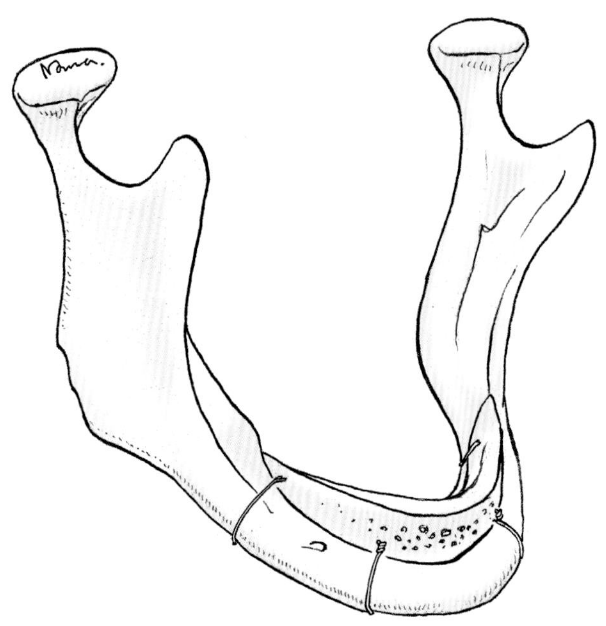

图18-14c 将骨段贯通结扎环绕固定

创口的关闭

剥离颊侧骨膜，水平减张切开，颊侧黏骨膜与牙槽嵴顶舌侧黏膜缝合，关闭创口（**图18-14d**）。术后3个月以上待骨段愈合，辅助牙槽突形成术。

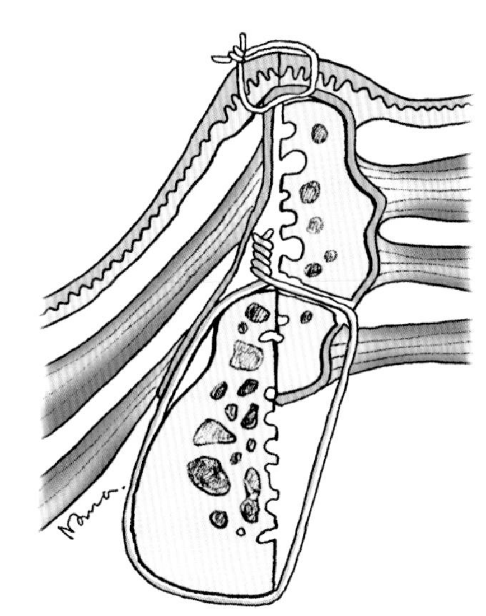

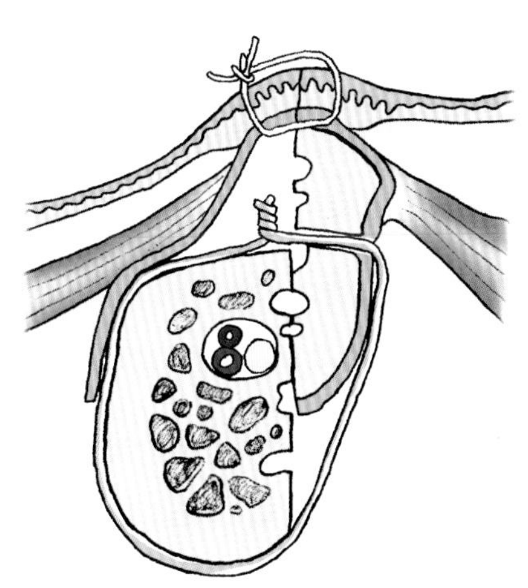

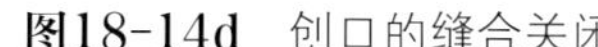

图18-14d 创口的缝合关闭

颏神经下移术

随着下颌牙槽突吸收，颏神经孔接近牙槽嵴顶，义齿基托的刺激会导致疼痛，口腔前庭成形时剥离黏膜和肌肉时预期会暴露颏神经，此时颏神经下移术作为前庭成形术的一部分。

切口的设计

首先，通过触诊确认颏孔位置，在其舌侧设计切口，如图18-15a所示。如果是作为前庭沟加深术的一部分选择相应切口。

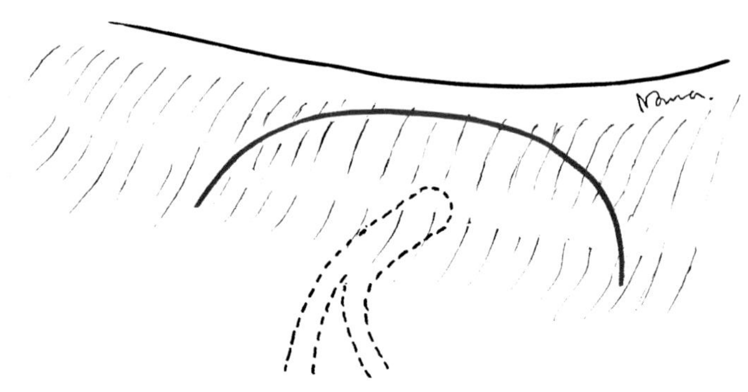

图18-15a 颏神经下移术，切口的设计

颏神经和颏孔的确认

根据切口线切开黏骨膜，仔细分离黏骨膜瓣，暴露颏神经。用分离剪刀分离颏神经，明确颏孔位置（图18-15b）。

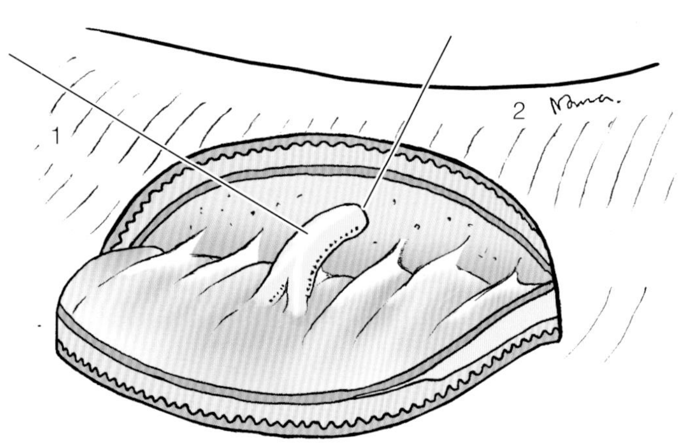

图18-15b 颏神经及颏孔的确定

颏孔的下方扩展

通过牵引线向上牵引颏神经，如**图18-15c**所示，去除颏神经周围的纤维条索，使神经充分游离，用骨钻在颏孔下制备沟槽。靠近颏神经的部位，用非常精细的骨凿或牙凿去骨，且使基底部向下倾斜（**图18-15d**）。

创口的缝合关闭

将颏神经移至新形成的沟槽底部，临时固定住并且缝合创口。

通常下唇会出现麻木的症状，需一段时间恢复。

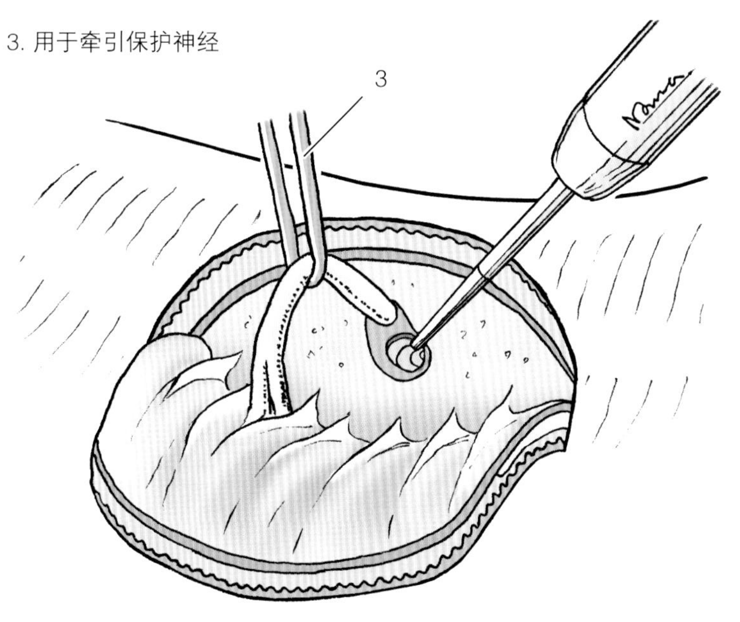

图18-15c 颏孔的下方扩大

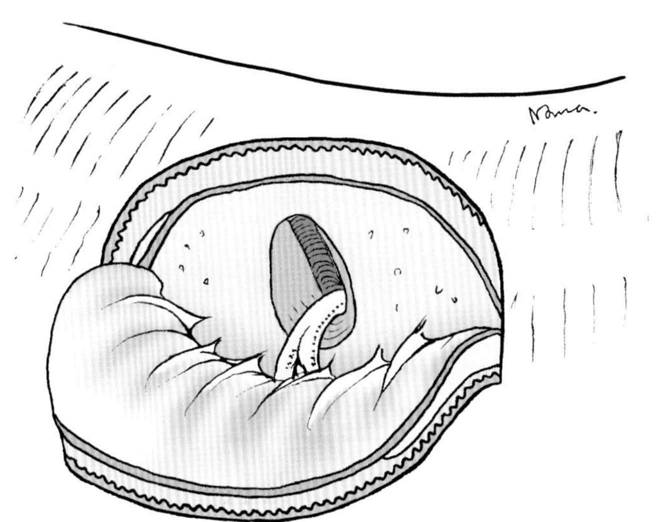

图18-15d 将颏神经移至新形成的沟槽内

第19章

颞下颌关节手术及相关技术

愛知学院大学歯学部顎口腔外科学講座

栗田　賢一

鶴見大学歯学部口腔顎顔面外科学講座

濱田　良樹

CHAPTER 19

充分掌握颞下颌关节结构和生理知识，对理解颞下颌关节紊乱症及其治疗方法非常重要。为了适应咀嚼功能，颞下颌关节的结构能够满足前后向的滑动和转动，而不能承受咬合压力。

颞下颌关节由以下几部分组成：

· 髁突、关节窝、关节结节

· 关节盘位于关节窝、关节结节和髁突之间，将关节腔一分为二

· 关节囊将上述结构全部包裹

· 颞下颌韧带，起悬吊支撑作用

· 翼外肌，与髁突颈和关节盘相连

· 蝶下颌韧带和茎突下颌韧带，限制下颌运动范围

下面用图例来说明颞下颌关节的结构和生理特征、颞下颌关节脱位和颞下颌关节紊乱症手术以及颞下颌关节强直手术。

颞下颌关节的结构和生理

颞下颌关节的形态和功能总结如下：位于关节窝与髁突中间的关节盘形状类似棒球帽，帽身部分包住髁突，帽檐部分位于关节结节下面（图19-1）。关节盘四周均与关节囊相连，位于关节盘上方的关节腔延伸至髁突和关节结节的前部，允许关节盘和髁突向前做滑动运动。关节腔前后均有滑膜及滑膜绒毛，分泌滑液。

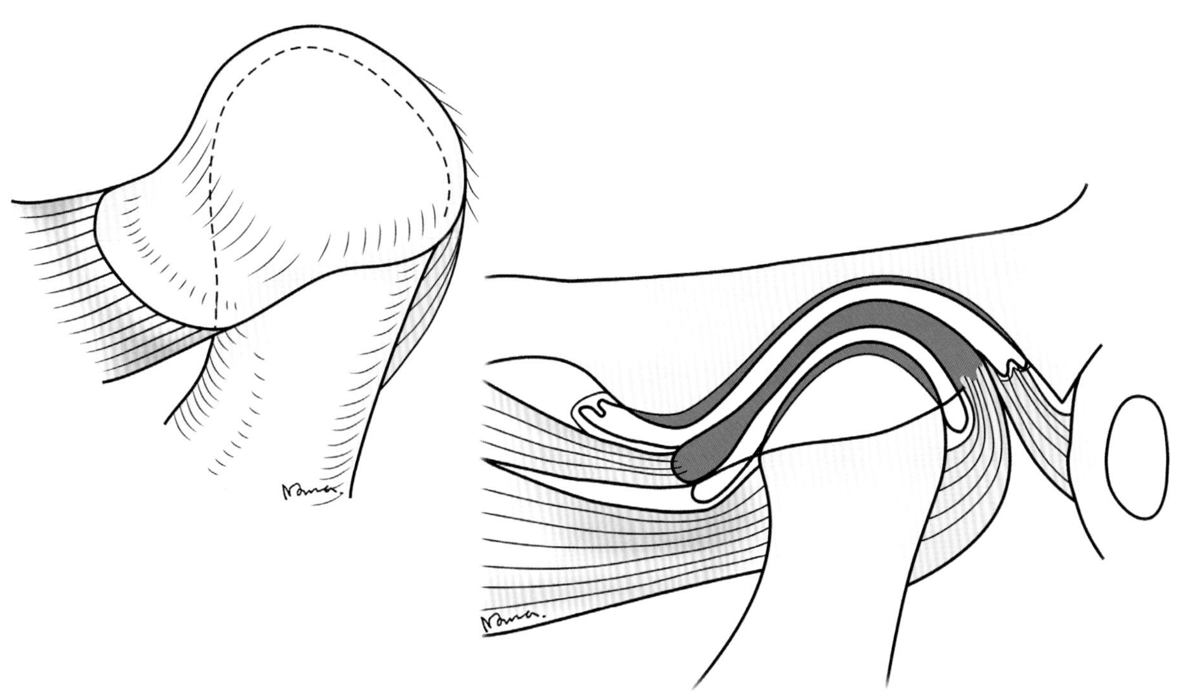

图19-1 关节盘形状类似棒球帽，帽身部分包住髁突，帽檐部分位于关节结节下面

颞下颌关节运动时，关节盘与髁突一起沿着关节窝和关节结节的关节面向前向内滑动，同时与髁突之间做轻微回旋运动。在颞下颌关节运动中，承受压力最大的部位是关节盘帽身前部到帽檐部分，这部分最薄、最纤细，是关节盘的中间带，帽檐前部与帽身后部较厚，分别为关节盘的前带和后带，可以起到缓冲关节盘与髁突之间摩擦的作用。

关节盘的前带连接有部分翼外肌，在颞下颌关节运动时，翼外肌拉动关节盘与髁突向前。虽然没有将关节盘向后拉动的肌肉，但髁突内外两侧均与关节囊紧密结合，关节盘可以与髁突一起复位。关节盘后部血管丰富、柔软且具有高度顺应性的疏松结缔组织，允许髁突与关节盘向前方滑动（图19-2a～c）。

炎症、外伤以及手术会造成颞下颌关节的瘢痕，进而显著影响髁突的运动，这在临床上非常重要。外科手术的方法是必不可少的，而其中的关键是解决关节内的问题。

这一章节主要介绍颞下颌关节脱位的治疗，颞下颌关节腔灌洗术，颞下颌关节内窥镜手术及颞下颌关节强直手术等。

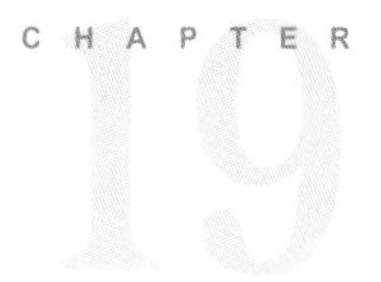

颞下颌关节可发生各种疾病和病症，例如发育异常、创伤、炎症、肿瘤，即所谓的TMD。手术治疗中最重要的是避免可能导致关节内部瘢痕的治疗。在这里，我们介绍颞下颌关节脱位的治疗，颞下颌关节腔灌洗治疗颞下颌关节紊乱症，关节镜手术和TMJ强直的颞下颌关节手术。

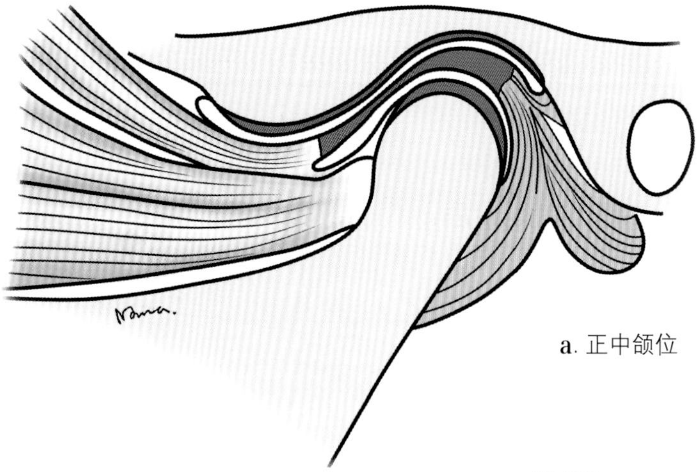

a. 正中颌位

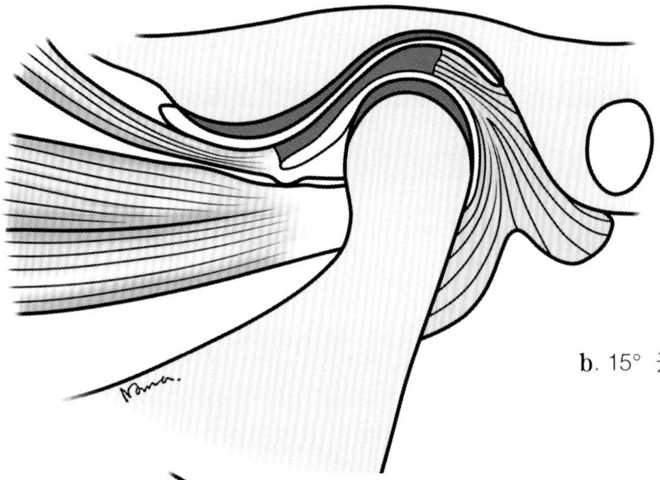

b. 15° 开口位

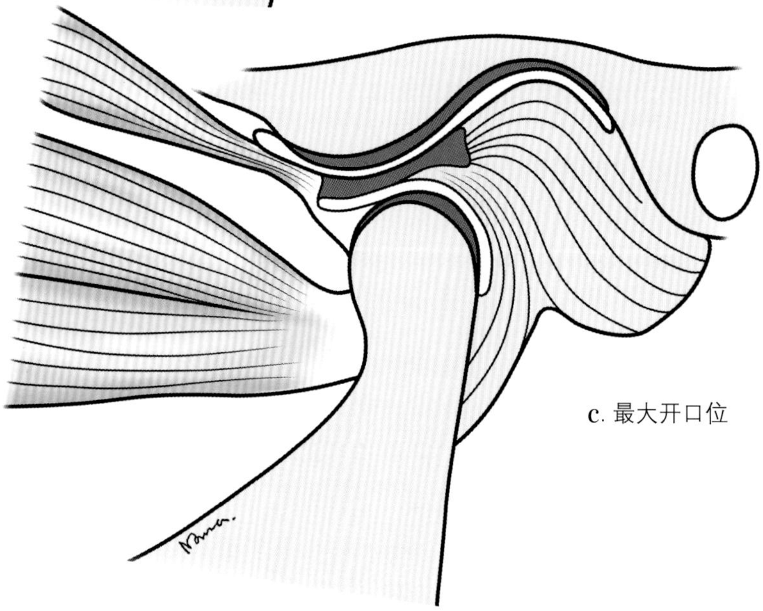

c. 最大开口位

图19-2a～c 关节盘后部血管丰富、柔软且具有高度顺应性的疏松结缔组织，允许髁突与关节盘向前方滑动

颞下颌关节脱位

颞下颌关节急性前脱位的复位方法

颞下颌关节脱位是指下颌髁突在外力的作用下脱离了正常的生理运动范围，外力过强可能造成髁突颈部骨折，甚至是髁突向前内方移位的骨折，这里所指的颞下颌关节前脱位是指在大张口或打哈欠时髁突向关节结节前方的脱位。

■诊断

下颌前伸，因髁突脱位，耳屏前方触诊有凹陷，患者呈开口状，不能闭口，前牙开颌、反颌，仅在磨牙区有部分牙接触，单侧脱位时下前切牙中线偏向健侧，健侧后牙呈反𬌗。X线片可见髁突脱位于关节结节前上方。

■手法复位

Borchers法术者站在患者后方，Hippocrates法术者站在患者前方。

Borchers 法

①调整治疗椅背板与地面成45°角，患者躺于其上，保持头部稳定。

②术者立于患者后方，调整治疗椅高度，使术者腹部与患者头部处于同一水平线。

③两拇指缠以纱布伸入患者口内，放在下颌磨牙𬌗面上，其余手指握住下颌体部下缘（图19-3）。

④复位时拇指压下颌骨向下的同时，其余手指将颏部缓慢上推，当髁突移到关节结节水平以下时，再将下颌向后推动（图19-4），此时髁突即可滑入关节窝而得复位。

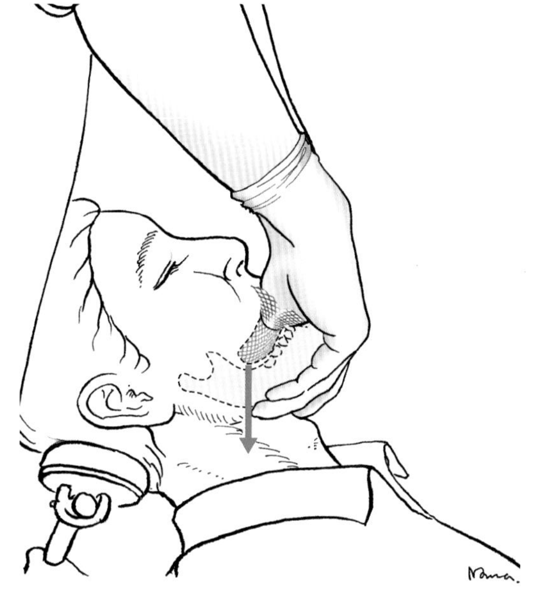

图19-3 两拇指缠以纱布伸入患者口内，放在下颌磨牙𬌗面上，其余手指握住下颌体部下缘

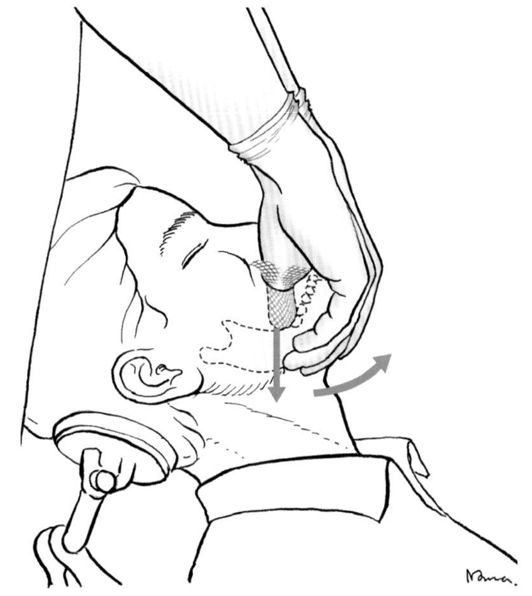

图19-4 拇指压下颌骨向下的同时，其余手指将颏部缓慢上推

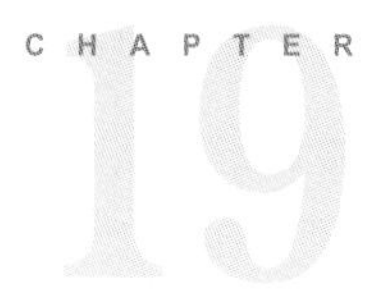

⑤为防止术后复发，可采用四头带包扎法固定下颌数日（图19-5），限制开殆运动。

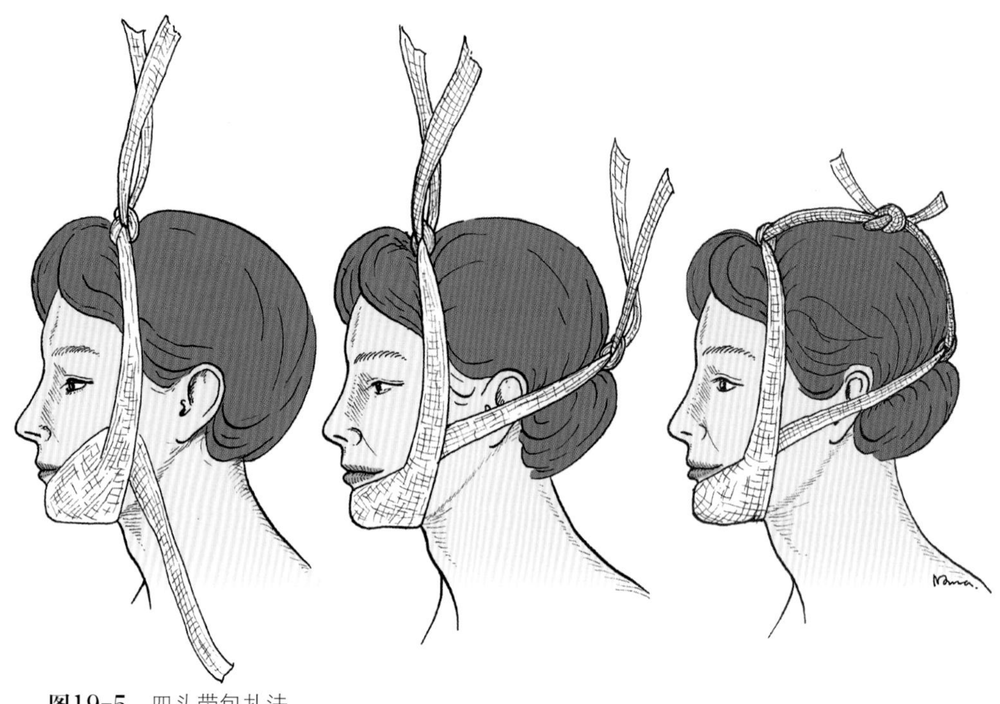

图19-5　四头带包扎法

Hippocrates法

①治疗前后的处理与Borchers法相同。

②治疗椅的背板调整为直立，使患者头部平稳地置于头枕处。

③术者立于患者前方，助手位于治疗椅的后方，用双手固定患者的头部。

④术者的双手拇指缠以纱布置于患者下颌磨牙殆面上，其余手指握住下颌体部下缘。

⑤复位时拇指压下颌骨向下，其余手指将颏部缓慢上推，髁突即可滑入关节窝内而复位。

※Borchers法是目前比较常用的复位方法。

■并发症

对于存在认知功能障碍的患者可能存在误食、误吸的可能，应引起重视。此外，肌张力失常，老年人长期消耗性疾病也常常发生习惯性脱位，单纯的手法复位不能达到防止再脱位的目的，可以采用手术复位的方法。

陈旧性颞下颌关节脱位的治疗方法

由于髁突长期脱位于关节结节前上方，关节局部组织受到撕拉、挤压，因此，关节周围常有不同程度的结缔组织增生，尤以关节后部更甚，并且相应的咀嚼肌群也有不同程度的痉挛。脱位的时间越久，这些变化越严重。如果关节脱位的时间不是很长，也有可能手法复位。如上所述，由于陈旧性脱位已有组织学改变，手法复位比较困难，可在全身麻醉下进行，具体方法如下：

①在麻醉镇静下采用Borchers法进行复位，如果复位困难先复位一侧颞下颌关节后，再复位另一侧。

②全身麻醉下给肌松剂后，用单尖拉钩穿透皮肤，在下颌切迹处向下拉下颌骨（图19-6），与此同时，另一单尖拉钩在颏部辅助向上牵引。

③如果脱位时间长久，一般不能完全退回到原关节窝内，可以术后配合殆垫及颌间牵引（图19-7）诱导下颌逐渐恢复到正中殆关系。

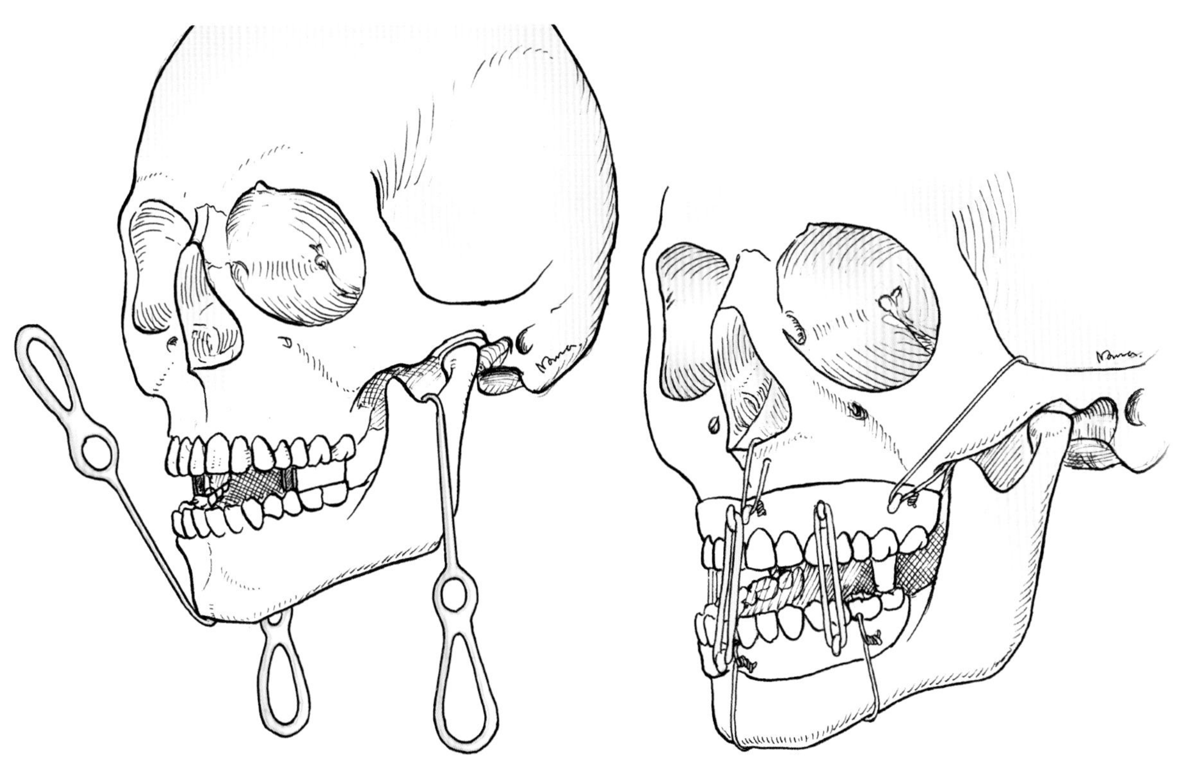

图19-6 单尖拉钩在下颌切迹处向下拉下颌骨，另一单尖拉钩在颏部辅助向上牵引

图19-7 陈旧性脱位的殆垫及颌间牵引治疗

习惯性颞下颌关节脱位的手术方法

对于颞下颌关节习惯性脱位，可以采用口腔黏膜缝缩术使颊黏膜产生瘢痕限制张口或者采用关节结节增高术限制下颌髁突向关节结节前方的过度运动。

■口腔黏膜缝缩术

①在下颌支前缘的颊黏膜处做长约2cm的垂直切口（图19-8a，b），切开颊肌暴露颊脂垫。

②将创面潜行分离，做包括颊肌在内的水平向缝合（图19-8c）。

※随着瘢痕的松解会造成术后复发，为了防止术后复发可以将附着在下颌支前缘的颞肌切除。

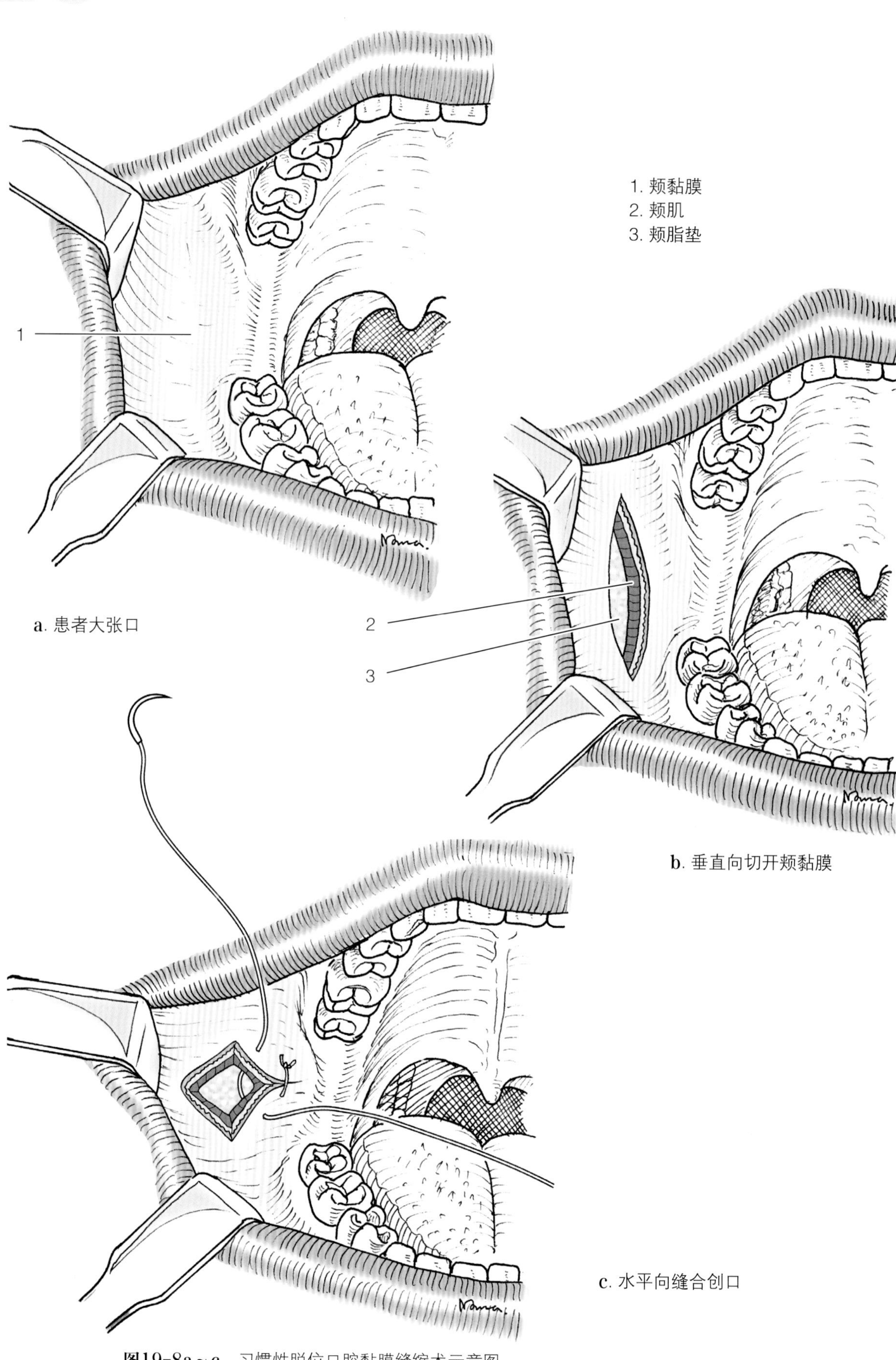

a. 患者大张口

b. 垂直向切开颊黏膜

c. 水平向缝合创口

图19-8a～c 习惯性脱位口腔黏膜缝缩术示意图

■关节结节增高术

关节结节增高术中最稳定的方法是采用骨移植增高的方法，移植的骨块可以取自髂骨。

①采用单侧冠状及颞部切口（Al-Kayat法）（**图19-9**），切开皮肤及浅筋膜，达颞筋膜水平。头皮出血用头皮夹止血。在此层进行分离，暴露关节窝和颧突的上缘。在颧弓根部切开颞浅筋膜及颧弓骨膜并将其与颞筋膜外层、浅筋膜及皮肤共同作为一组织瓣掀起，注意不要损伤关节窝及关节结节外侧走行的面神经（**图19-10**）。

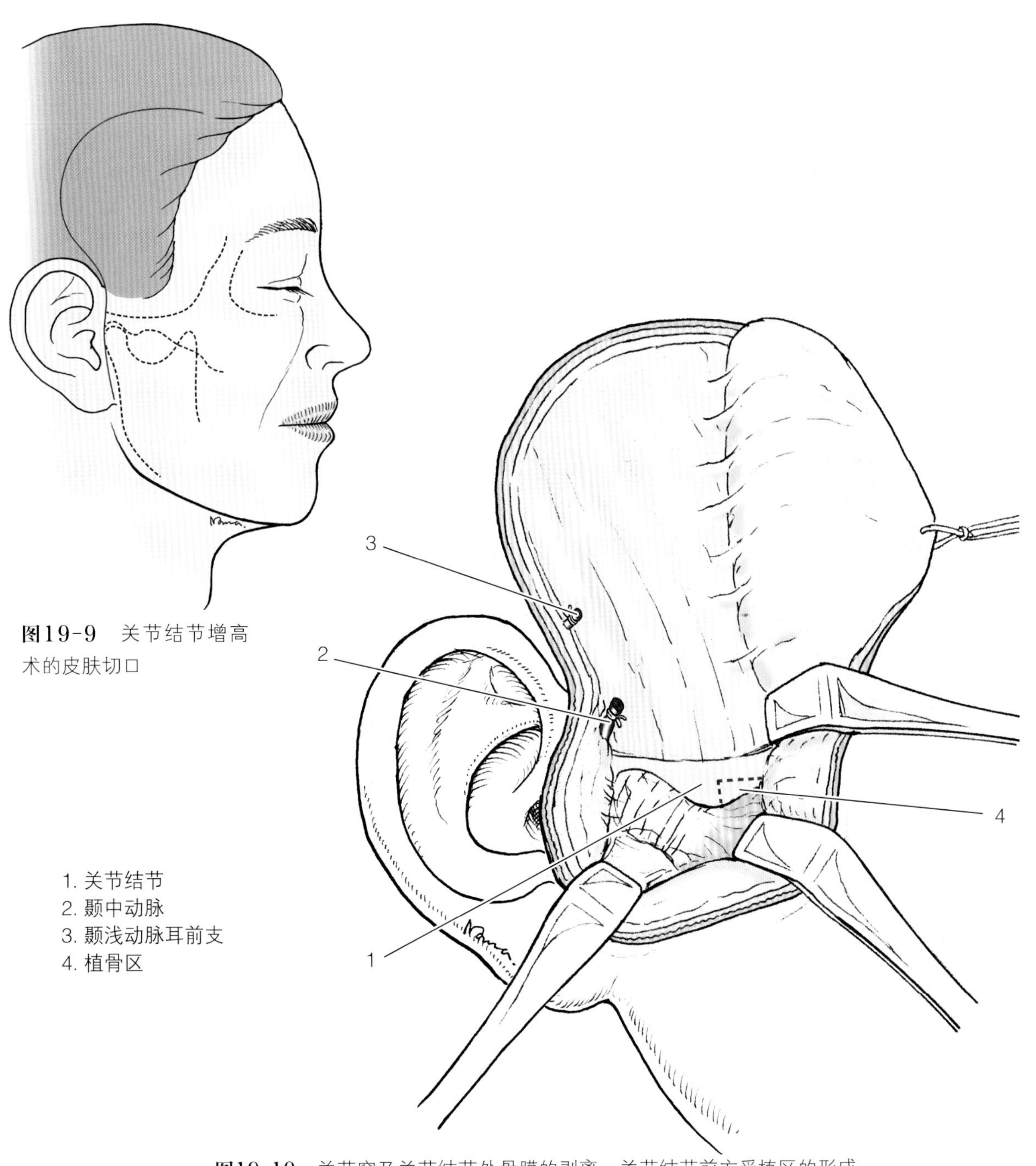

图19-9 关节结节增高术的皮肤切口

图19-10 关节窝及关节结节处骨膜的剥离，关节结节前方受植区的形成

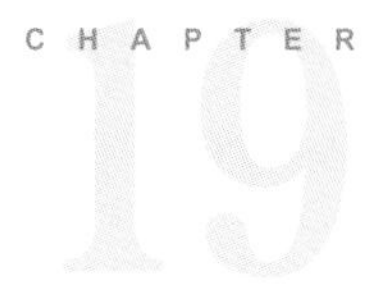

②切开关节结节最突出处的骨膜向前剥离，如图19-11b所示，关节结节的前半部分作为植骨区需处理，但后半部分不应损伤。

③将制取的髂骨如图19-11a所示进行修整，并将一L形钛板，如图19-11b所示，进行弯制，并固定于修整好的髂骨上。

④用PGA线缝合骨膜及颞筋膜，留置负压吸引关闭创口。

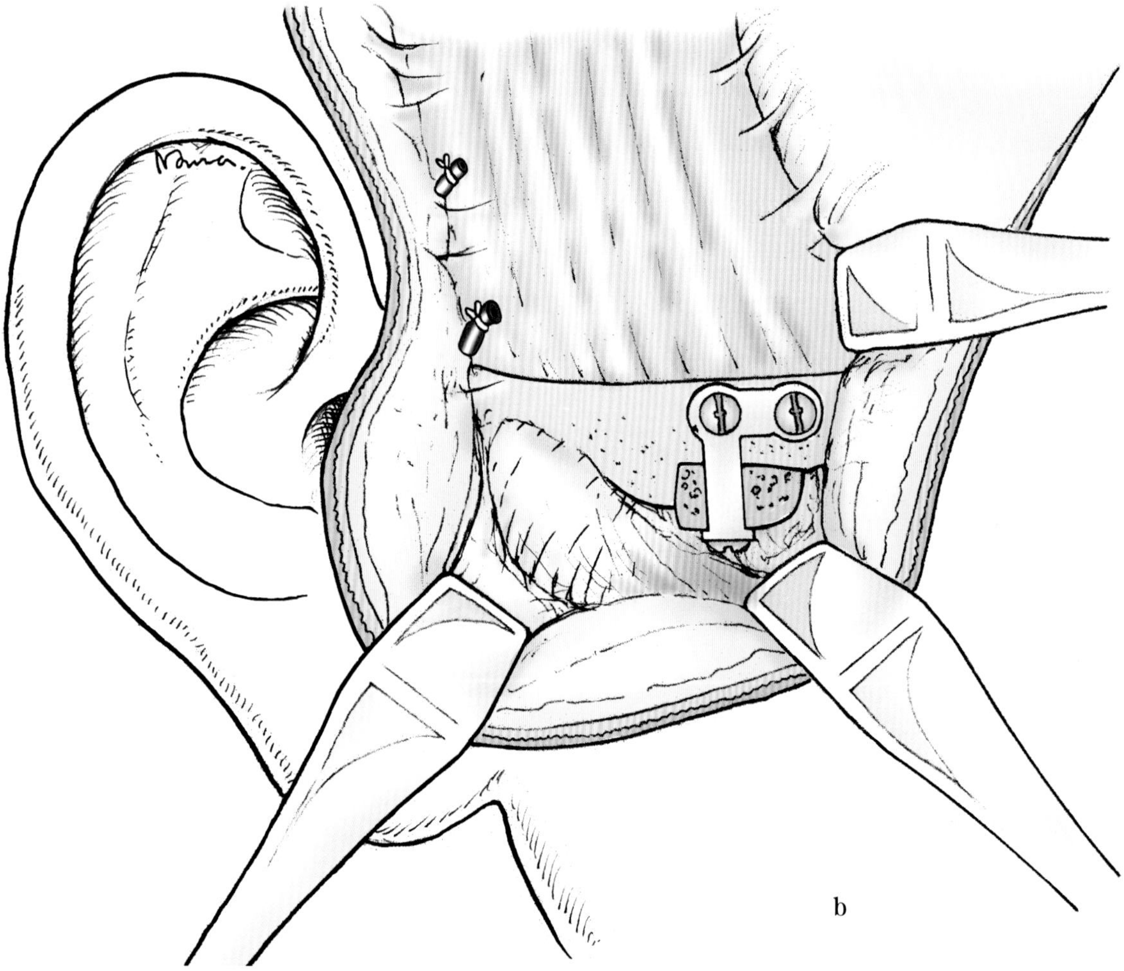

1. 移植的髂骨
2. L形钛板

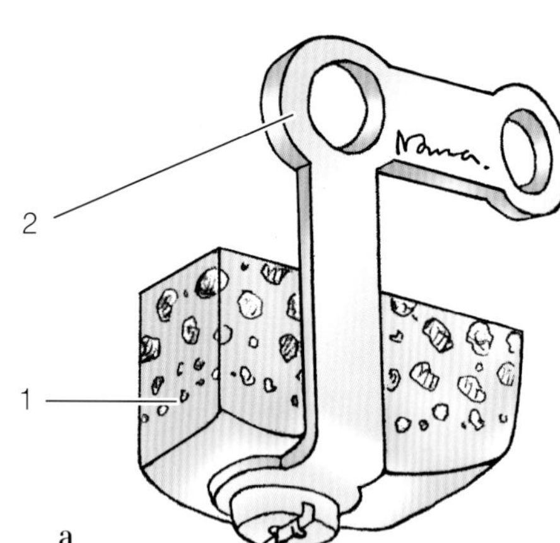

b

图19-11a，b L形钛板固定于修整好的髂骨之上

颞下颌关节紊乱症手术

颞下颌关节功能障碍主要与颞下颌关节区疼痛、下颌运动异常及关节结构改变等有关，当非手术治疗效果不佳时，可以采取手术治疗的方法。但是如果咀嚼肌功能障碍无法得到控制，即使手术也无法得到满意的效果。

本章介绍了几种常用的颞下颌关节手术的方法，包括颞下颌关节腔灌洗术、颞下颌关节内窥镜手术以及颞下颌关节成形术。

颞下颌关节腔灌洗术

这种方法通常作为非开放性手术的首选治疗方法，一般在局部麻醉下就可以进行。它通过对关节上腔的冲洗来缓解症状，其主要原因在于降低了关节内压力和炎细胞因子的含量。

■确定术野（“颞下颌关节内窥镜手术”也采用同样方法）

患者取仰卧位，头偏向健侧，患侧颞下颌关节向上。将灭菌干棉球放入患侧外耳道内，以颞下颌关节为中心将耳廓内侧消毒，以外耳道上缘至外眼角连线为基准，触诊颞下颌关节部位，在皮肤上用亚甲蓝描画出关节窝和关节结节的形状（**图19-12**）。

确定第1穿刺点（耳屏中点前约1cm处），要求穿刺针能够从关节窝外缘最深处稍靠后部位刺入，针尖向内向上，穿透关节囊，抵到关节结节后斜面。确定第2穿刺点，要求进行关节内窥镜下手术时，针尖由关节结节最低点稍前部穿透关节囊，进入关节上腔前隐窝内，进行颞下颌关节灌洗术时注意避开面神经。

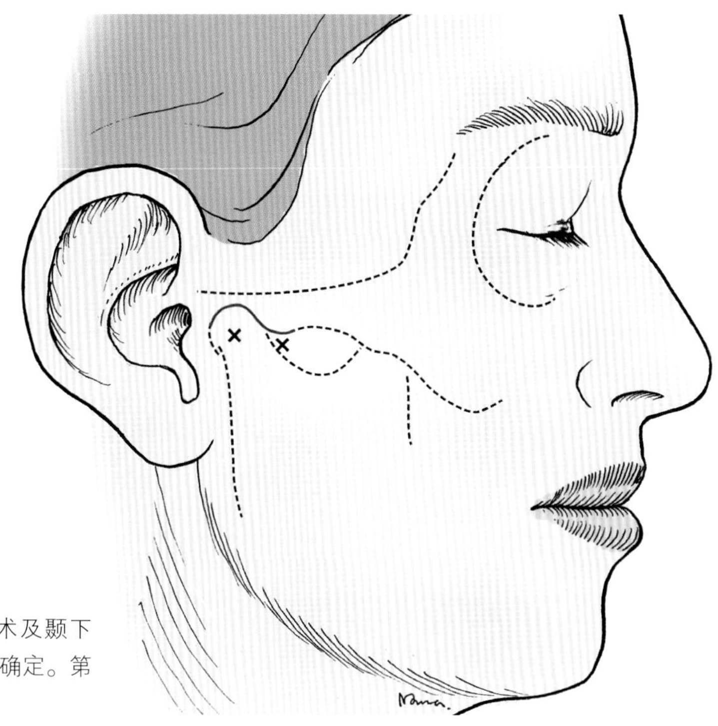

图19-12　颞下颌关节灌洗术及颞下颌关节内窥镜下手术中术野的确定。第1穿刺点和第2穿刺点的确定

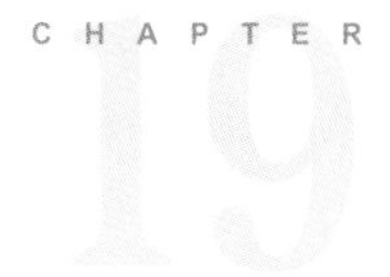

■颞下颌关节灌洗术

颞下颌关节上关节腔穿刺法及灌洗术中所使用的器材如**图**19–13所示。

①标记第1穿刺点，使用1%利多卡因进行浸润麻醉。

②使用5mL注射器，装入1%利多卡因2mL，使用21G注射针（英制标准，21G相当于8号针，外径0.81mm），让患者轻轻张嘴，自第1穿刺点进针，针头向内、向上刺入，抵到关节窝外侧骨面后，向下滑入，穿透关节囊。穿透关节囊后，阻力完全消失时，表明针头已经进入上关节腔内部（**图**19–14）。此时推注药物，并进行回抽操作，如能回抽表明穿刺成功。如不能回抽，需要旋转注射器，重新调整方向，直至穿入为止。

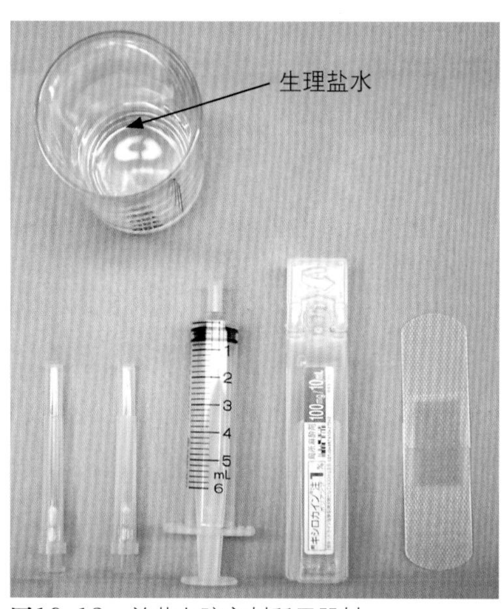

图19–13 关节上腔穿刺所用器材

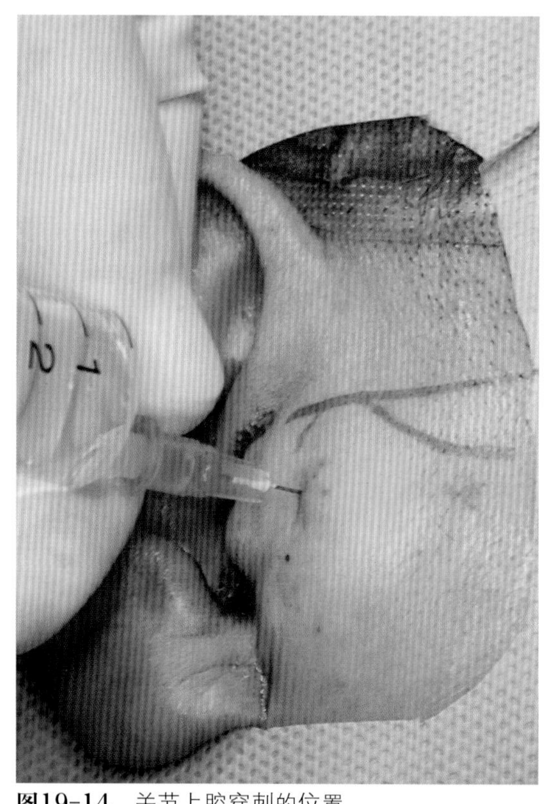

图19–14 关节上腔穿刺的位置

③回抽成功后，将麻醉药注满关节上腔，1~2分钟后，用生理盐水进行冲洗。冲洗后回抽的液体中含有血液或悬浮物时（**图**19–15a），更换新的生理盐水继续进行冲洗，直至回抽到清亮的液体为止（**图**19–15b），可根据症状，注入水溶性类固醇或透明质酸制剂。

④拔出注射针，穿刺点上敷料覆盖进行保护。最后嘱患者大张口2~3次，同时配合推拿手法伸展颞下颌关节。

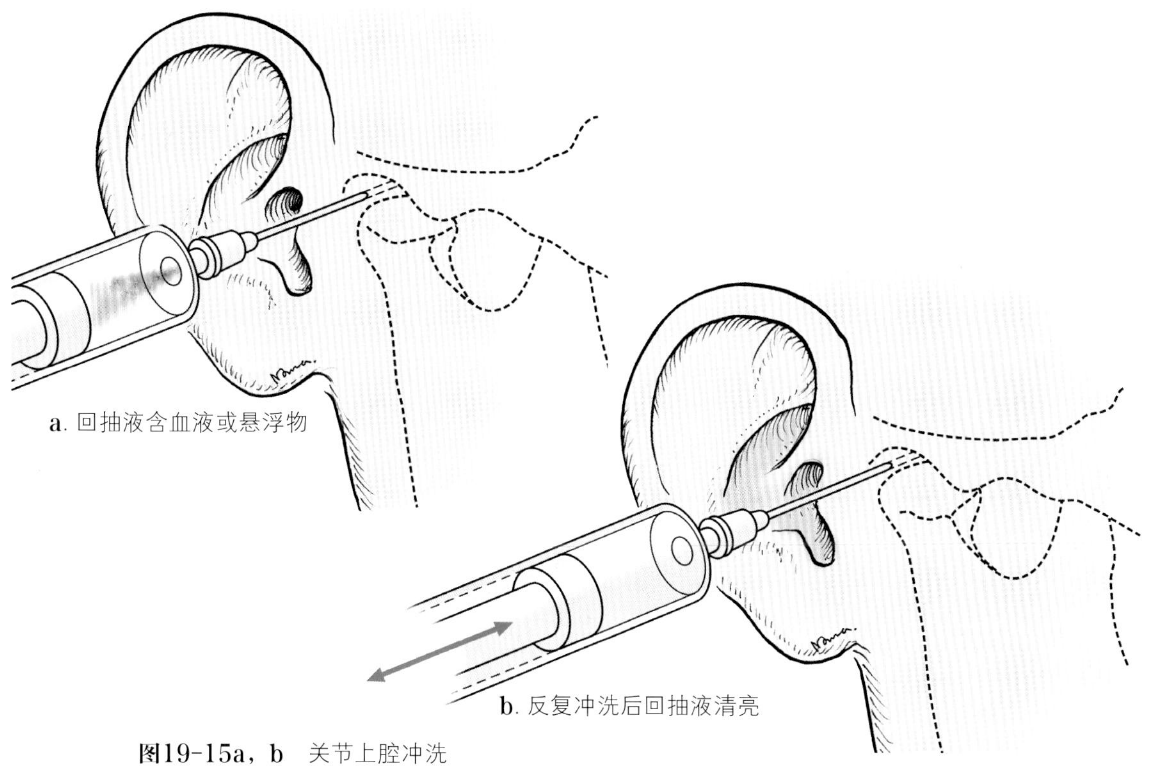

a. 回抽液含血液或悬浮物
b. 反复冲洗后回抽液清亮

图19-15a，b 关节上腔冲洗

■颞下颌关节上腔灌洗术

颞下颌关节上腔灌洗术的概念（**图19-16a**）及使用器材如**图19-16b**所示。

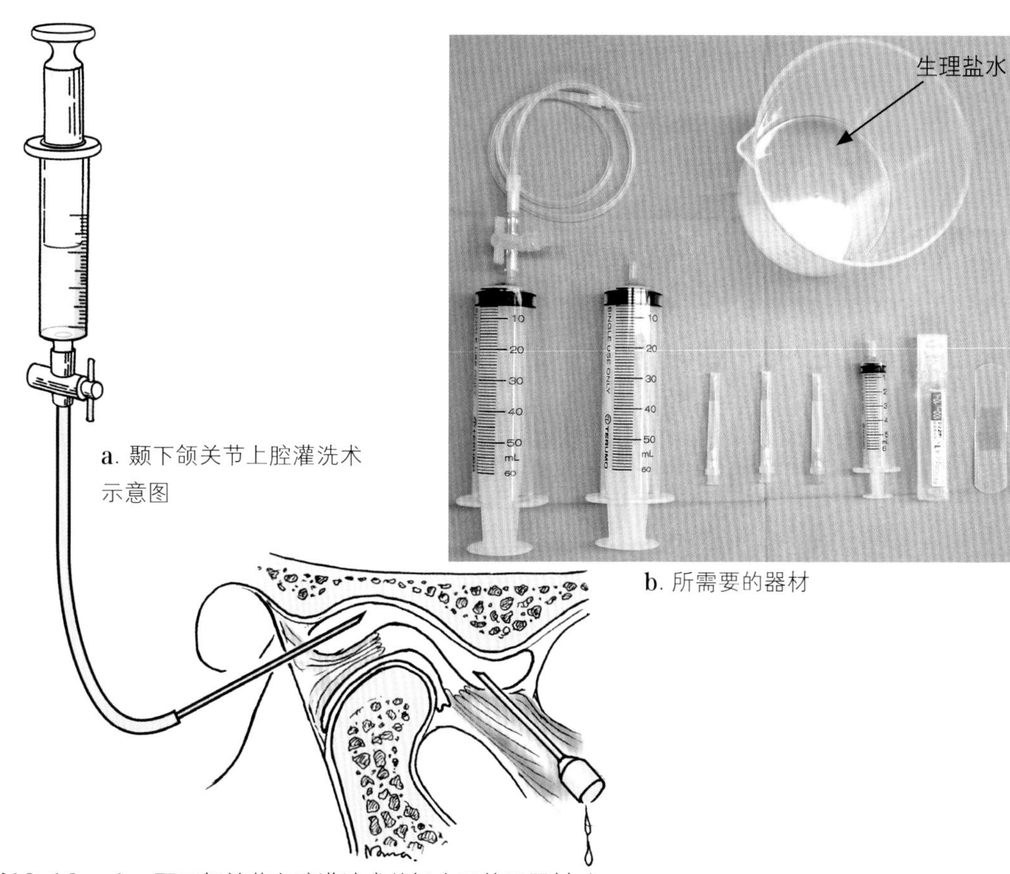

图19-16a，b 颞下颌关节上腔灌洗术的概念及使用器材

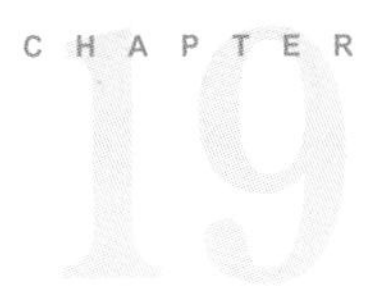

①在皮肤上标记第1穿刺点和第2穿刺点，使用1％利多卡因浸润麻醉。将配有21G注射针的5mL注射器内装入1％利多卡因，刺入后隐窝内。然后进行冲洗操作，确认针尖刺入关节上腔内并触摸确认前隐窝的扩张。

②关节上腔扩张状态下，将外流用18G穿刺针由第2穿刺点刺入前隐窝，并留在腔内（**图19-17**）。

③检查由第1穿刺点注入的生理盐水是否能够顺畅地从第2穿刺点流出。确认能够排液后，使用100mL以上的生理盐水或乳酸林格氏液对关节上腔进行灌注冲洗（洗净后，也可以根据情况注入水溶性类固醇或透明质酸制剂）。

④拔出穿刺针，敷料覆盖保护两个穿刺点。最后嘱患者最大限度张口2~3次，同时配合手法伸展颞下颌关节。

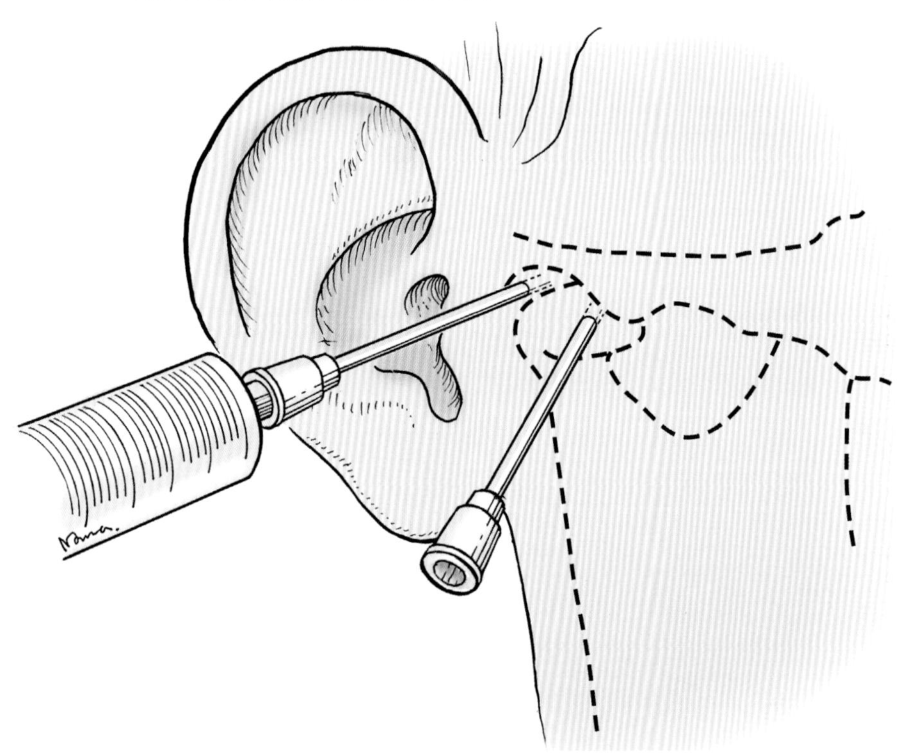

图19-17 感触颞下颌关节上腔前部并刺入18G针

颞下颌关节内窥镜手术

该手术适用于非外科治疗或颞下颌关节灌洗术后效果不理想的难治愈性颞下颌关节盘绞锁或变异性颞下颌关节紊乱症。关节镜剥离松懈术是在关节内窥镜辅助下进行关节内纤维粘连剥离去除和关节囊外壁扩张，损伤较小，是取代颞下颌关节开放性手术的有效手段，比较常用。但目前损伤较小的颞下颌关节灌洗术仍是外科治疗的首选，因此，关节内窥镜剥离松懈术的适应证越来越少。另外，也出现了关节内窥镜辅助下关节盘牵引缝合术之类的复杂手术，但较花费时间精力，而且不能保证效果，所以几乎不被采用。另一方面，颞下颌关节腔灌洗术与高精确度关节内窥镜检查相配合的颞下颌关节内窥镜灌洗术也经常被采用。

在此，我们使用图例来说明关节镜辅助下颞下颌关节灌洗术，以及颞下颌关节内窥镜手术的基础——关节内窥镜下剥离松解术。

■关节镜辅助下颞下颌关节灌洗术

关节镜辅助下颞下颌关节灌洗术中使用的器材如图19-18所示。

①患者的体位、术野及第1、第2穿刺点的确定按照颞下颌关节灌洗术进行后，使用1%利多卡因对第1、第2穿刺点进行麻醉。

②麻醉显效后，将锐头内芯针安装到外套管上，3CCD摄像头连接到摄像机机身上，同时导光管连接到光源上，将关节镜安装到摄像头上。助手将生理盐水装满50mL容量的一次性注射器，利用三通旋塞阀连接到延长管上。注意不要混入气泡。

③上述准备工作完成后，将21G穿刺针从第1穿刺点刺入关节上腔后方滑膜腔内，注入麻醉剂使其扩张，以便外套管插入上关节腔。

1. 锐头内芯针
2. 钝头内芯针
3. 外套管（Φ1. 8mm）
4. 细径硬性关节内窥镜（直径1. 2mm）
5. 关节内窥镜保护套
6. 3 CCD 摄像头
7. 导光管
8. 监控器
9. 3 CCD摄像机机身
10. 光源装置
11. 内窥镜观察记录用HD

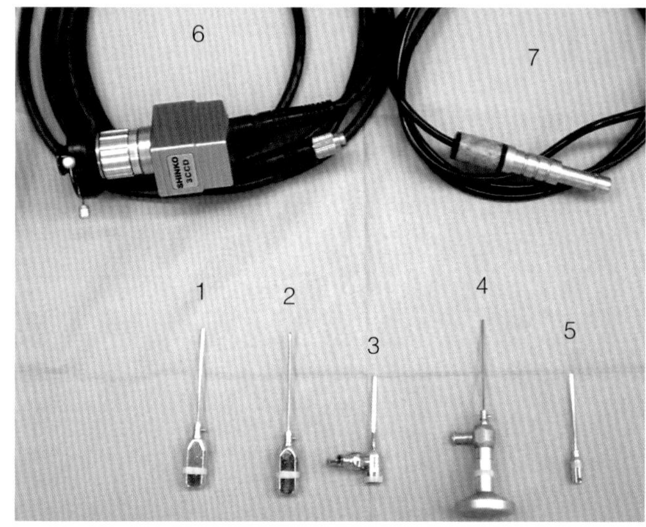

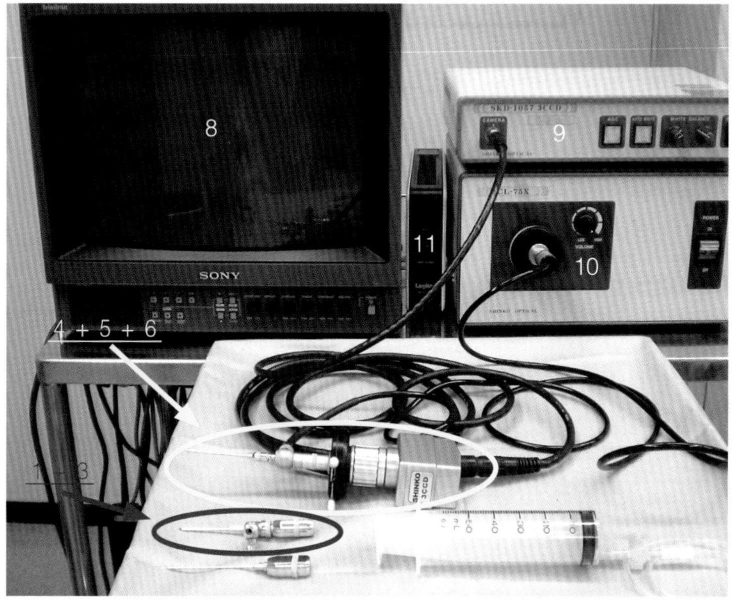

图19-18 关节镜辅助下颞下颌关节灌洗术及使用器材

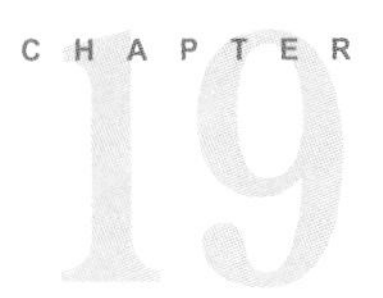

④拔出21G注射针，用11号镊子在刺入点垂直向做3~4mm的切口，插入配有锐头内芯针的外套管。21G的内芯针针头穿透关节囊，到达关节窝外围最深处后方，抵到骨面后，沿着关节窝外围向前、向内滑入，使外套管穿透上关节腔后隐窝（**图**19-19a）。

⑤此时拔下锐头内芯针，注入关节腔的麻醉剂沿着外套管回流（表明外套管正确地插入到了关节上腔内，**图**19-19b）。为防止损伤关节腔内组织，使用钝头内芯针，并将外套管正确无误地插入关节上腔后部的滑膜腔中。将钝头内芯针从外套管上拔下，将灌洗栓塞连接到上述延长管上，用拇指堵住外套管的接口。

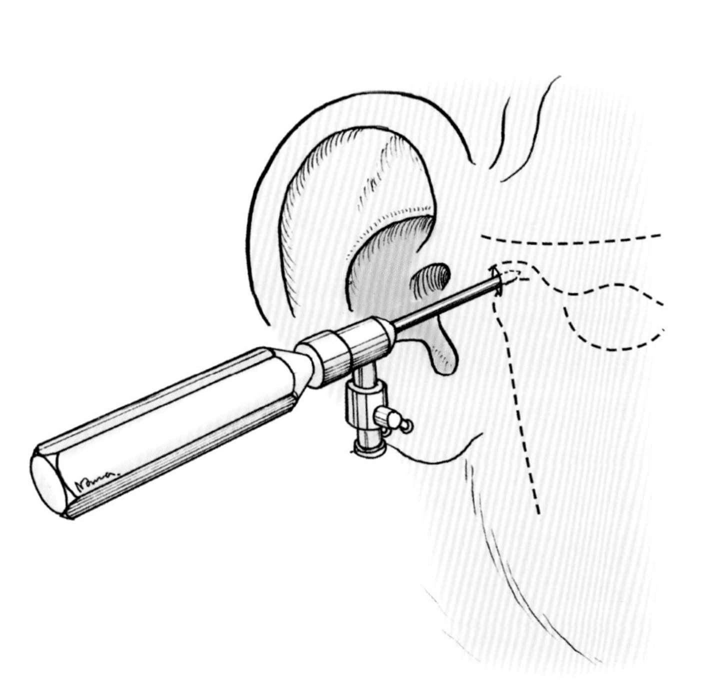

图19-19a 关节上腔后隐窝穿刺图

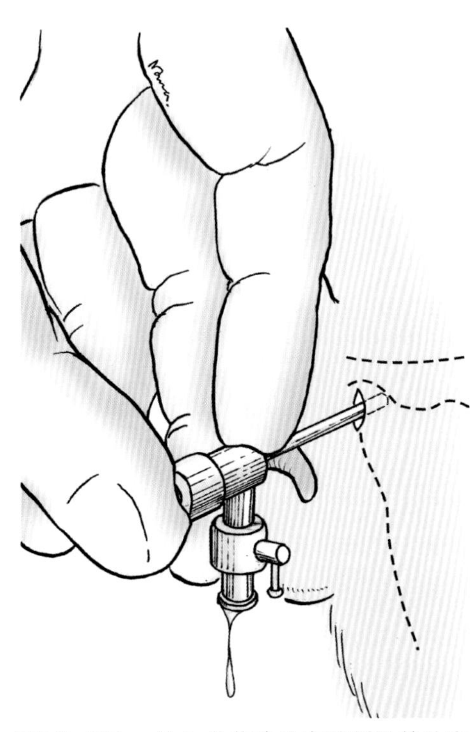

图19-19b 注入关节腔的麻醉剂沿着外套管流出

⑥延长管中注入生理盐水，给关节上腔加压，将排液用18G针以与皮肤表面成直角的角度，从第2穿刺点刺入前方滑膜腔。注入的生理盐水可从第2穿刺针流出（**图**19-20），将关节镜安装到外套管上，对整个关节上腔进行关节镜检查，同时用150mL 以上的生理盐水灌洗（**图**19-21）。此时原则上不进行纤维粘连剥离去除等外科操作。

关节镜检查的顺序如下：首先从后部滑膜腔处向内移动，观察内壁，同时将镜筒向前，从髁突与关节结节中间穿过后，抵达前方滑膜腔内侧。将镜筒面向外部，检查前方滑膜腔，同时将关节镜回拉，观察髁突外侧部位，然后返回后方滑膜腔外侧。

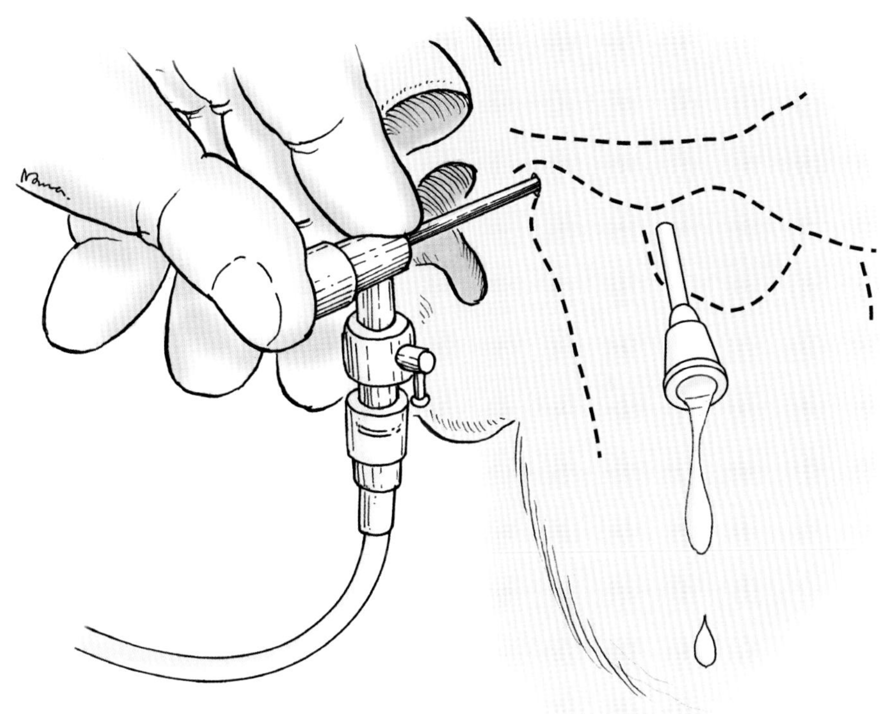

图19-20 生理盐水从第2穿刺针流出

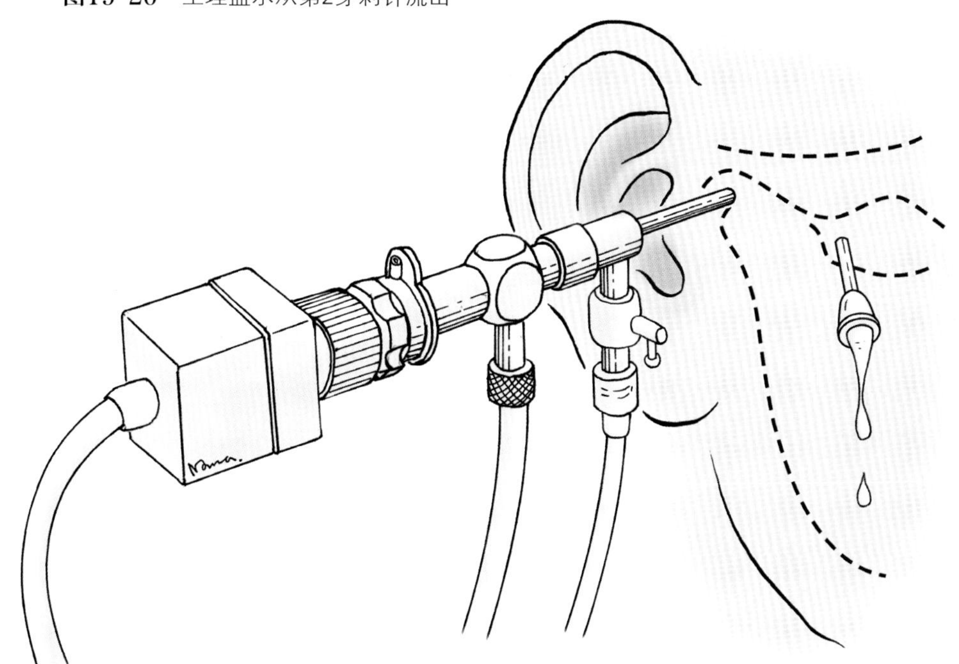

图19-21 内窥镜辅助下检查颞下颌关节上腔，同时用生理盐水进行灌洗

操作时需谨慎小心，以免操作不当损伤关节内组织，同时指导患者放松下颌也非常重要。

如存在严重滑膜炎或关节软骨病变时，也可灌洗后注入水溶性类固醇或透明质酸制剂。

⑦灌洗结束后，用5-0尼龙线缝合第1穿刺点的创口，第2穿刺点用敷料覆盖保护。

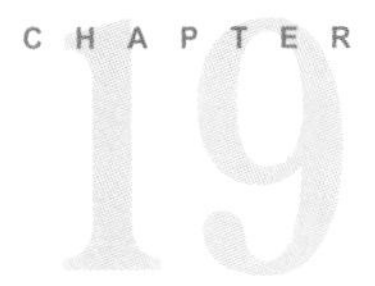

■颞下颌关节内窥镜下剥离松解术

内窥镜下剥离松解术（Arthroscopic Lysis and Lavage）所使用的器材如图19-22所示。

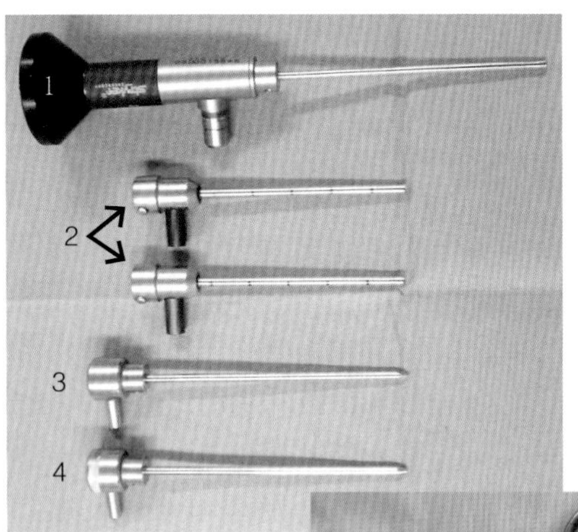

1. 小关节硬性关节内窥镜（Φ2. 4mm）
2. 外套管（Φ2. 7mm）
3. 锐头内芯针
4. 钝头内芯针
5. 刮匙形操作器械
6. 装在手柄上的探针（弯曲型）

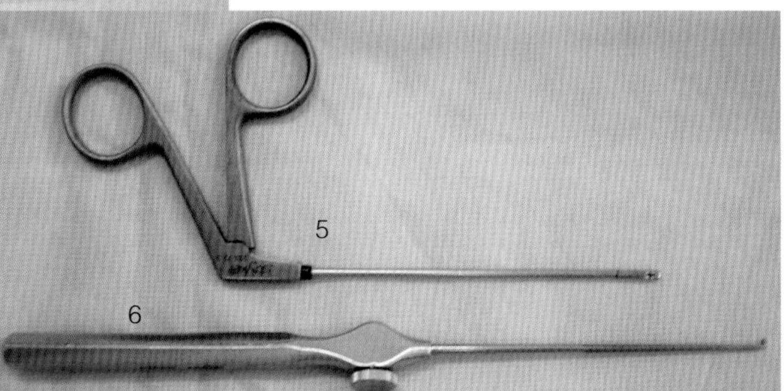

图19-22 内窥镜下剥离松解术所使用的基本器材

①全身麻醉后，确定术野，使用1%的利多卡因对第1、第2穿刺点进行麻醉。然后按照与上述关节镜辅助下颞下颌关节灌洗术同样的操作顺序进行关节上腔检查，并将关节镜前端置于前滑膜腔的外侧位置。此时关掉无影灯，降低手术室内亮度，观察放置在前滑膜腔部位的关节镜前端通过皮肤的透过光。

②将刺入第2穿刺点的排液用18G针拔出，使用尖刀做3~4mm的切口。以关节镜前端的透过光为依据，将配有锐头内芯针的外套管穿透前滑膜腔。外套管穿透前隐窝后，换为钝头内芯针，并将外套管留在前隐窝内（图19-23）。

③灌注冲洗关节腔（一般需超过1000mL），将各仪器插入第2穿刺点的外套管中（也可能用到刮刀和激光），利用第1穿刺点刺入的关节镜进行内窥镜手术的方法称为三角技术操作（triangle technique）（图19-24），可使用该手法进行纤维粘连的去除和关节囊外壁的扩张手术（图19-25a~c）。也可根据需要，进行关节内窥镜下的关节盘切除和病变滑膜切除手术。手术结束后，需充分清洗关节腔内部，为防止术后炎症的发生，也可用水溶性类固醇或透明质酸制剂。

④用5-0尼龙线缝合第1、第2穿刺点的创口。

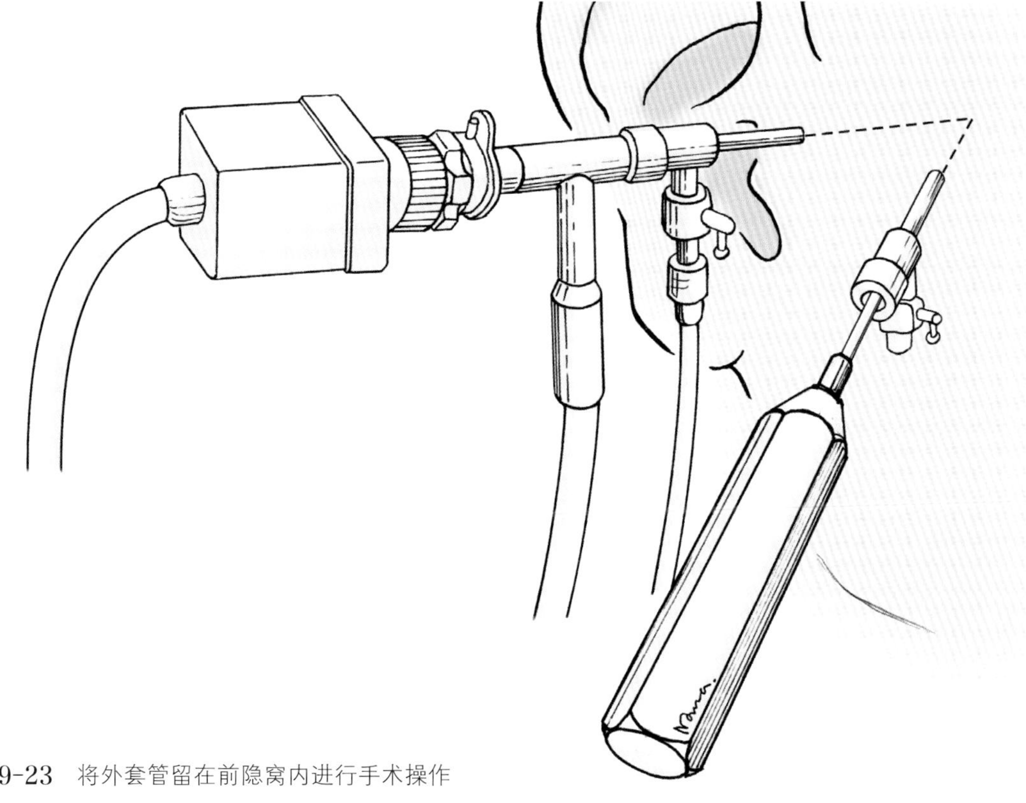

图19-23　将外套管留在前隐窝内进行手术操作

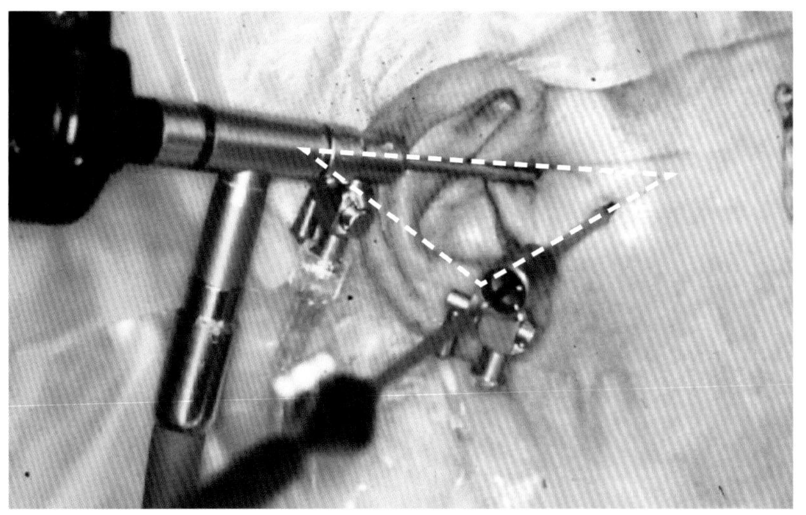

图19-24　三角技术

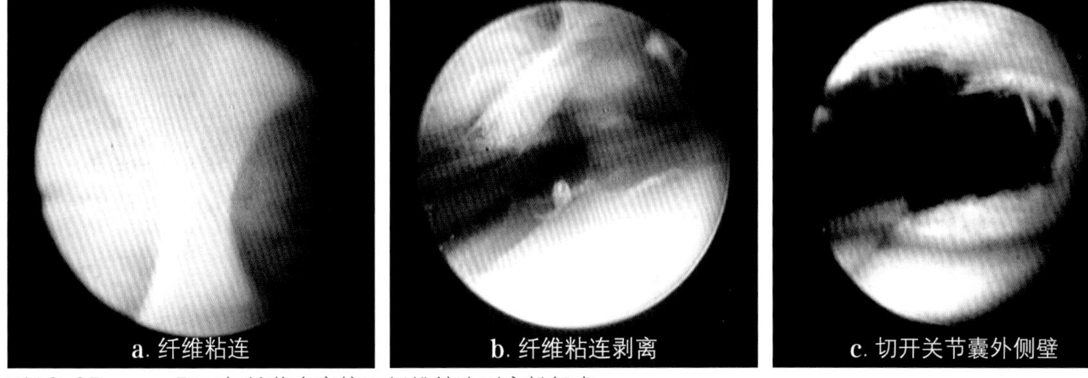

图19-25a～c　颞下颌关节内窥镜下纤维粘连剥离松解术

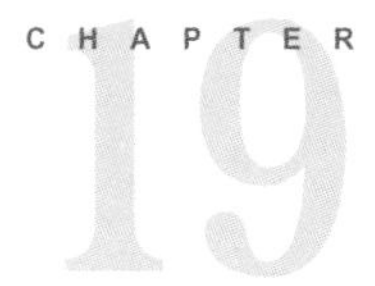

颞下颌关节成形术

对于通过关节腔灌洗及关节镜外科治疗无法解决的颞下颌关节病，包括骨关节炎、关节盘穿孔或变形等，可以采用开放手术的方法进行治疗，这里介绍几种方法：关节盘切除术、关节盘下表面成形术、髁突关节面骨赘修整术等。

■关节盘切除术

关节盘切除术所用器械如**图19-26**所示。

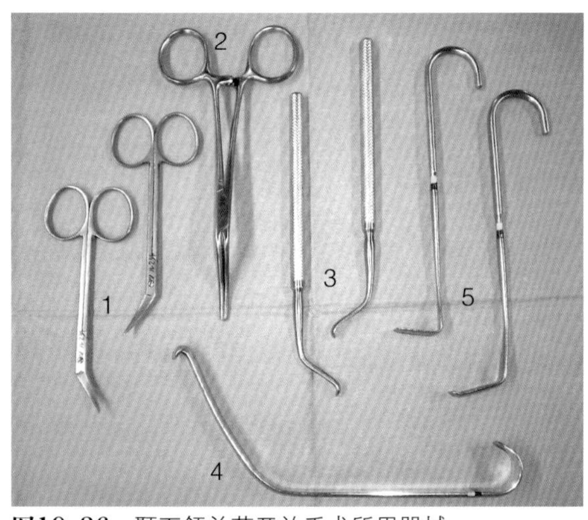

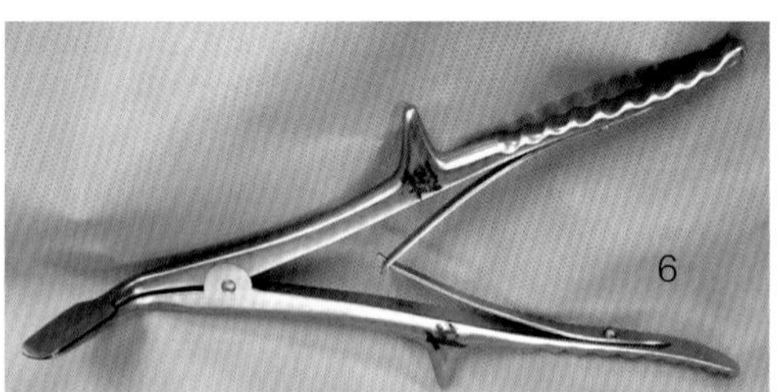

1. 剪刀
2. 血管钳
3、4. 髁突拉钩
5. 颞下颌关节开放手术专用拉钩（Dolwick拉钩）
6. 颞下颌关节扩张钳

图19-26 颞下颌关节开放手术所用器械

对于颞下颌关节开放性手术的切口有耳前切口和耳内切口（**图19-27**），耳前切口是在耳前的皮肤皱褶内切开，若想术后瘢痕隐蔽建议采用耳内切口。

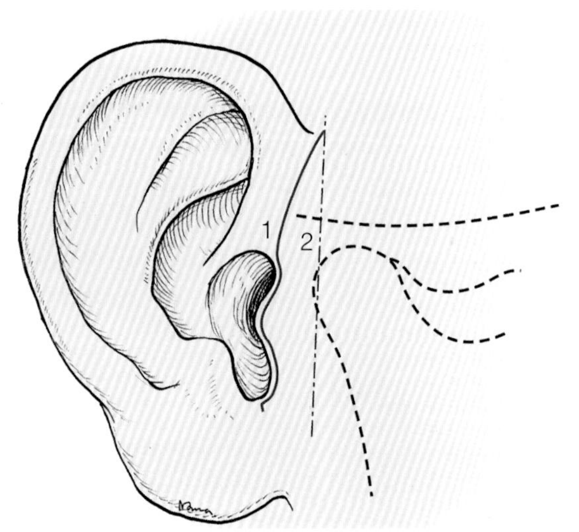

1. 耳内切口
2. 耳前切口

图19-27 颞下颌关节手术皮肤切口设计

①全身麻醉后于耳前设计皮肤切口，局部注入副肾盐水。

②沿着设计的切口切开皮肤、皮下组织至颞浅筋膜，翻瓣，暴露颞浅动、静脉，用血管弹力带将其牵拉向后方，并沿着血管向下分离，在耳屏前需注意静脉的分支（图19-28），必要时应将其结扎。在向前、下翻瓣时勿损伤面神经颞支。

③如图19-29所示，倒J形切开颞浅筋膜，保护好颞浅动、静脉扩大切口至关节窝外侧骨面（图19-30）。

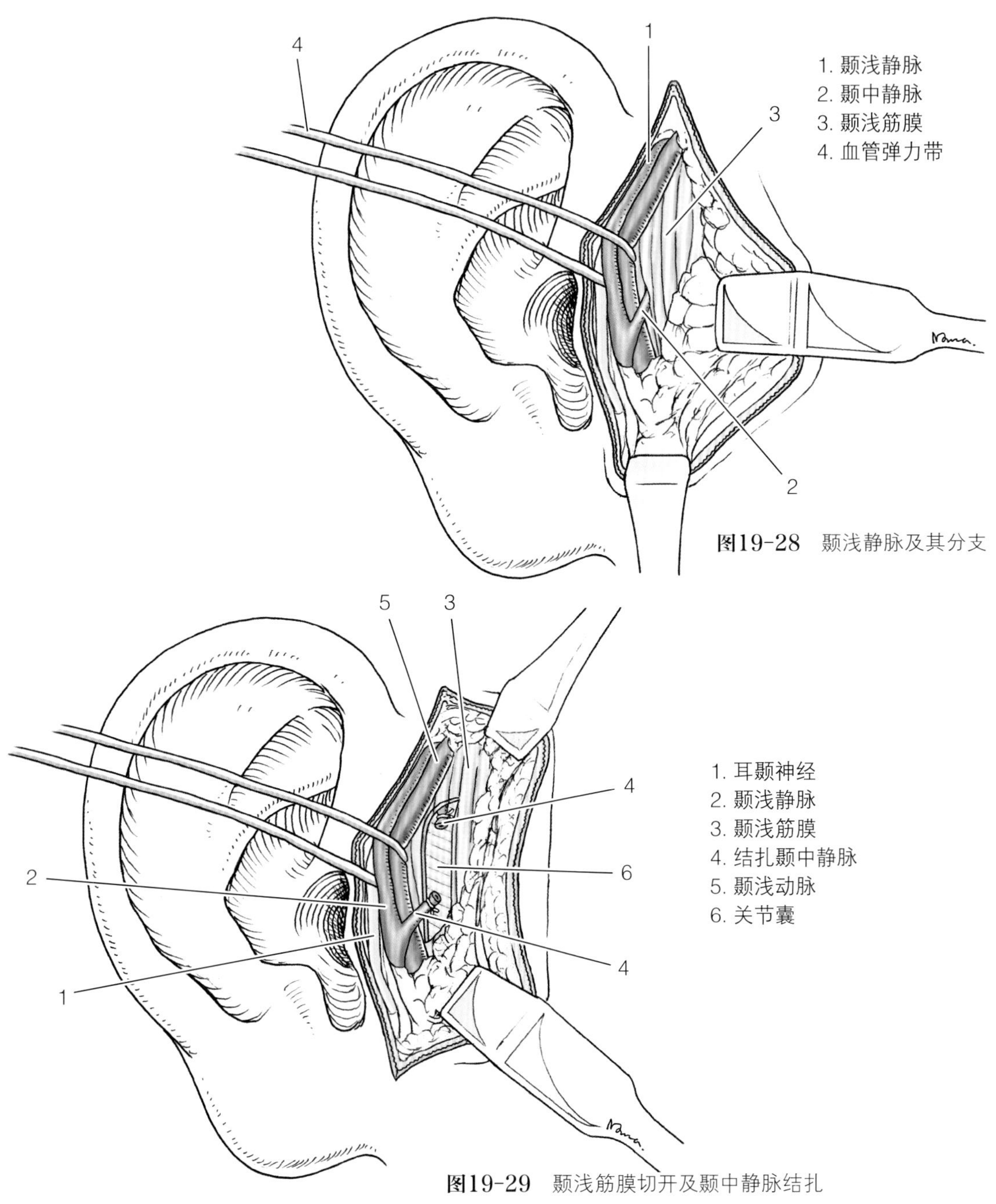

图19-28 颞浅静脉及其分支

图19-29 颞浅筋膜切开及颞中静脉结扎

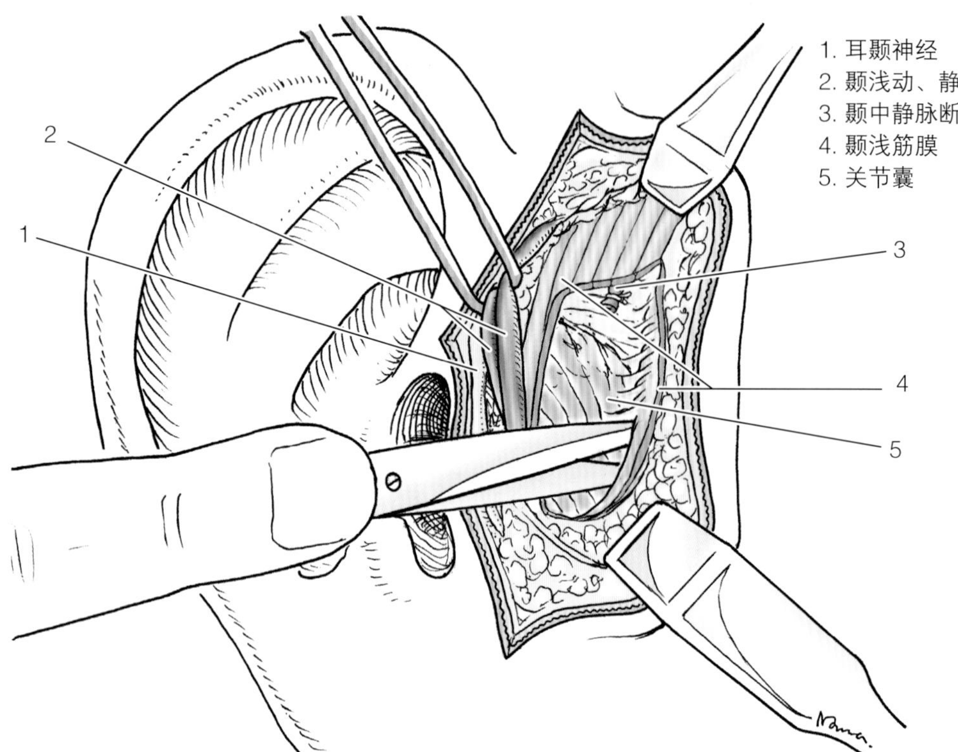

图19-30 扩大术野开放关节上腔

④用尖刀沿关节结节后斜面进入关节上腔，沿关节结节和关节窝外面剪开，向前、后延伸切口（图19-31）。

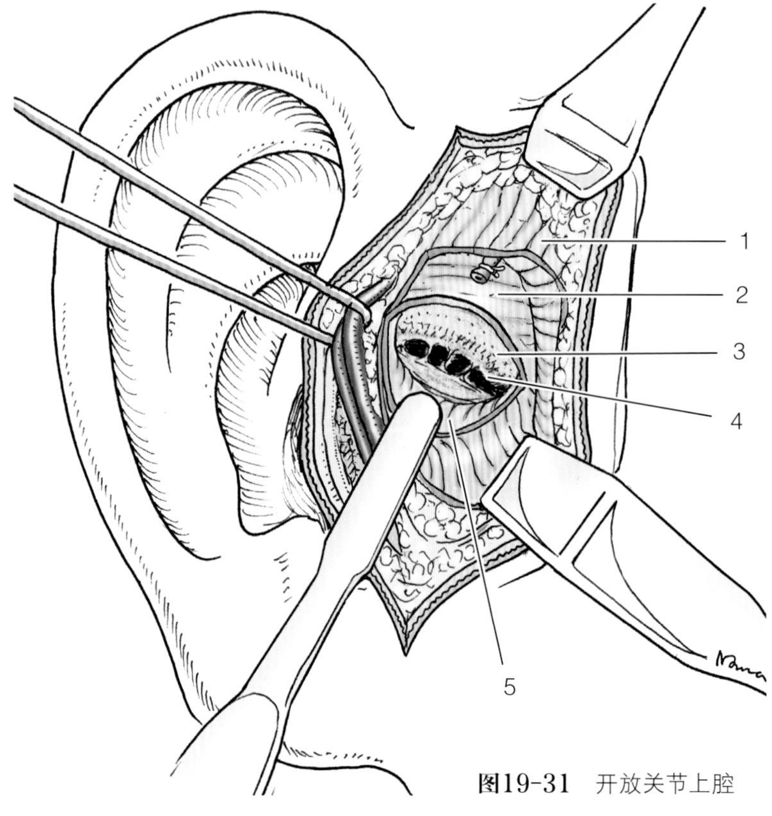

图19-31 开放关节上腔

⑤关节上腔内纤维粘连形成，用关节扩张钳撑开关节间隙（图19-32）。

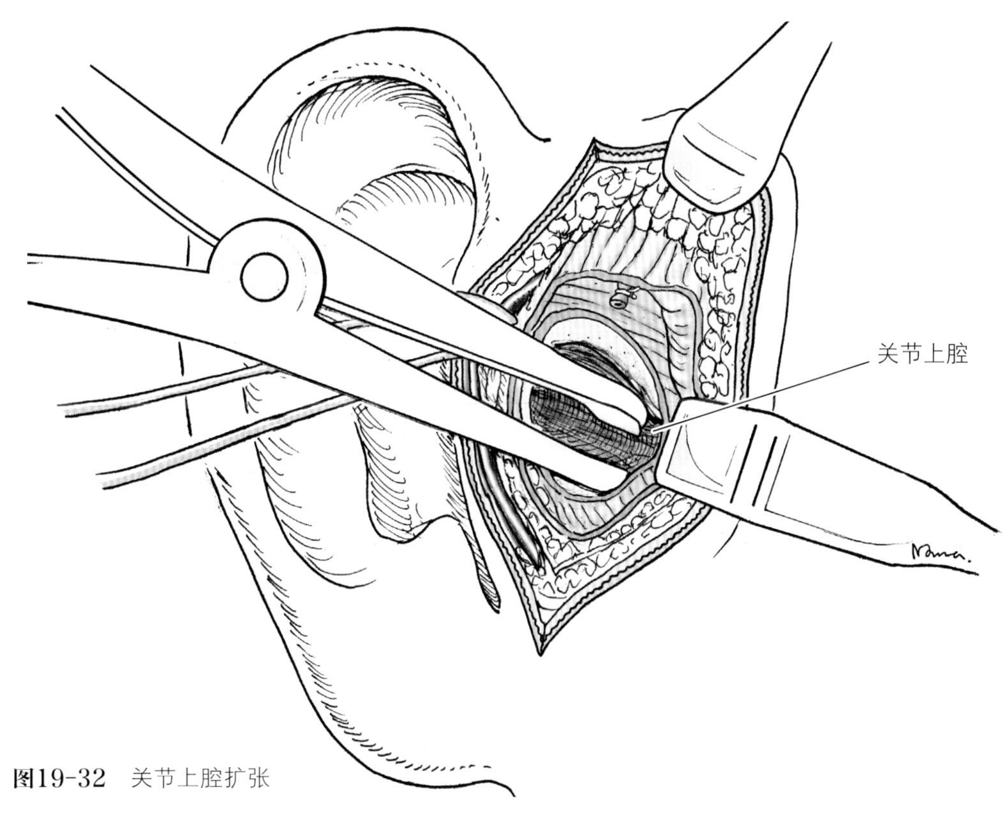

图19-32 关节上腔扩张

⑥用尖刀将关节盘的外侧附着切断即进入关节下腔（图19-33a，b），用骨膜剥离器向前后扩张，使关节盘充分暴露。

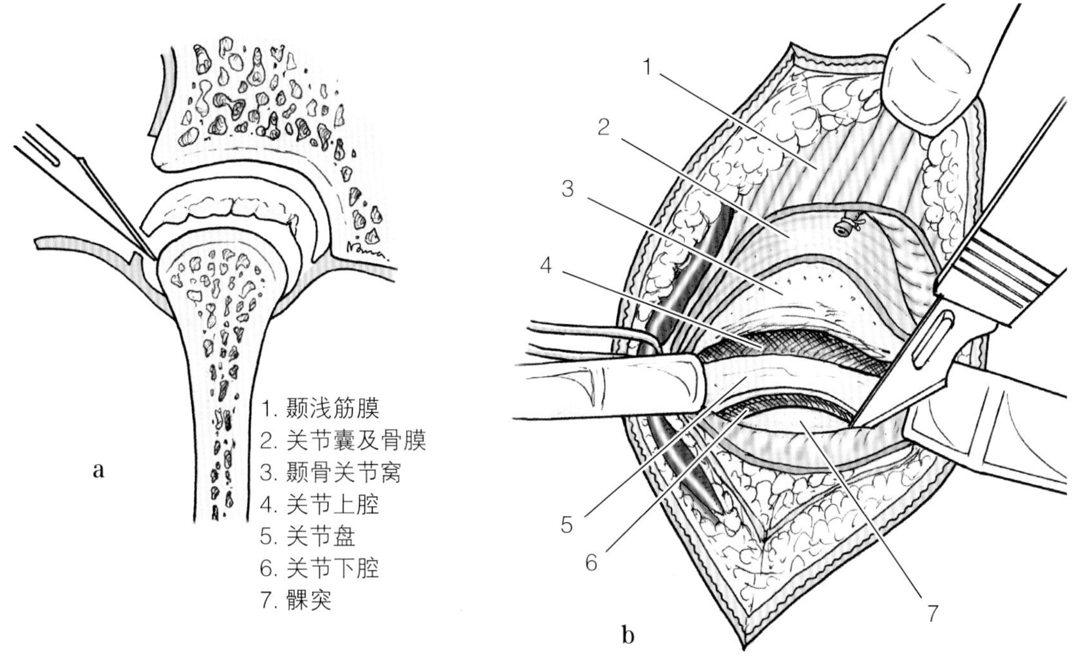

图19-33a，b 开放关节下腔

⑦在摘除关节盘时，可以先切断盘前附着，再离断内侧附着，最后切断双板区，完整摘除关节盘。在切断双板区时，宜用一直角钳尽量向后夹持双板区组织，然后在直角钳前方切断双板区，可以明显减少出血（**图19-34a，b**）。如果确认存在严重的畸形，也有可能需要进行髁突或关节结节成形术。

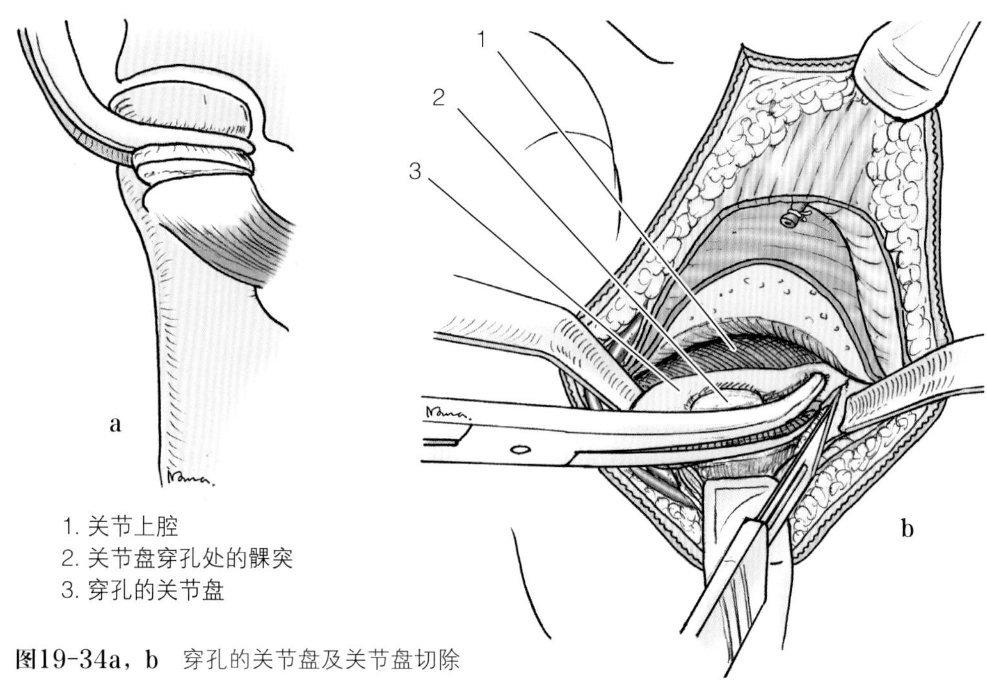

图19-34a，b 穿孔的关节盘及关节盘切除

⑧彻底止血后将关节囊、颧弓骨膜用可吸收缝线缝合，形成新的关节腔。然后留置负压吸引一枚，分层缝合，术毕（**图19-35a，b**）。

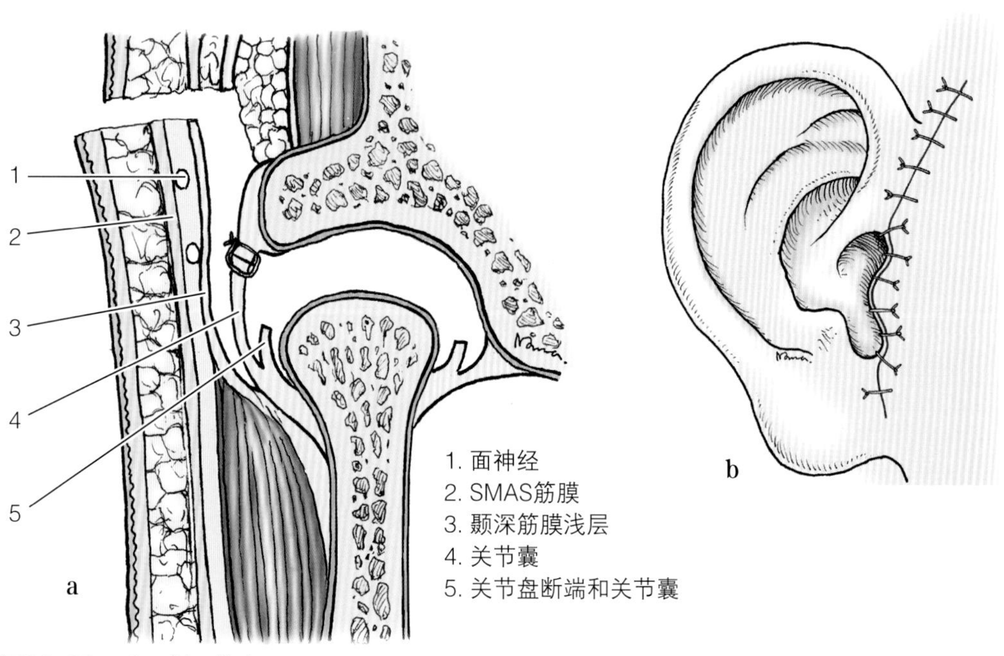

图19-35a，b 创口缝合

■关节盘下表面成形术

关节盘后部增生变厚是造成下颌髁突运动障碍的原因之一，因此，对关节盘下表面进行修整是外科治疗的一种方法。

①切口设计、翻瓣等同关节盘切除术，打开关节下腔。

②关节盘后部增生变厚往往是从下表面开始，用尖刀将增生部分切除（**图19-36a，b**），使得下颌髁突得以顺利地运动。

③将关节盘及关节囊解剖复位重新缝合，具体方法与关节盘切除术相同。

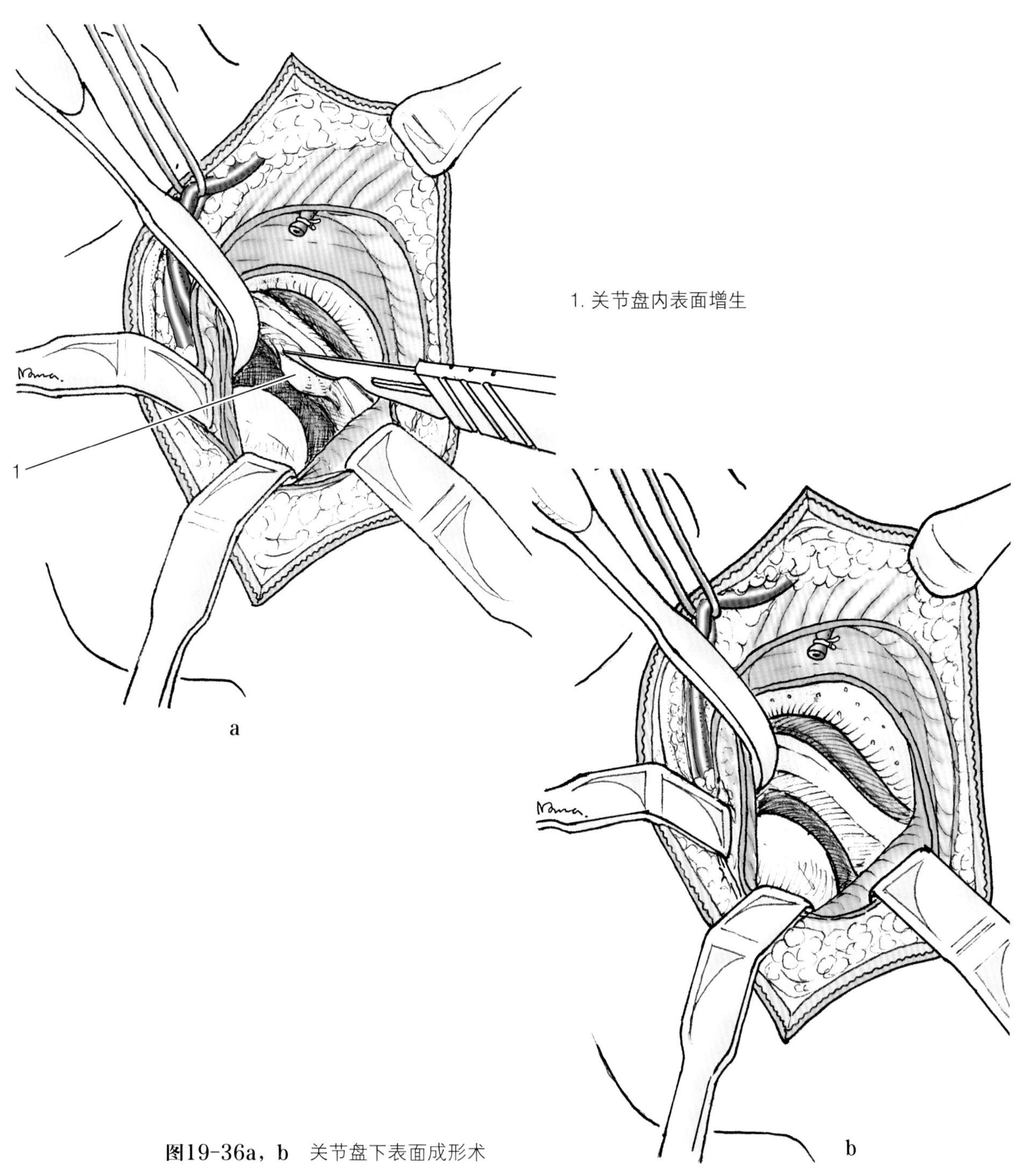

图19-36a，b 关节盘下表面成形术

■髁突关节面骨赘修整术

适用于通过CT检查确定下颌运动时颞下颌关节疼痛的原因可能是由于髁突关节面的骨赘所致。

行此手术时关节盘原则上是不切除的，如果骨赘是在关节窝的功能面上，应打开关节上腔将其切除。如果骨赘发生在髁突表面，应将关节下腔打开将其切除。但如果关节盘发生了穿孔，在关节上腔可以直视骨赘，那么可以省略打开关节下腔的步骤（**图19-37a，b**）。但必要时可以对其下表面进行修整。

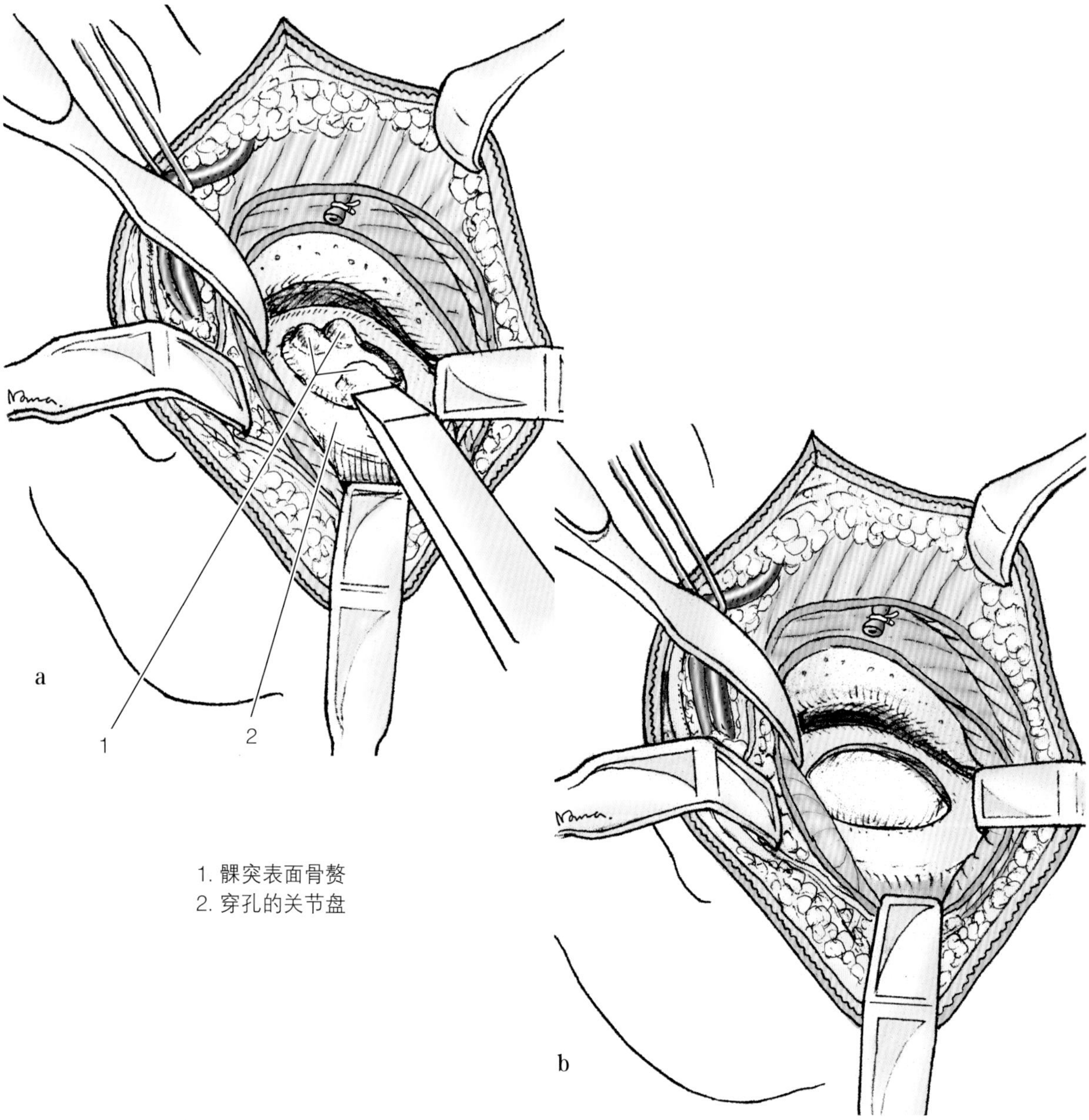

1. 髁突表面骨赘
2. 穿孔的关节盘

图19-37a，b 髁突表面骨赘切除

颞下颌关节强直手术

颞下颌关节松解术

关节强直是指由于疾病、损伤或外科手术而导致的关节固定，运动丧失。关节内强直是由于一侧或两侧关节内发生病变，最后造成关节内的纤维性或骨性粘连；关节外强直病变发生在关节外上下颌间皮肤、黏膜或深层组织。在术前需进行CT及血管造影检查来确定手术的范围及增生血管的情况，避免损伤面神经及颌内动脉引起不必要的出血。

①为了保护面神经并将手术区域设计在颧骨外侧突出部分，与颞下颌关节增高术一样，从单侧颞部做切口（Al-Kayat法）。对于颞下颌关节强直，由于颞下颌关节的消失，骨膜下剥离能清楚地显示出颞骨和髁突的融合部位。

②截骨之前应根据术前CT进行测量和设计以确定截骨范围（**图19-38**）。截骨时注意保护颌内动脉。截骨的方法可用电锯、钻或骨凿。截开后，使用咬骨钳和骨凿，由浅入深去除骨痂1~1.5cm，并保持内侧面和外侧面同样宽度（**图19-39**）。在使用电锯、钻或骨凿时，同上述方法，应注意避免损伤深部血管和颅底。对截开的下颌支，特别是在下颌孔以上截开的骨断面，应做适当的修整，使之形成一个体积较小的圆形骨突，形成点与面的接触，不但有利于下颌运动，也可减少再次骨性粘连的机会。截骨后应测试开口度，应在2.5~3cm。

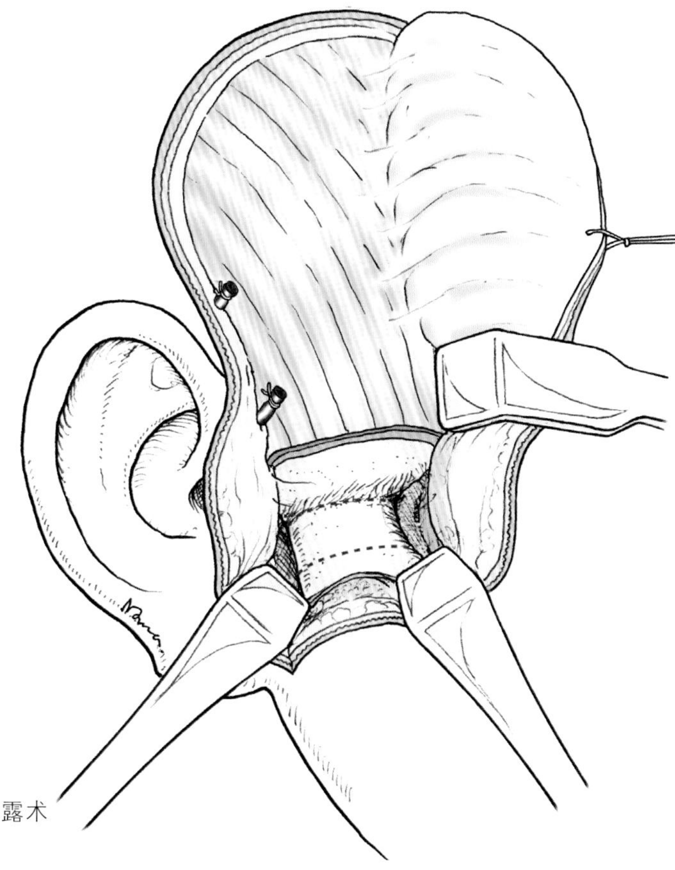

图19-38 Al-Kayat法暴露术野及截骨范围

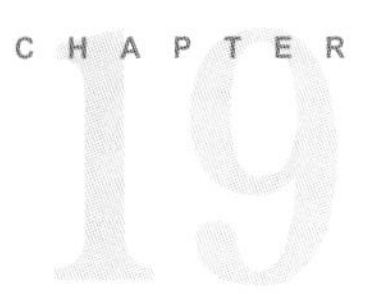

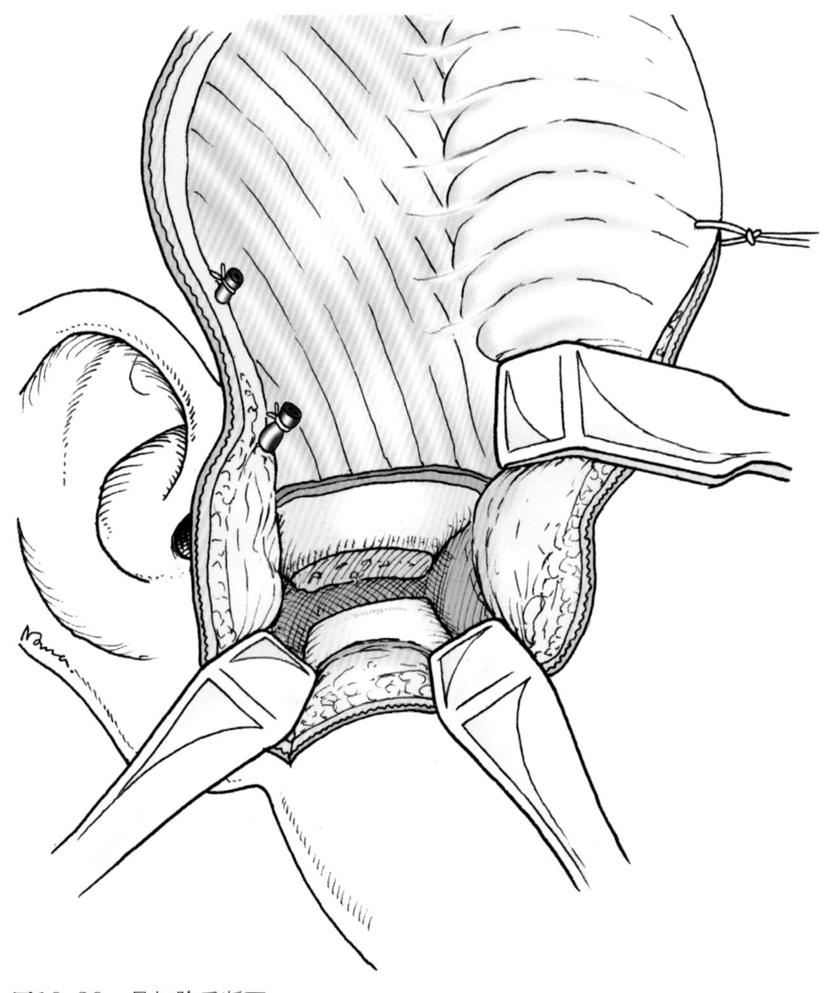

图19-39 骨切除后断面

③为防止术后复发在间隙内插入各种组织或生物材料，这种插补物可消除去骨后的死腔，减少肉芽组织形成，分离两个骨断面；另一方面插补物还可维持去骨后间隙的距离，恢复原来下颌运动的支点，避免开殆形成，并重建颞下颌关节功能。插入的组织较为常用的有：游离的大腿阔筋膜、带蒂颞筋膜、游离真皮脂肪，以及去骨膜的肋软骨等。

④在儿童和青年患者中，可将中间插入物插入骨移除部分，以防止骨再粘连。中间插入物包括颞肌筋膜、耳廓软骨、脂肪组织、金属人工关节、肋软骨、合成树脂等，但是合成树脂可以引起反应性巨细胞母细胞瘤。

⑤当达到预计的开口度时，用生理盐水溶液彻底清洗，以便骨去除部分中不留下骨碎片。同时用手移动下颌并确认没有出血。安装持续吸引装置，闭合并缝合伤口。

⑥缝合包扎：冲洗后，分层缝合，加压包扎，充分止血，留置负压吸引。住院医生应每日查房3次，密切观察患者术后情况。

※术后患者应每2个月进行复查，至少要随访1年观察有无复发倾向。

第20章

癌及癌前病变手术

东京歯科大学口腔外科学講座

柴原　孝彦

東京歯科大学名誉教授

野間　弘康

横浜市立大学大学院医学研究科顎顔面口腔機能制御学講座

藤内　祝

CHAPTER 20

癌症是基因突变长期累积的结果，由正常细胞转变而来的癌细胞在反复分裂过程中获得了侵袭和转移的特性。正因如此，几乎所有的口腔癌都经过癌前病变状态，而早期发现、早期诊断对于口腔癌的治疗十分重要。

一旦患上癌症，由于癌呈现浸润性生长，因此，必须在正常组织内进行切除，“切缘安全”是必要的条件。另外同时，为了QOL（quality of life），过度的正常组织切除也要避免，必须要尽可能地保护患者的功能。

切除范围的确定方法

在癌症的治疗中，外科切除是癌症一期治疗最有效的方法，如果切除不彻底，将导致复发和预后不佳。一般口腔癌都发生在口腔黏膜，所以确定口腔黏膜切除范围和其深部切除范围的方法将在下面分述。

如何确定口腔黏膜切除的范围

在口腔癌周围，肉眼看起来正常的黏膜也成为上皮异型增生的扩展部分。这种扩展的范围是不规则的，同样的病例也根据部位有不同的范围，甚至有的病例扩展超过20mm。因此，肿瘤切除时的安全范围一定要按以下方法进行。

■碘染色的应用

在健康口腔黏膜上涂碘溶液，上皮细胞内的糖原和碘反应呈黑褐色变色，而上皮异型增生的部位细胞内的糖原颗粒减少，因此碘・糖原反应不会发生变色（**图20-1**）。而这种非变色部分就使得异型增生和正常口腔黏膜的边界能清晰地分辨出，可以用来设计切除范围，生物碘染色方法的执行过程如**图20-2**所示。但是这种方法在角质层较厚的固有牙龈和硬腭黏膜不能使用。碘的浓度是不同的，一般为1%~5%，笔者科室采用3%的浓度。高浓度可使不染部位的识别更鲜明，但对黏膜的刺激也更强。

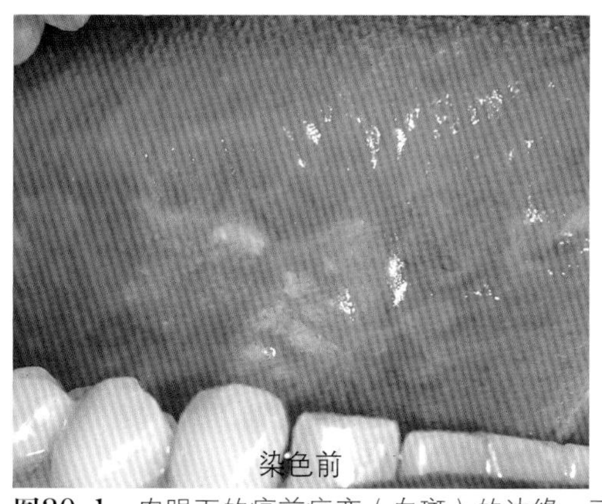

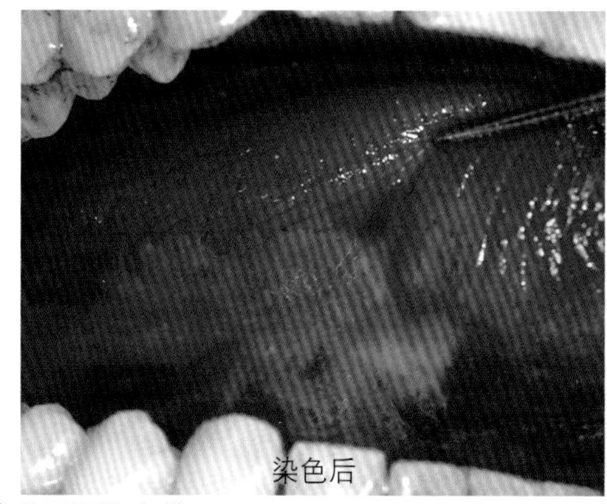

图20-1 肉眼下的癌前病变（白斑）的边缘，可见大片碘不染色带

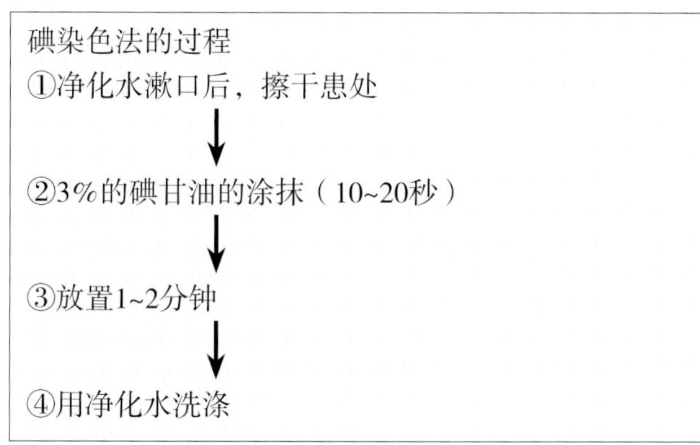

碘染色法的过程

①净化水漱口后，擦干患处

↓

②3%的碘甘油的涂抹（10~20秒）

↓

③放置1~2分钟

↓

④用净化水洗涤

图20-2 3%生物碘染色法

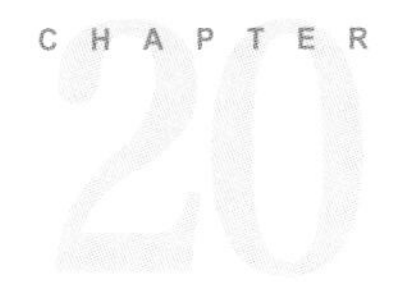

※虽然甲苯胺蓝染色也有使用，但其对非癌性溃疡也会以相同的方式染色，而一些外生型不形成溃疡的癌症病变反而没有染色，和碘染色相比特异性很低。

■黏膜下血管像的变化

正常口腔黏膜在放大内窥镜和窄带成像（NBI /图20-3a）观察下，如图20-3b所示，上皮乳头内的血管呈回路样排列，或个别圈样排列，两者均呈现出一致性。然而上皮异型增生部位，如图20-3c所示，皮下毛细血管上的排列模式可以发生较大变化。上皮乳头内血管环路之间的距离缩小，分布不规则，同时在环路中可以观察到单个血管循环障碍引起的扩张模式（dilation form）。

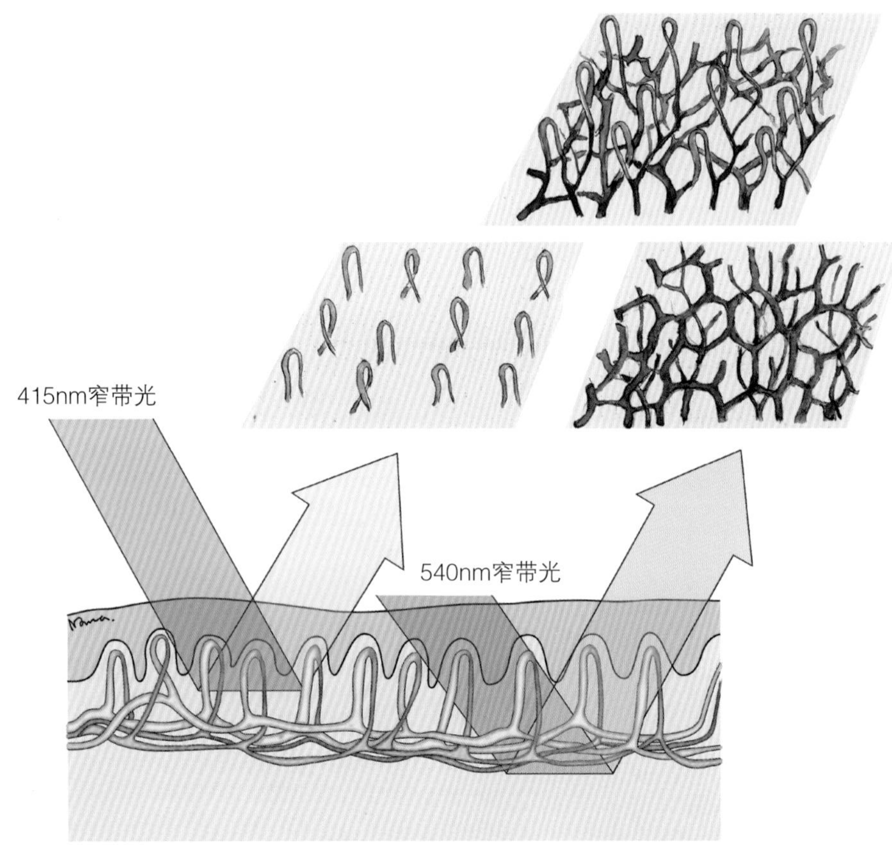

图20-3a　扩大内窥镜和窄带成像的口腔黏膜血管像（模式图）

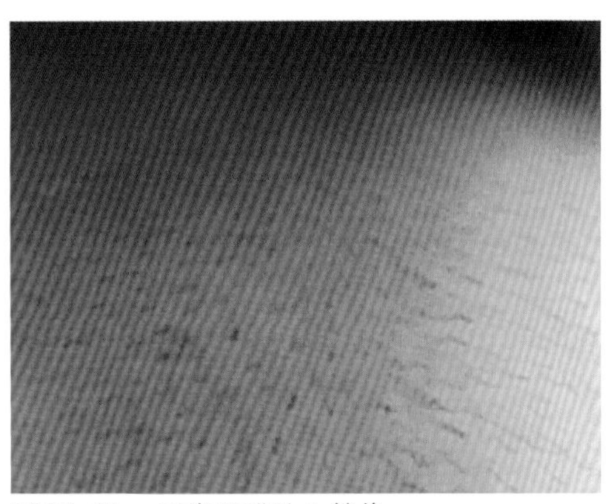

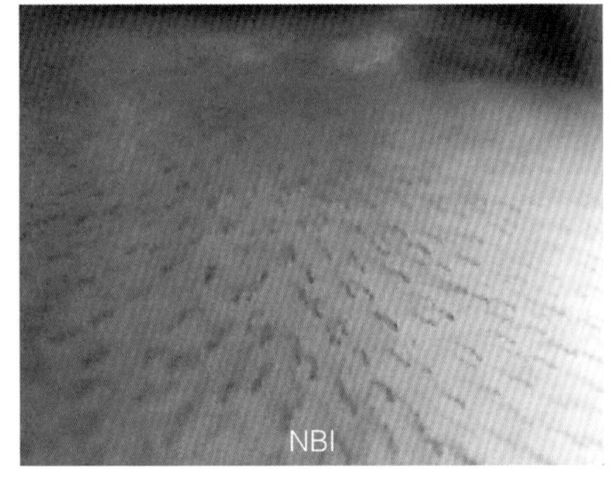

图20-3b　正常黏膜的血管像

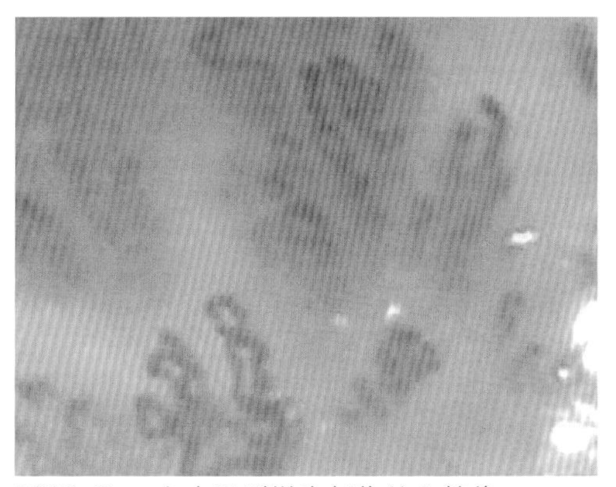

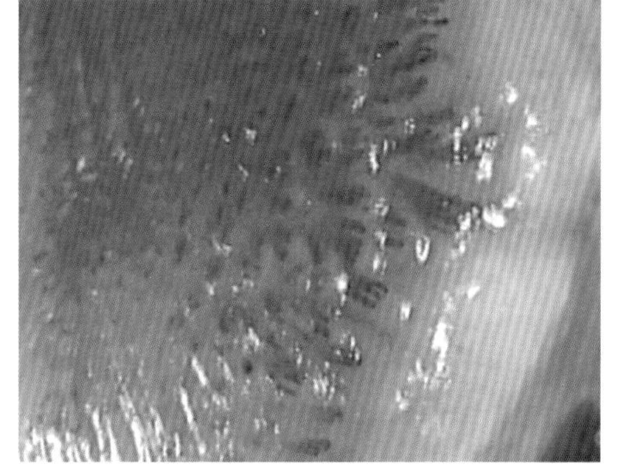

图20-3c 上皮异型增生部位的血管像

如**图**20-4a～d所示，扩大内窥镜（80倍）和NBI观察口腔黏膜从正常到癌症变化过程的表层毛细血管的变化模式图，血管走行扩张模式（dilation form）的出现是提示恶变的重要征象之一。

a. 正常黏膜的血管图像

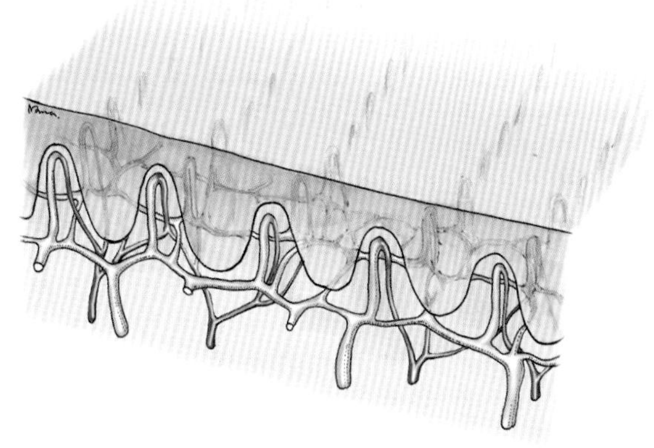

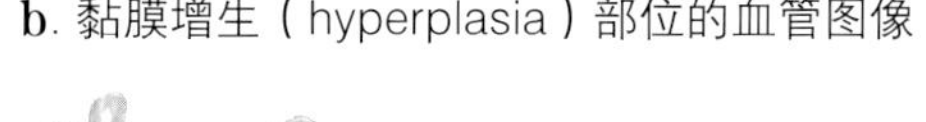

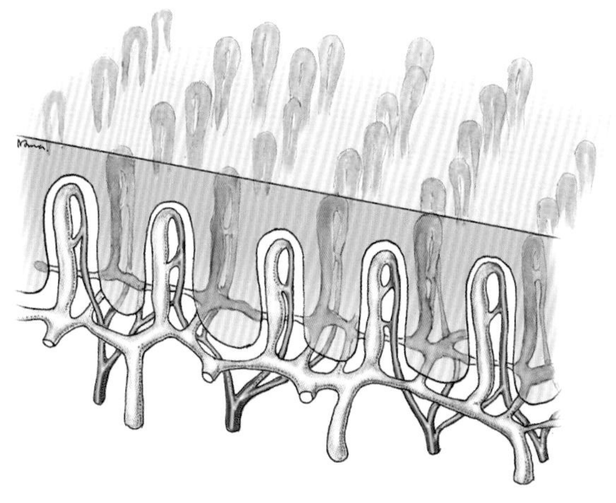

c. 上皮异型增生部位的血管图像（扩张模式出现）

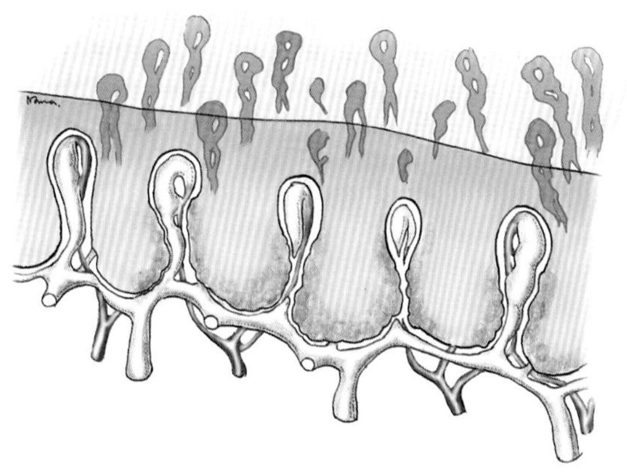

d. 癌变组织的血管图像

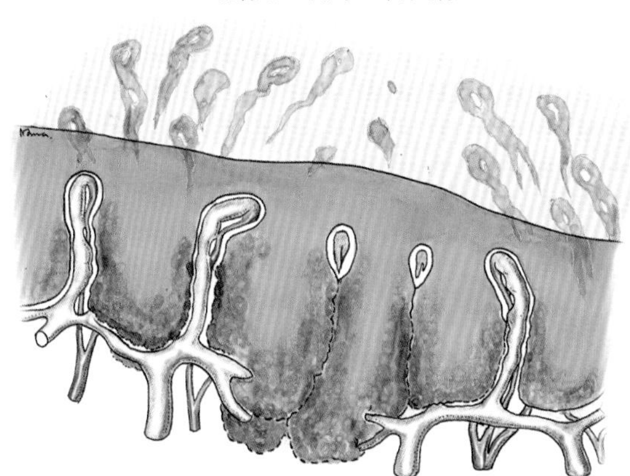

图20-4a～d 扩大内窥镜和NBI观察下的黏膜下血管变化

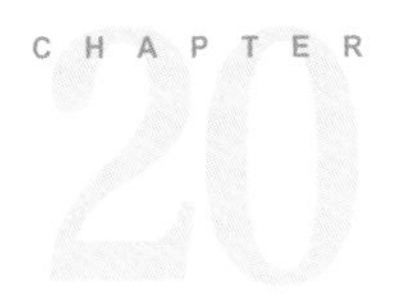

另外，如图20-5所示，早期口腔黏膜原发癌在NBI观察下的表面血管图像，可见上皮乳头内血管循环的显著扩张模式（dilation form）。在决定切除范围时，可以利用这种血管变化来确定切除边界。

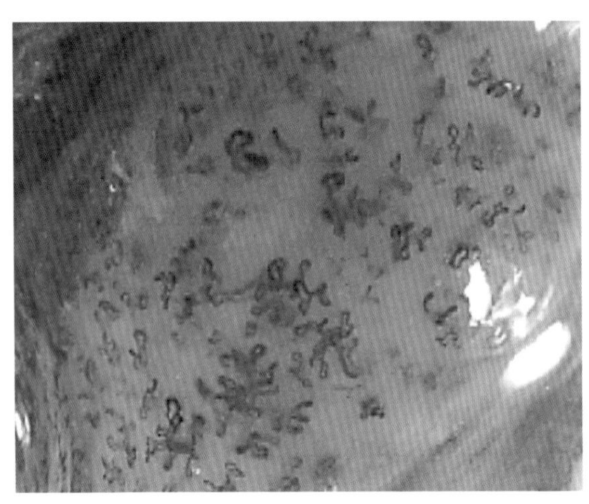

图20-5 早期原发癌的NBI口腔黏膜基层表面血管图像

深部切除范围的确定方法

关于深部切除范围的决定，没有像碘活体染色和微血管变化观察那样有力的判定方法。X线、CT、MRI、超声、PET / CT以及肿瘤的代谢状况的图像检测可以用于肿瘤诊断和治疗方针的选择与切除范围的确定。然而，这些只是由图像进行的推测，手术的组织病理检查（病理快速诊断）是必不可少的。

癌前病变（白斑、红斑）的切除范围

①术前进行碘染色，有必要确认周边的上皮异型增生是否存在。病变周围的口腔黏膜用生理盐水清洗，干燥后用3%碘溶液涂抹。1~2分钟后，用水或生理盐水洗去碘溶液，检查碘未染色部分，在其外2mm设置手术安全边界（**图20-6**）。

②白斑和红斑属于上皮病变，黏膜上皮切除范围应包括固有层。

③切除后的黏膜缺损较小时，黏膜具有延展性，无须担心伤口挛缩或功能障碍。

④对于缺损较大的情况，缝合收缩会产生功能障碍，动脉胶原膜可以覆盖创面，然后自行上皮化。如果缺损更大，无法自行上皮化时，则可进行游离植皮。进行游离植皮时，移植床创面的出血完全止住后，将从其他部位获取断层皮片修剪成适合缺损部位的形状，然后用3-0的黑尼龙丝线缝合。此时，为了防止皮片和移植床之间产生血肿，要用手术刀尖在皮片上制备引流口，应保留较长缝合线（**图21-2d**，见182页）。

然后，覆盖涂布含有防腐剂和抗菌药物软膏的纱布，并将其制备成与移植区一致的形状，并使其稍大于植皮区，如**图21-2e**所示，放置在皮片上作为敷料加压，用预留的缝线反包扎。对于动脉胶原膜进行创面覆盖的情况，使用同样的术式。

舌癌切除术

舌侧缘早期癌切除术（T1、N0、M0）

对于细胞学诊断为恶性的病损时，应用切除活检（excisional biopsy）比组织切取活检更安全可靠。

①进行碘染色，来检测舌癌周围的非染色部分，可见围绕癌症的非染色部分的宽度是不规则的（**图20-6a，b**）。

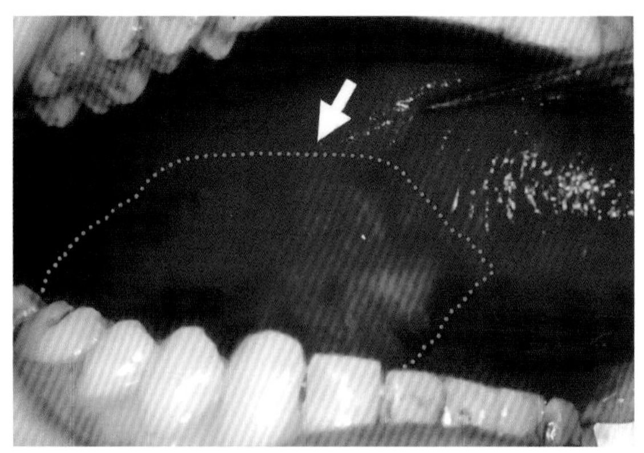

图20-6a 非染色部位确定早期舌癌的切除范围

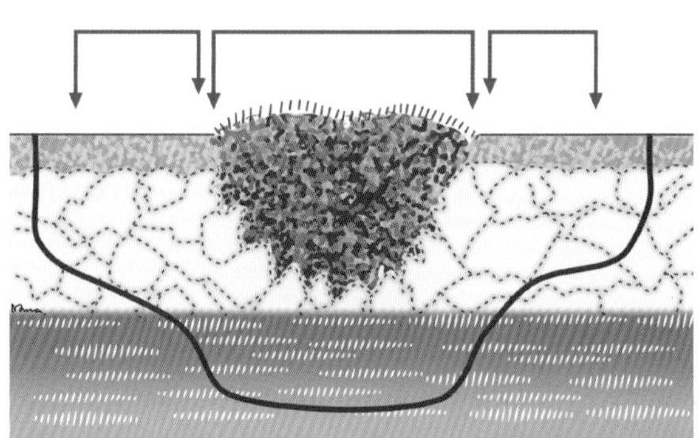

图20-6b 碘不染部位，其外侧2mm设置为外科切除安全边界

②在非染色部位外2mm以上的健康黏膜切开。此时，如**图20-7**所示，在非染色部位周围黏膜预先缝上支持线，这有助于之后检查组织标本中肿瘤浸润的位置。

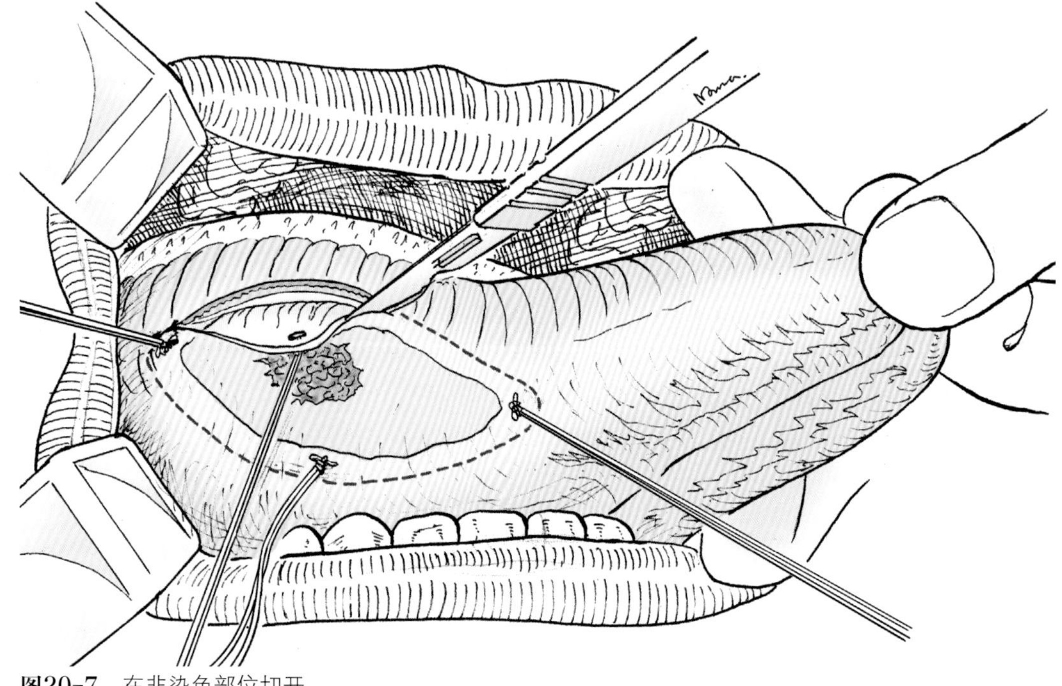

图20-7 在非染色部位切开

③切除的深度，在术前的影像诊断和触诊的基础上，根据肉眼所见决定安全边界（图20-8）。

④小动脉出血采用结扎止血，其他小血管出血用电凝止血。在舌癌手术中，止血是尤其重要的。

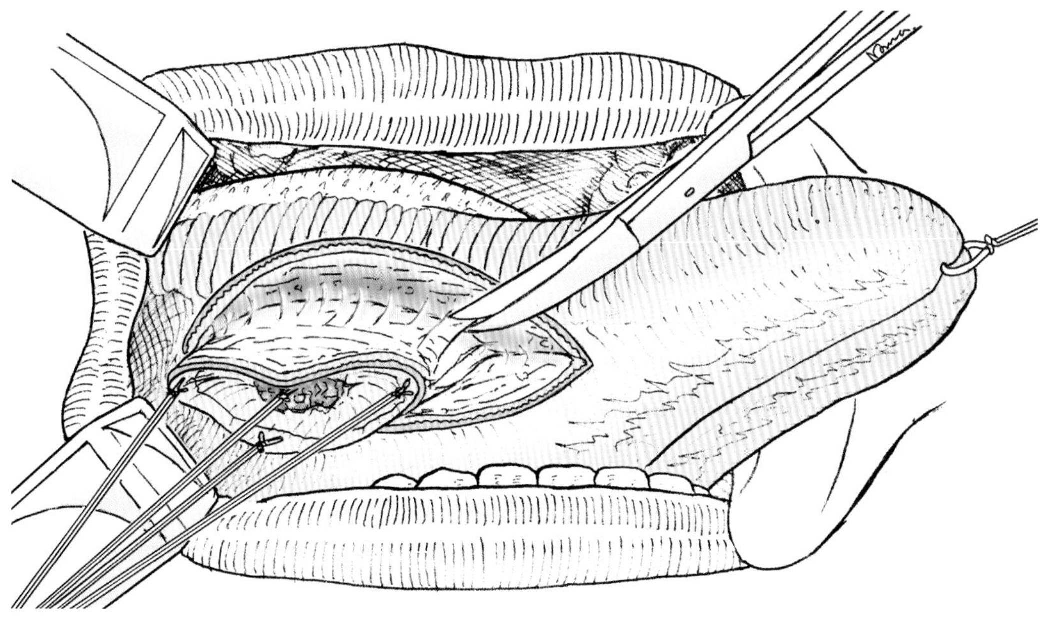

图20-8 包括非染色部的切除（切开肌肉）

⑤舌侧缘范围较小舌癌切除后直接拉拢缝合，几乎不产生功能性障碍。如图20-9所示，垂直褥式缝合和间断缝合交替进行。如果伤口很深，舌肌可采用可吸收缝合线进行结节缝合。

⑥切除标本进行组织病理学检查。

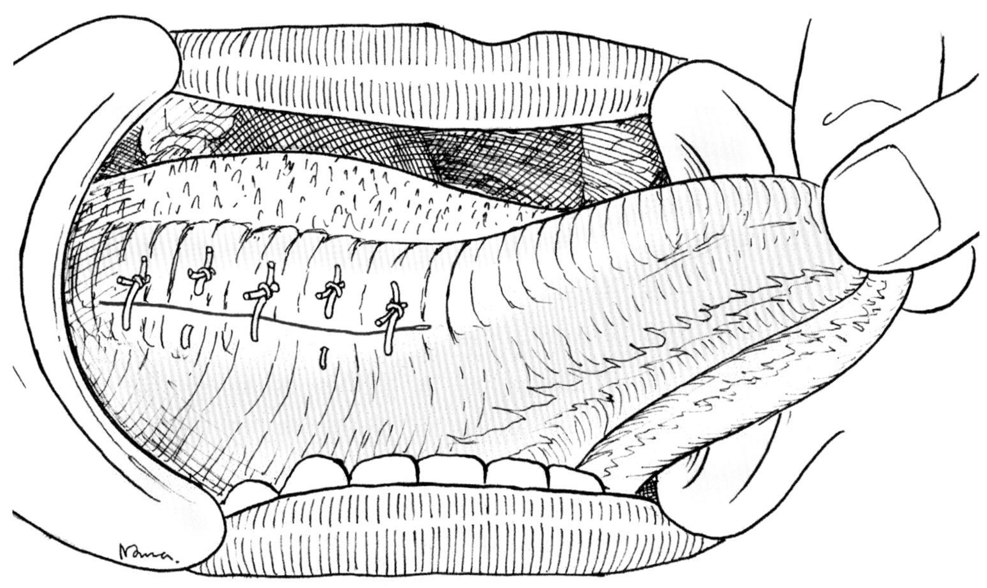

图20-9 伤口缝合关闭

舌侧缘原发癌（T2、N2b、M0）切除术：半侧舌切除术

舌癌容易发生淋巴结转移。因此，根治性颈淋巴清扫术与穿通法（Pull-through method）切除原发病灶非常重要。

①进行碘染色检测上皮异型增生的范围（图20-10）。

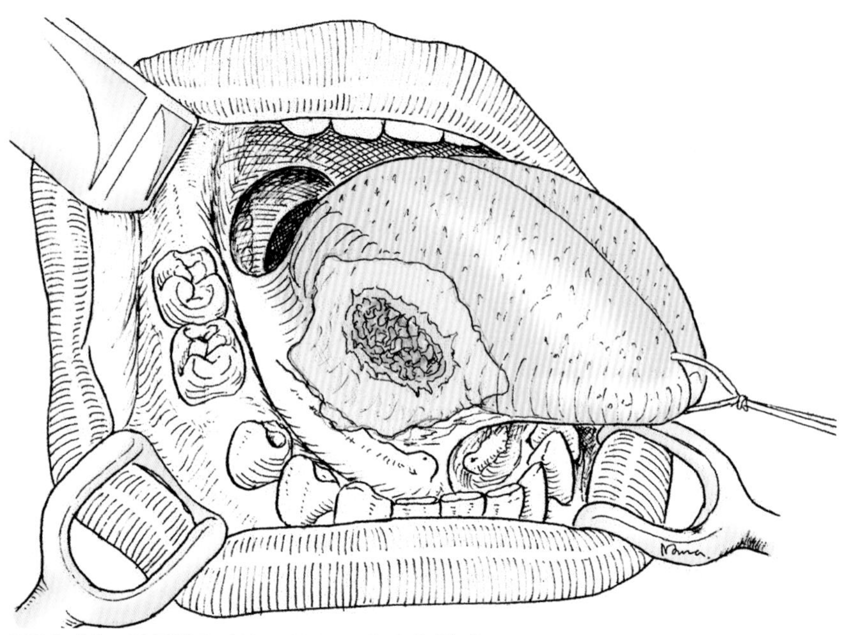

图20-10　舌侧缘癌（T2、N2b、M0）切除术

②图20-11显示了在颈淋巴清扫术的收尾阶段准备切除原发肿瘤。如该图所示，首先于患侧下颌下缘分离骨膜越过中线，达对侧二腹肌前腹附着处，然后在下颌骨舌侧做骨膜下分离，最后将患侧二腹肌前腹从下颌骨附着端切断，并将舌骨肌于中线处切断。

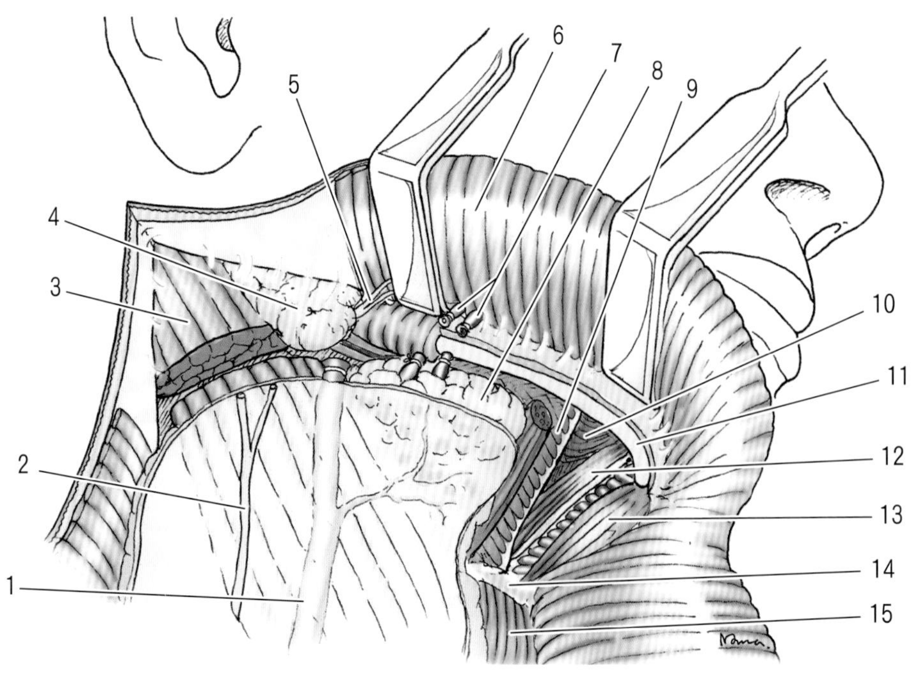

图20-11　颈淋巴清扫术结束，准备切除原发肿瘤

③如舌和口底的冠状面模式图所示，于患侧口底牙槽移行部的黏膜切开，至健侧尖牙区于下颌舌骨线切断患侧下颌舌骨肌（**图**20-12），然后从颏舌肌棘处离断颏舌肌，在这个时候，要注意舌下动脉和分支出血。

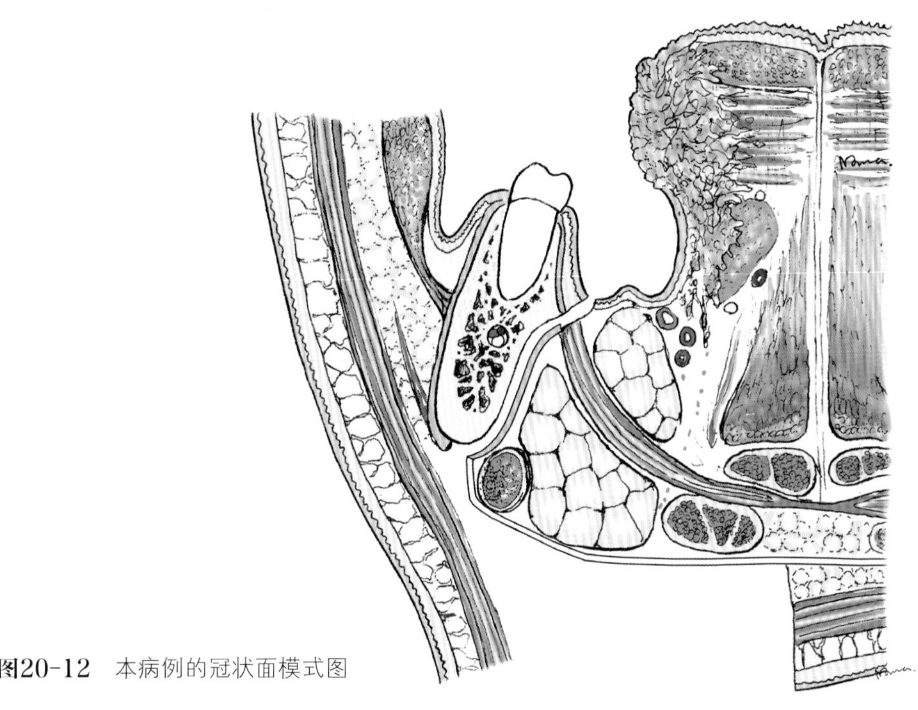

图20-12　本病例的冠状面模式图

④患侧舌动脉结扎后，口腔内沿着舌背中线，从舌尖至口底的正中部将舌头和口底一分为二地切开（**图**20-13）。然后，将舌从患侧下颌下拉出，可以得到舌根部位的良好视野。

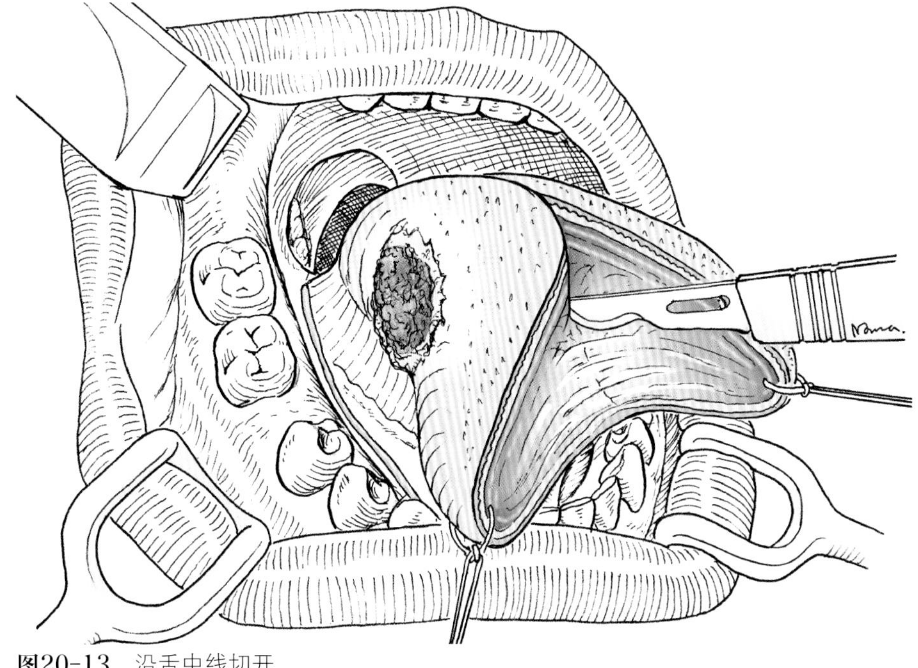

图20-13　沿舌中线切开

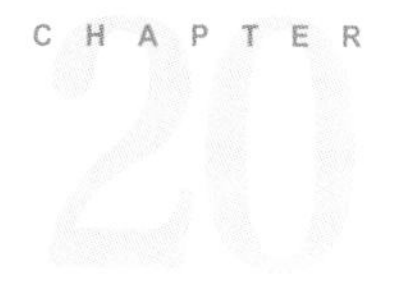

⑤根据预先诊断图像明确舌后份的肿瘤边界，在直视下，根据触诊和肉眼所见确定的范围切除直到舌骨（图20-14）。最后在舌骨上附着的部分进行分离，颈淋巴清扫标本和原发灶在内的部分做整块切除。

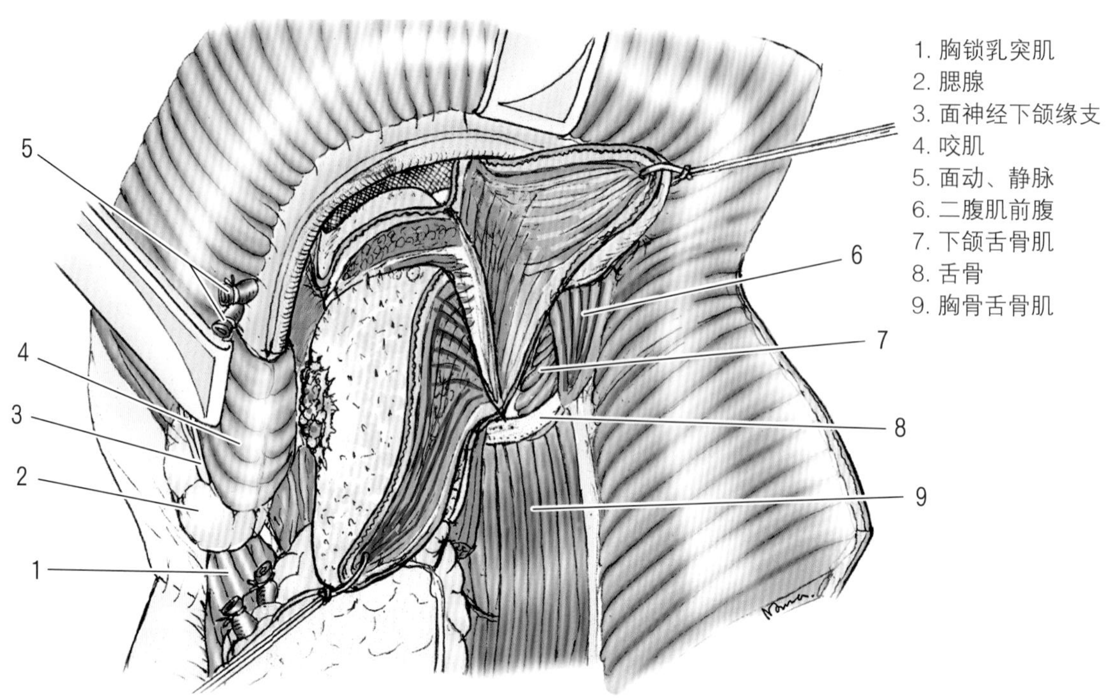

图20-14 穿通法（Pull-through method）舌癌切除术

⑥舌口底切除术后胸大肌肌皮瓣重建（胸大肌肌皮瓣及其应用将在第21章“重建外科学手术”中叙述）。以胸肩峰动、静脉作为血管蒂的胸大肌肌皮瓣经锁骨下转移（图20-15），可用于口腔修复重建。放置持续负压吸引，精确缝合伤口，防止唾液渗入创面（图20-16）。

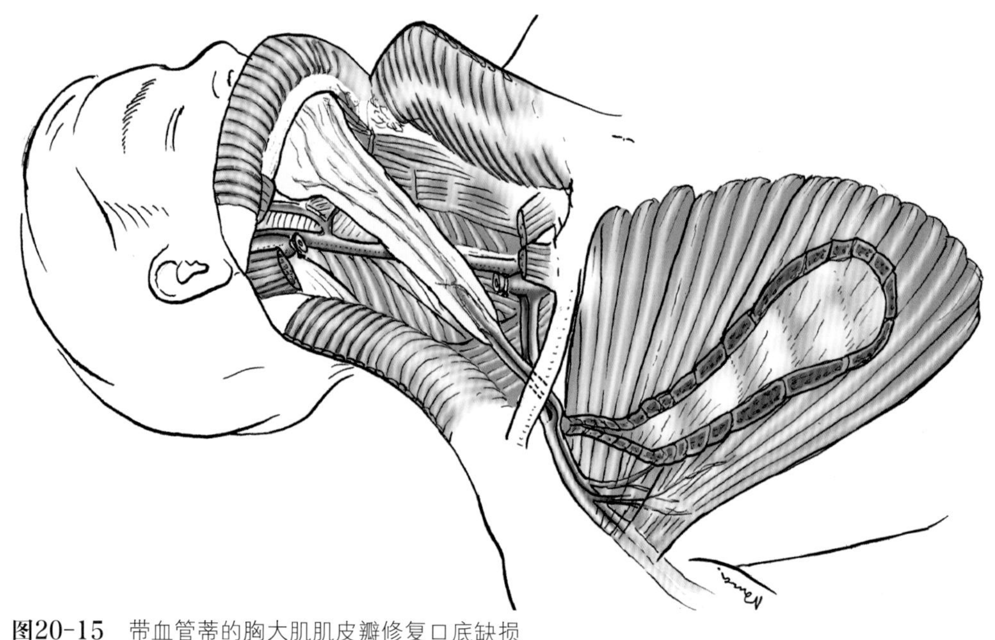

图20-15 带血管蒂的胸大肌肌皮瓣修复口底缺损

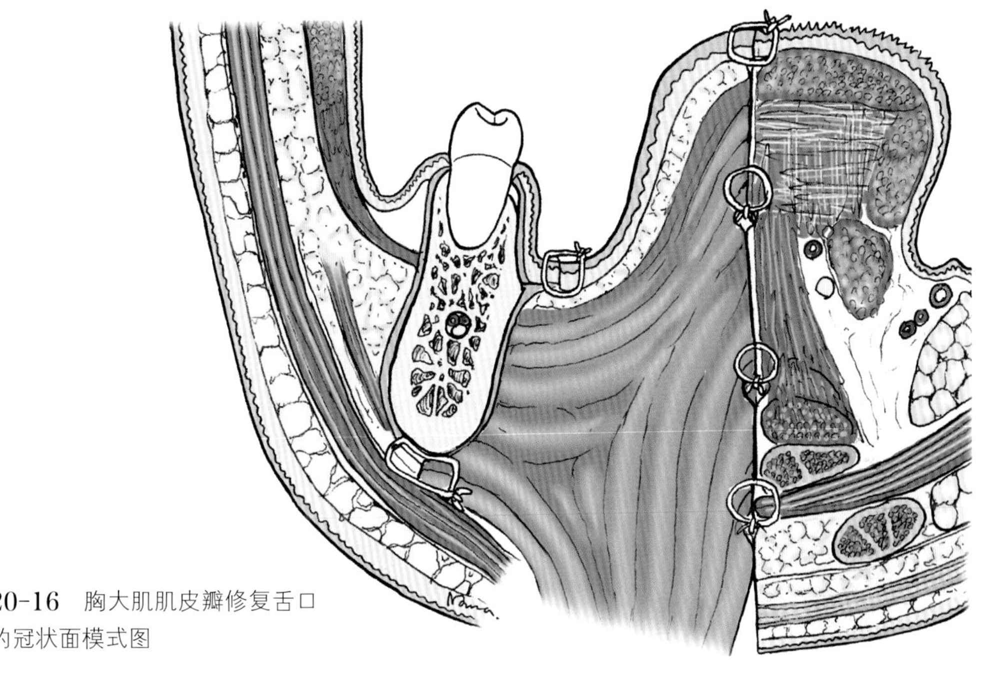

图20-16 胸大肌肌皮瓣修复舌口底的冠状面模式图

⑦为防止血液和渗出液潴留，在放置持续负压吸引后，用3-0 PGA线缝合颈阔肌，用5-0 PGA线缝合皮下组织，最后用5-0尼龙线缝合皮肤。

晚期舌癌（T4、N2c、M0）扩大根治术

舌口底1次全切除，双侧颈淋巴清扫（右侧根治性颈淋巴清扫，左侧改良根治性颈淋巴清扫）的术式图解。

①舌侧缘原发癌，肿瘤越过中线侵及左侧舌体，口底侵及范围从右侧第二磨牙到左侧切牙。如图20-17，图20-18所示，为肿瘤切除范围。

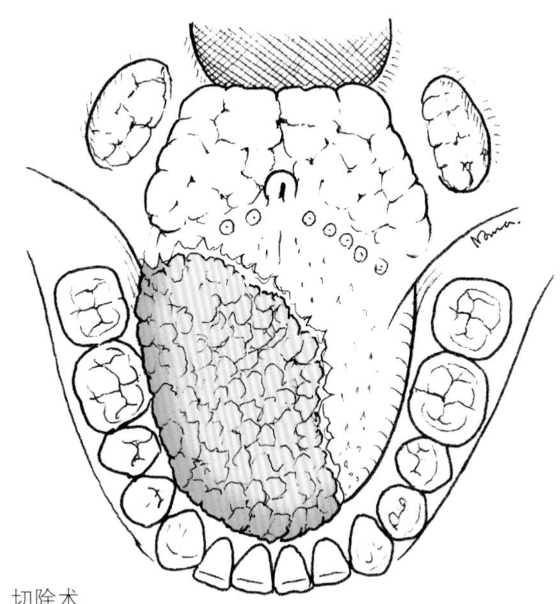

图20-17 晚期舌癌（T3~T4、N2c、M0）切除术

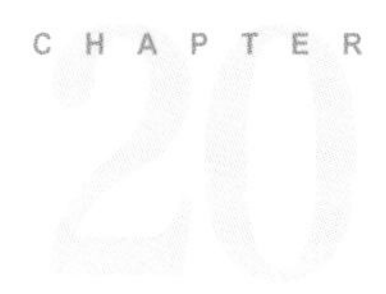

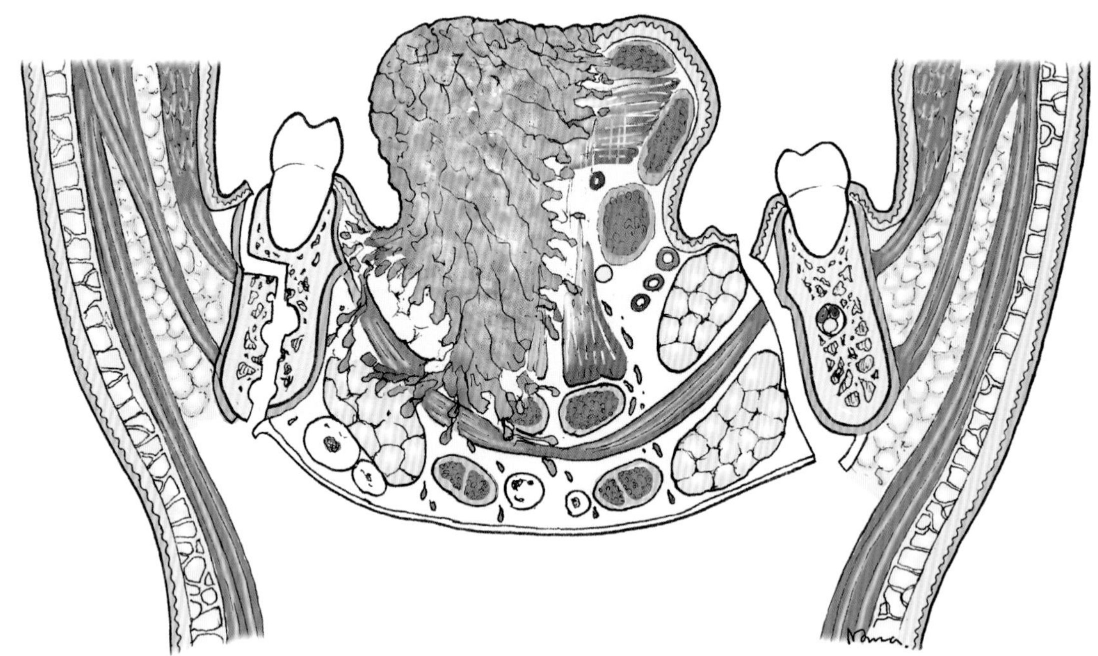

图20-18　本病例的冠状面模式图及切除范围

②如图20-19所示，两侧的颈淋巴清扫结束，准备开始原发病灶切除，左边是颈内静脉和胸锁乳突肌残端。

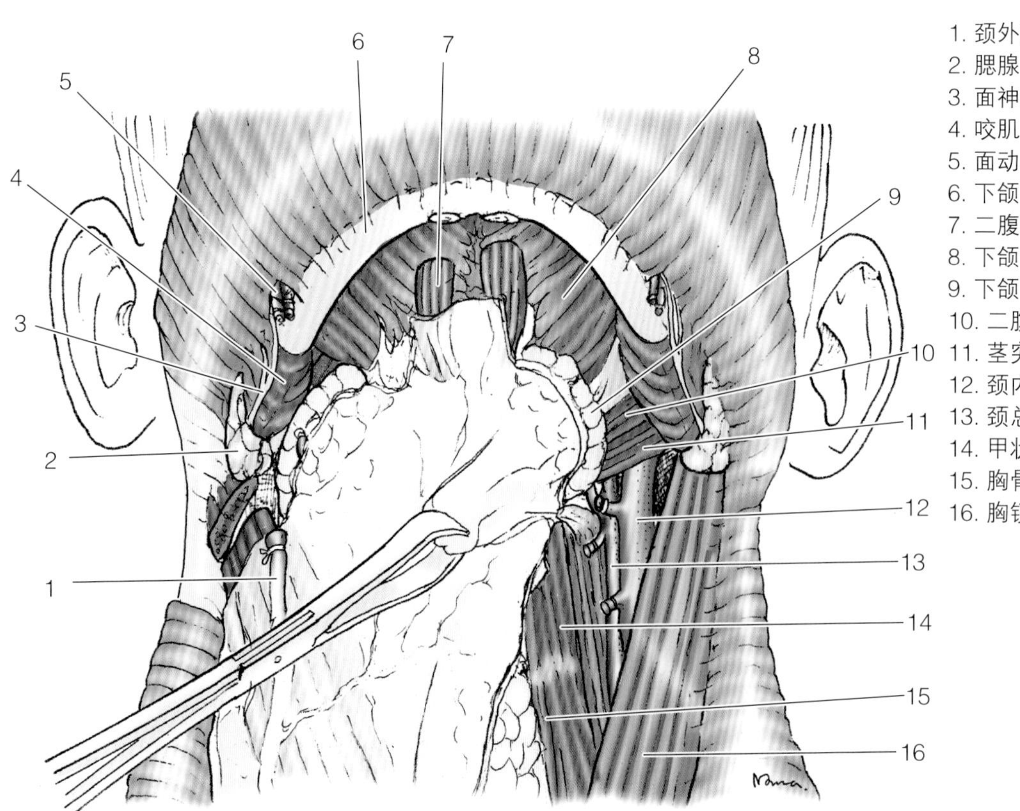

图20-19　两侧颈淋巴清扫结束，开始切除原发灶

③剥离下颌下缘的骨膜，用钻头于下颌下缘钻孔（图20-20），然后再使用往复锯。

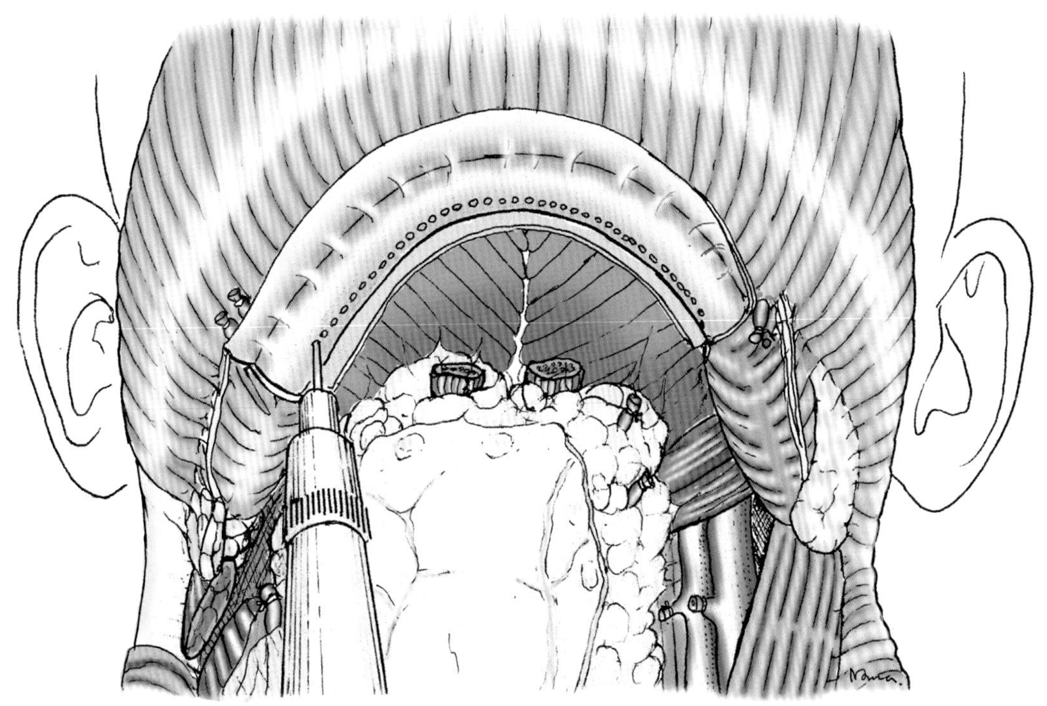

图20-20 用钻头在下颌下缘钻孔

④从右侧第二磨牙到左侧第一前磨牙的根尖部位骨膜下剥离（图20-21），同时拔除右侧第二磨牙和左侧第一前磨牙，从右侧第二磨牙到左侧尖牙部进行牙槽骨切除（图20-22）。

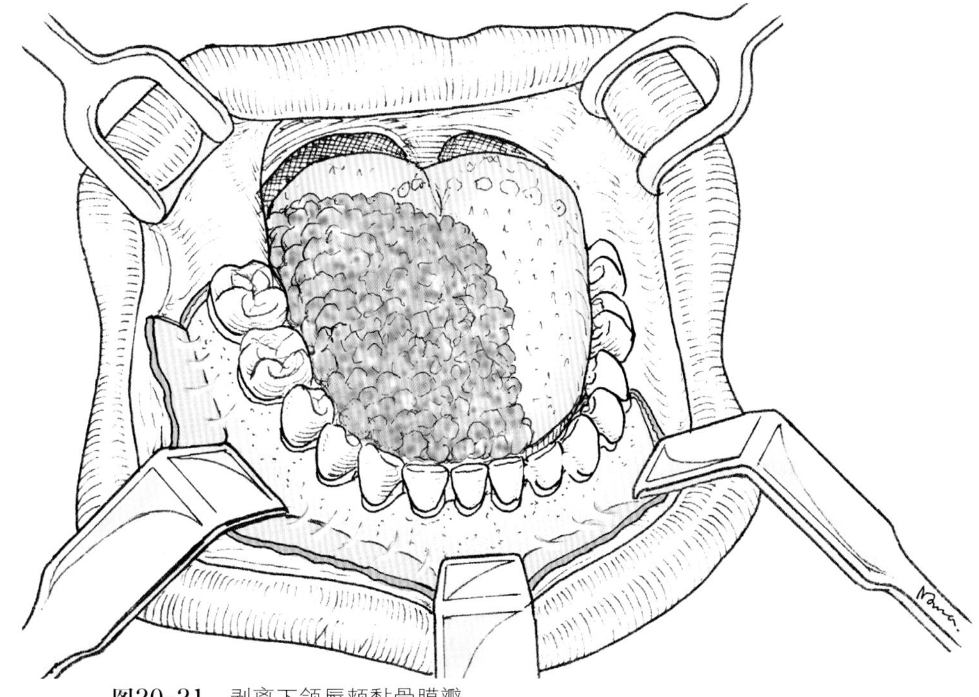

图20-21 剥离下颌唇颊黏骨膜瓣

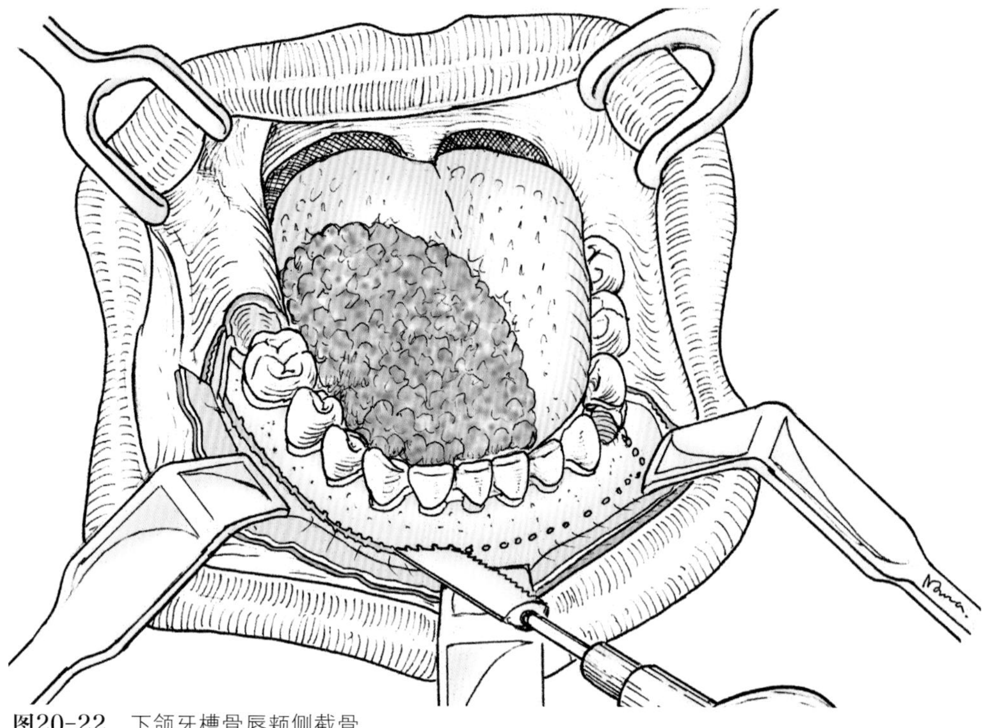

图20-22 下颌牙槽骨唇颊侧截骨

⑤从下颌下缘截骨线插入，用骨刀将下颌骨舌侧骨皮质和牙槽骨连同牙龈一并分离（图20-23）。将舌头和口底下拉，舌根部的肿瘤边界可以在直视下确定。

※如果怀疑下颌骨内有浸润的情况，不进行图20-20~图20-23的操作，立刻进行下颌骨的节段切除。

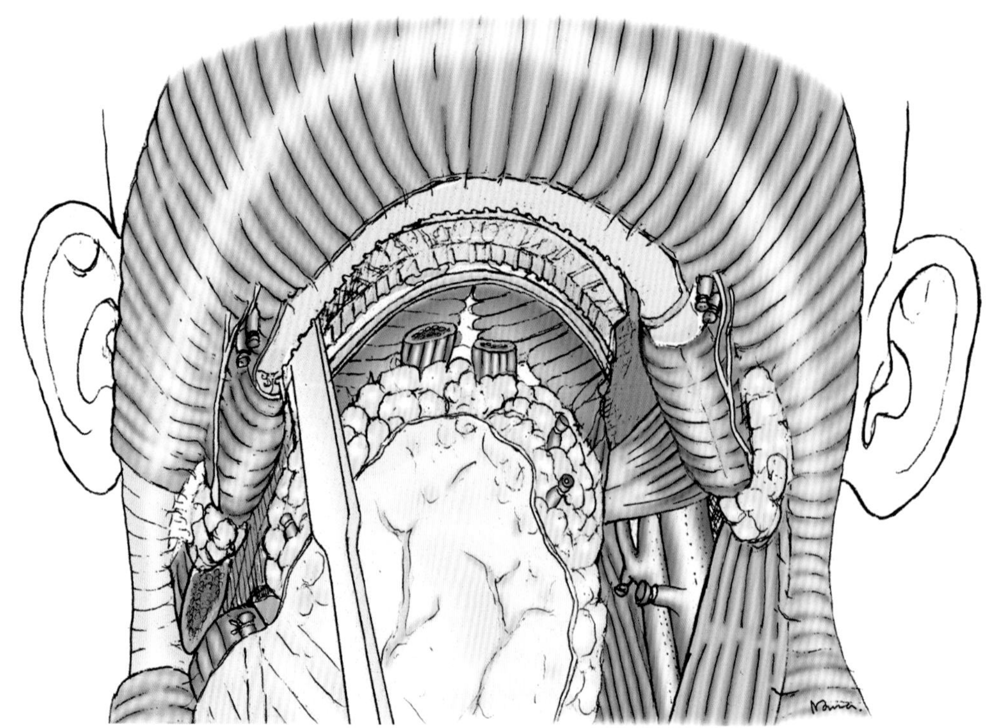

图20-23 分离下颌骨舌侧骨皮质

⑥图20-24显示舌和口底的切除顺序。如果肿瘤侵及患侧舌根部外侧，那么切除范围应该包括腭舌弓。本病例从左侧第二前磨牙沿着中央到后方舌根的边界为止，同时从右侧第二磨牙部的远中向后方腭舌弓切开，至此将舌从颏下拉出，并且将患侧的舌根部切开（图20-25）。最后，断开连接到舌骨的部分，将原发肿瘤连同颈淋巴一并切除。

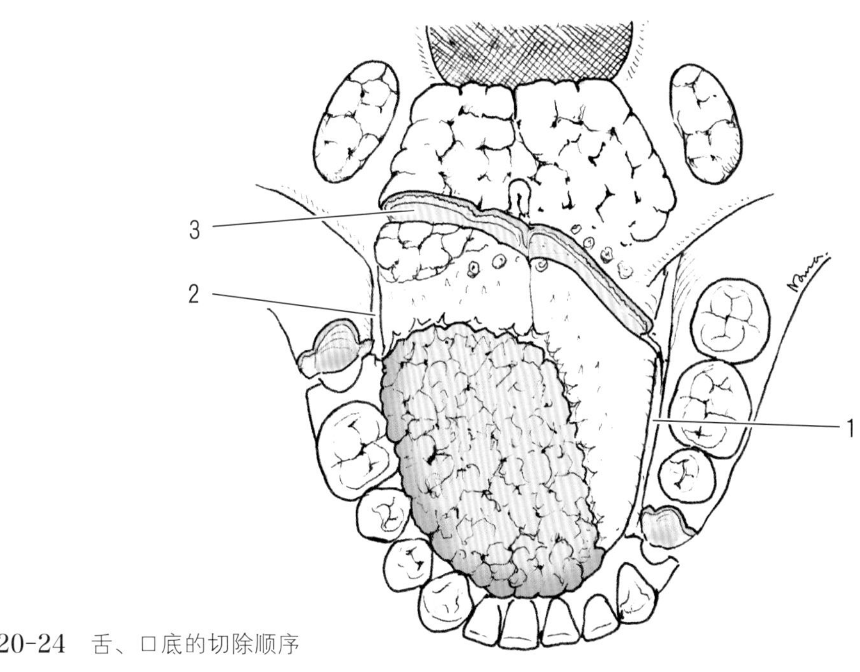

图20-24　舌、口底的切除顺序

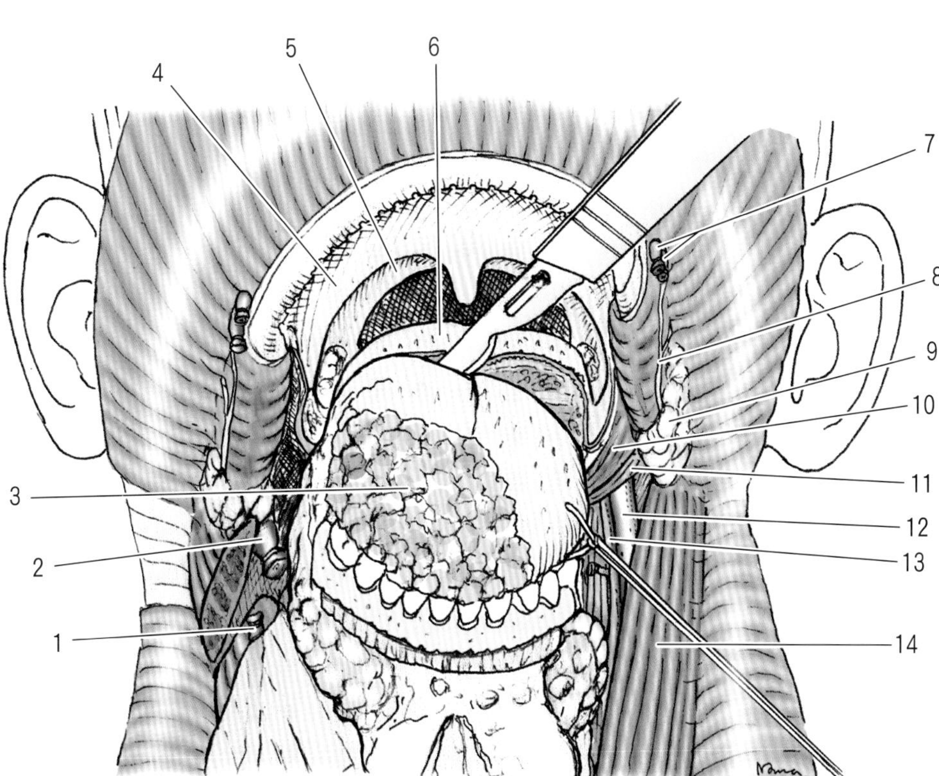

1. 颈外静脉
2. 颈内静脉残端
3. 舌癌
4. 腭舌弓
5. 腭咽弓
6. 舌根
7. 面动、静脉
8. 面神经下颌缘支
9. 腮腺
10. 二腹肌
11. 茎突
12. 颈内静脉
13. 颈总动脉
14. 胸锁乳突肌

图20-25　舌根部的切除

⑦利用显微血管外科技术，制备腹直肌肌皮瓣修复舌和口底部切除后的组织缺损。如图20-26所示，腹直肌肌皮瓣的下腹壁动脉和舌动脉，下腹壁静脉和面总静脉进行端侧吻合（如果面静脉无法利用就采用颈内静脉进行端侧吻合）。

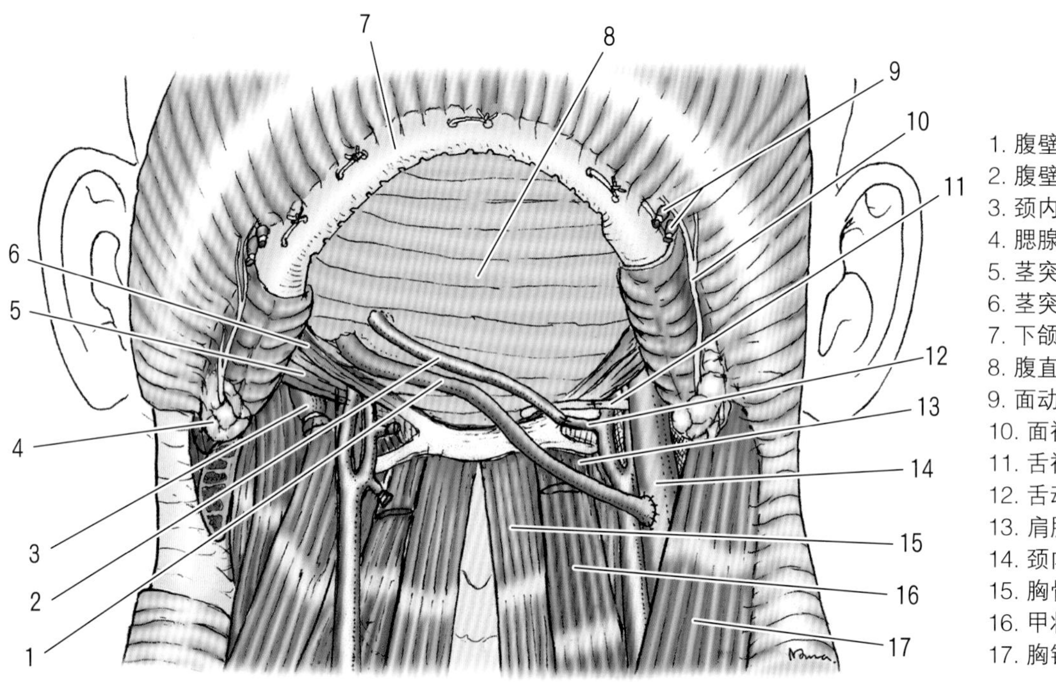

图20-26 血管化的腹直肌肌皮瓣重建修复舌口底

⑧腹直肌肌皮瓣的皮肤与残存的舌、口底黏膜以及牙龈进行缝合，通过下颌骨钻孔将肌肉和残存的舌根与下颌骨缝合固定。

⑨为了重建吞咽功能，如图20-27所示，重建舌必须向腭部隆起（money-pouch like reconstruction）。另外，为了使腹直肌不萎缩，有必要将腹直肌肌皮瓣的肋间神经与舌下神经进行吻合。

⑩为了防止血液和渗出液的潴留，在血管吻合远段建立一个持久负压吸引装置，严密缝合创口。

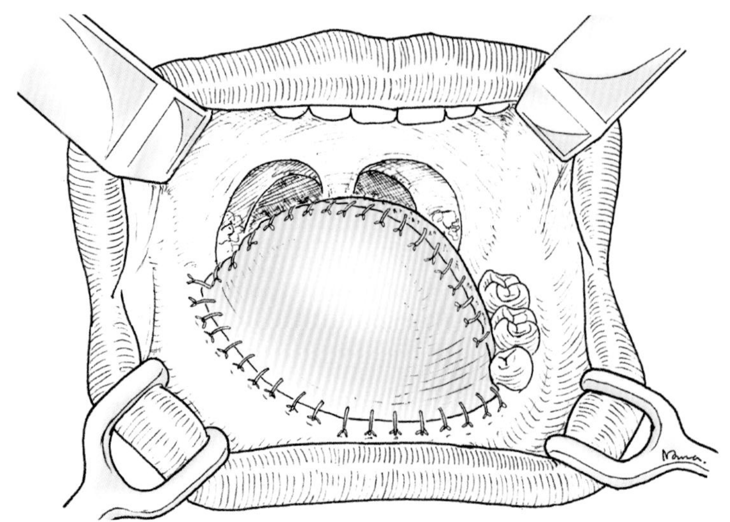

图20-27 舌隆起重建吞咽功能

下颌牙龈癌切除术

因为牙龈癌与骨组织相连，即使是没有骨浸润的证据，切除原发病灶时也应包括周围健康的骨组织。肿瘤浸润牙槽骨的病例适用下颌骨边缘切除术。

下颌骨节段性切除，适用于肿瘤已浸润到骨髓和下颌骨下缘骨膜被浸润的情况。对于从下颌骨体部到下颌支都有浸润的病例，适用于下颌骨半侧切除术。

下颌早期牙龈癌（T1、N0、M0）切除术：下颌骨边缘切除术

右侧下颌第二前磨牙和第一磨牙的牙龈癌切除术图解。

①原发灶颊侧10mm，舌侧15mm作为牙龈黏膜的切除范围，如图20-28所示，设计牙龈切口以便截骨。

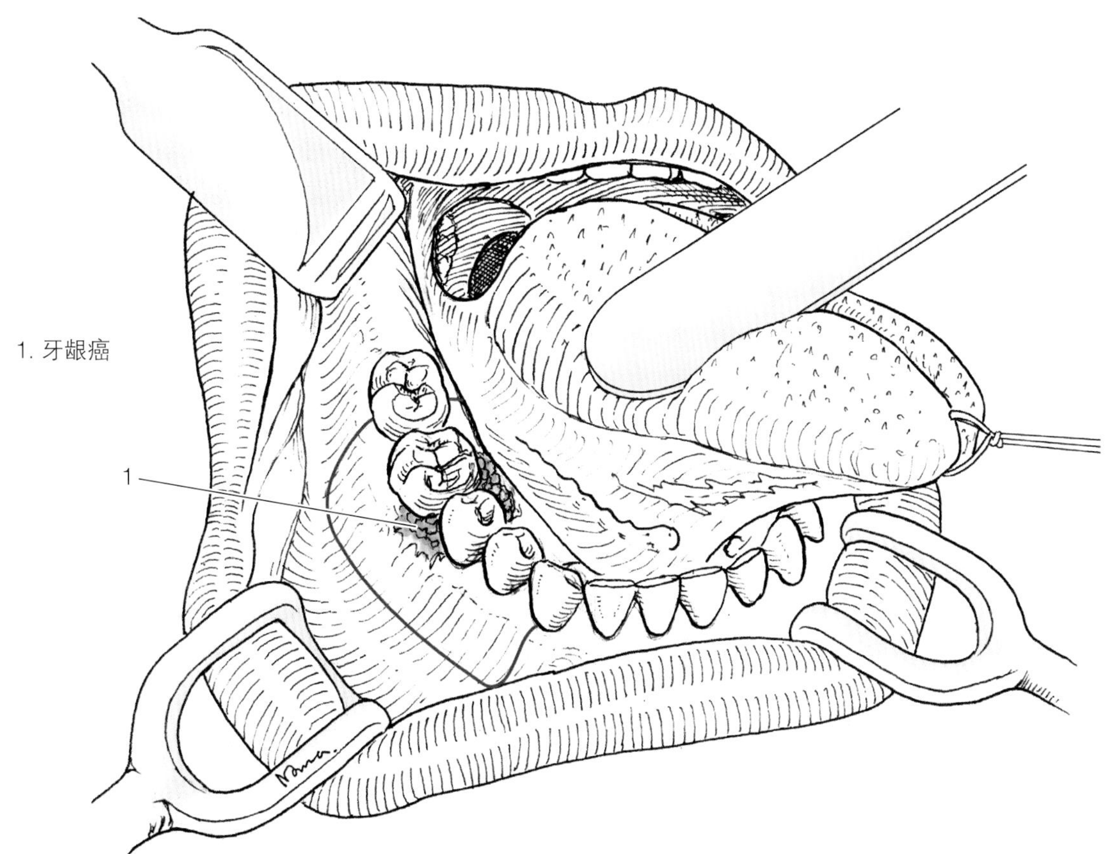

图20-28 下颌早期牙龈癌切除术

②沿设计切口线切开牙龈和牙槽黏膜，首先将颊侧的牙龈瓣翻转，在尖牙舌侧近中、第二磨牙部远中进行骨膜剥离，同时拔除尖牙和第二磨牙，如图20-29所示，在拔牙窝处以颊舌方向进行截骨，深度达根尖区，然后做水平骨切开并与近远中截骨线相交，将原发灶在内的牙槽骨一并切除（图20-30）。

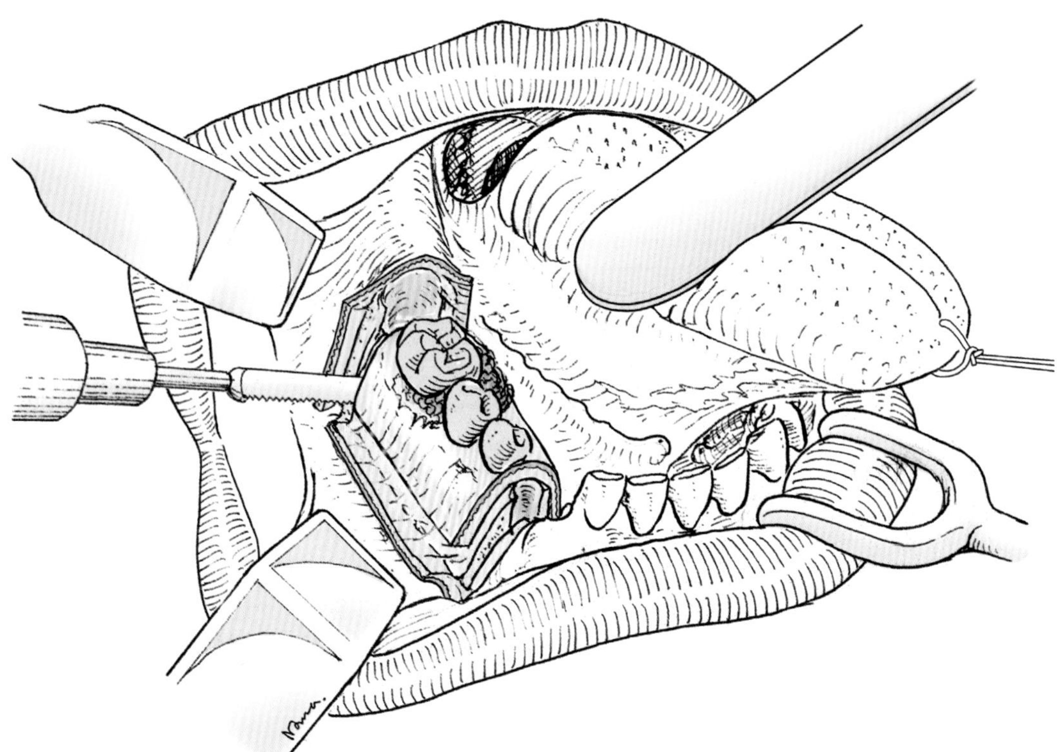

图20-29 拔除右侧下颌尖牙和第二磨牙同时切除相应部位的牙槽骨

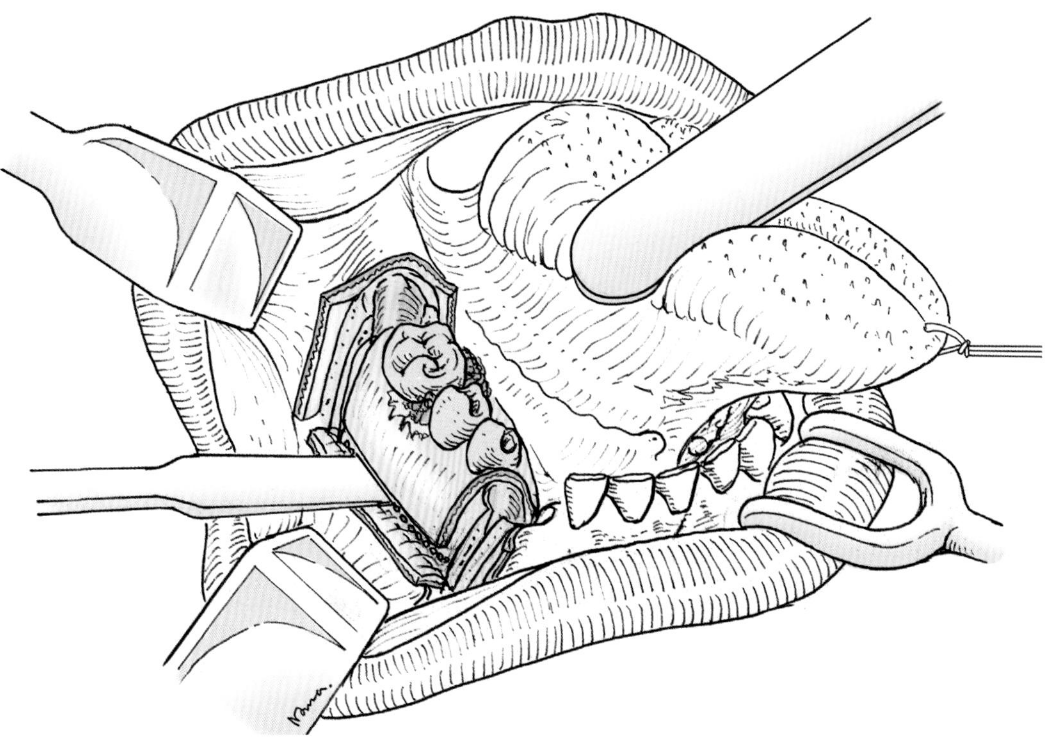

图20-30 切除右侧下颌第一前磨牙至第一磨牙部位的牙槽骨（边缘切除）

③确认肿瘤切除后骨创边缘阴性后，开始关闭创口（**图**20-31）。将牙槽骨切除后的锋利的骨缘磨平，做骨膜减张切口（在颊侧注意不要损伤神经），骨创面用黏骨膜覆盖（**图**20-32）。

④进行切除标本的病理检查（软组织的外科安全边界当日出结果）。

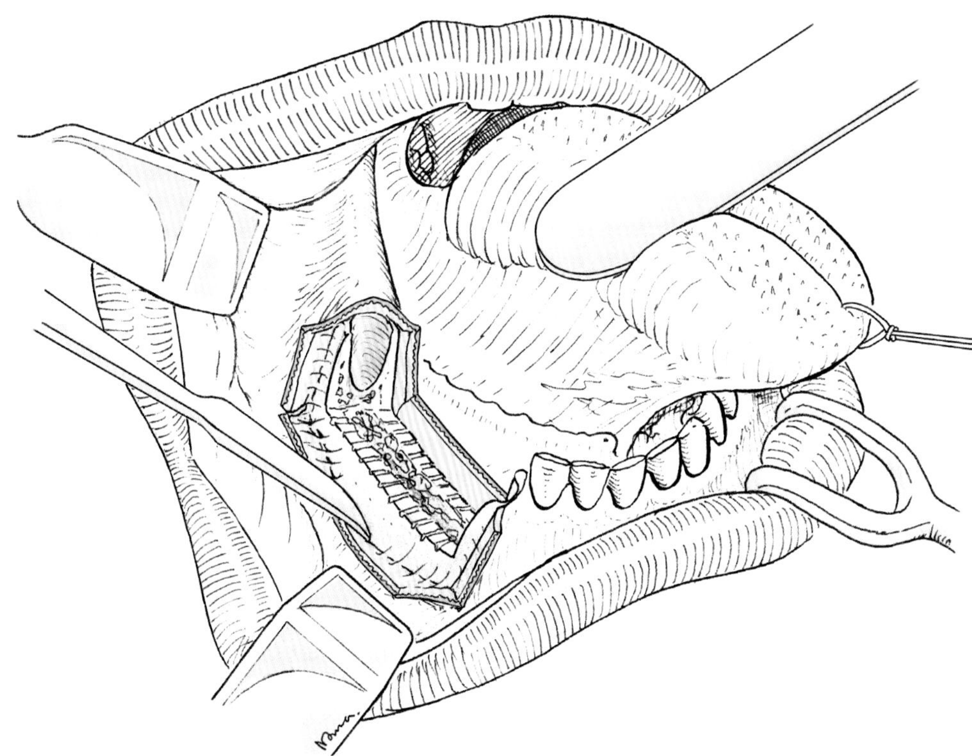

图20-31 骨切除部位的处理（骨创缘磨平）

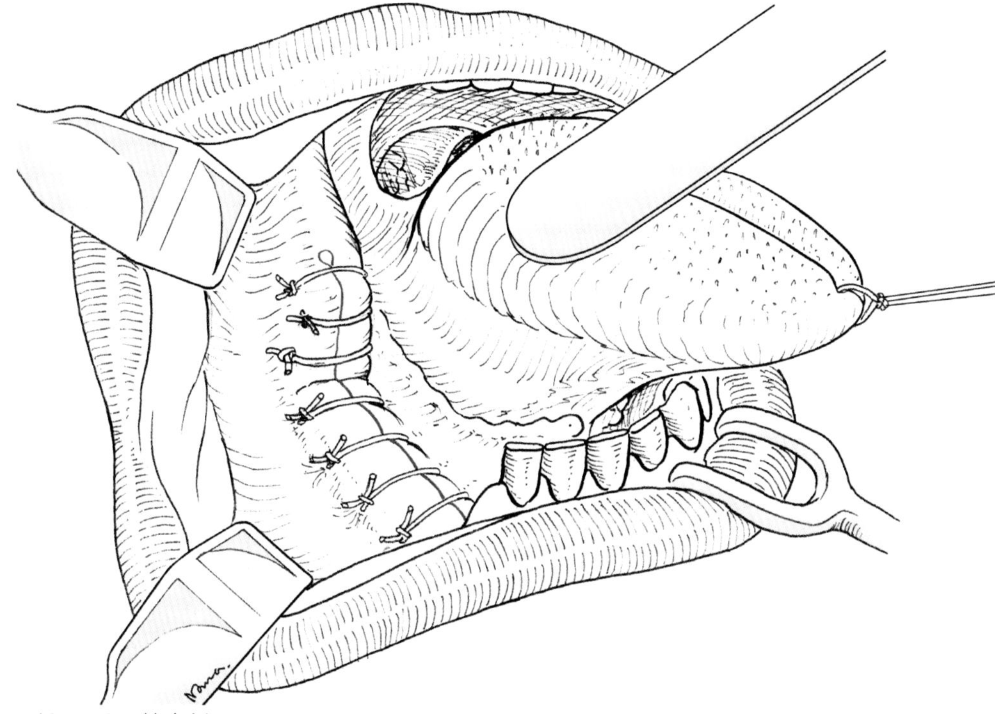

图20-32 缝合创口

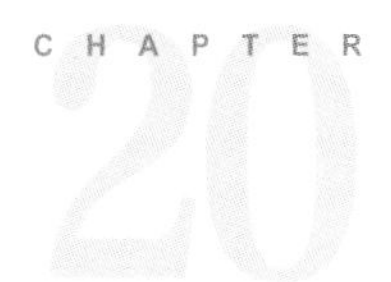

下颌牙龈癌（T2、N2b、M0）切除术：下颌骨节段切除术

右侧第一前磨牙至第二磨牙的牙龈癌，舌侧碘染色部分波及口底。右根治性颈淋巴清扫术后下颌骨节段切除术手术图解。

①舌侧牙槽黏膜碘染色部分扩展至舌下组织。切除范围如图20-33所示，颊侧近中在肿瘤外15mm，舌侧在染色区外侧2~3mm。而原发灶切除范围的剖面模式图如图20-34。

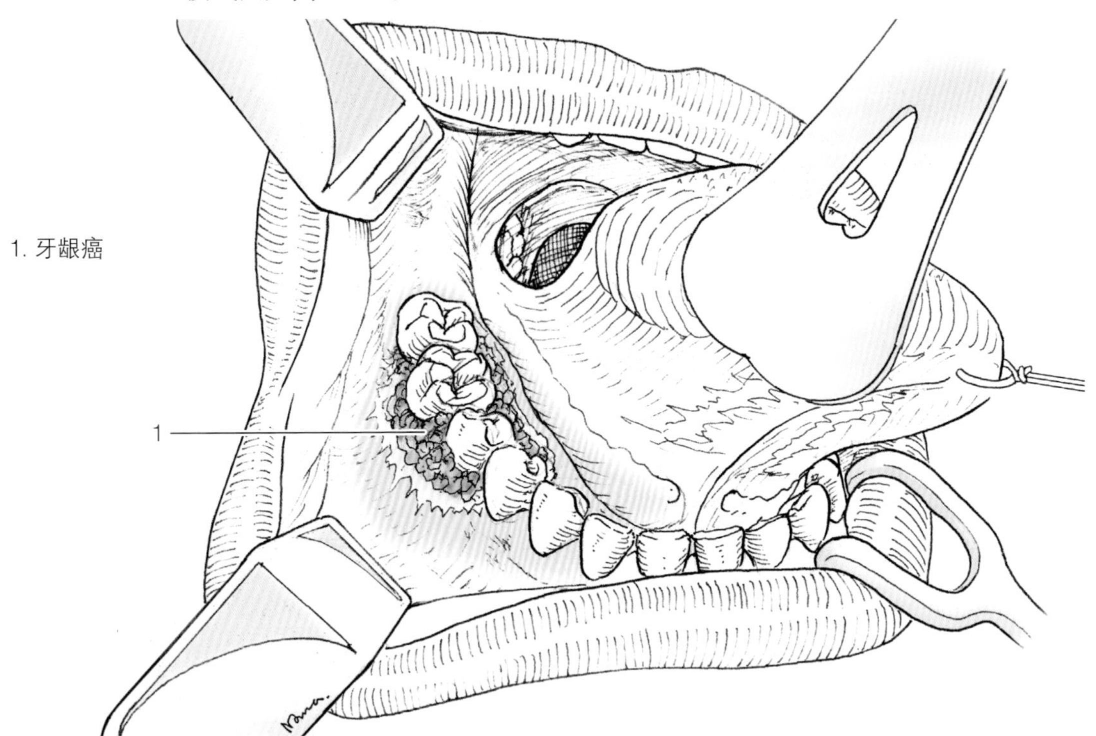

图20-33 下颌牙龈癌（T2、N2b、M0）的切除

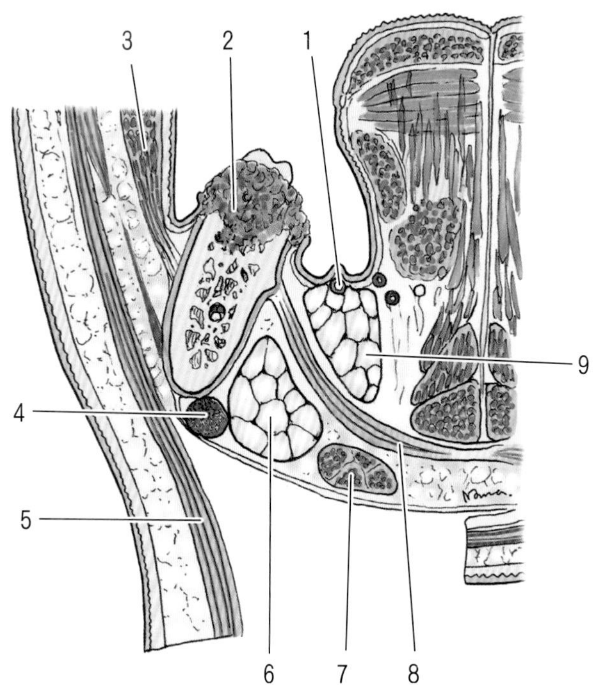

图20-34 同部位的冠状面模式图

②沿着牙槽黏膜设定切口线，于口底和舌下黏膜做切口，顺右下颌侧切牙到第二磨牙的颊侧剥离骨膜，与口腔外创面连续。在此操作过程中切断神经（图20-35）。

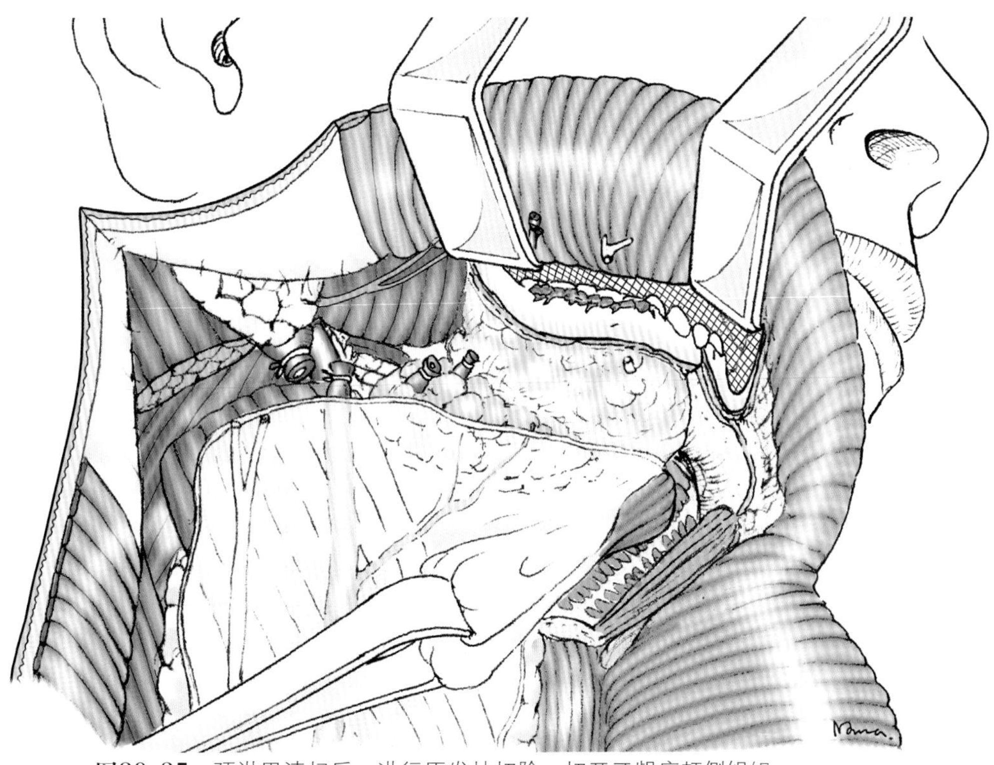

图20-35 颈淋巴清扫后，进行原发灶切除，切开牙龈癌颊侧组织

③拔除右下侧切牙和第二磨牙，用往复锯切断拔牙窝处的下颌骨（图20-36）。同时，锯断磨牙部位颊舌侧的骨皮质，切断并结扎下牙槽神经和动、静脉。

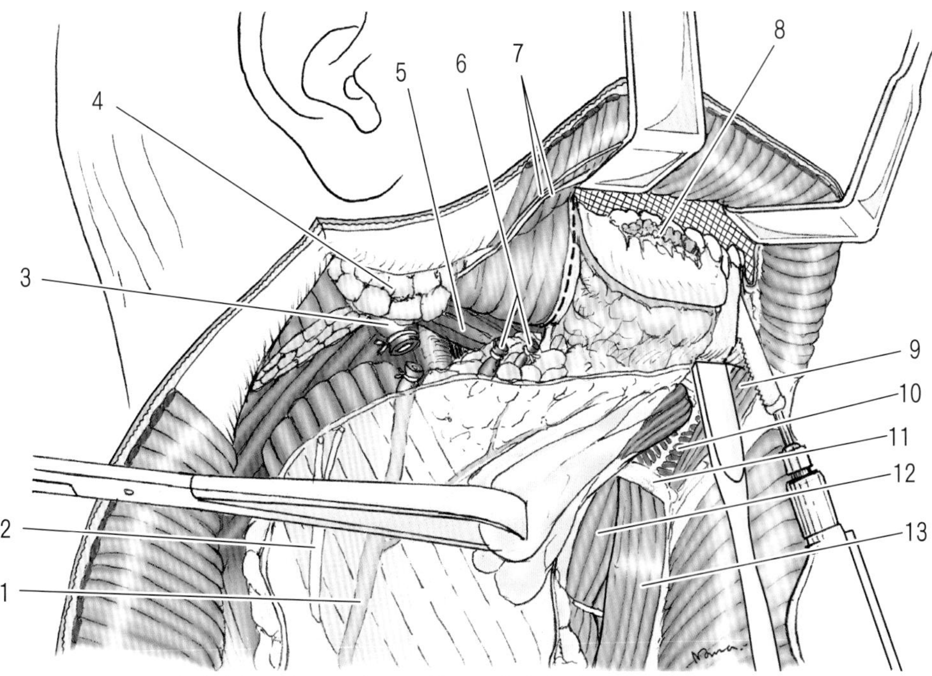

图20-36 拔除右侧下颌第二磨牙并截骨（节段切除）

④然后继续口底切除，切除下颌舌骨肌、舌下腺、下颌下腺和下颌下腺导管使其与切除的下颌骨和颈清组织成为一整块（图20-37）。

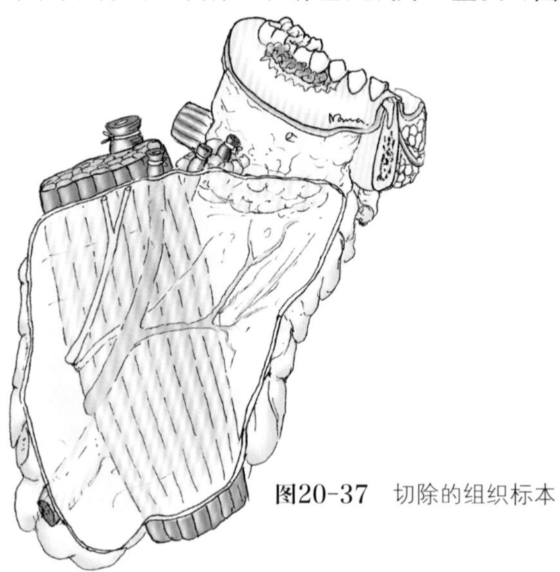

图20-37 切除的组织标本

⑤切除后的创面如图20-38所示。将预先在模型上弯制的下颌接骨板调整后用螺钉固定于下颌骨。

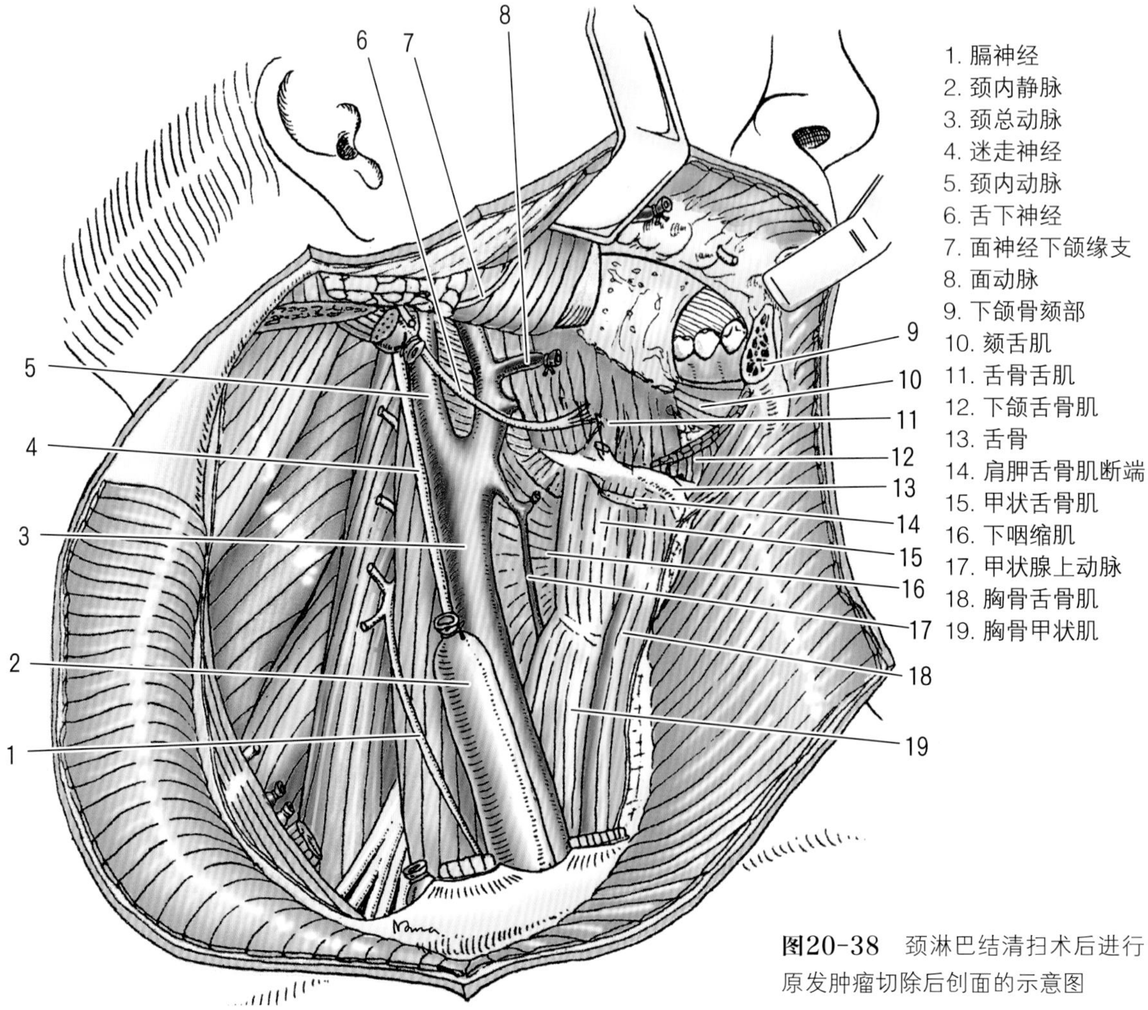

1. 膈神经
2. 颈内静脉
3. 颈总动脉
4. 迷走神经
5. 颈内动脉
6. 舌下神经
7. 面神经下颌缘支
8. 面动脉
9. 下颌骨颏部
10. 颏舌肌
11. 舌骨舌肌
12. 下颌舌骨肌
13. 舌骨
14. 肩胛舌骨肌断端
15. 甲状舌骨肌
16. 下咽缩肌
17. 甲状腺上动脉
18. 胸骨舌骨肌
19. 胸骨甲状肌

图20-38 颈淋巴结清扫术后进行原发肿瘤切除后创面的示意图

⑥卸下临时接骨板，将前臂皮瓣的皮肤与口底黏膜、牙槽黏膜缝合关闭口腔创口。然后将前臂皮瓣桡动脉与面动脉吻合，前臂皮瓣的桡动脉伴行静脉与颈内静脉进行端侧吻合（图20-39）。

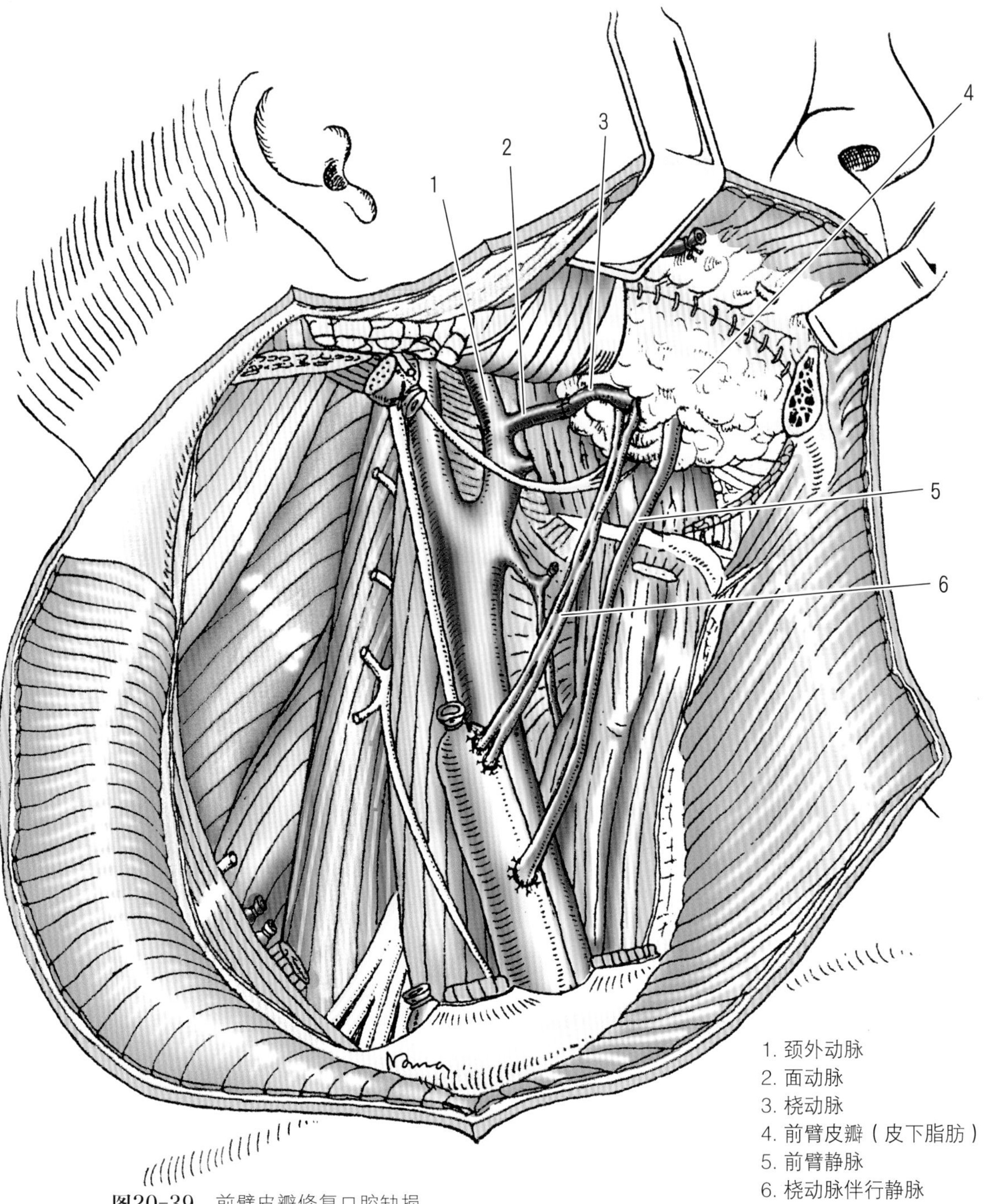

1. 颈外动脉
2. 面动脉
3. 桡动脉
4. 前臂皮瓣（皮下脂肪）
5. 前臂静脉
6. 桡动脉伴行静脉

图20-39 前臂皮瓣修复口腔缺损

⑦常规方法进行髂骨移植（骨块或PCBM），用接骨板固定。

⑧在吻合部位远端留置持续负压管，缝合颈部手术切口。

下颌晚期牙龈癌（T4、N2b、M0）扩大根治术：下颌骨半侧切除术

磨牙后区原发的下颌牙龈癌，前方到第二前磨牙，后方于下颌支内侧有广泛浸润。右侧根治性颈淋巴清扫术后进行下颌骨半侧切除术式的图解。

①用碘染色法在牙槽黏膜、颊黏膜、口底黏膜检测异型上皮，设定黏膜切除范围。将颈部皮肤切口向上延伸以完成下唇切开（图20-40）。

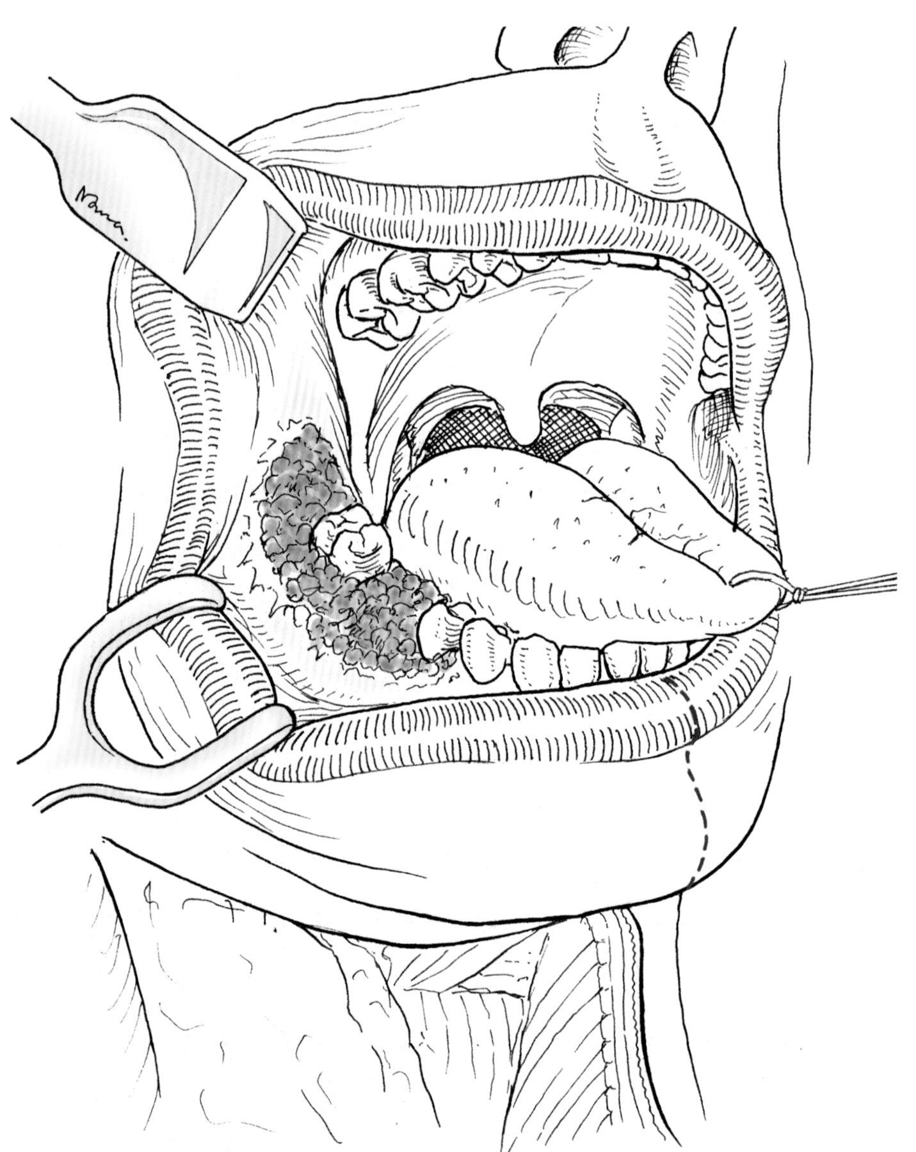

图20-40 下颌晚期牙龈癌（T4，N2b，M0）的半侧下颌骨切除术

②从正中切开下唇，切口向后延伸直到第一前磨牙牙龈黏膜转折处。在非染色部分外沿预置切口线切开黏膜，使肿瘤的周边有一定厚度的正常组织。此时，肉眼判断肿瘤边界非常关键，如果有疑问，必须执行一次“快速病理诊断”。在磨牙后颊侧，于颊脂垫和咬肌前缘进行剥离，离断并结扎颏神经和面动、静脉分支（图20-41）。

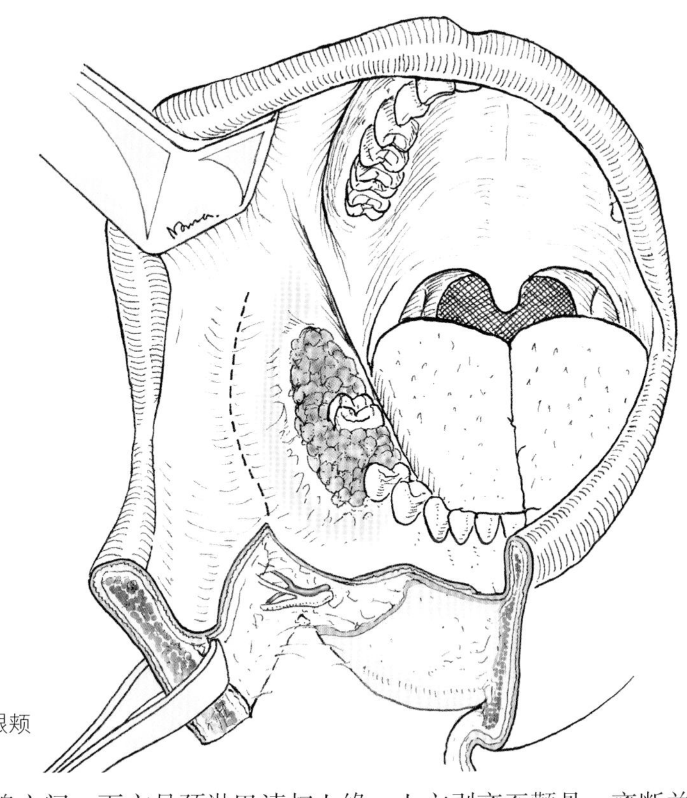

图20-41　从下唇正中沿龈颊沟切开

③咬肌在肿瘤与腮腺之间，下方是颈淋巴清扫上缘，上方剥离至颧骨，离断并结扎从后面出现的面横动脉，在颧骨的起始部切断咬肌。其间注意不要损伤面神经的分支和腮腺导管（图20-42）。

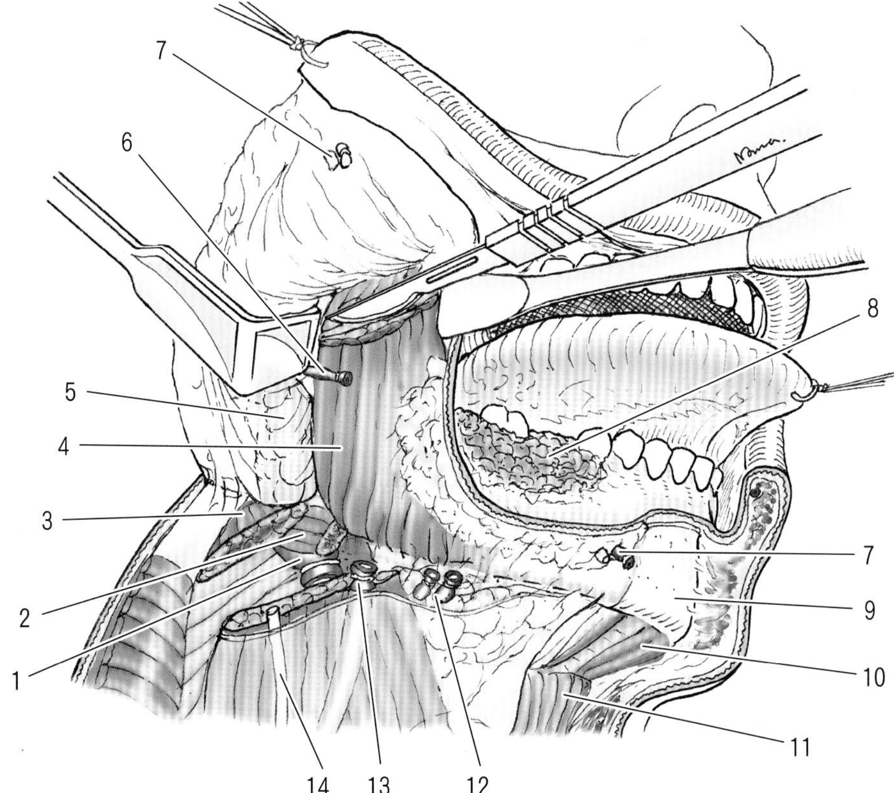

图20-42　下颌骨外侧的切除

④切开尖牙和侧切牙之间颊侧牙龈，在尖牙和中切牙之间的舌侧的骨膜下进行隧道状剥离后，拔除侧切牙，在拔牙窝下进行截骨（图20-43）。接下来切开侧切牙舌侧牙龈，沿预先设计的口底和舌部切口线进行切开，用骨把持钳将下颌骨断端向外旋转，使下颌骨舌侧和口底的手术视野清晰。将口底黏膜切口向上后方延伸至下颌骨支前缘上部与颊侧切口线相连（图20-44）。

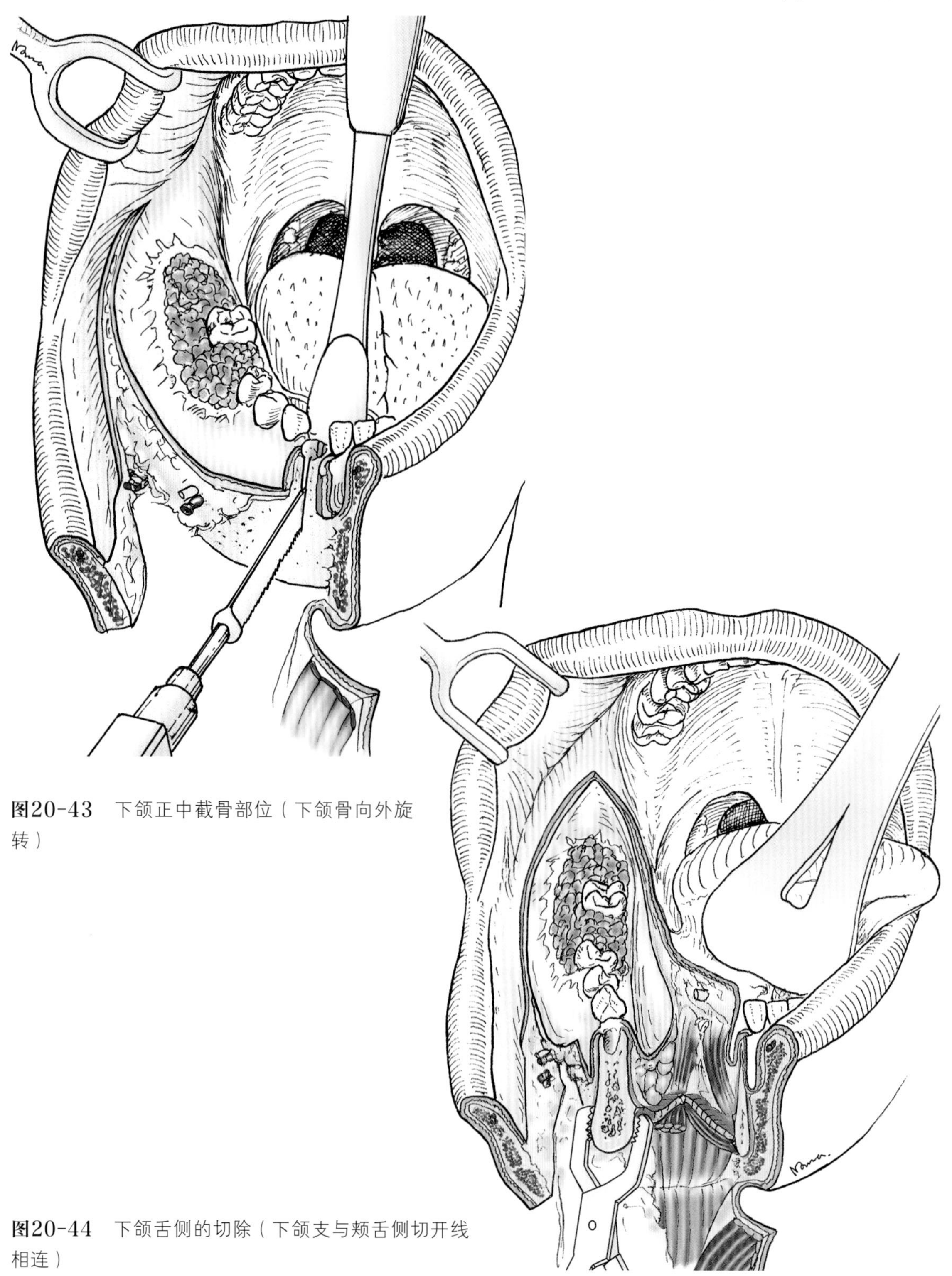

图20-43 下颌正中截骨部位（下颌骨向外旋转）

图20-44 下颌舌侧的切除（下颌支与颊舌侧切开线相连）

⑤切开黏膜后在口底前份进行剥离，分离舌下腺和下颌下腺导管，在下颌舌骨肌后部分离并离断舌神经。然后，切断下颌舌骨肌，使下颌支内侧术野清晰，在冠突切断颞肌附着（图20-45）。

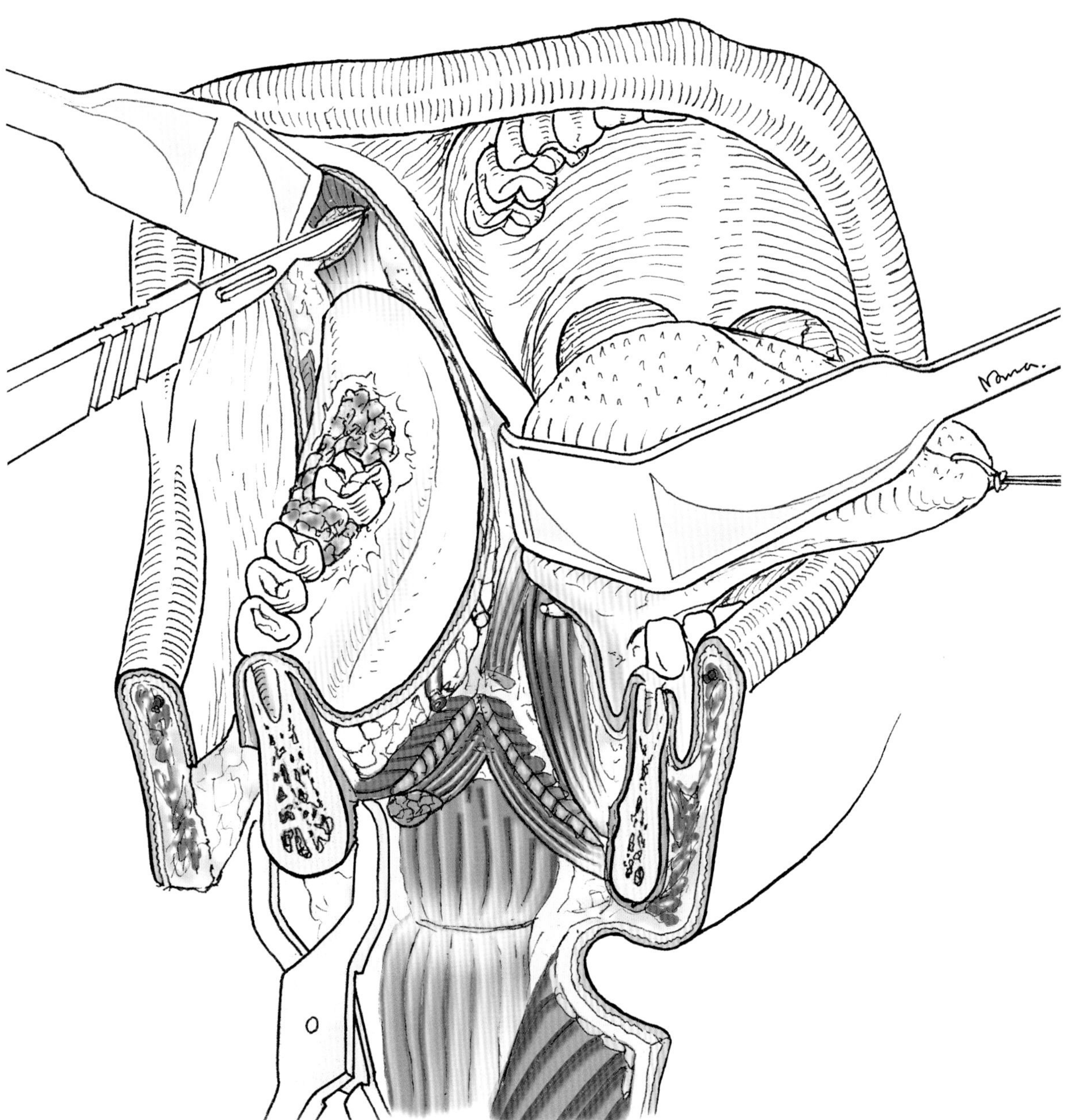

图20-45 下颌骨向外旋转，切断下颌支颞肌附着

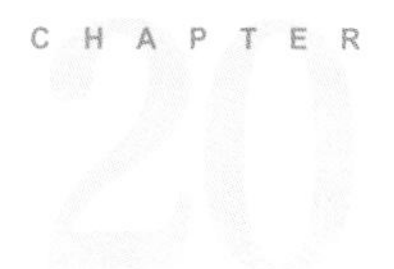

⑥在下颌支内侧继续解剖显露翼内肌前缘，将其向内牵拉显露位于下颌小舌后方的下牙槽神经和下牙槽动、静脉（**图20-46**）。

1. 二腹肌前腹
2. 舌下腺
3. 下颌下腺导管
4. 舌神经
5. 颞肌断端
6. 下牙槽动、静脉
7. 下牙槽神经
8. 翼内肌
9. 舌肌
10. 舌骨舌肌

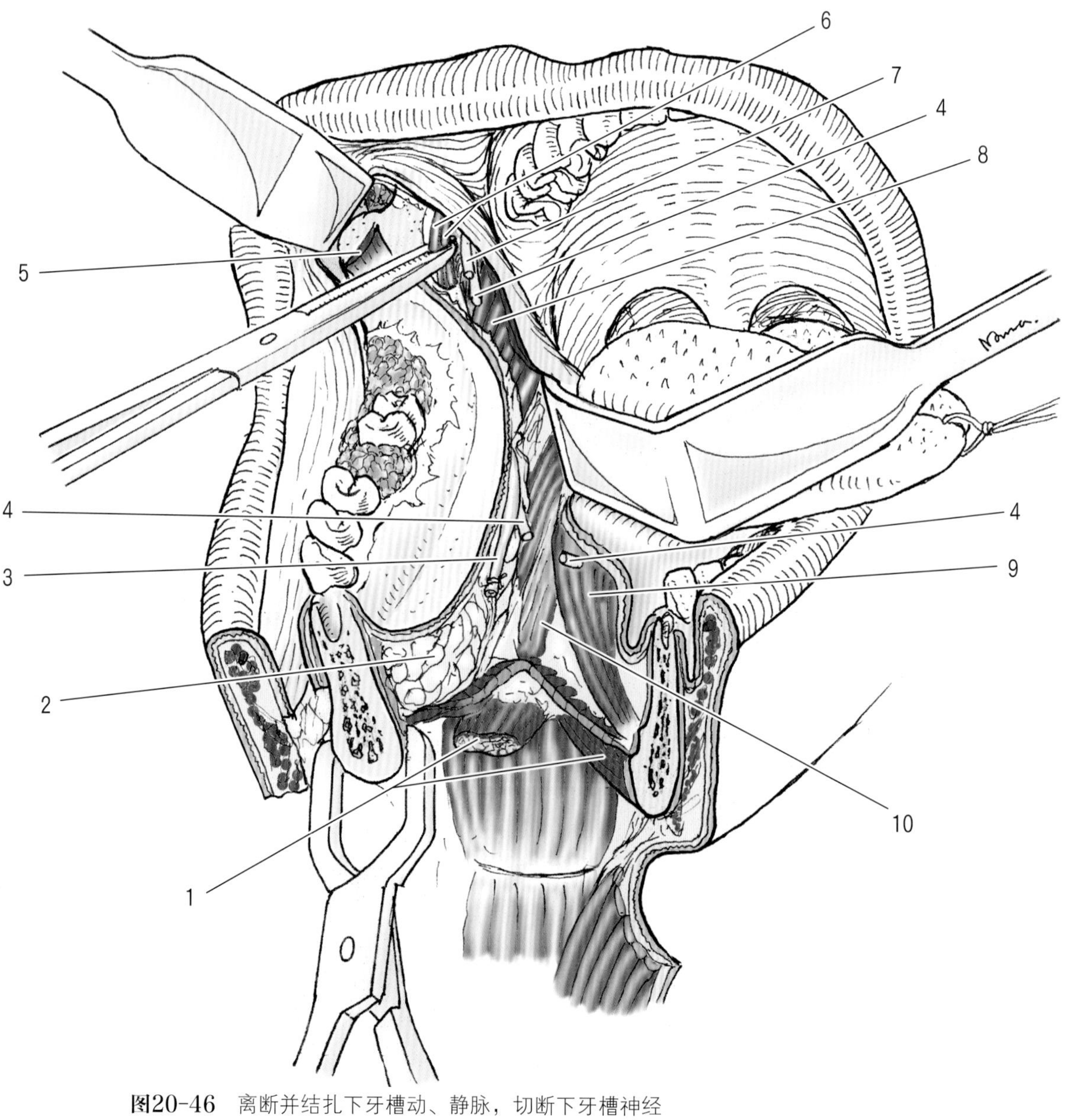

图20-46 离断并结扎下牙槽动、静脉，切断下牙槽神经

然后钝性剥离翼内肌内外侧至后缘，用镊子夹住肌腹在乙状切迹高度切断，然后离断并结扎舌神经、下牙槽神经及下牙槽动、静脉（图20-47）。

此外，同时离断蝶下颌韧带。

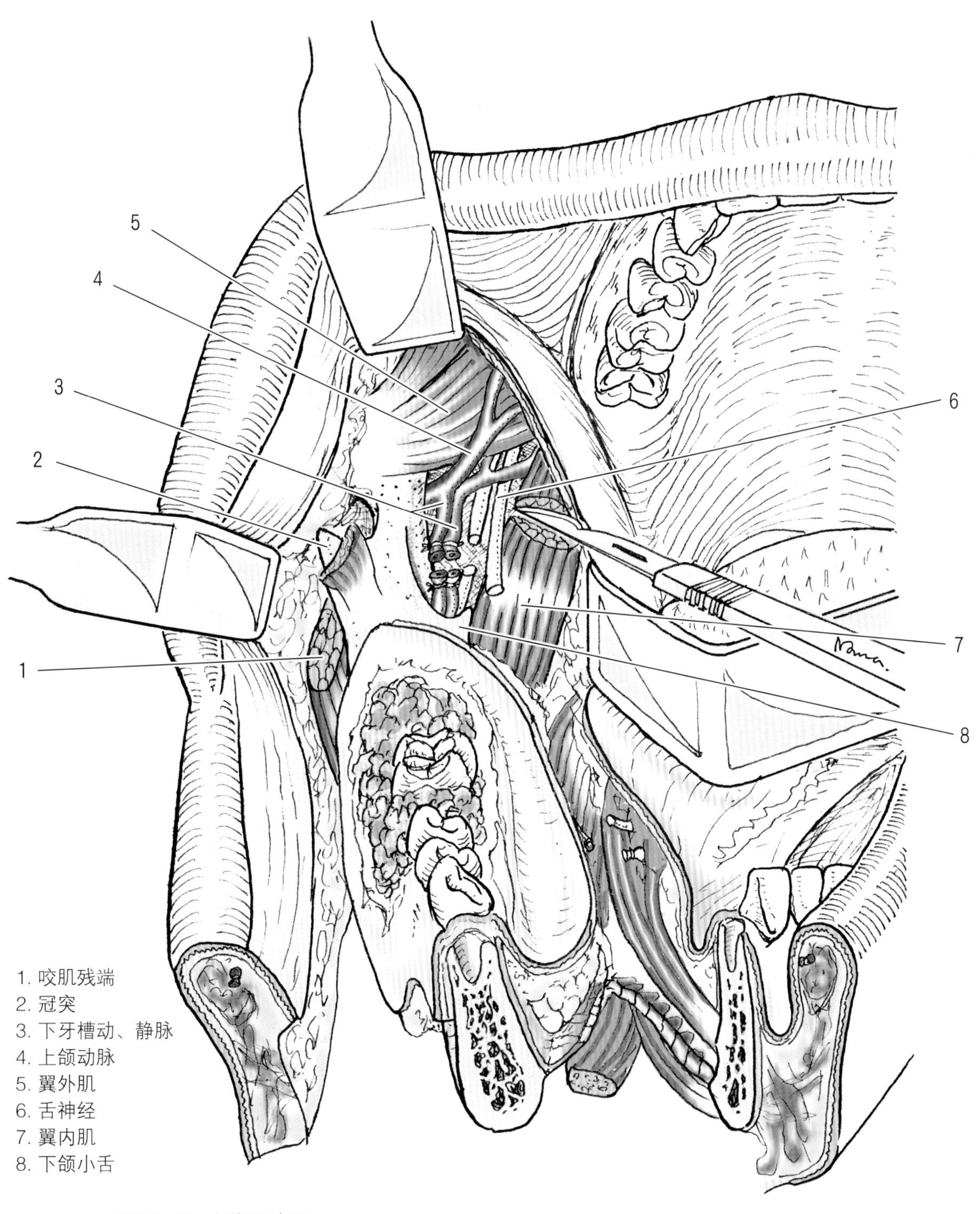

图20-47 切断翼内肌

⑦将患侧下颌骨进一步向外旋转，离断下颌骨髁突附着的翼外肌肌腱（**图20-48**）。

然后完全横断附着在髁突颈部的外侧韧带和颞下颌关节的关节囊，将髁突从关节窝剥离，切断茎突下颌韧带，将肿瘤和下颌骨半侧一起切除就完成了（**图20-49**）。

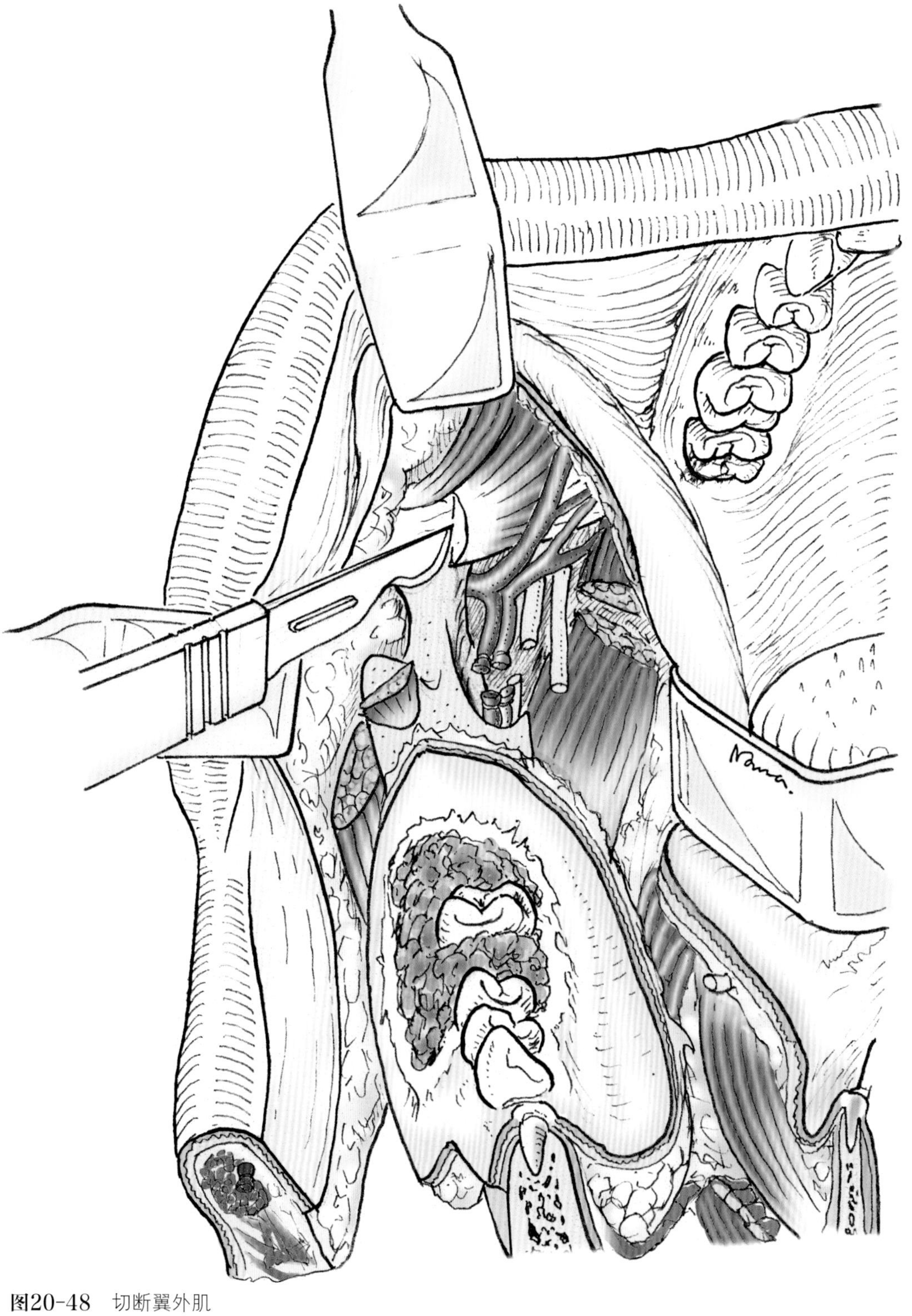

图20-48 切断翼外肌

⑧根据已取得的模型，预制带髁突的下颌骨重建板，调整好咬合关系，用螺钉暂时固定。

⑨采用胸肩峰动静脉为蒂的胸大肌肌皮瓣修复下颌骨半侧切除后的大块组织缺损。

⑩固定重建板，放置负压吸引管，缝合颈部的伤口。

※对于下颌的重建，选择最适当的方法。

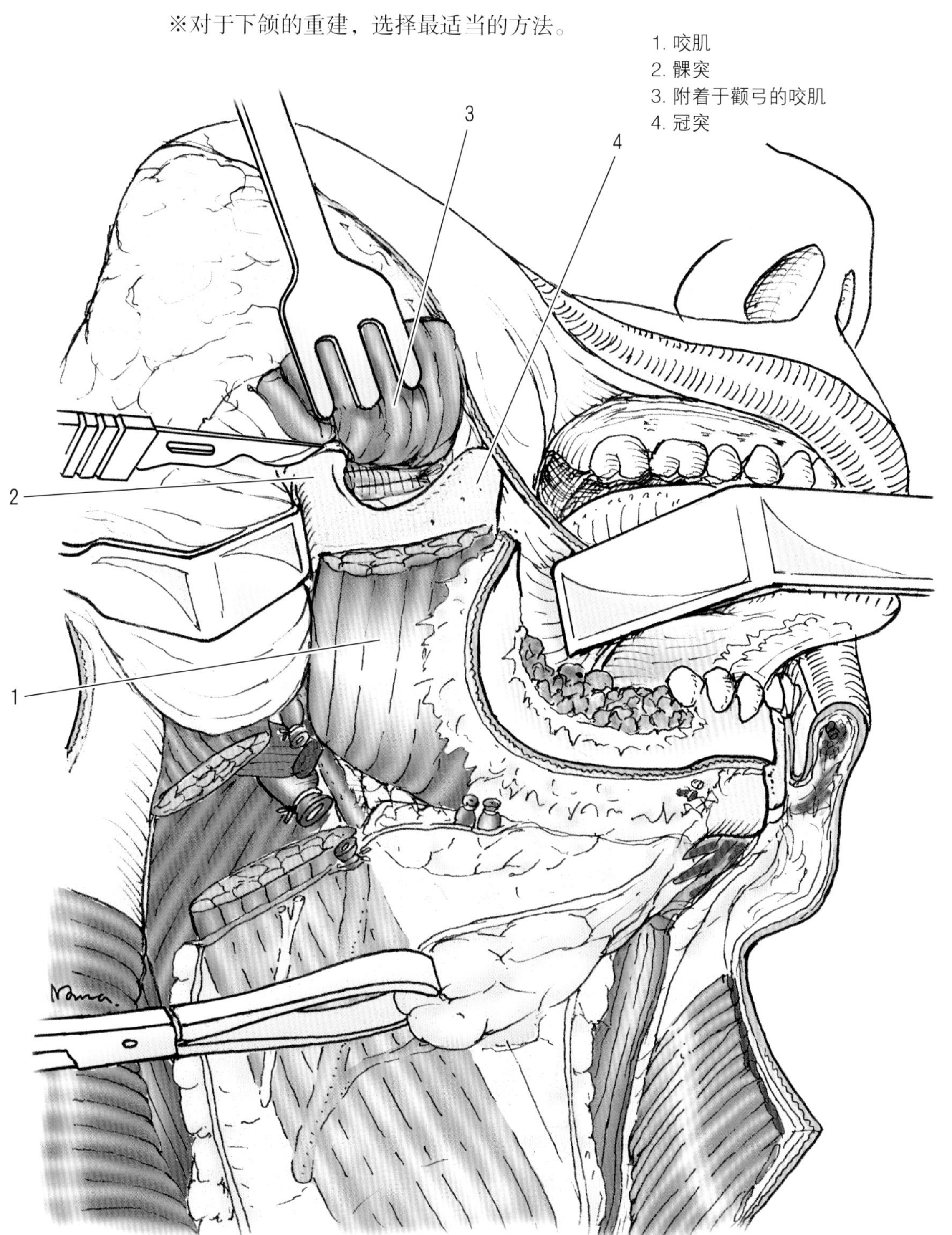

图20-49 横断的外侧韧带和关节囊，剥离关节盘

上颌牙龈癌切除术

上颌早期牙龈癌（T1、N0、M0）切除术：上颌骨部分切除术

上颌牙槽突（第一、第二前磨牙）局限牙龈癌的切除手术图解。

①术前在颊侧牙龈黏膜进行碘染色确定非染色区范围，在其外侧正常黏膜上设计切口线（图20-50）。

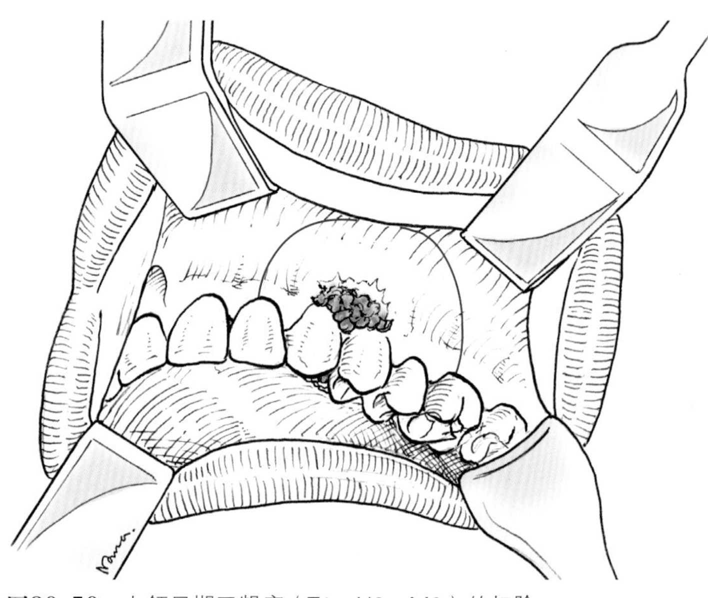

图20-50　上颌早期牙龈癌（T1、N0、M0）的切除

②从上唇正中经过鼻底、绕鼻翼沿着鼻唇沟到内眦高度设计切口线，就可以得到良好的术野，充分暴露切除上颌前磨牙区牙槽骨（图20-51）。切开上唇时，让助手在上唇两侧的口角附近用手指夹紧上唇组织，左右轻轻拉紧可以使上唇动脉出血得到控制，并保证切开时组织不会变形。在沿鼻唇沟切开的时候，要注意结扎内眦动脉，防止出血。

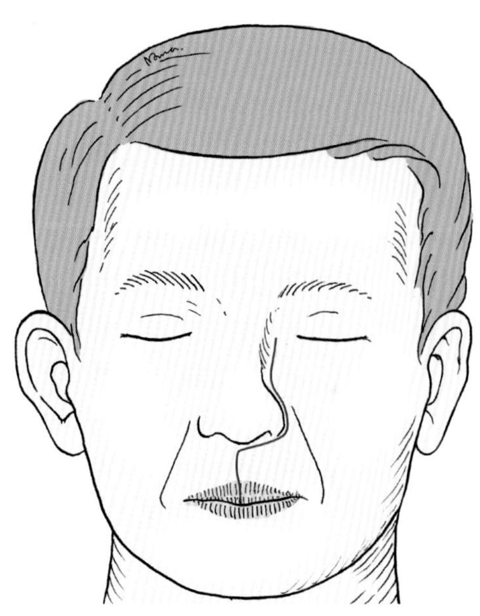

图20-51　切口线的设计

③将上唇牵开，沿预先设计切口线切开牙槽黏膜，在肿瘤边缘保证有一定厚度的正常组织，从前向后剥离（图20-52）。截骨范围以前磨牙为中心内侧从侧切牙至梨状孔越过尖牙窝到颧骨牙槽突下方第一磨牙。上颌骨部分切除如图20-53所示。

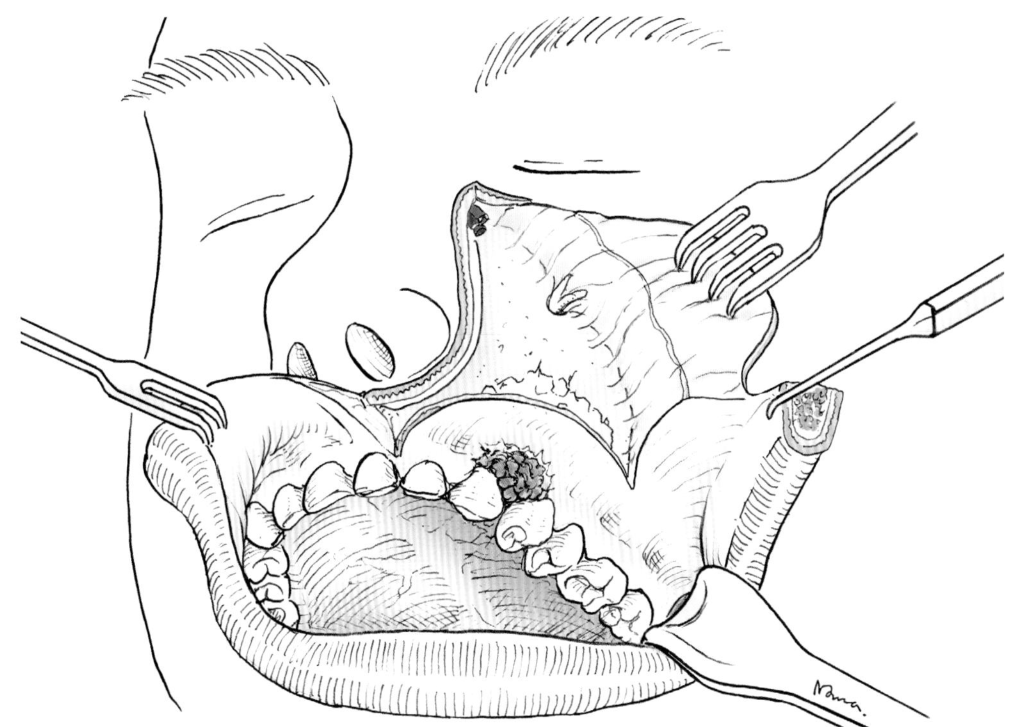

图20-52　切开分离牙龈癌唇颊侧

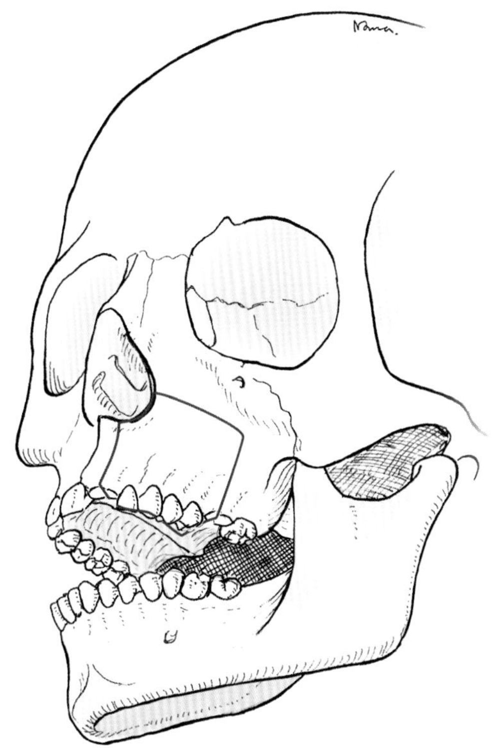

图20-53　上颌骨截骨范围

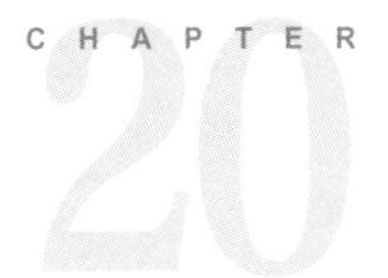

④将左上颌侧切牙和第一磨牙拔除，剥离梨状孔侧壁鼻腔黏膜，如图20-54所示，梨状孔外缘至眶下沟下已经锯开，小型锯正在进行颧骨下嵴前缘到第一磨牙的剩余部分截骨。

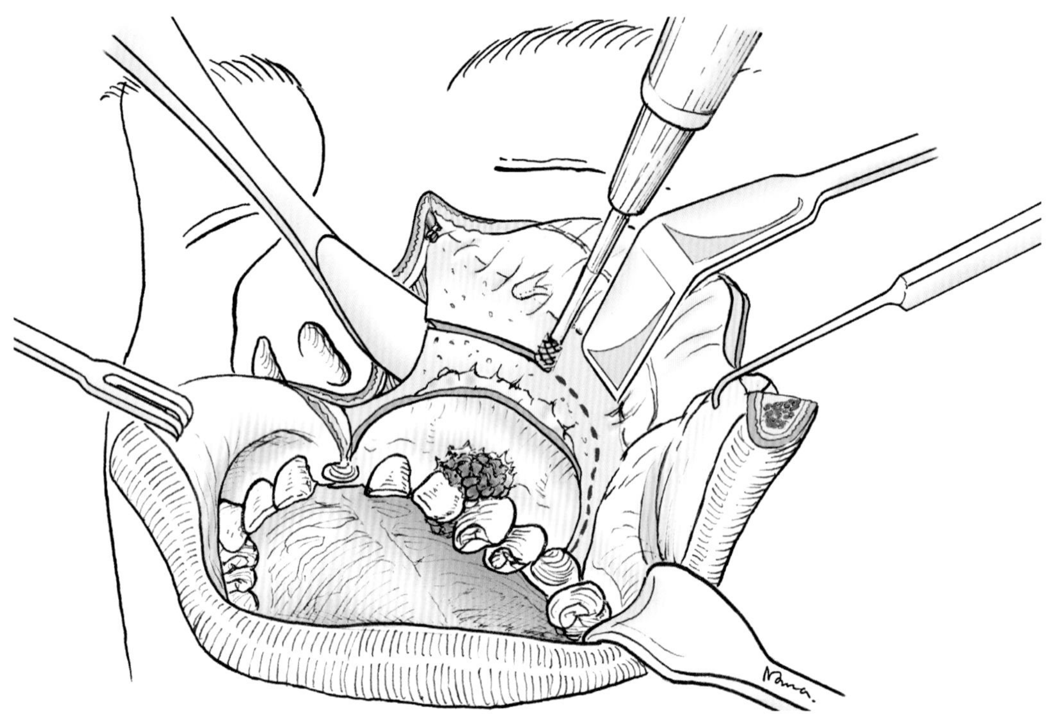

图20-54　截骨线（梨状孔→眶下沟下→颧骨下嵴前缘→第一磨牙）

⑤如图20-55所示，用往复锯从侧切牙拔牙窝至硬腭后缘进行截骨，水平方向的截骨线从第一磨牙拔牙窝至腭部正中，期间注意避开腭大孔。

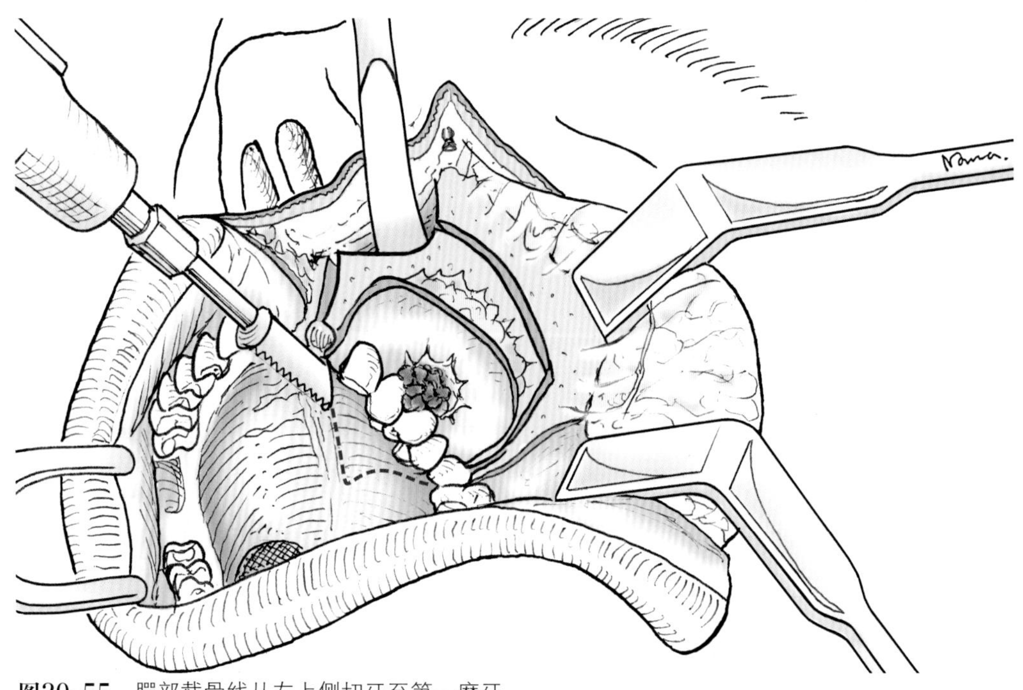

图20-55　腭部截骨线从左上侧切牙至第一磨牙

⑥最后如**图20-56**所示，用骨凿从第一磨牙拔牙窝处插入，分离腭大孔附近的上颌骨，将包含肿瘤的部分上颌骨一并切除。

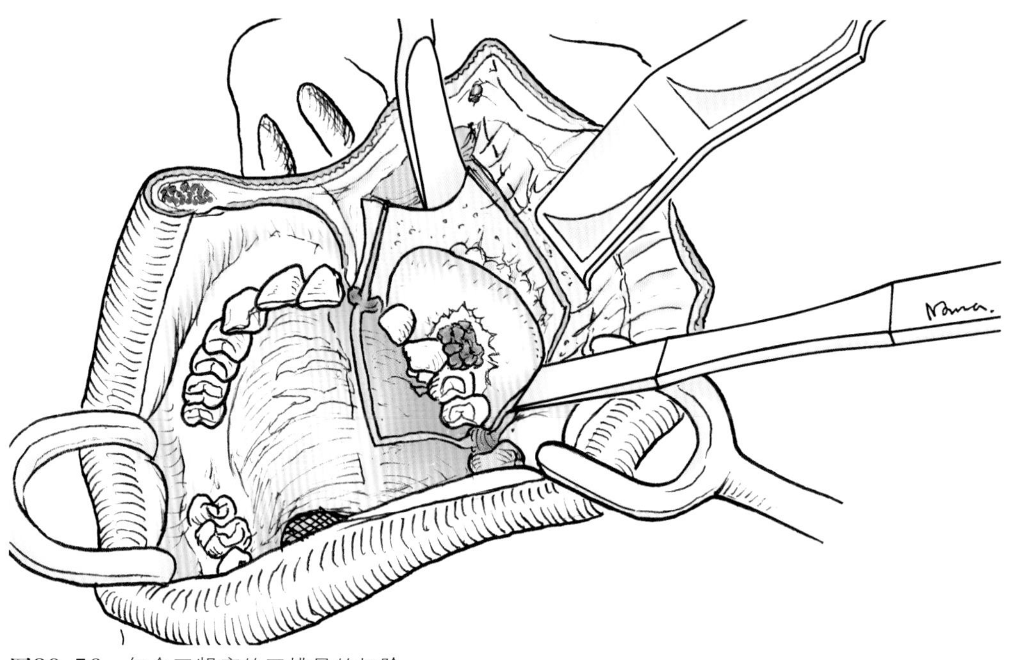

图20-56 包含牙龈癌的牙槽骨的切除

⑦血管出血采用结扎或电凝止血。骨断端用骨蜡止血。牙槽和腭骨断端用富余的口腔黏膜和鼻腔黏膜缝合覆盖（**图20-57**）。

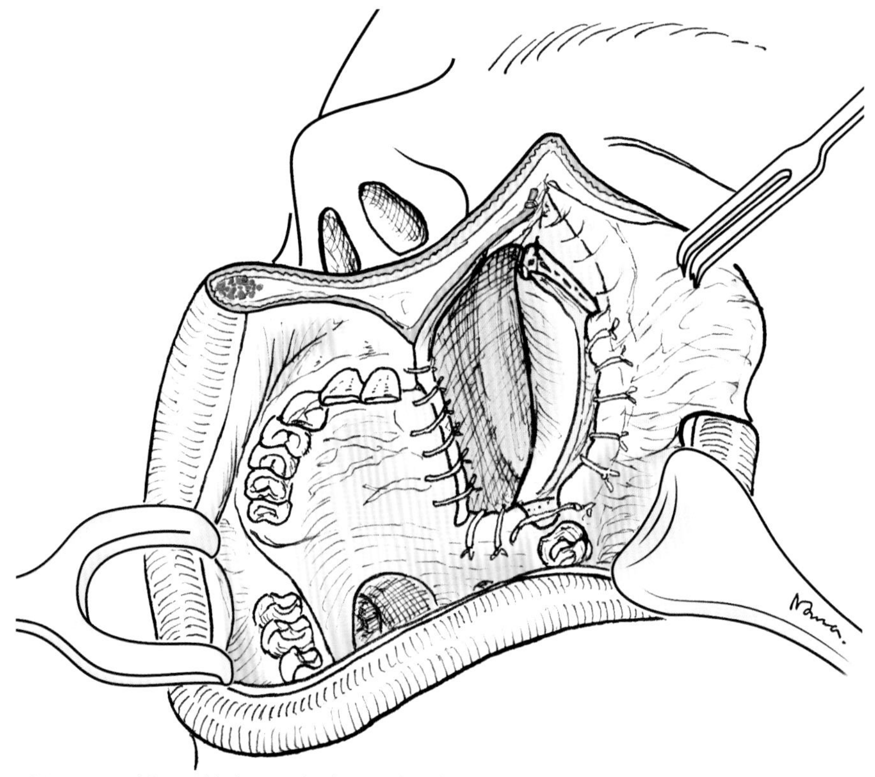

图20-57 创口的缝合（骨断端用口腔和鼻腔黏膜覆盖）

⑧如果颊黏膜切除较多，为了防止面部皮肤收缩，应该采用断层皮片移植覆盖颊部创面。为了防止感染和面部皮肤收缩，创腔用含有抗菌药物和碘仿的纱布填塞。

上颌晚期牙龈癌（T4）切除术：上颌骨半侧切除术

保留眼球的上颌骨半侧切除术手术图解。

■设置切除范围

术前在牙槽及颊黏膜上，检测碘非染色部分，在其外侧黏膜设计切口线。为了保护眼球，用尼龙线将上下眼睑缝合（参照第2卷）。

■切开皮肤

Weber-Dieffenbach的切口线从上唇正中至鼻小柱基底部切开，绕过鼻翼沿鼻唇沟向上至内眦高度，然后水平向在下睫毛下1~2mm处沿睫毛切开向外达外眦（图20-58）。下眼睑处首先切开眼睑皮肤和眼轮匝肌，在下眼睑板下切开眶下缘骨膜，沿眶下剥离，切断附着于泪骨前嵴处的眼轮匝肌（图20-59）。在关创时，将切断的眼轮匝肌缝合可以防止下眼睑下垂和鼻泪管的排泄障碍。

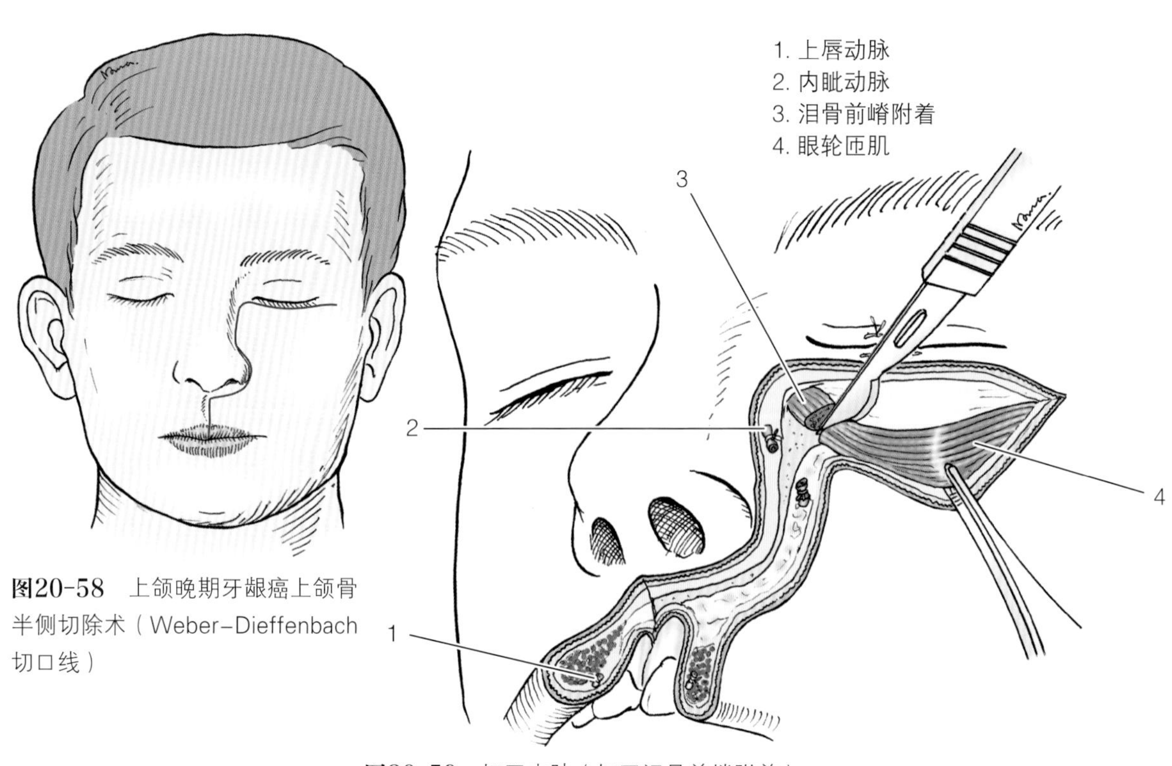

图20-58　上颌晚期牙龈癌上颌骨半侧切除术（Weber-Dieffenbach切口线）

图20-59　切开皮肤（切开泪骨前嵴附着）

■在上颌骨表面剥离

如图20-60所示，将患侧的上唇向上向外翻开，沿预先做记号的切口线切开牙槽和颊黏膜，保证肿瘤边界外有足够厚度的正常组织，从中切牙牙龈沿龈颊沟向后上方翻起组织瓣。同时，在肿瘤外正常组织部位切开骨膜，剥离骨膜至眶下缘，多数情况下，需切断眶下神经。剥离颊部软组织时注意止血，然后用生理盐水纱布覆盖。

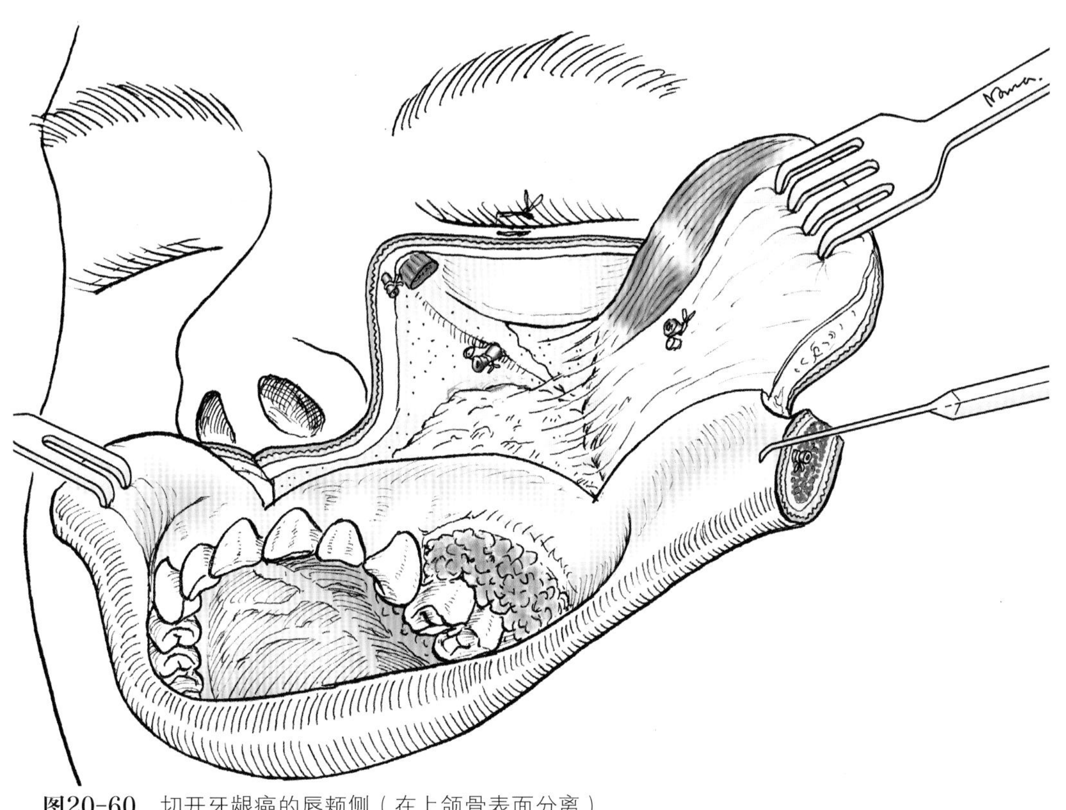

图20-60　切开牙龈癌的唇颊侧（在上颌骨表面分离）

■分离上颌骨侧方和后方

将眶下缘到外侧缘在骨膜下剥离后，沿着颧上颌缝剥离骨膜，然后将咬肌从颧骨和颧弓下剥离。

如图20-61所示，切断颧骨体后，在其后方可显露颞肌肌腱附着于下颌骨冠突。离断冠突侧面的颞肌肌腱，如图20-62所示，用往复锯切断冠突，去除颊脂垫，显露上颌骨侧后面。如图20-63所示，可见翼外肌附着于蝶骨翼突外板表面和从后向前上走行的上颌动脉。

用血管夹夹住上颌动脉、静脉及其分支（图20-64），这样能够避免上颌动脉及其分支的严重出血，从而使上颌骨切除变得顺利。

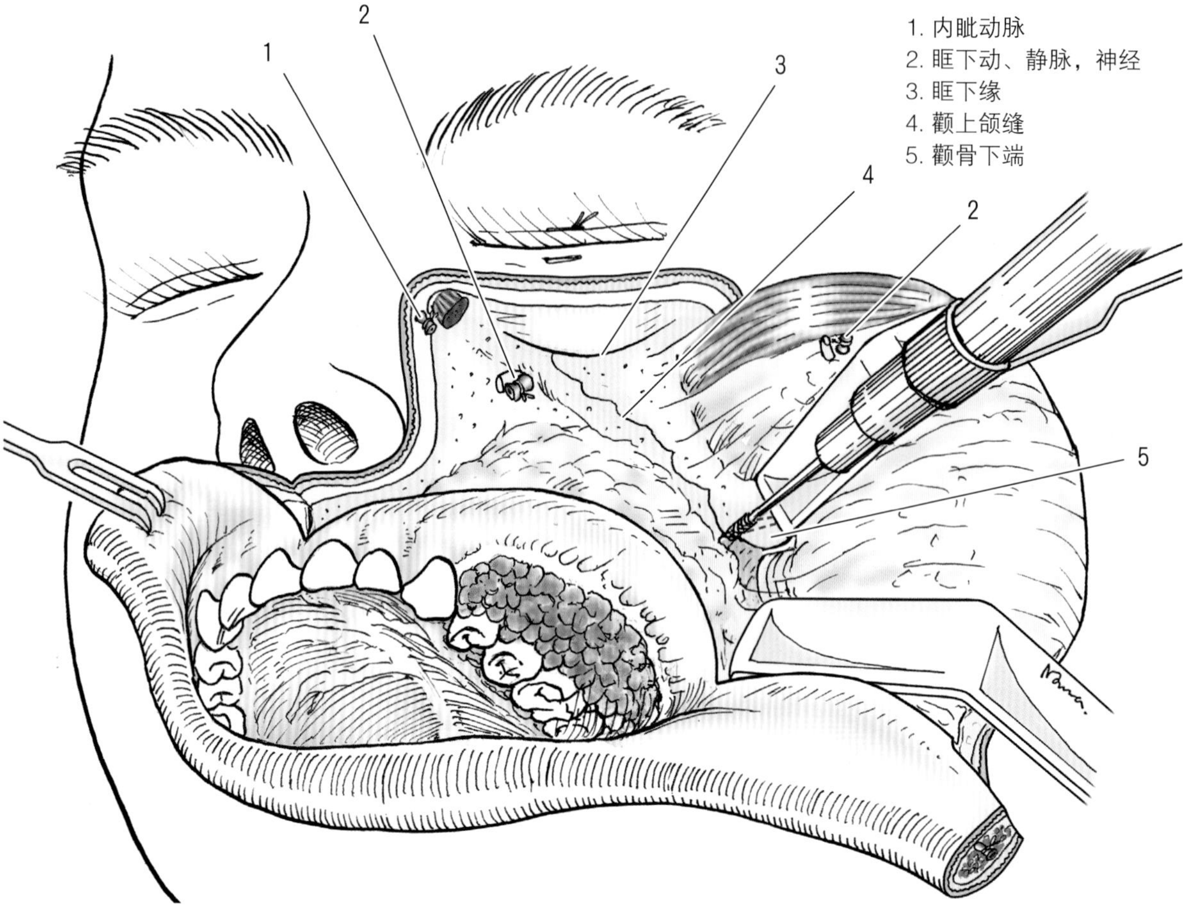

1. 内眦动脉
2. 眶下动、静脉，神经
3. 眶下缘
4. 颧上颌缝
5. 颧骨下端
1
2
3
4
2
5

图20-61 切断颧骨体下端后可见下颌骨冠突

1. 眶下缘
2. 颧颌缝
3. 颧骨体下端切面
4. 颞肌
5. 冠突
1
2
3
4
5

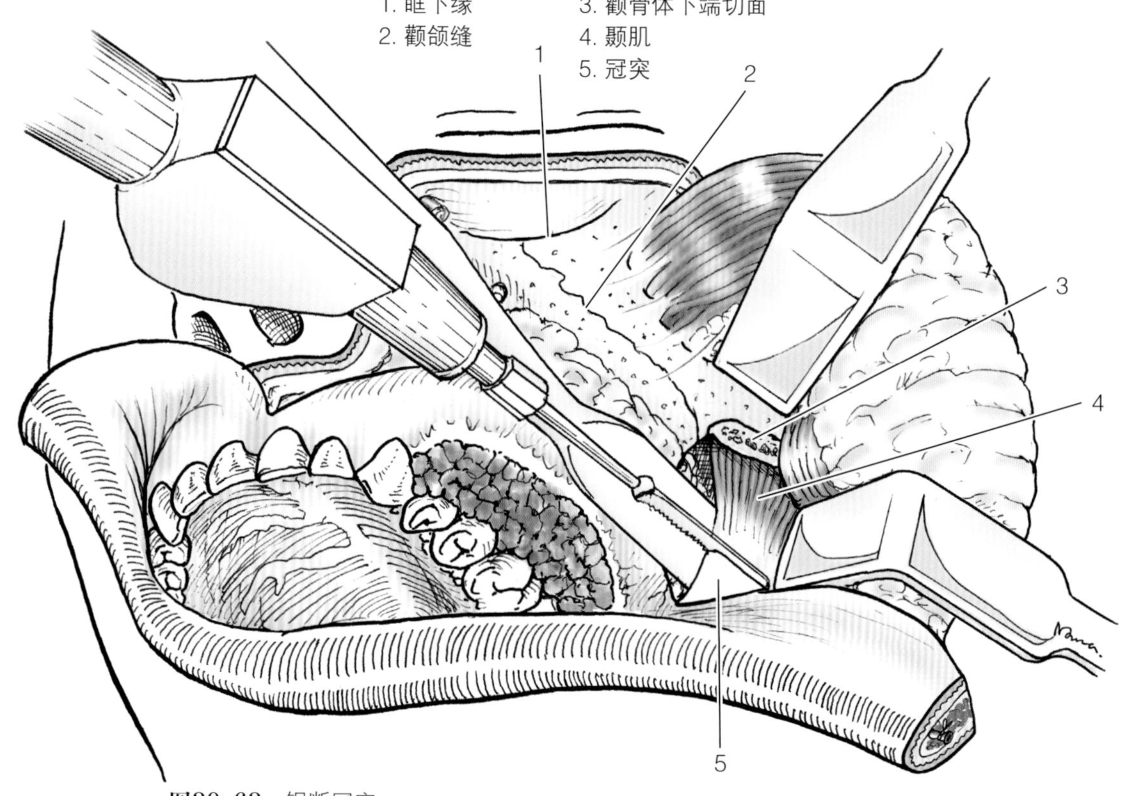

图20-62 锯断冠突

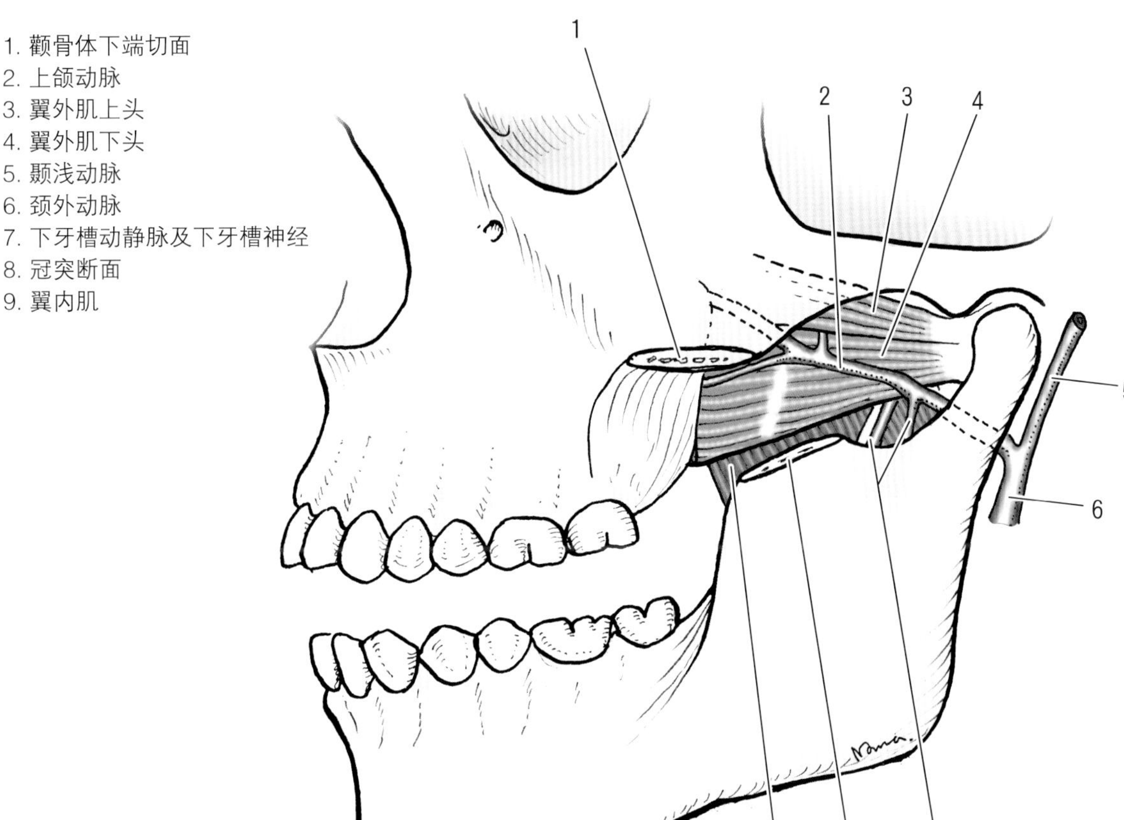

图20-63　上颌动脉及其分支

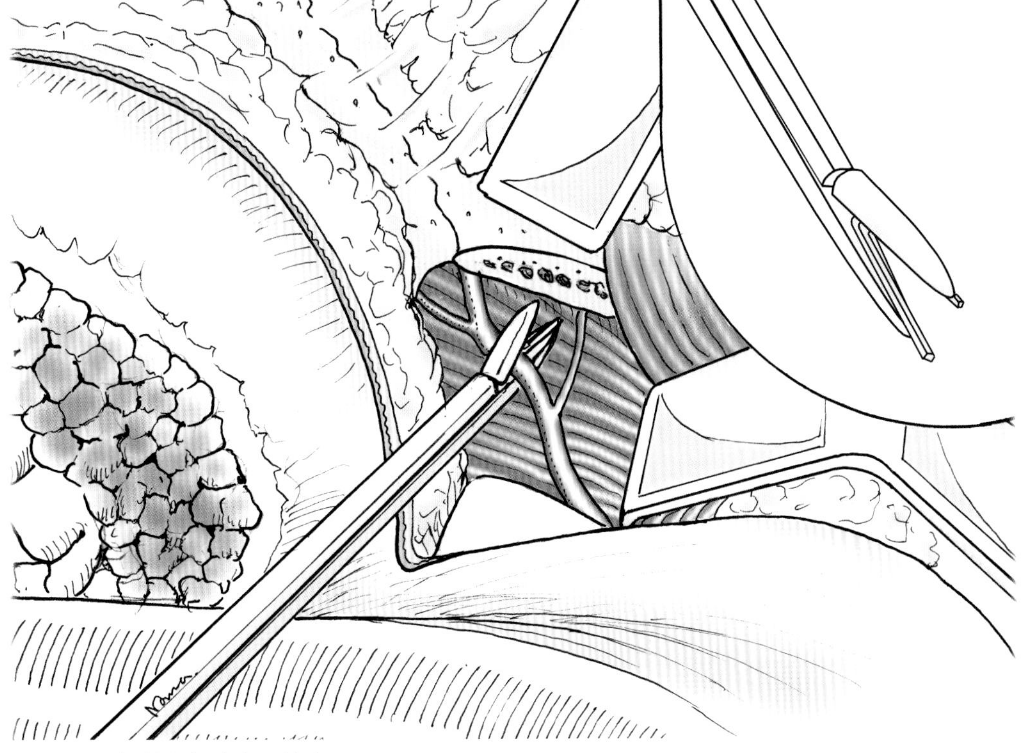

图20-64　切断上颌动脉及其分支

■上颌骨截骨

上颌骨的切除范围如图20-65所示。如图20-66所示切断上颌骨额突，沿眶下缘（眶底）向外侧进行截骨。其次是硬腭的截骨，肿瘤侵及上颌正中的情况是非常罕见的，所以一般在患侧正中进行纵向截骨。

如图20-67所示，拔除患侧中切牙，从那里向硬腭的后端切开并翻起腭黏膜，用往复锯截断硬腭。最后处理上颌骨和蝶骨翼突结合部，可以用骨凿进行分离（图20-68）。在肿瘤浸润破坏上颌骨后壁的情况下，需切断翼外肌和翼内肌，将受累的整个翼突从颅底分离，与上颌骨一并切除。

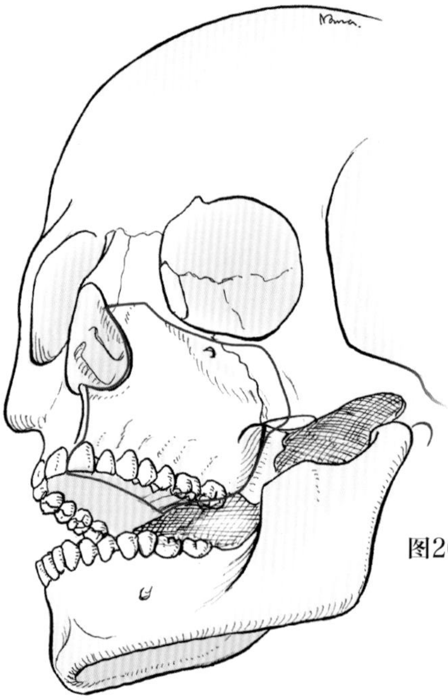

图20-65　包含牙龈癌的上颌骨半侧切除术

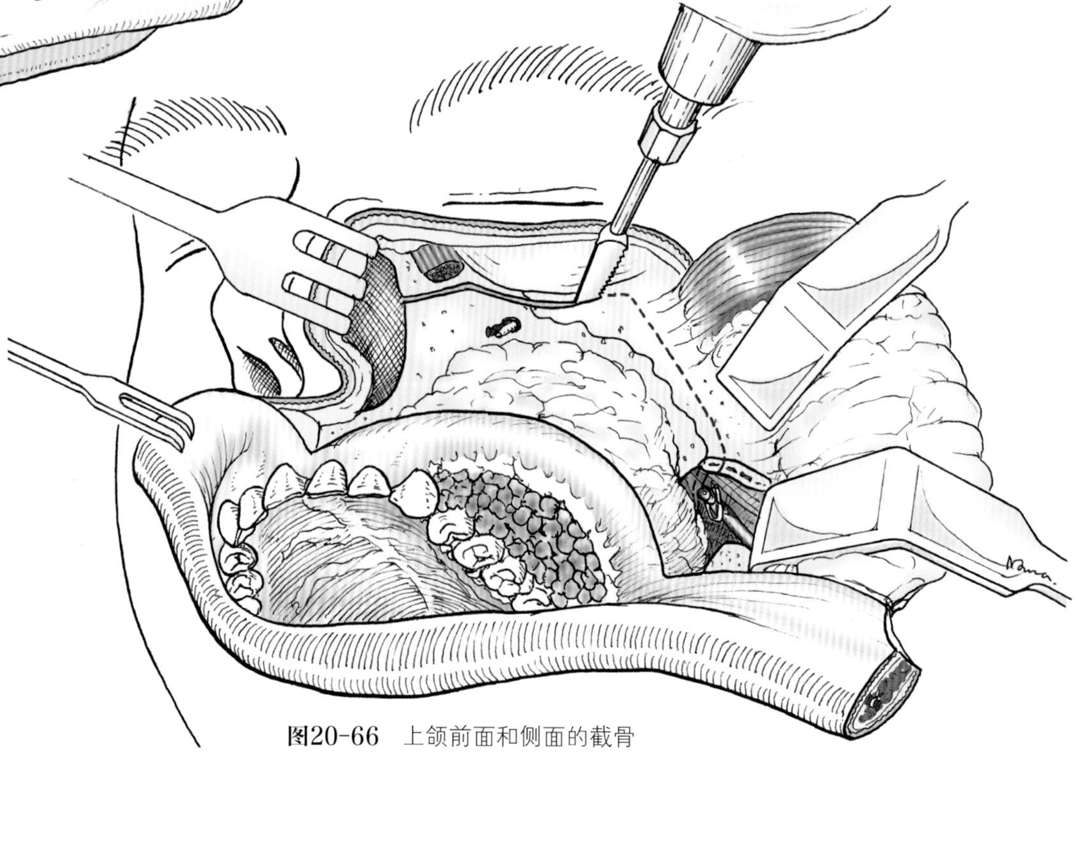

图20-66　上颌前面和侧面的截骨

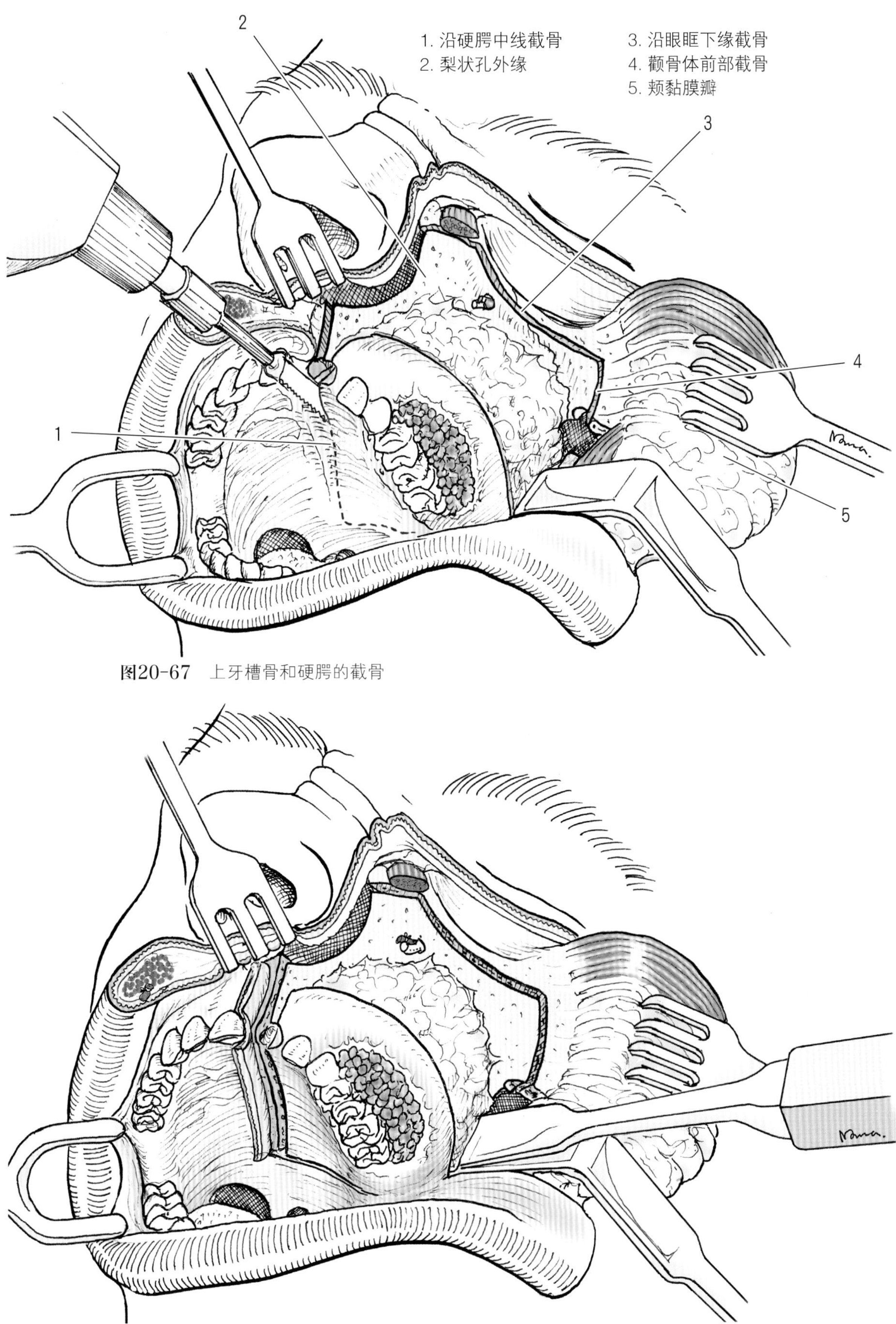

图20-67 上牙槽骨和硬腭的截骨

图20-68 分离翼上颌结合部

■分离上颌骨

用骨把持钳抓住上颌骨，松动并向前下牵引。在内侧切除部分鼻腔黏膜和下鼻甲。在上方如果眶底有肿瘤侵袭则一并切除。在后方，截骨后将附着的肌肉切断（图20-69）。最后，进行切断软腭，从而完整切除肿瘤。

应当注意的是，即使在上颌动脉被结扎后，因为上颌骨血供丰富仍有较多渗血，分离上颌骨动作要快速、准确地进行。

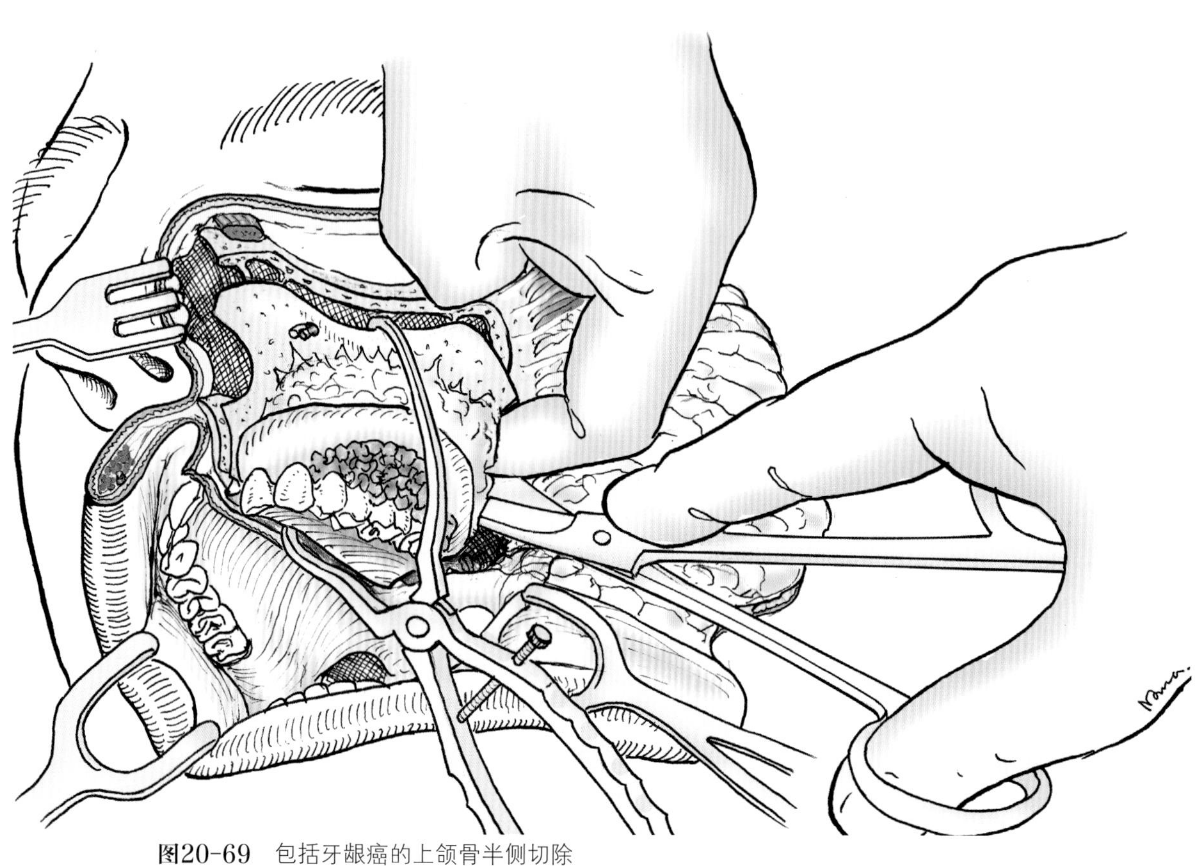

图20-69　包括牙龈癌的上颌骨半侧切除

■止血和手术安全边界的确认

当上颌骨被截断后，立即在整个伤口塞入温盐水纱布或棉球，挤压3分钟，从而使毛细血管出血停止。应当注意的是，血管出血必须结扎或电凝止血。另外，骨断端的锐缘需要打磨。

然后行病理快速诊断确定是否残留肿瘤组织。需确认筛窦黏膜、上颌窦黏膜覆盖于肿瘤处的颊部软组织和上颌骨后方的软组织，达到切缘阴性。应当指出的是，对于眶底切除的病例还需要进行眶底重建。

■颊部创面的覆盖

为了防止面部软组织挛缩，颊部创面皮片覆盖是必要的（**图20-70**）。皮片覆盖创面后用药物纱布反包扎加压，也可以使用临时义齿来压迫皮片。

■关闭创口

首先用PGA（薇乔®）线缝合所有肌肉和皮下组织，用黑色丝线缝合口腔黏膜，面部皮肤用5-0或6-0尼龙线缝合。

1. 腭部截骨面用黏膜覆盖
2. 保留上颌窦上部黏膜
3. 颊部软组织创面覆盖断层皮片

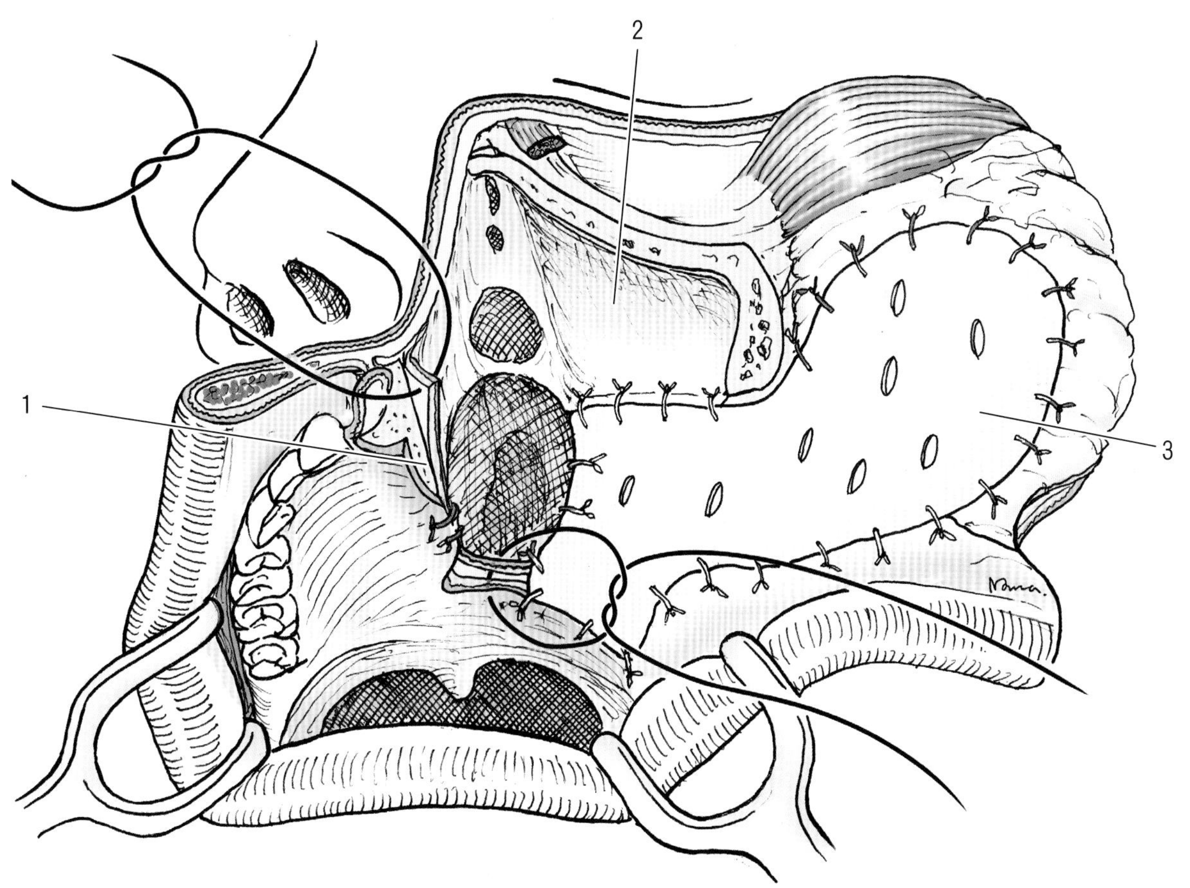

图20-70 覆盖皮片的截骨面和残留黏膜表面

唇癌切除术

唇癌切除根据受累范围的不同采用不同术式。

小下唇癌的楔形切除

主要用于肿瘤切除后的缺损宽度小于1/3下唇的情况。

①将切除范围设计成"盾"形，在红唇皮肤交界（唇缘）切口线外2mm用注射器蘸染料做标记（图20-71）。

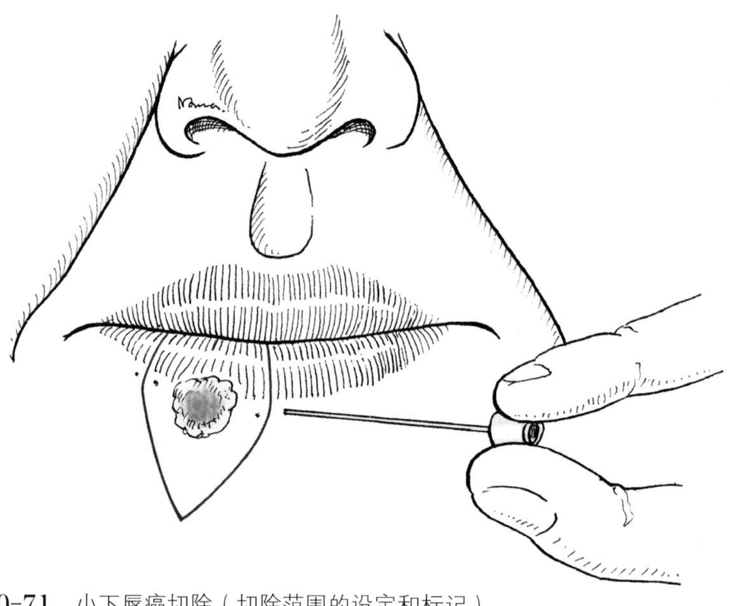

图20-71　小下唇癌切除（切除范围的设定和标记）

②两侧的口角部用手指压迫下唇动脉，如图20-72所示，用11号刀片沿切口切开下唇全层。

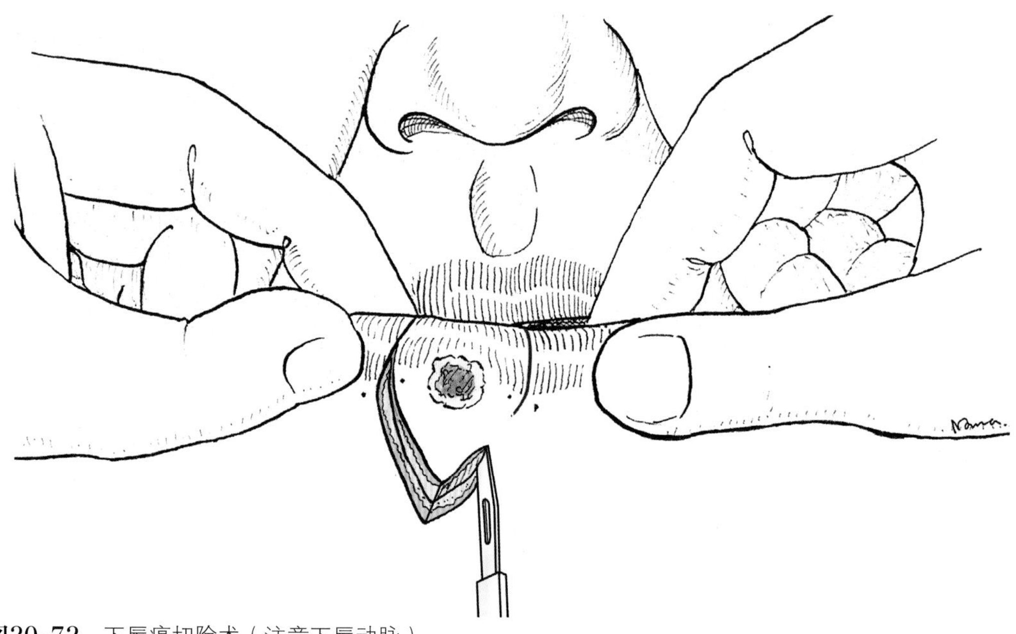

图20-72　下唇癌切除术（注意下唇动脉）

③结扎下唇动脉后，用黑色丝线缝合唇黏膜（图20-73）。然后，用PGA缝合口轮匝肌，皮肤缝合用6-0尼龙线。第一针缝合红唇和皮肤交界处，接着是红唇，然后是皮肤的缝合（图20-74）。

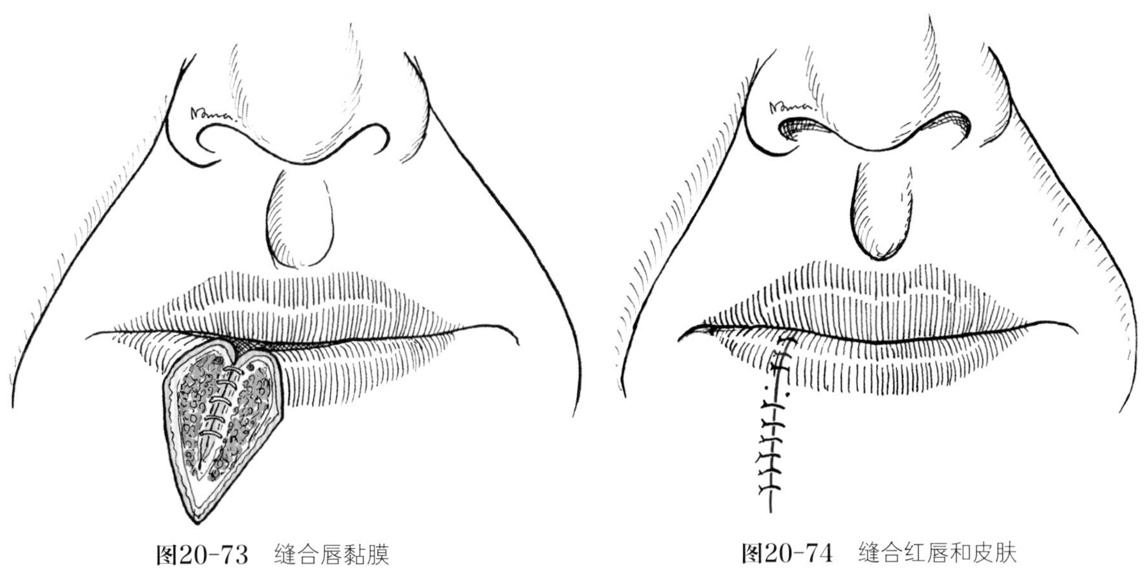

图20-73 缝合唇黏膜

图20-74 缝合红唇和皮肤

相对较小的上唇癌切除术（Abbe）

如果肿瘤切除后的缺损与上唇的宽度比为1/3~1/2时，可以用下唇中央交叉组织瓣修复上唇的缺损。

①上唇切除范围、下唇的Abbe瓣的设计如图20-75所示。首先，根据肿瘤范围确定切口线。

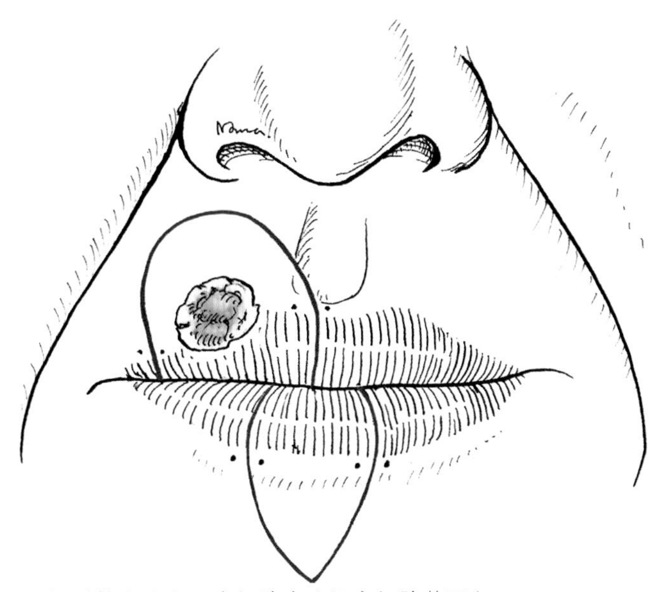

图20-75 相对较小的上唇癌切除术（设定切除范围）

②将Abbe瓣的高度调整到和上唇缺损的尺寸相匹配，宽度可以到缺损的2/3。下唇动脉在唇红皮肤交界的高度，紧邻在下唇黏膜下（**图**20-76）。中央侧的切口，如**图**20-77所示，可从下面延伸到红唇略微超出唇红皮肤交界。要使下唇的红唇皮肤交界部与上唇的红唇皮肤交界部在一条直线上对齐进行移植。

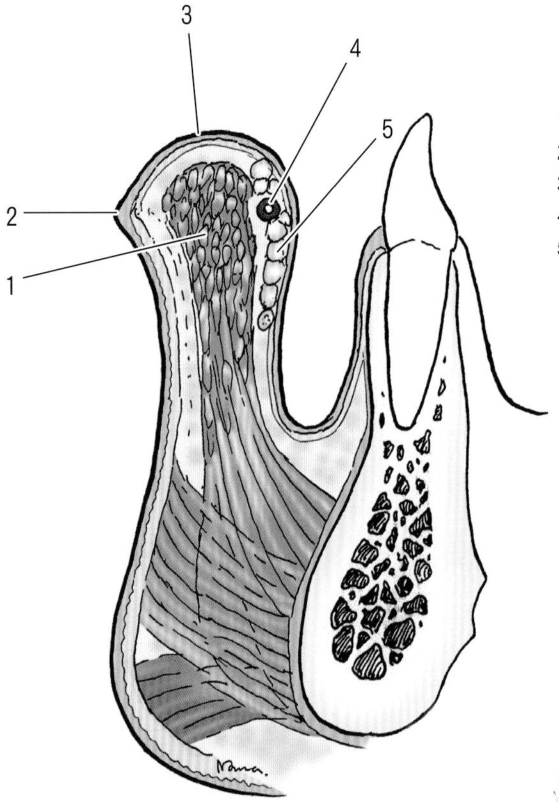

1. 口轮匝肌
2. 红唇皮肤交界处
3. 红唇
4. 下唇动脉
5. 唇腺

图20-76　下唇矢状面示意图

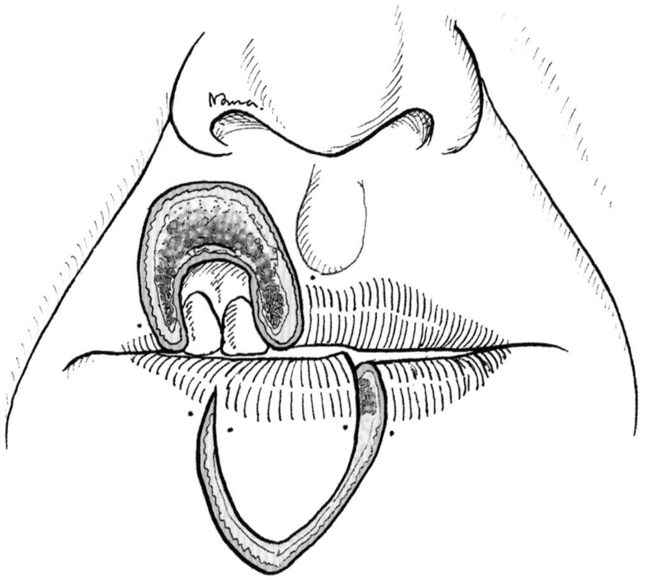

图20-77　包含癌在内的上唇部分切除和下唇组织瓣

③首先，于下唇的缺损部位的黏膜用黑色丝线，口轮匝肌用PGA线，皮肤用尼龙线依次缝合。对于Abbe瓣，从难以缝合的蒂部开始缝，与下唇一样，先进行黏膜和肌肉层，然后是皮肤的缝合（**图**20-78）。因为手术后无法开口，所以不能拆线的部位缝合线用PGA。术后特别要注意让蒂部保持清洁。

④手术10天之后，可以将蒂部用缝线绑住同时观察唇组织瓣的血流变化。如果血供良好则可以切断蒂部，红唇部黏膜如果对得不整齐，此时可以修整（**图**20-79）。

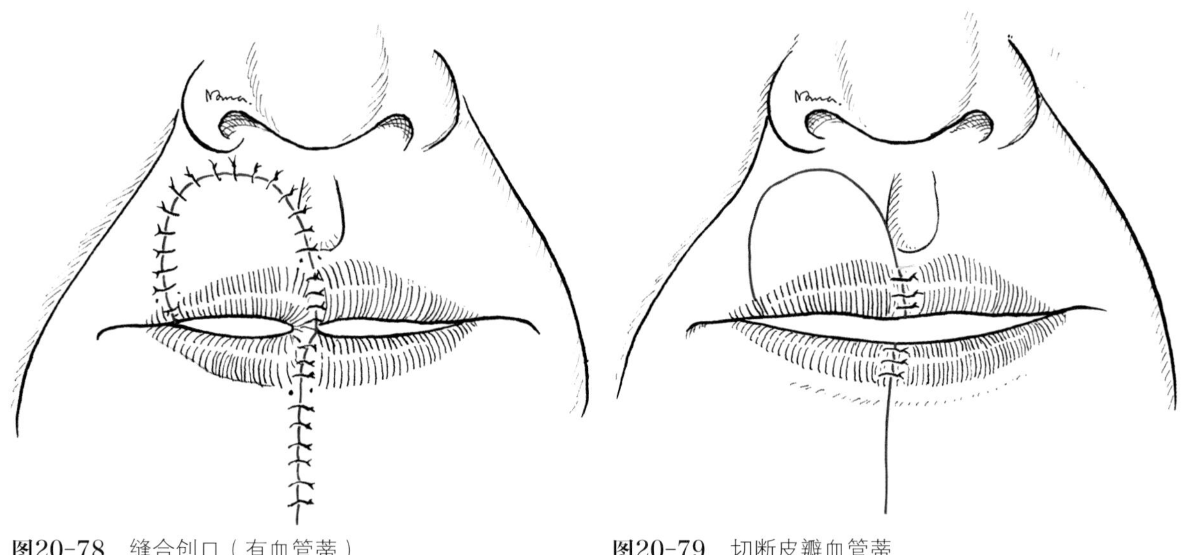

图20-78 缝合创口（有血管蒂）　　**图20-79** 切断皮瓣血管蒂

较大唇癌（T2）的切除术（Fries法）

适用于肿瘤切除后的下唇缺损宽度在1/2以上的病例。采用下唇缺损两侧颊部推进瓣进行重建。

①下唇癌的切口线和下唇重建所需的推进瓣的设计线如图20-80所示。皮瓣的切取和推进以“Bernard三角”为基点，Bernard的原法是将“口角”变更到“口角的延长线和鼻唇沟交点”处，即口角延长线与鼻唇沟的交点A，从该点以下唇缺损一半的长度延长至点B，在与鼻小柱同样高度的鼻唇沟上确定C点，从而形成三角形。

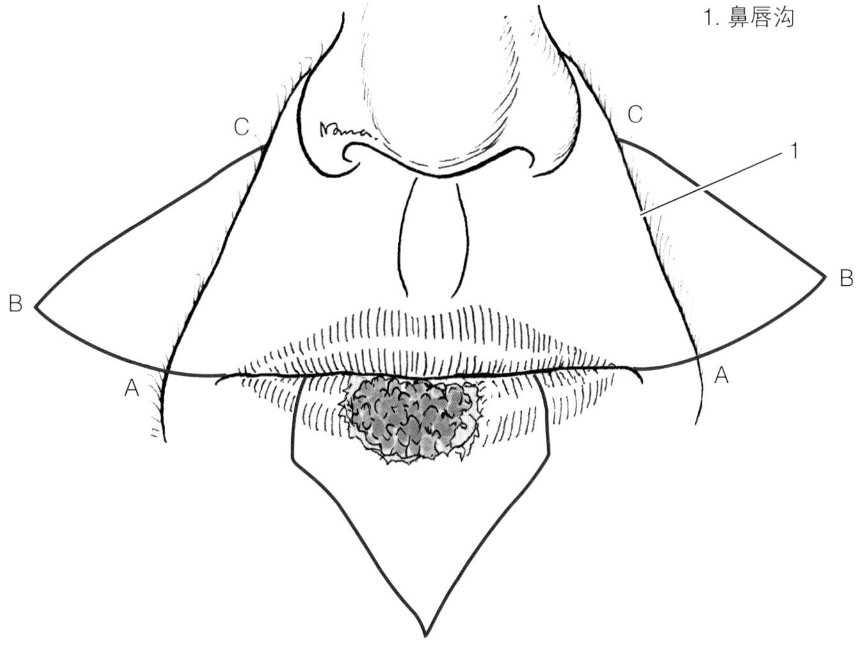

图20-80 下唇癌（T2、N0、M0）的切除（Fries法的设计）

②首先，将包括肿瘤在内的下唇中央部的组织切除。然后从两侧口角至鼻唇沟切开皮肤、肌层，形成之前设计的三角形（包含皮肤、皮下脂肪和肌层），保留黏膜（图20-81）。

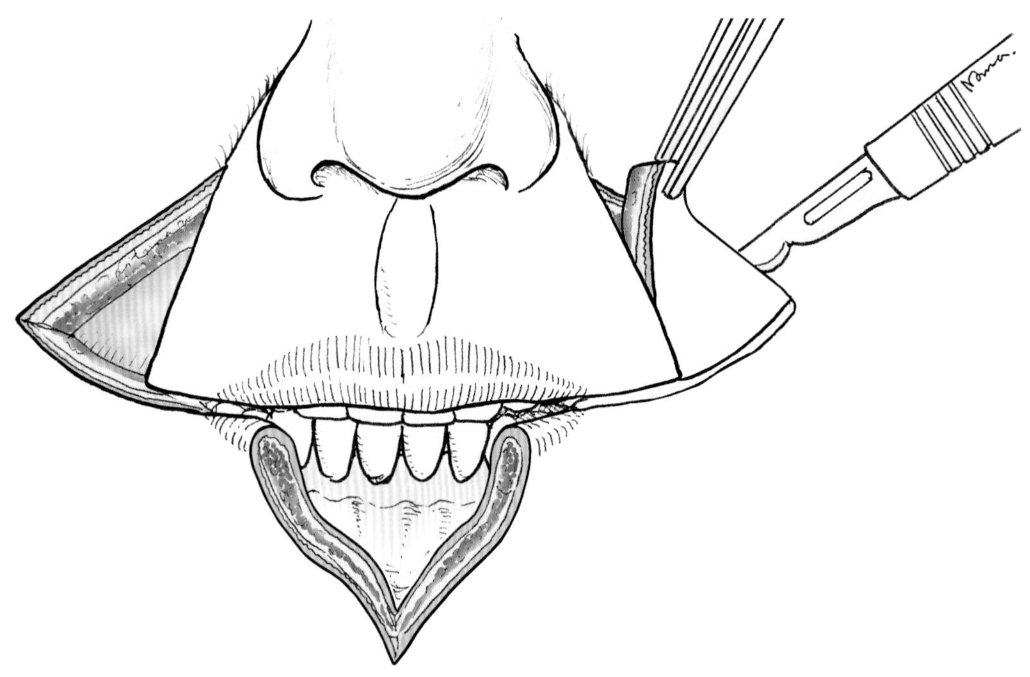

图20-81　下唇癌切除后推进瓣的切取

③如图20-82所示，在垂直方向上解剖分离口角后方的颊黏膜（剥离黏膜），如该图右侧所示，沿分离黏膜的上缘切开，向下翻转黏膜形成新的红唇。

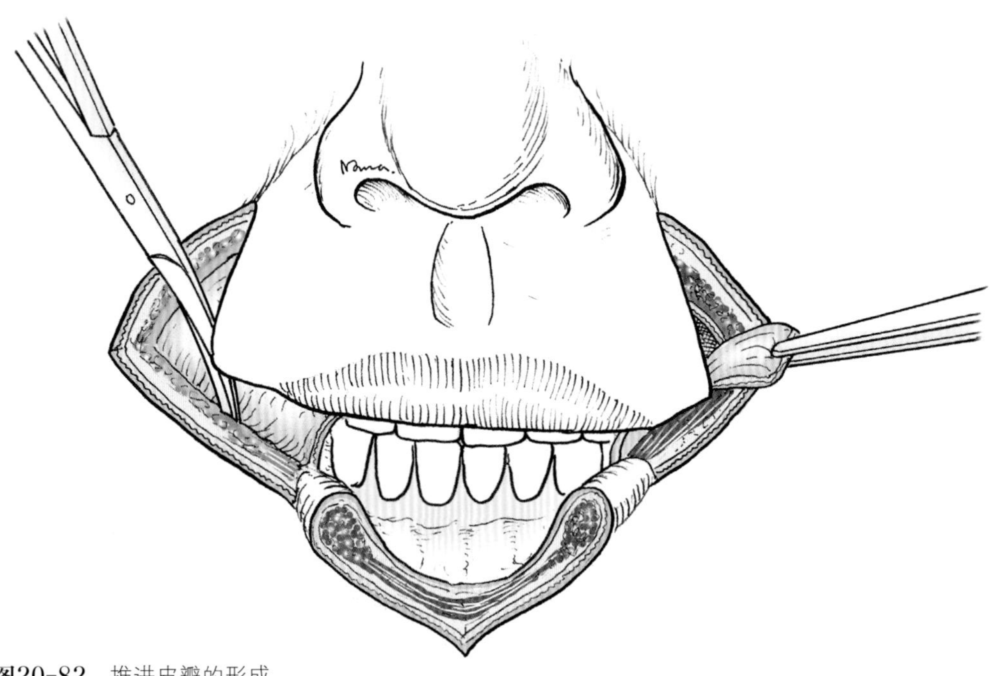

图20-82　推进皮瓣的形成

④左右的推进瓣向中央移动形成新的下唇（**图20-83**），首先，用尼龙线缝合固定左右红唇皮肤过渡部分，使其连续呈一条直线。再用PGA线紧密缝合口轮匝肌，然后削除相当于红唇部位的表皮（打点的部位）。最后，用事先剥离的颊黏膜覆盖，形成新的红唇（**图20-84**）。

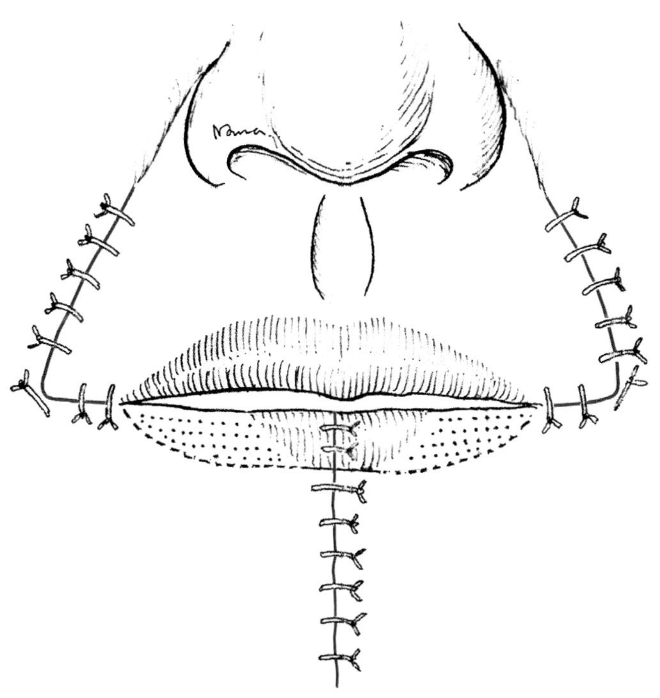

图20-83 削除下唇相当于红唇部（打点的部位）的表皮

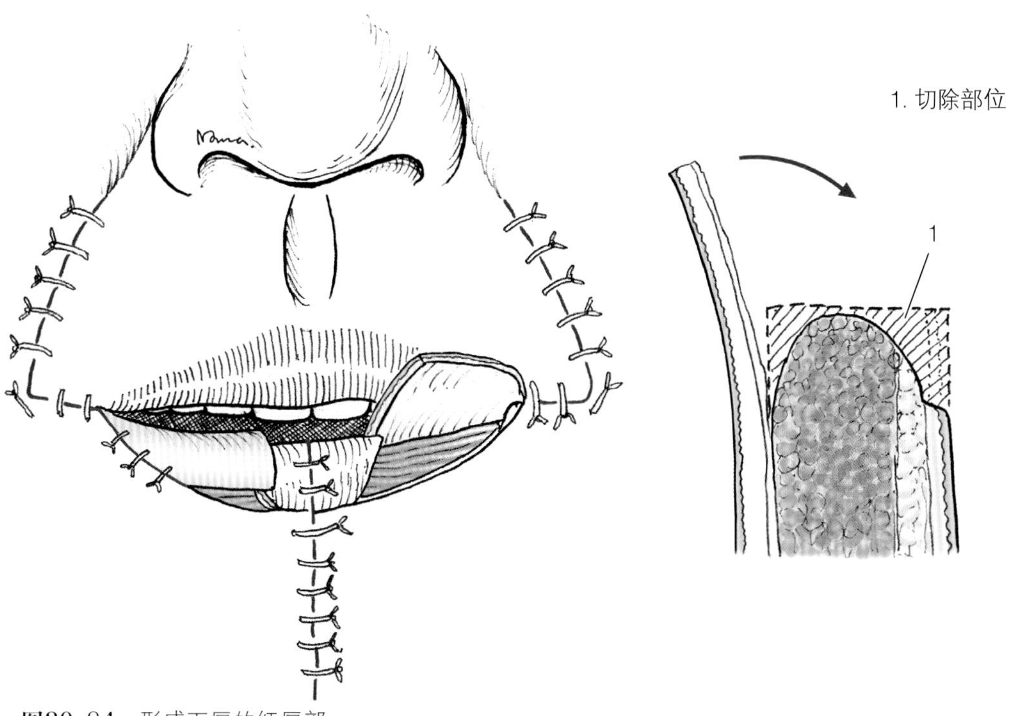

图20-84 形成下唇的红唇部

⑤最后缝合关闭创口（图20-85），同时做适当调整，防止下唇变形。

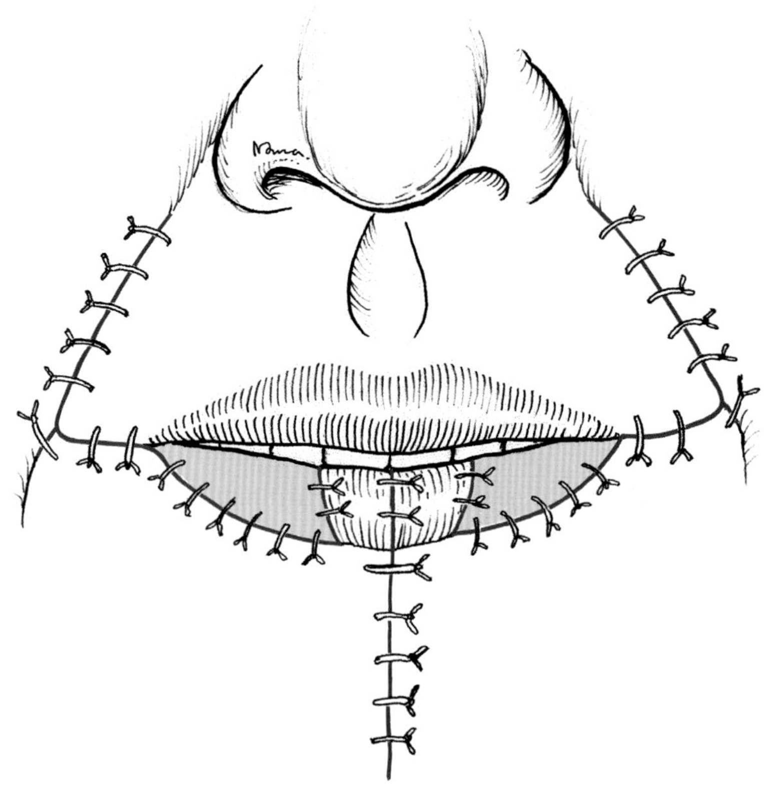

图20-85　形成下唇的红唇部分

颈淋巴结清扫术

颈部淋巴结是口腔癌转移概率较高的区域，一般将原发肿瘤与转移的淋巴结一同清除，口腔外科中颈淋巴清扫术的范围和手术步骤有其自身特点。将颈浅筋膜和颈深筋膜浅层及气管前筋膜（颈深筋膜中层）之间肿大淋巴结在内的所有组织切除，但保留颈动脉和迷走神经及膈神经，为根治性颈淋巴清扫术（radical neck dissection）。按根治性颈清进行手术，但保留胸锁乳突肌、颈内静脉、副神经，为改良根治性颈淋巴清扫术（modified radical neck dissection）。仅对口腔癌的淋巴结预期转移区域进行切除，为选择性颈淋巴清扫术（selective neck dissection），其中选择清扫Ⅰ~Ⅲ区的称为肩胛舌骨肌上颈淋巴清扫术（supraomohyoid neck dissection）。根据不同病例选择不同术式。

在口腔癌的颈淋巴清扫术中皮肤切口线的设计一般是一个Y形切口（**图20-86a**），如**图20-86b**所示，考虑到美观时可采用上下两个水平切口（MacFee切口）。

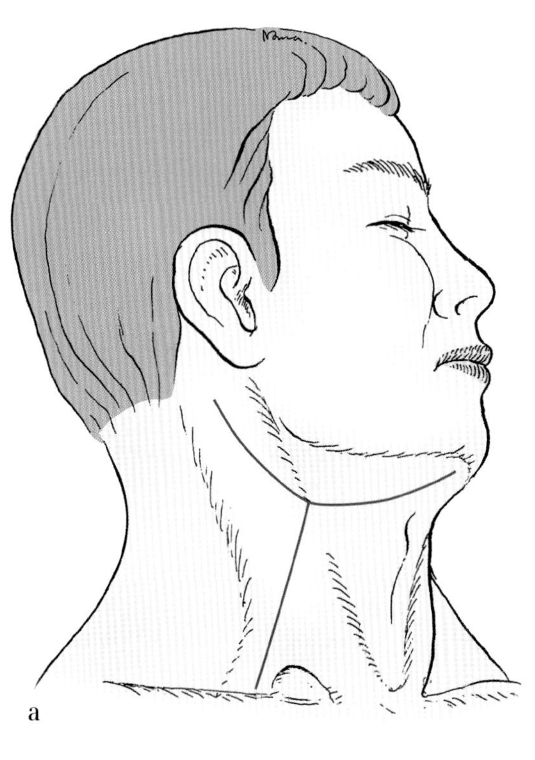

a

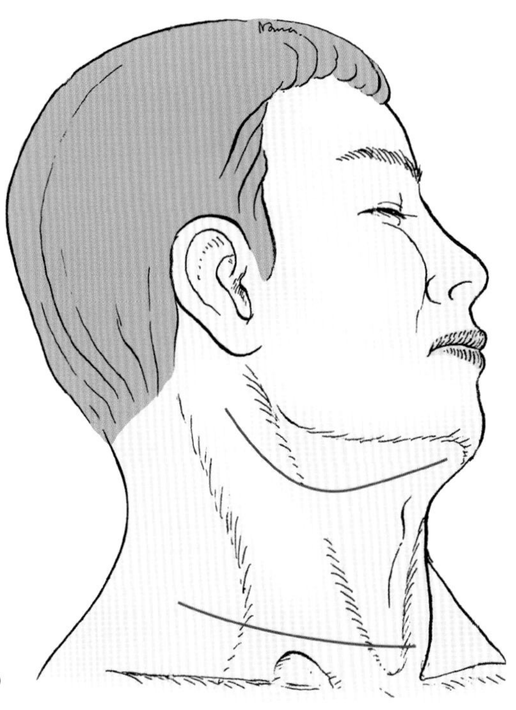

b

图20-86a，b Y形切口和MacFee切口

Y形切口有三点问题，一个缺点是颈部会留有纵向的瘢痕，两个优点是术野清晰、手术操作容易。而MacFee切口，相对术野展开不足，颈后三角暴露不够。两侧同时进行颈清的情况下，可采用面部底的大的U形切口（图20-86c）。只清扫颌下淋巴结及颈深上淋巴结时，Y形切口上半部分可以改作弓状向下切开一横指的切口（图20-86d）。

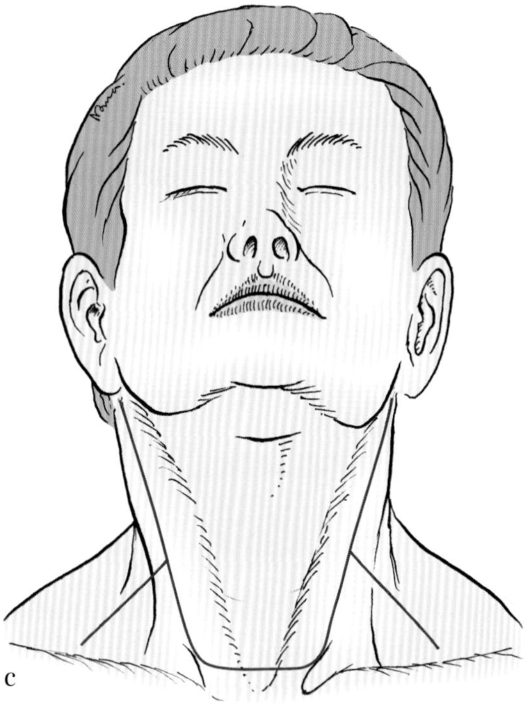

c

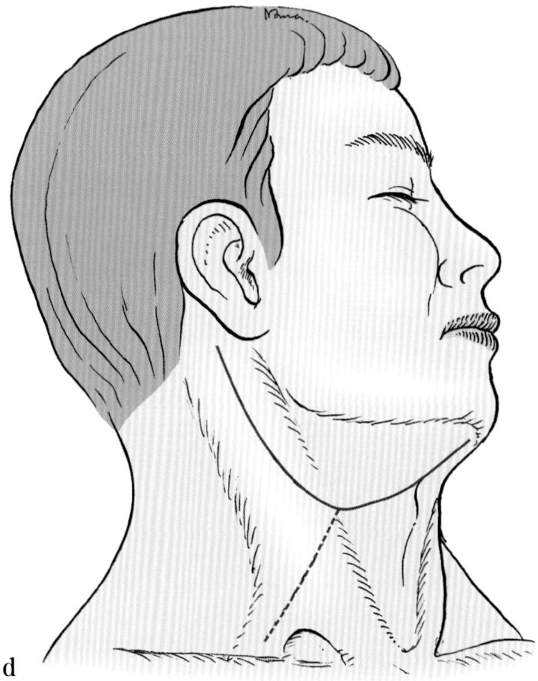

d

图20-86c，d U形切口和变形Y形切口

根治性颈淋巴清扫术

根治性颈淋巴清扫术（Radical Neck Dissection）是颈部淋巴结清扫的基本术式，适用于广泛的颈部淋巴转移的病例和淋巴结外浸润病例。同时，有降低生活质量的影响，如切断副神经影响肩膀运动、切除胸锁乳突肌引起颈部变形等缺点。因此，现今除在颈深中组和下组（Level Ⅲ，Level Ⅳ）受累、明显淋巴结外浸润及颈部术后复发的患者使用外，几乎不被使用。

■皮肤切口的设计

Y形皮口改良，如图20-87所示，纵向垂直切口的部分换成波形切口可以减少术后的瘢痕挛缩，手术后的瘢痕几乎变得不明显了。通过颈阔肌肌皮瓣修复，3点的连接处也会愈合良好。

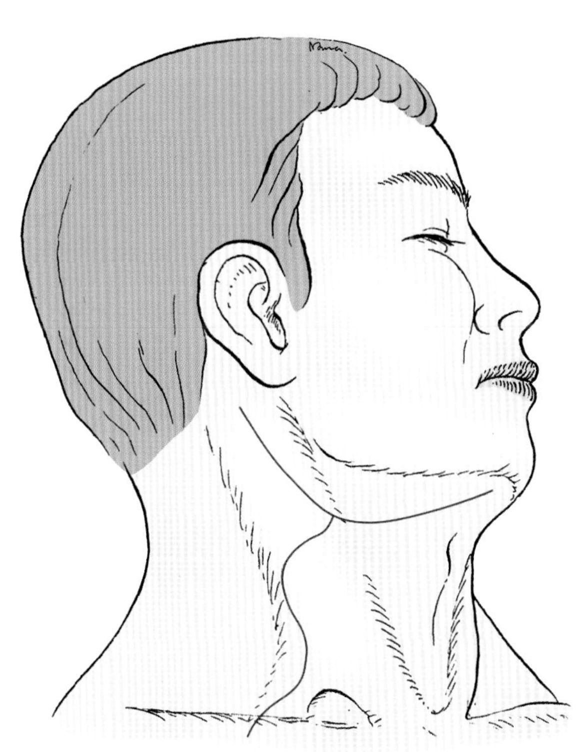

图20-87 Y形切口的纵切口部分的波形变化

■皮瓣的制作

上方皮瓣的解剖

如肿瘤在颈阔肌内侧及下颌的舌侧，下颌角的位置颈阔肌不覆盖腮腺表面，沿下颌角的高度进行翻瓣的过程中注意保护面神经的下颌缘支。下颌缘支在下颌角的下方，由颈面干发出，自腮腺的下前缘穿出，在下颌脂肪间向前向上走行，在面动、静脉附近，越过下颌下缘向面部分支，在下颌下缘1.5cm范围内可发现2~3支纤细的神经纤维。找到面神经下颌缘支后应低位结扎面动脉及面静脉，使下颌缘支远离术区。接下来是健侧前方（对方）的二腹肌前腹，后方下颌角，腮腺下极甚至乳突下端剥离翻转。

如果原发病灶位于下颌的唇颊侧，则剥离颈阔肌浅层更安全。根据实际情况，面神经的下颌缘支可不保留。

后方皮瓣的解剖

沿颈阔肌的深面继续解剖，在胸锁乳突肌后缘附近的深颈筋膜浅叶剥离，达到斜方肌前缘，下界至锁骨，上界至乳突后缘。

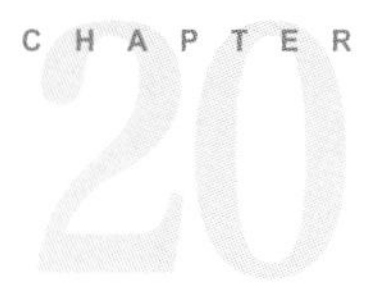

前方皮瓣的解剖

沿颈阔肌的深面继续解剖。上方是下颌骨下缘和健侧的二腹肌，中部为患侧胸骨舌骨肌，下方剥离至胸锁乳突肌胸骨头的胸骨切迹。图20-88为三边皮瓣均被翻起的示意图。

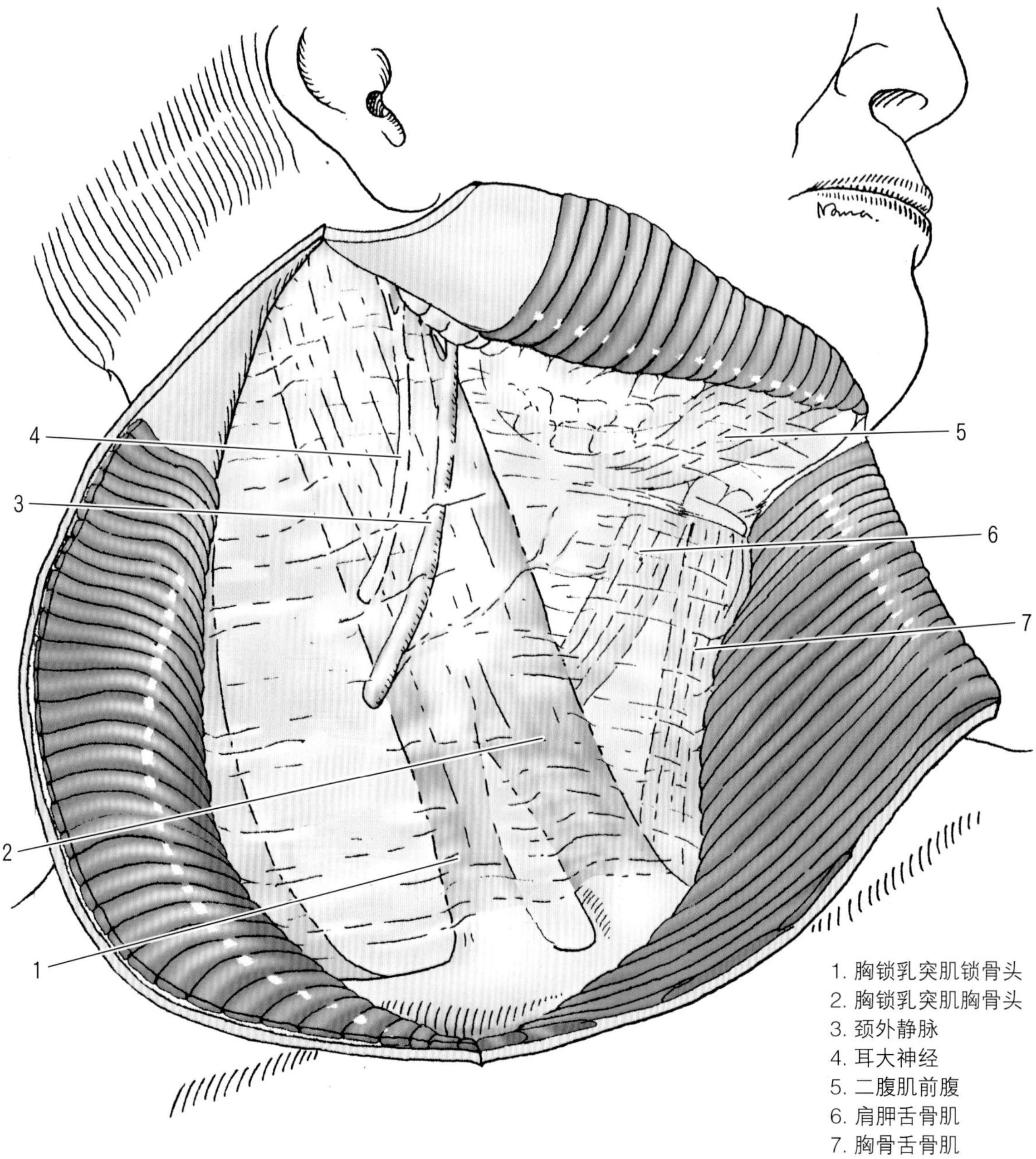

1. 胸锁乳突肌锁骨头
2. 胸锁乳突肌胸骨头
3. 颈外静脉
4. 耳大神经
5. 二腹肌前腹
6. 肩胛舌骨肌
7. 胸骨舌骨肌

图20-88 上方皮瓣、后方皮瓣、前方皮瓣的翻转

■锁骨上窝及颈后三角的清扫

首先断开下界，然后切开后界沿颈深筋膜深层的浅面向上前进行解剖。

切断颈内静脉下端

用电刀（**图20-89**）切断两组织钳之间的肌肉组织，分别切断胸锁乳突肌胸骨头和锁骨头，切断胸锁乳突肌后，其深面可见颈内静脉，颈内静脉后内侧为颈总动脉和迷走神经。

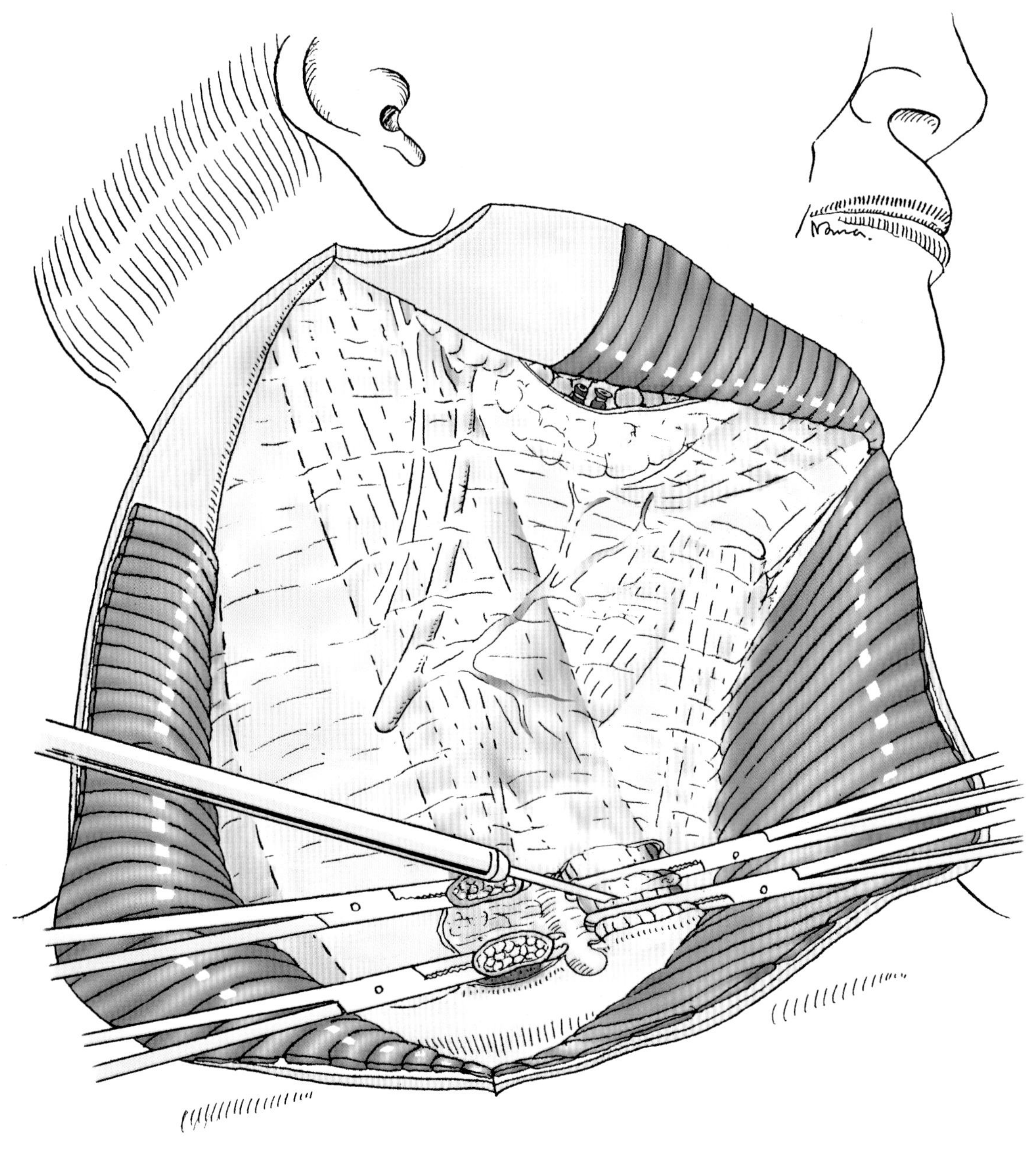

图20-89 切断胸锁乳突肌

剖开颈鞘，充分游离颈内静脉2cm，并将颈总动脉与迷走神经辨认清，间隔大于1cm将颈内静脉用5号线结扎，中间切断（图20-90）。

胸导管的确认

左侧（右侧也偶尔发生）颈清时易损伤胸导管。将颈内静脉外侧脂肪解剖，可见充满黄色透明液体的胸导管，一旦损伤，周围脂肪组织需仔细结扎。

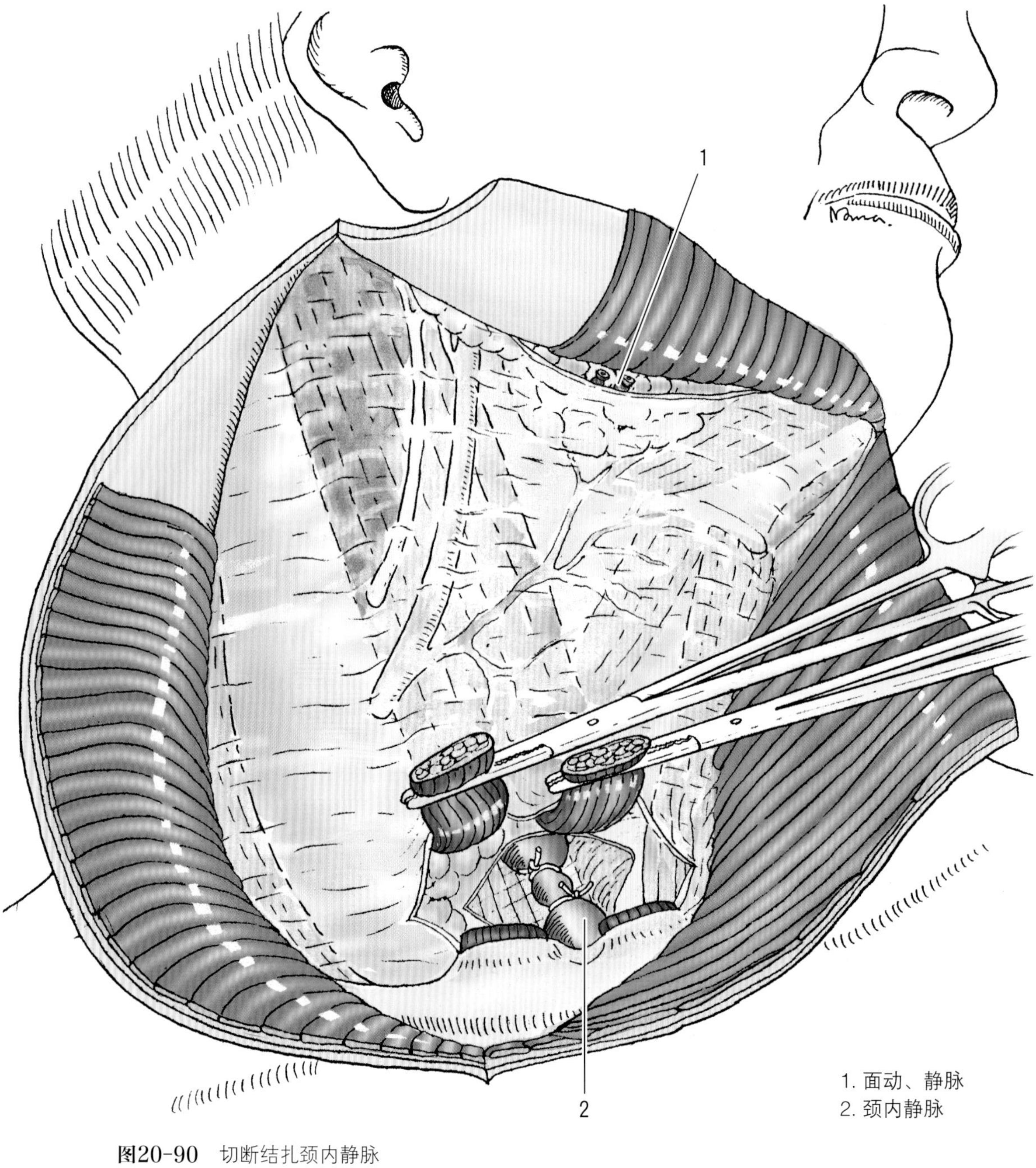

1
2

1. 面动、静脉
2. 颈内静脉

图20-90 切断结扎颈内静脉

锁骨上窝的清扫

检查完胸导管后，定位在前斜角肌顶部的膈神经，锁骨上三角内脂肪组织应分离至斜方肌前缘为止，深部应在椎前筋膜以上，以免损伤深面的膈神经和臂丛，结扎横断颈横动、静脉，从正中向外侧依次是膈神经、前斜角肌、臂丛、中斜角肌、后斜角肌（图20-91）。

颈后三角的清扫

沿斜方肌前缘解剖，可见副神经，剪断副神经，切断肩胛舌骨肌，沿胸锁乳突肌向上剥离至乳突，切断胸锁乳突肌的止点。

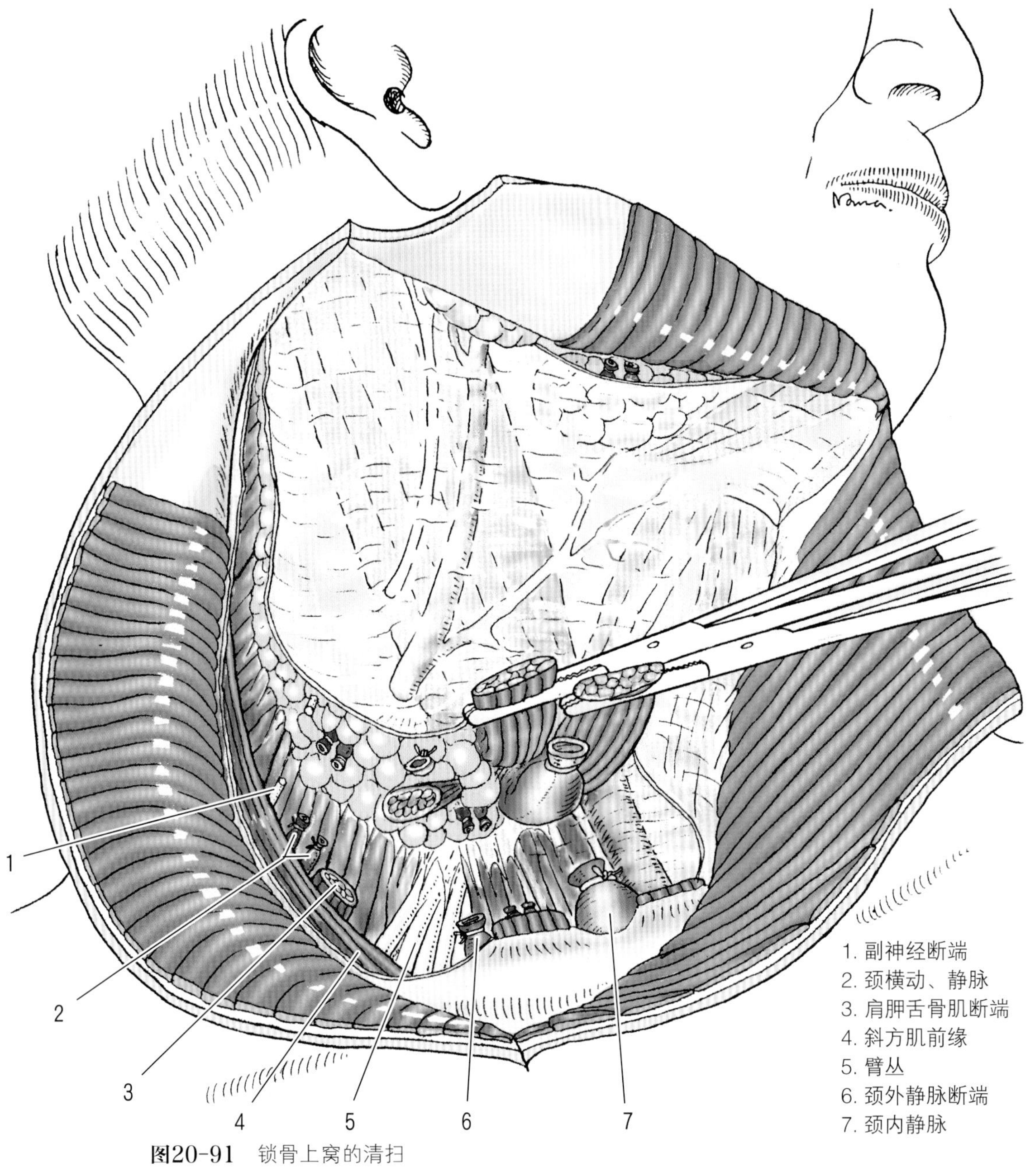

图20-91 锁骨上窝的清扫

颈神经丛的处理

颈清组织下方及后方切开后，将组织向上提起，由椎前筋膜浅面向头侧解剖。沿着膈神经向上方去追溯，可见臂丛神经从前斜角肌及中斜角肌之间穿出。然后锁骨上神经、颈横神经、耳大神经、枕小神经等感觉神经依次出现，分别切断（**图20-92**）。

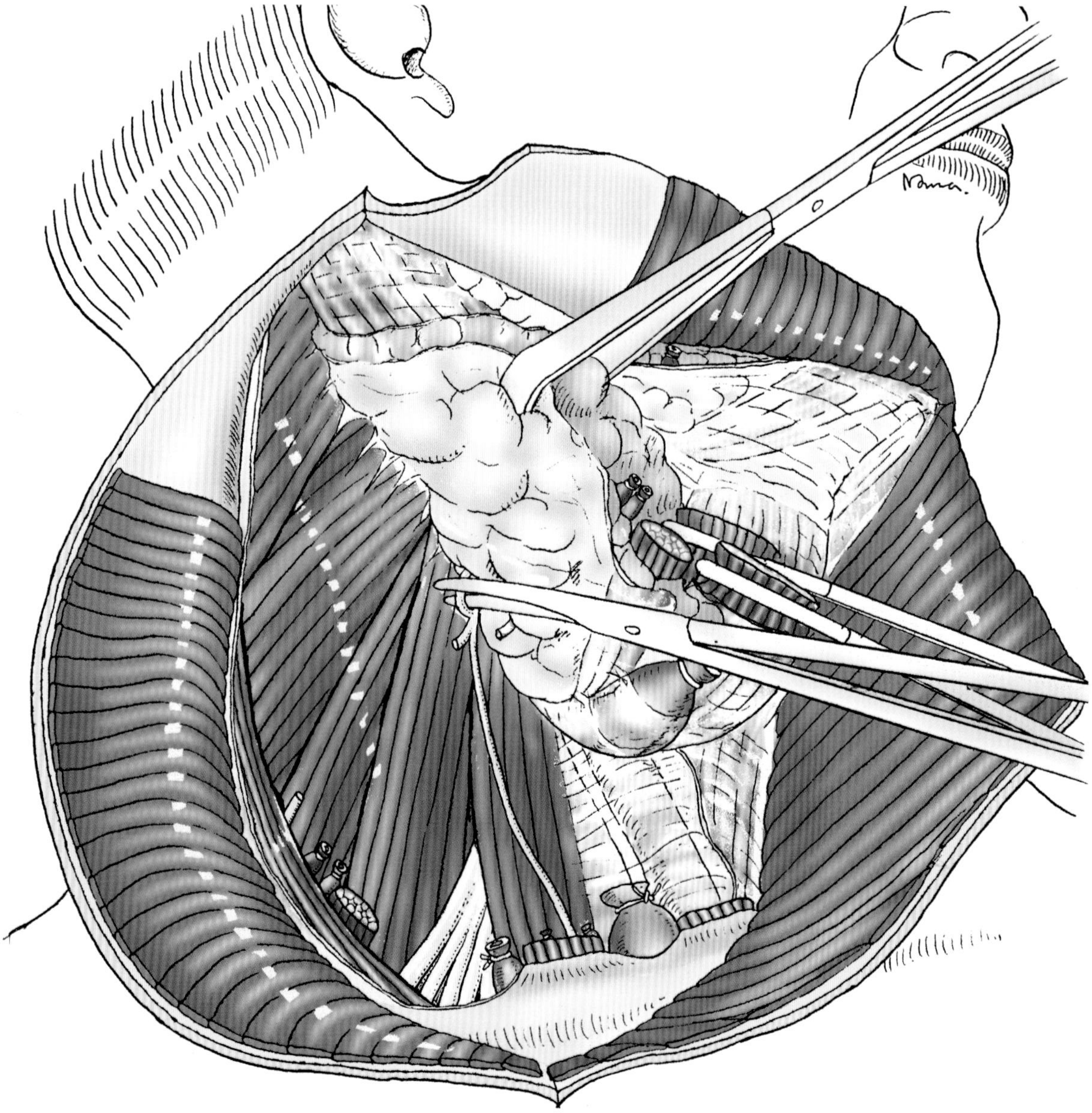

图20-92 颈后三角后缘的清扫

■颈后三角顶部和颈动脉后部的清扫

颈深上淋巴结和颈深中淋巴结群转移阳性率高，还有淋巴结外浸润的可能，所以尽量在广阔的视野下进行手术是必要的。

颈后三角最上部的清扫

近乳突的胸锁乳突肌靠近皮下处进行离断，其次切除腮腺下极。处理腮腺下极的同时注意结扎穿行的面后静脉及颈外静脉上端。结扎同时注意保护面神经的下颌缘支。

切除胸锁乳突肌和腮腺下极，将已显露的二腹肌后腹向前牵拉可见枕动脉，切断结扎枕动脉，用电刀切断二腹肌，可见包含了颈内静脉及颈深淋巴结的脂肪组织。切断枕小神经，沿肩胛提肌和头夹肌向前剥离至斜角肌和头长肌。这里经颈内动、静脉深面清扫颈深淋巴结及颈深筋膜深层的脂肪组织。

颈内静脉上端的确认

颈清最顶部的这个部位的安全确认，是颈清中最重要的一点，切断二腹肌并向前方牵引，确认没有转移淋巴结后，在颈内静脉周围2cm范围内颈鞘进行剥离，确定迷走神经安全后结扎切断颈内静脉。注意副神经与迷走神经的区别，切断副神经（图20-93）。

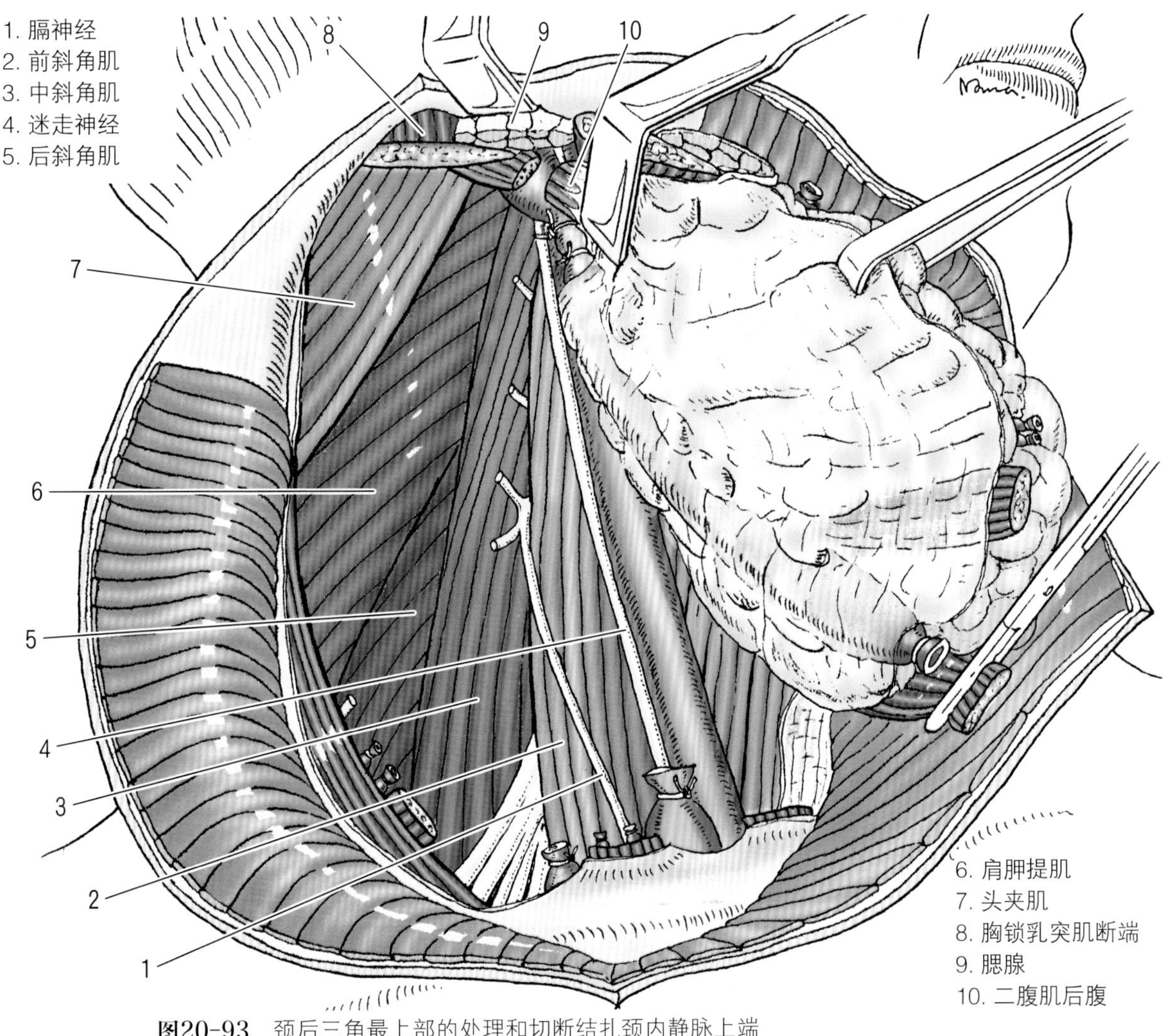

图20-93 颈后三角最上部的处理和切断结扎颈内静脉上端

■颈动脉下半部、颈前部和颏下三角的清扫

颈动脉下半部及颈前部清扫

从胸骨甲状肌侧缘剥离达到颈总动脉的内侧，沿颈动脉鞘向上剥离。剥离过程中，舌下神经应尽量保存，切断结扎汇入颈内静脉的甲状腺静脉。在颈内动脉和颈外动脉的分叉部，甲状腺上动脉从颈外动脉的前面发出。随后切开肩胛舌骨肌前缘筋膜，沿着胸骨舌骨肌和胸骨甲状肌筋膜向上方去剥离至舌骨，离断肩胛舌骨肌上腹与舌骨的附着（图20-94）。

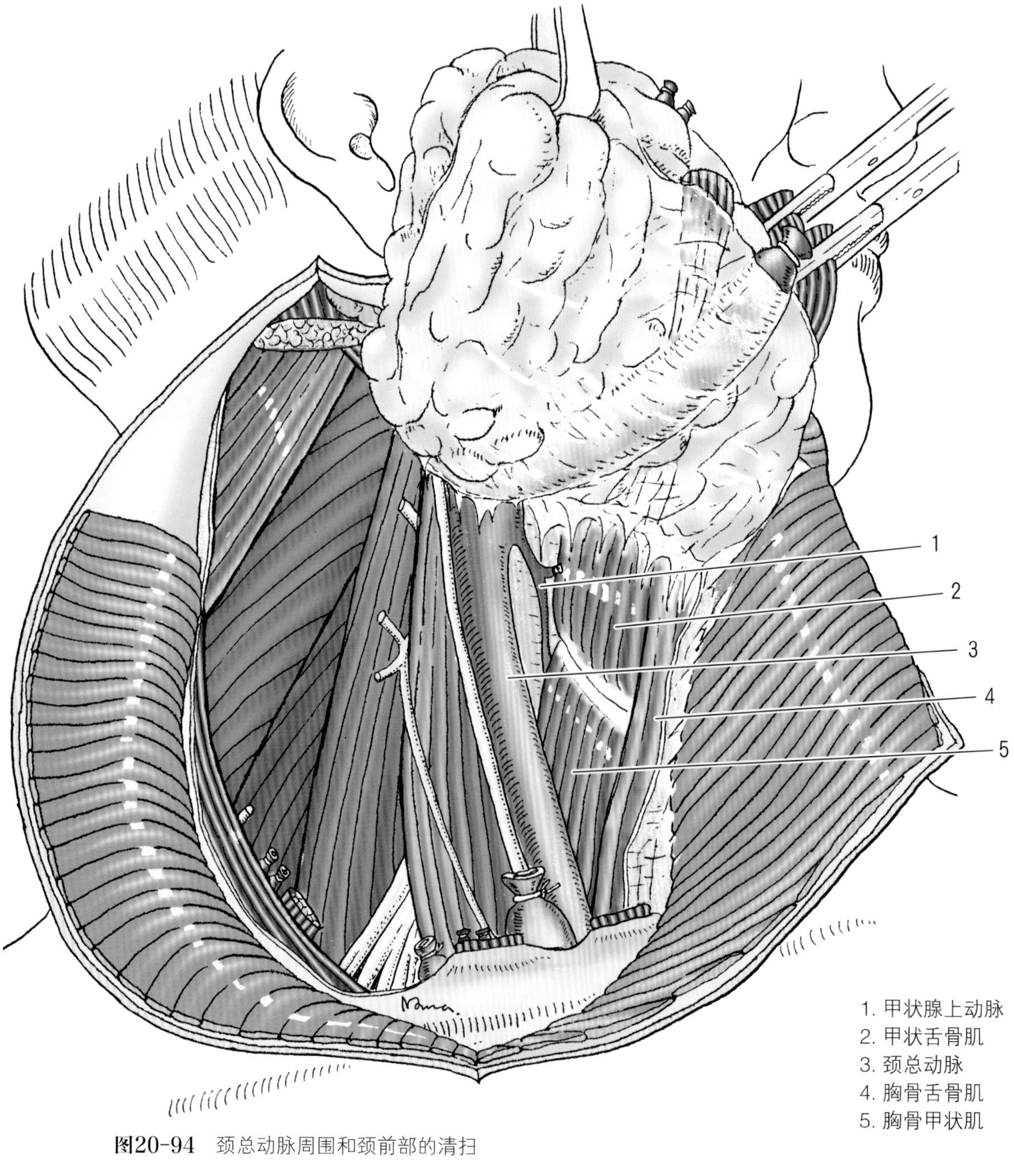

1
2
3
4
5

1. 甲状腺上动脉
2. 甲状舌骨肌
3. 颈总动脉
4. 胸骨舌骨肌
5. 胸骨甲状肌

图20-94　颈总动脉周围和颈前部的清扫

颏下三角的清扫

于下颌骨下缘沿健侧二腹肌前腹至舌骨前剥离颈深筋膜浅层。然后剥离包含淋巴结的脂肪组织，先沿着健侧的二腹肌剥离至下颌舌骨肌，然后是在患侧下颌舌骨肌表面沿着下颌下缘分离至二腹肌前腹，如果颏下动脉出血，应进行止血（**图20-95**）。

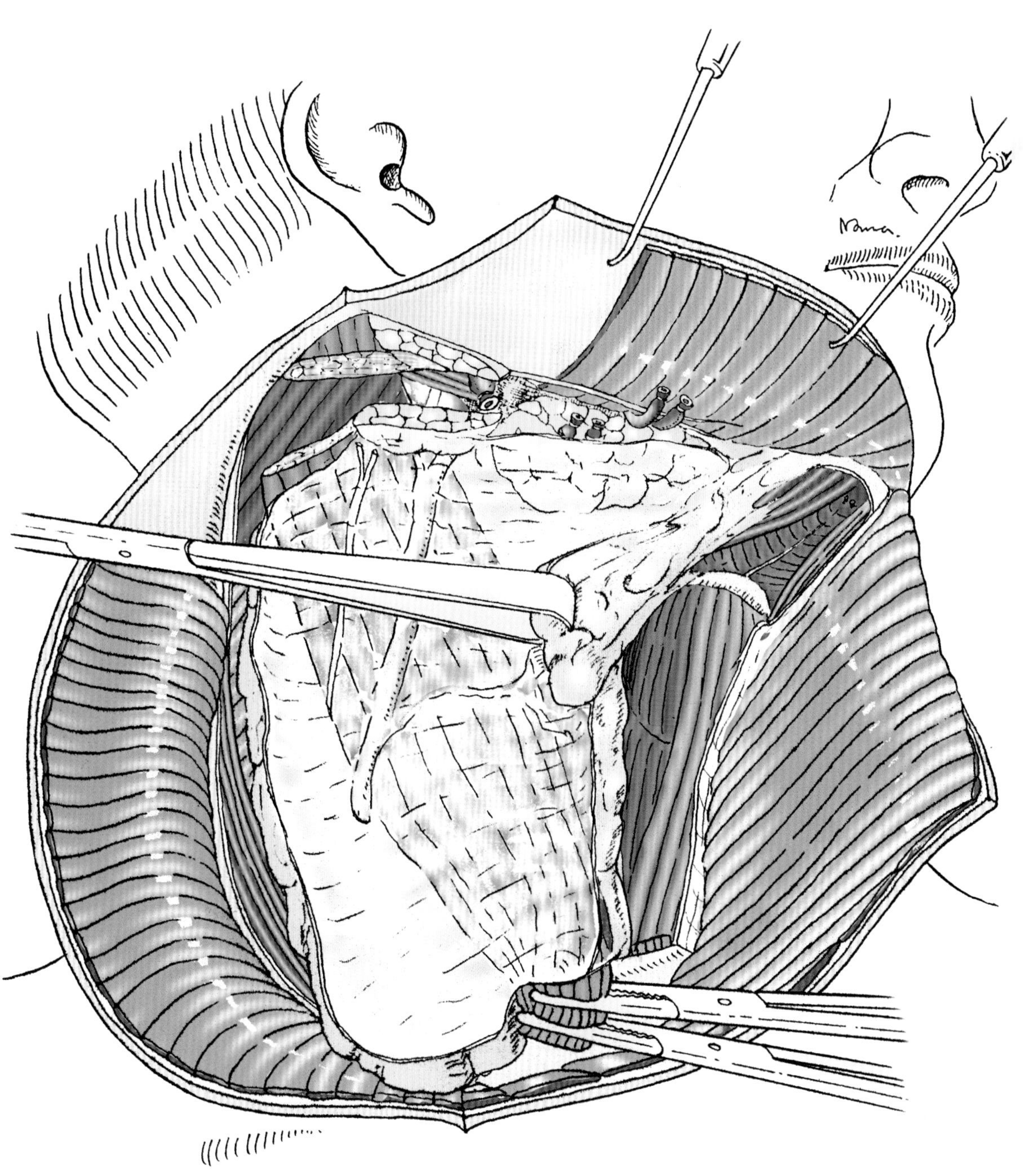

图20-95 颏下三角的清扫

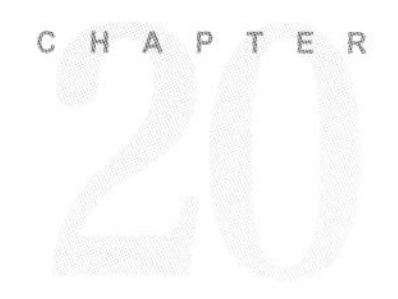

■颈动脉上半部分和颌下三角的颈清

颈动脉周围的清扫

颈内静脉淋巴结上群与颈内动脉是通过颈动脉鞘隔开。首先沿着颈内动脉上方进行剥离，舌下神经从颈动脉外侧横穿出来，予以保留，剥离进行至颈内静脉前面、甲状腺上静脉、面静脉、舌静脉汇入颈内静脉处，切断并结扎这些静脉。然后沿颈外动脉、舌动脉向上前剥离至面动脉分叉处，根据原发肿瘤浸润范围决定是否要切断这些动脉（图20-96）。

颌下三角的清扫

包括颈部淋巴结的颈清标本只附着在舌骨上肌群和下颌骨。对于要与原发肿瘤一并切除的病例，则从此处开始切除原发肿瘤。

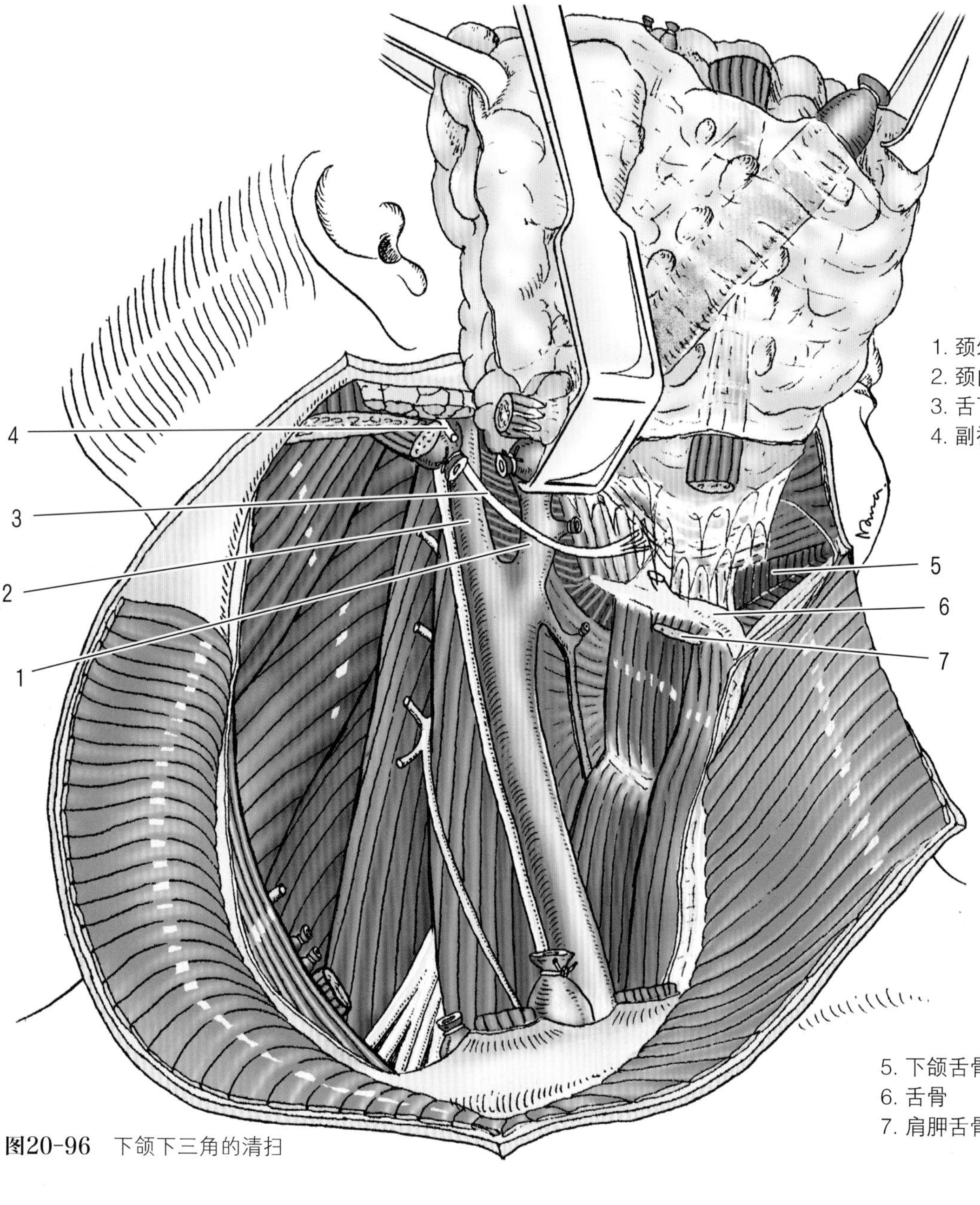

1. 颈外动脉
2. 颈内动脉
3. 舌下神经
4. 副神经断端
5. 下颌舌骨肌
6. 舌骨
7. 肩胛舌骨肌断端

图20-96 下颌下三角的清扫

改良根治性颈淋巴清扫术

改良根治性颈淋巴清扫术（Modified Radical Neck Dissection），不切除颈内静脉、胸锁乳突肌及副神经的颈淋巴清扫术，应掌握正确的止血方法及手术刀和手术剪的使用方法。副神经位于颈后三角，口腔癌转移至颈后三角的情况极少，所以仍然属于根治性颈清术。

■皮肤切口和皮瓣的设计

为了保存副神经，颈内静脉及胸锁乳突肌必须保证术野充分展开，正确的手术操作十分重要。在皮肤切开线和皮瓣的设计上，与根治性颈清术的情况基本相同。

■副神经的确认

副神经位于颈深筋膜浅层及斜方肌前缘，具有白色的卷曲面条样的外观，电刺激反应敏感，所以比较容易找到，如果没有找到，可以在周围脂肪组织附近给予电刺激，会出现肩膀抖动。找到副神经后，在颈后三角的肌肉筋膜浅面沿神经解剖，直达胸锁乳突肌的深面（图20-97）。

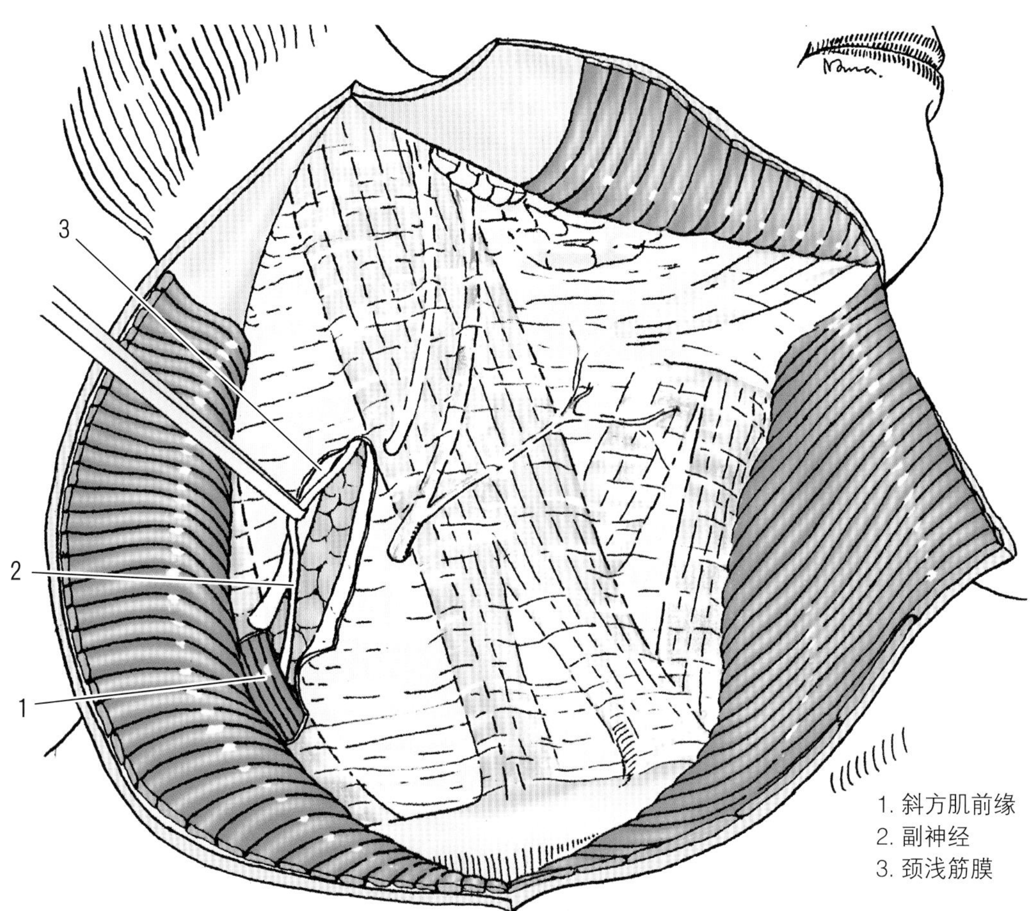

图20-97　改良根治性颈淋巴清扫术

■剥离胸锁乳突肌和副神经走行的确认

如图20-98所示，在胸锁乳突肌的前缘分别切断颈外静脉和耳大神经后，沿胸锁乳突肌筋膜后外侧缘剥离。剥离胸锁乳突肌筋膜时，有细血管出入，要边剥离边止血。

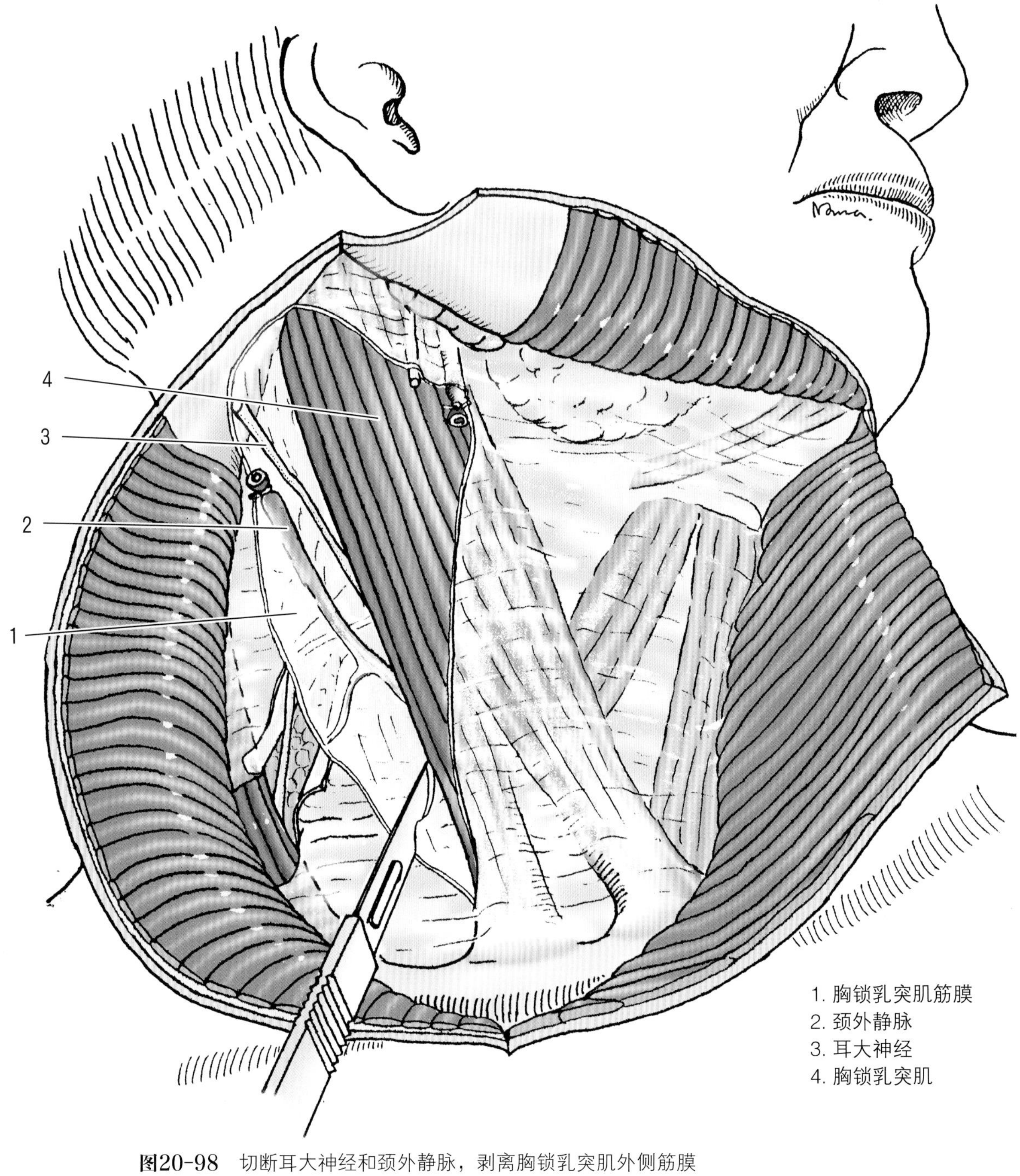

4
3
2
1

1. 胸锁乳突肌筋膜
2. 颈外静脉
3. 耳大神经
4. 胸锁乳突肌

图20-98 切断耳大神经和颈外静脉，剥离胸锁乳突肌外侧筋膜

除了胸锁乳突肌的内表面，内部也有副神经穿入，应检查副神经（**图**20-99）与胸锁乳突肌之间的关系后再剥离整个肌肉筋膜。

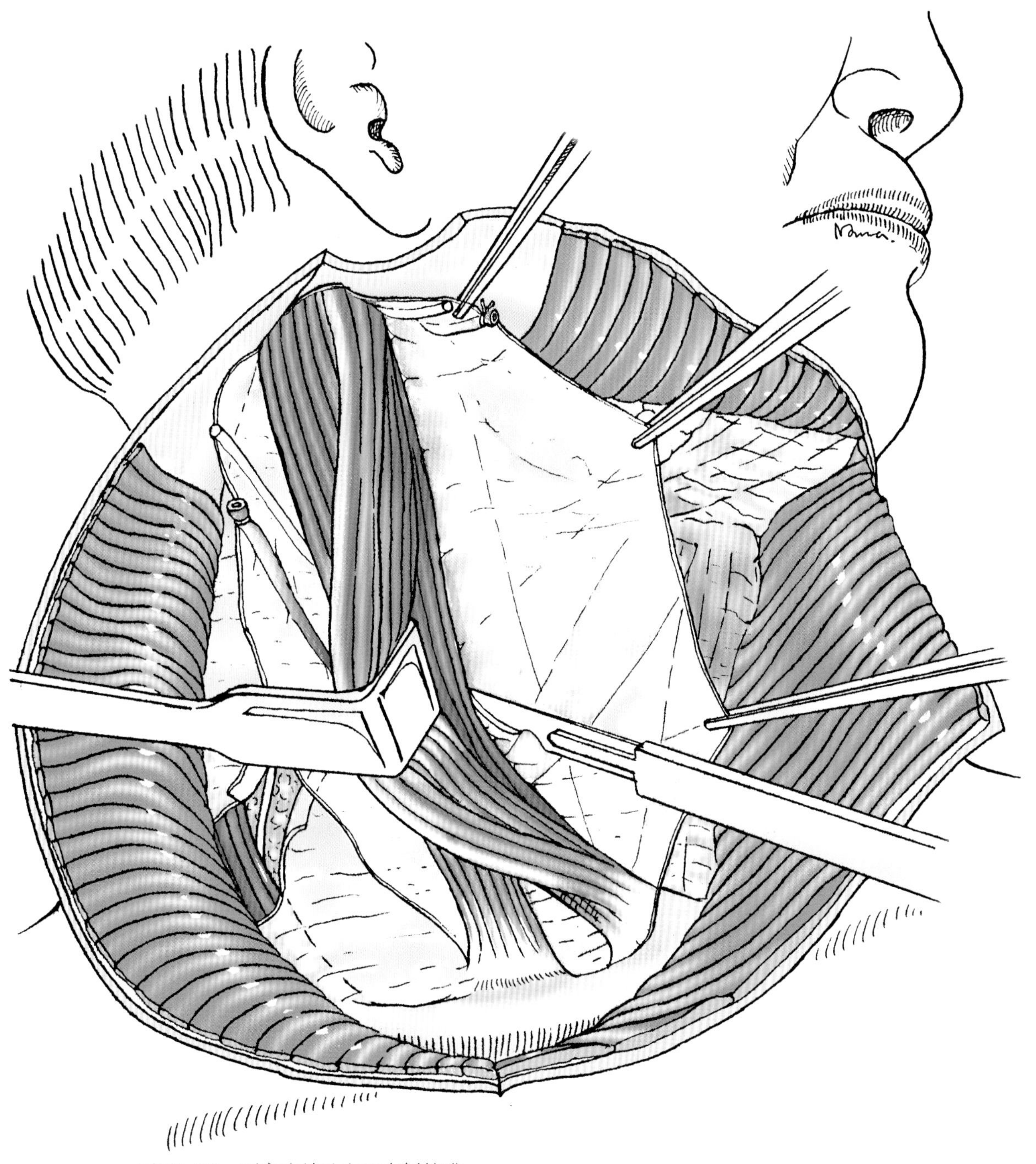

图20-99 剥离胸锁乳突肌内侧筋膜

这里需要注意的是，副神经在走行中有胸锁乳突肌支和斜方肌支分别独立的类型（**图20-100**），还有胸锁乳突肌支和斜方肌支都由胸锁乳突肌进入，在肌肉内斜方肌支从后缘进入颈后三角的类型（**图20-101**），为了避免副神经的损伤，应明确患者副神经分布类型。

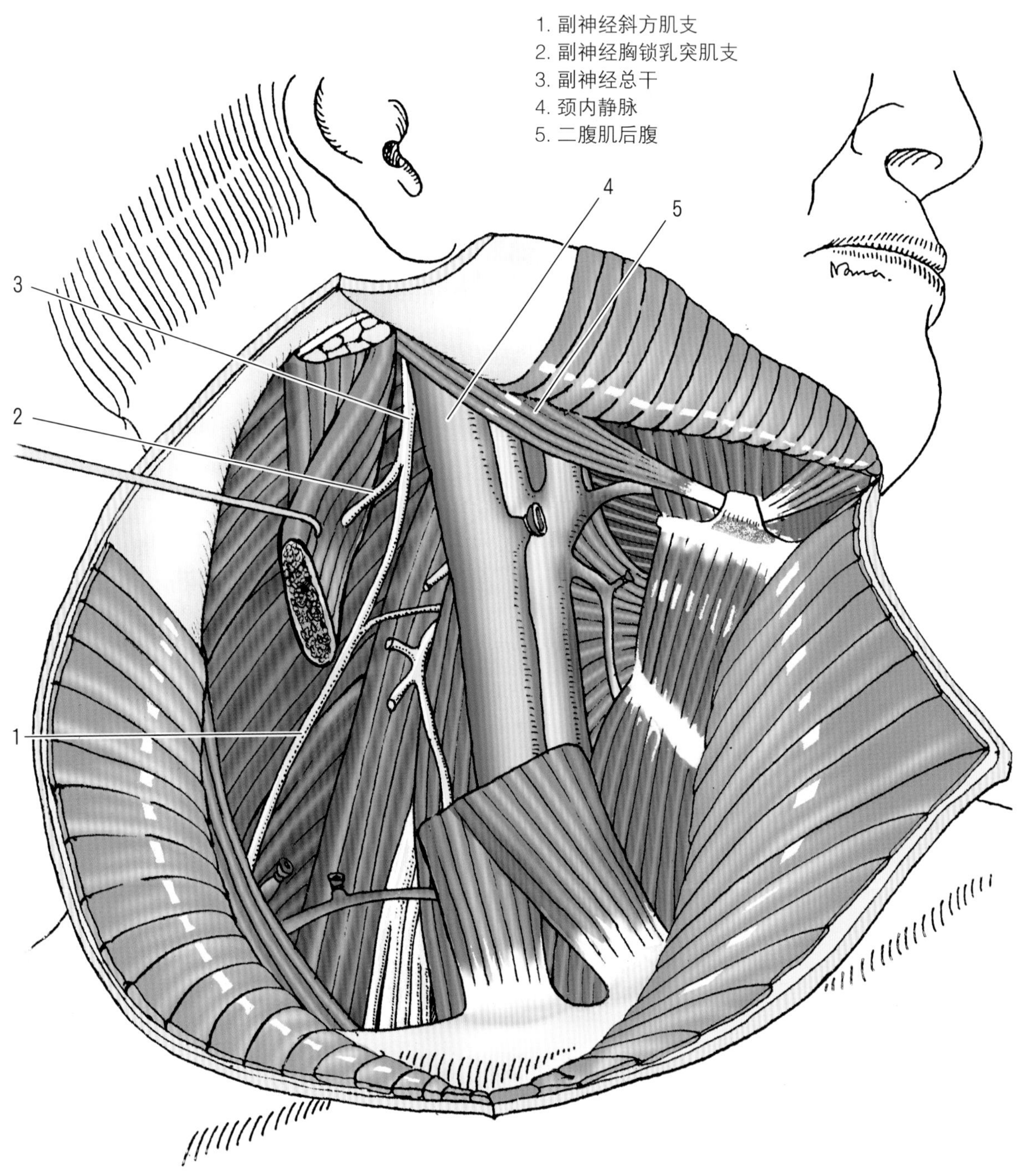

图20-100 副神经的胸锁乳突肌支和斜方肌支分别独立走行

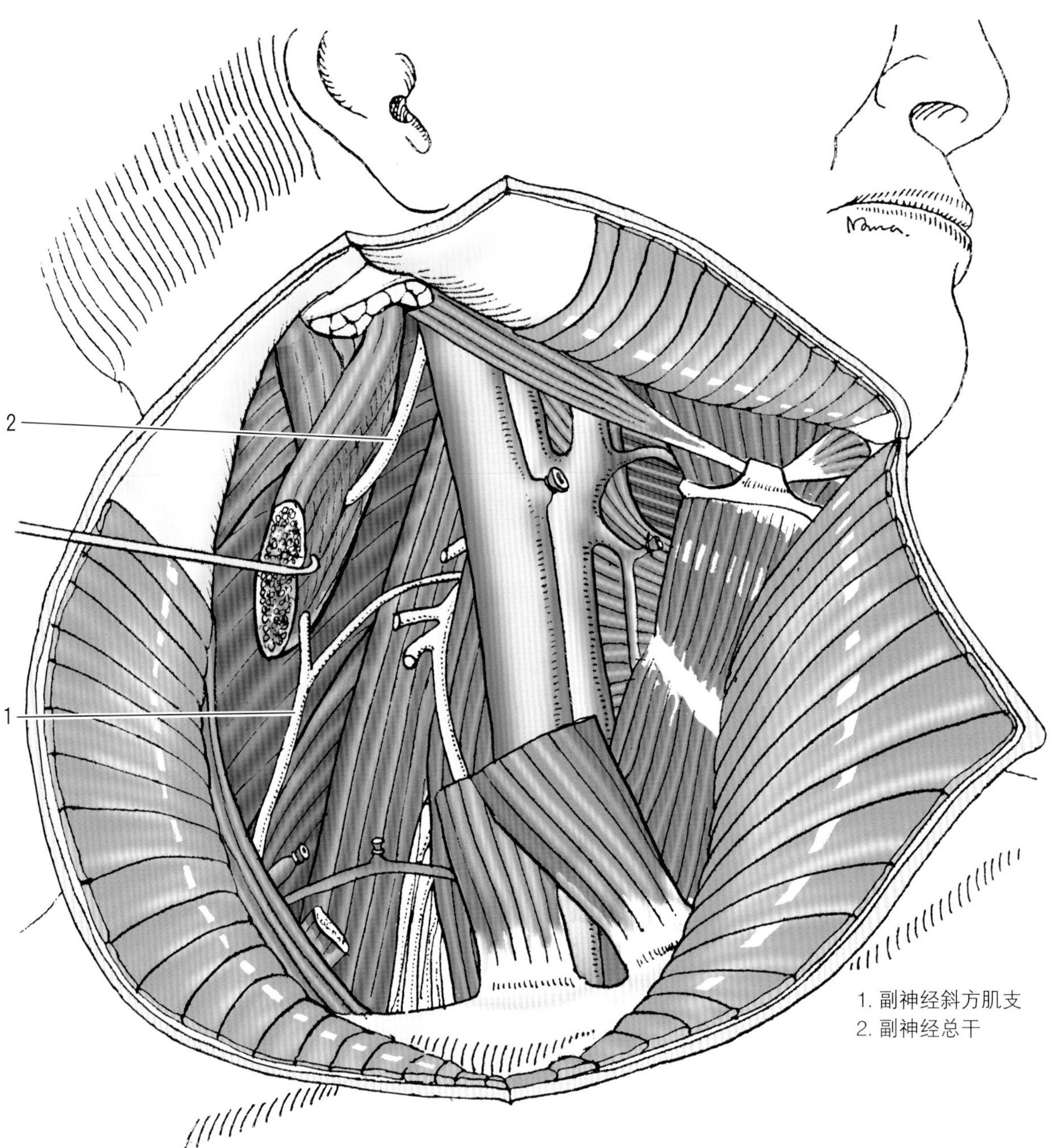

图20-101 副神经的胸锁乳突肌支和斜方肌支共干

■下界和后界的剥离

如图20-102所示，用胶皮条向前牵拉胸锁乳突肌，斜方肌前缘为颈清后界，锁骨上缘深筋膜浅层切开为颈清下界。

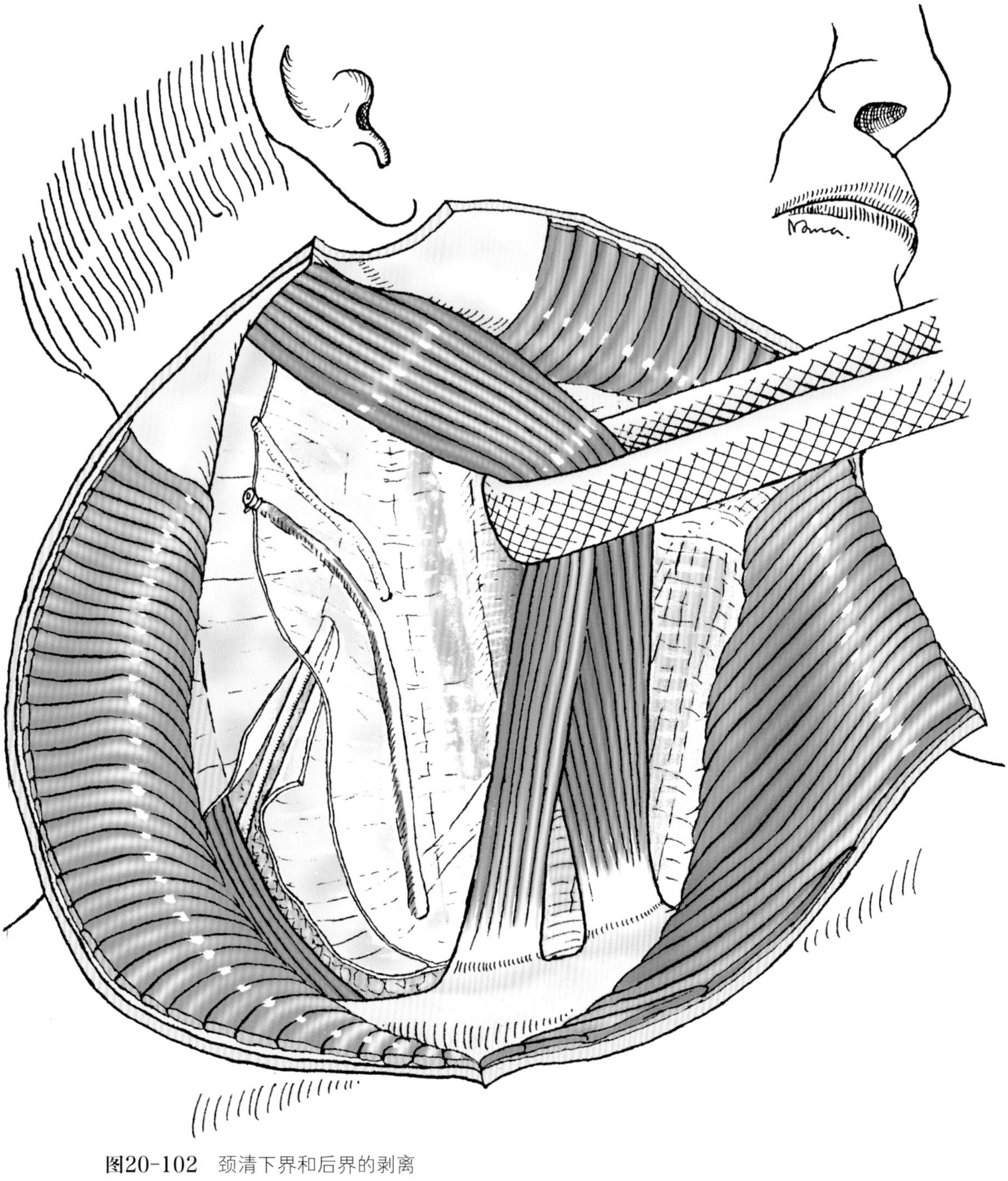

图20-102　颈清下界和后界的剥离

■锁骨上窝及颈后三角的清扫

胸锁乳突肌向前方牵引、剥离颈内静脉周围的脂肪组织。胸导管和肩胛舌骨肌的处理与根治性颈清扫术一样。保留颈横动脉，注意前斜角肌表面的膈神经，同时向上方继续剥离，将锁骨上神经、颈横神经、耳大神经等颈神经丛的感觉神经切断（图20-103）。

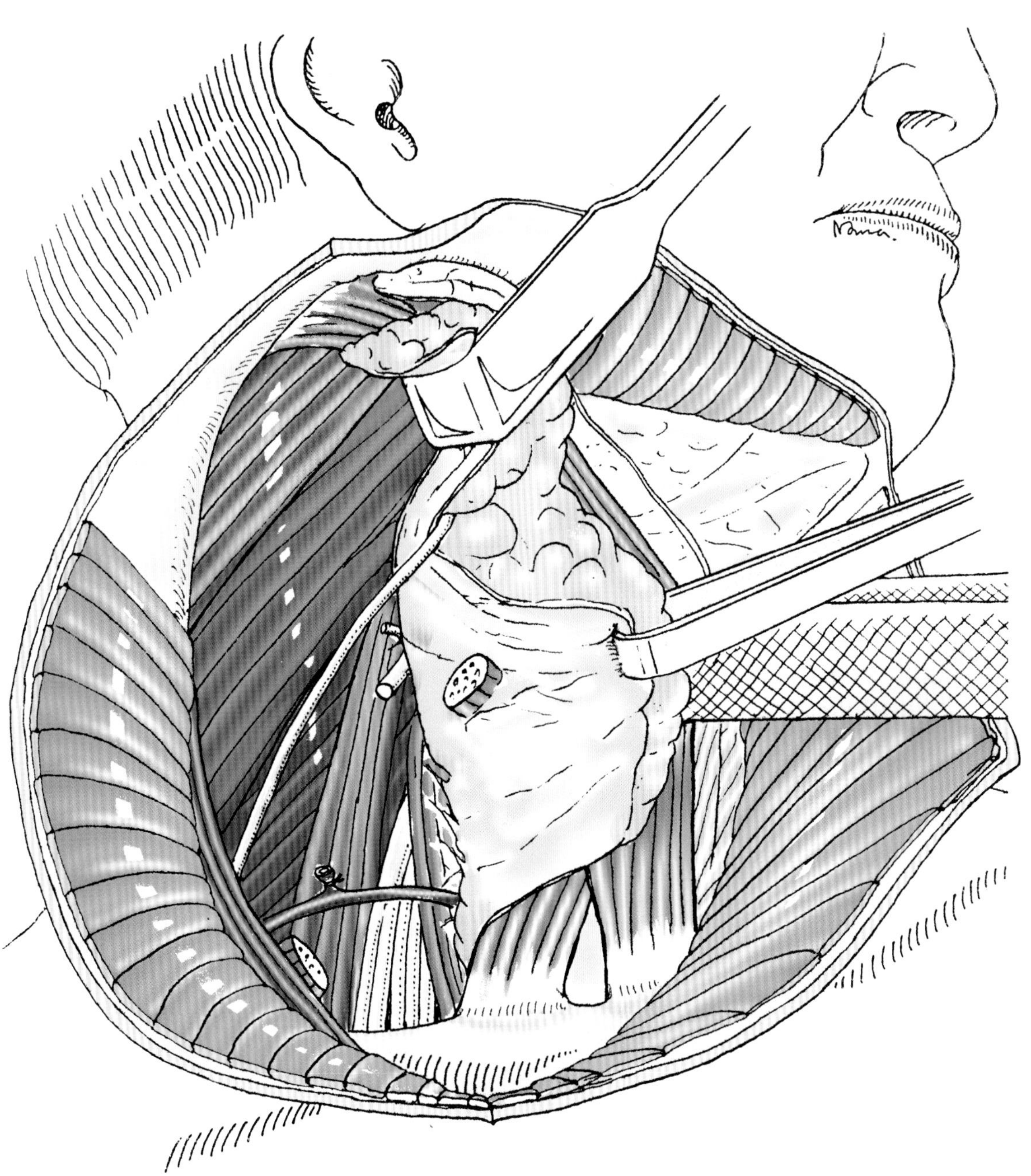

图20-103 锁骨上窝及颈后三角的清扫

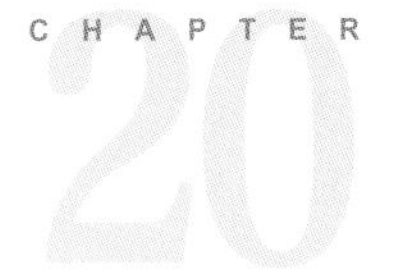

■颈后三角上极的清扫

注意面神经下颌缘支的走行，腮腺下极的处理与根治性颈淋巴清扫术一样。如果不想切除腮腺下极，将下极从脂肪组织中剥离，用拉钩向上提拉腮腺下极（**图20-104**）。

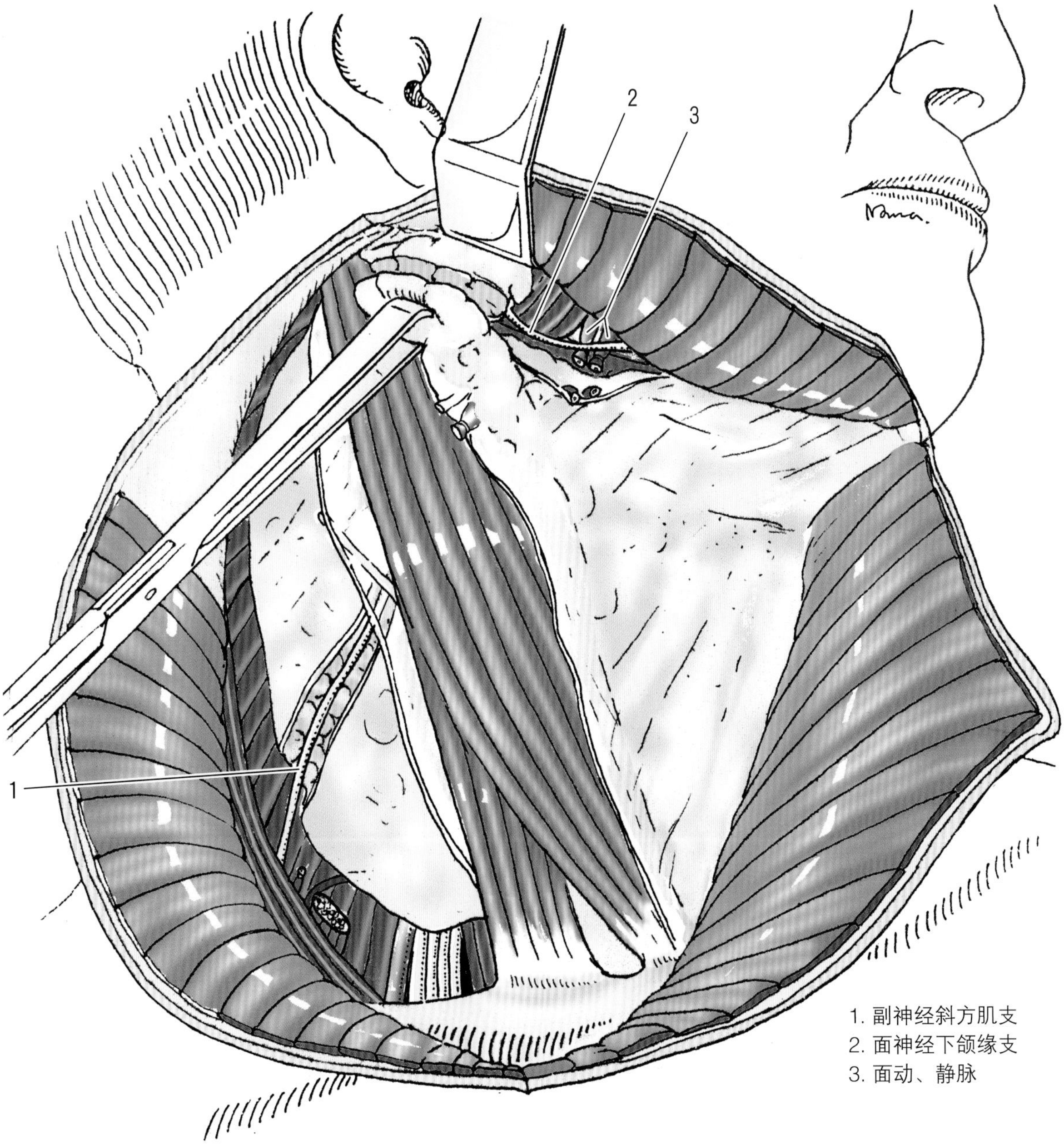

1. 副神经斜方肌支
2. 面神经下颌缘支
3. 面动、静脉

图20-104 切断腮腺下极（腮腺淋巴结的清扫和颈清最上界）

切断腮腺下极向上方提拉，显露二腹肌后腹，将其切断后可见颈内静脉。如图20-105所示，胸锁乳突肌向后方牵拉，沿着之前被剥离的副神经表面脂肪组织分离下去，脂肪组织自然被一分为二，副神经完全显露。

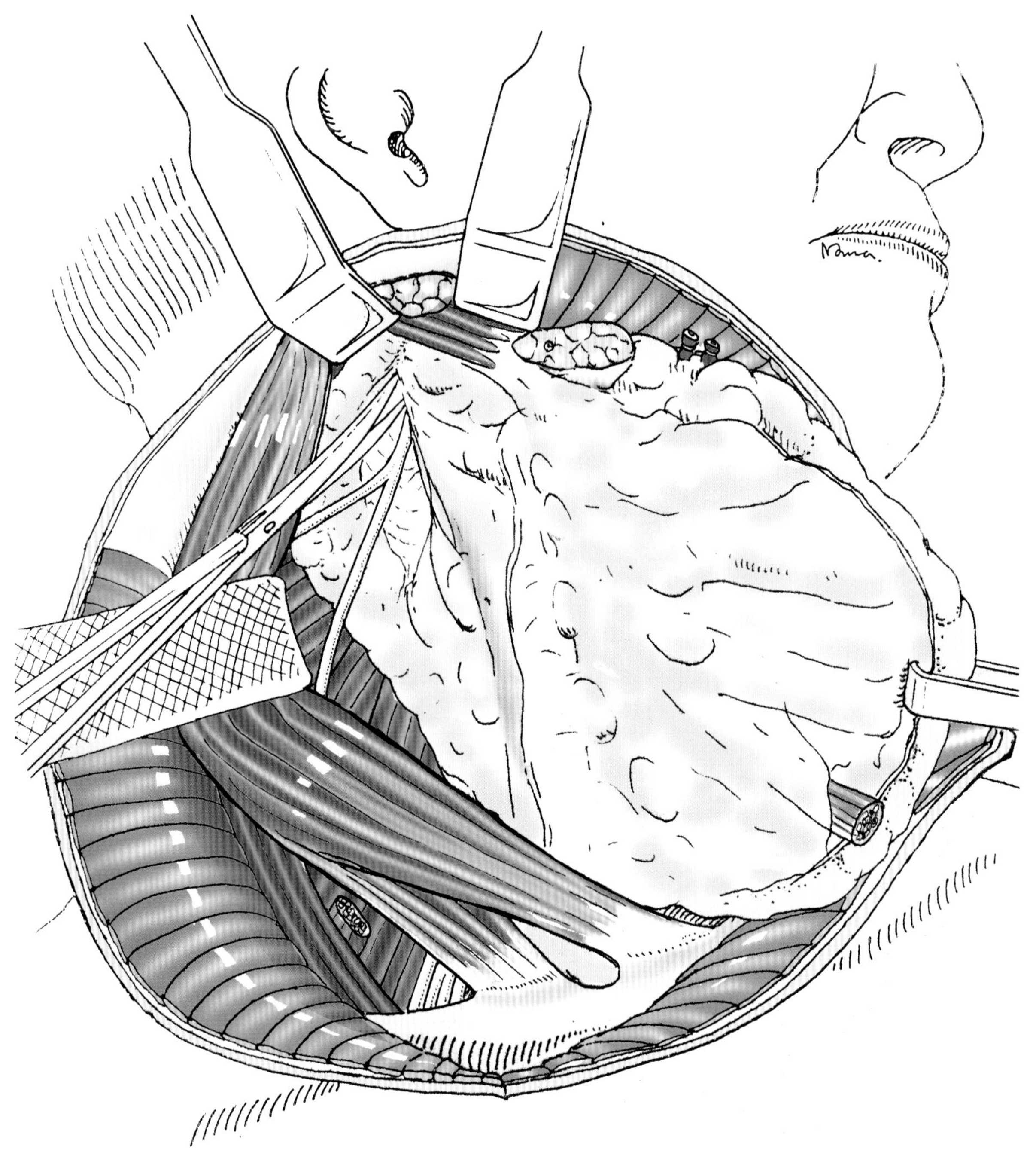

图20-105 分离副神经和颈内静脉后方的脂肪

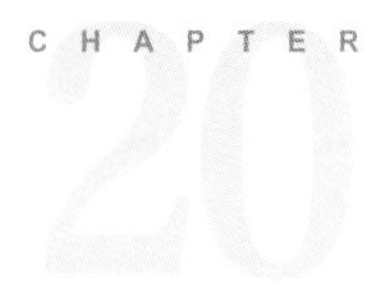

这里如图20-106所示，清除颈后三角最顶部的脂肪组织，解剖可见斜向前方走行的副神经，术野中可清晰看到颈后部大血管，至此颈清手术范围内副神经走行全部显露。

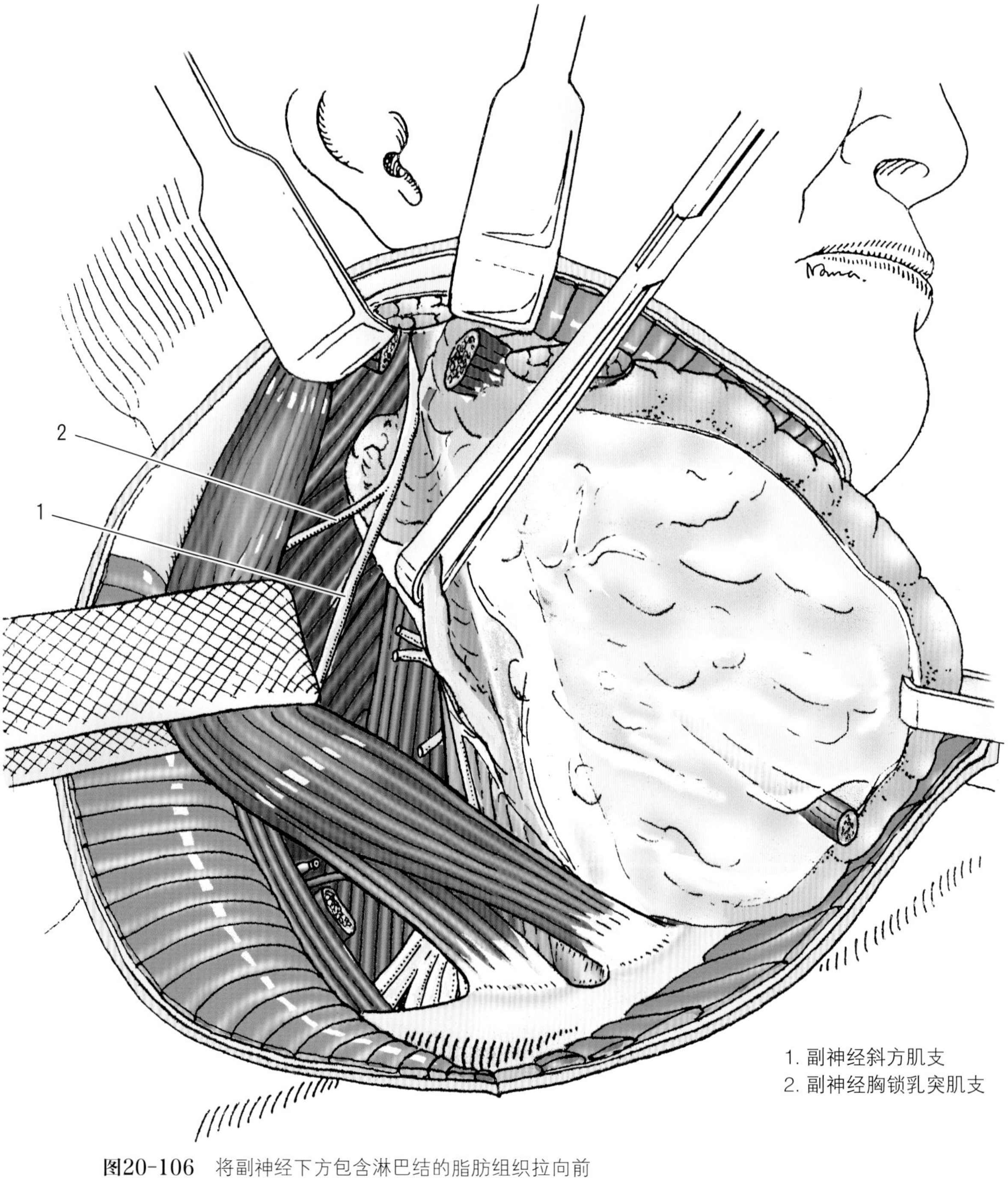

2
1

1. 副神经斜方肌支
2. 副神经胸锁乳突肌支

图20-106 将副神经下方包含淋巴结的脂肪组织拉向前

■颈内静脉周围的清扫

将颈清标本向前牵引，可见颈鞘内颈内静脉为深蓝色，如图20-107所示，在颈内静脉的后方切开颈鞘，从颈内静脉下端至上端进行剥离。

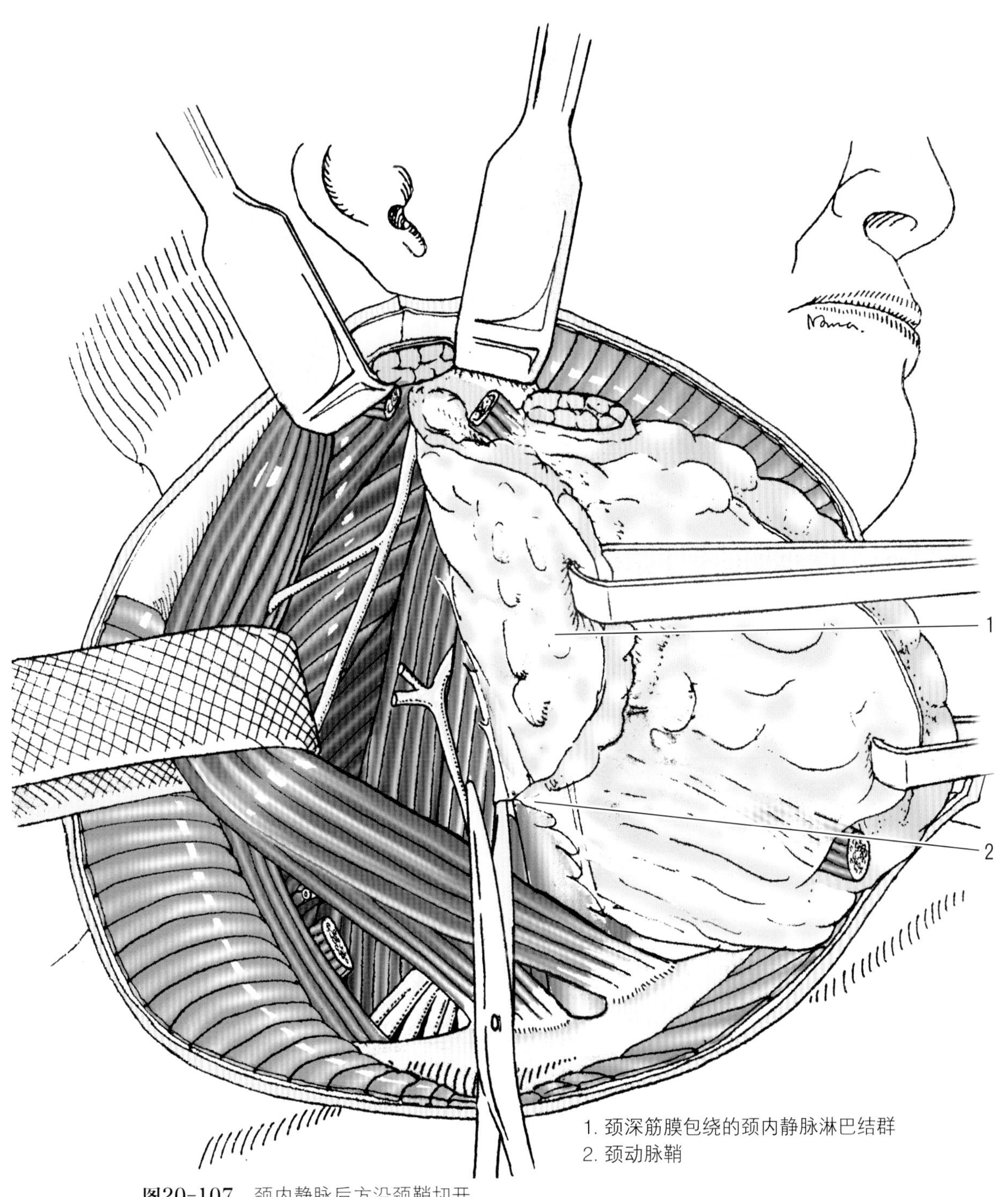

图20-107 颈内静脉后方沿颈鞘切开

如图20-108所示，剥离到颈内静脉的前面，这个部位淋巴结节转移的可能性很大，颈内静脉前内侧有些分支，从下向上依次为甲状腺静脉、甲状腺上静脉、面静脉、舌静脉、下颌后静脉等2~3条分支，这些分支依次结扎切断。另外，利用面静脉作为游离皮瓣重建时的受区静脉的情况下，应该尽量保护血管，保证血管有必要的长度以行血管吻合术，然后结扎并切断。

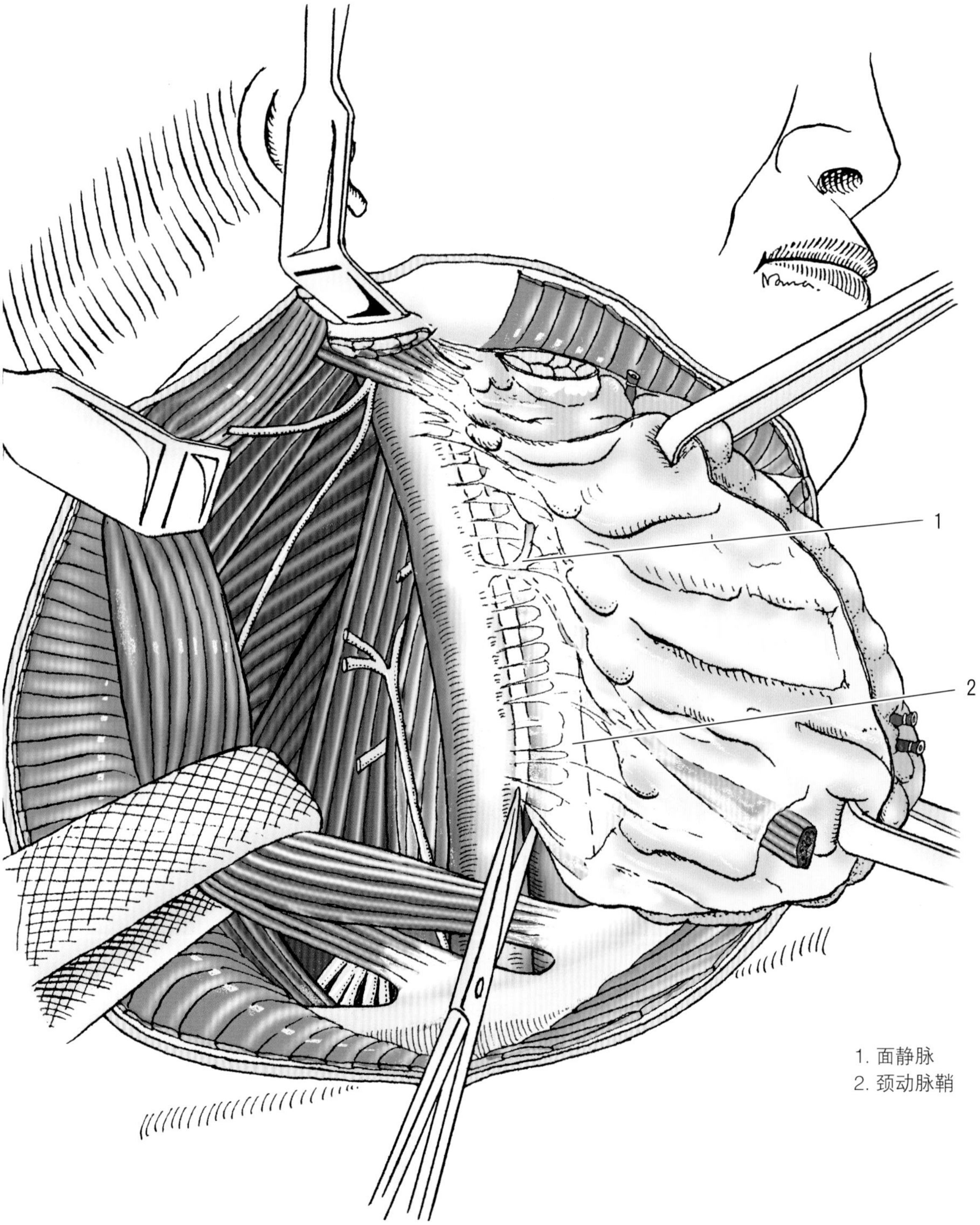

图20-108 清扫颈鞘内颈内静脉周围的淋巴组织

■颈动脉及颈前部的清扫

沿颈总动脉向上剥离颈鞘至甲状腺上动脉分叉处，从此处沿颈内动脉向上前方剥离脂肪组织（图20-109）。

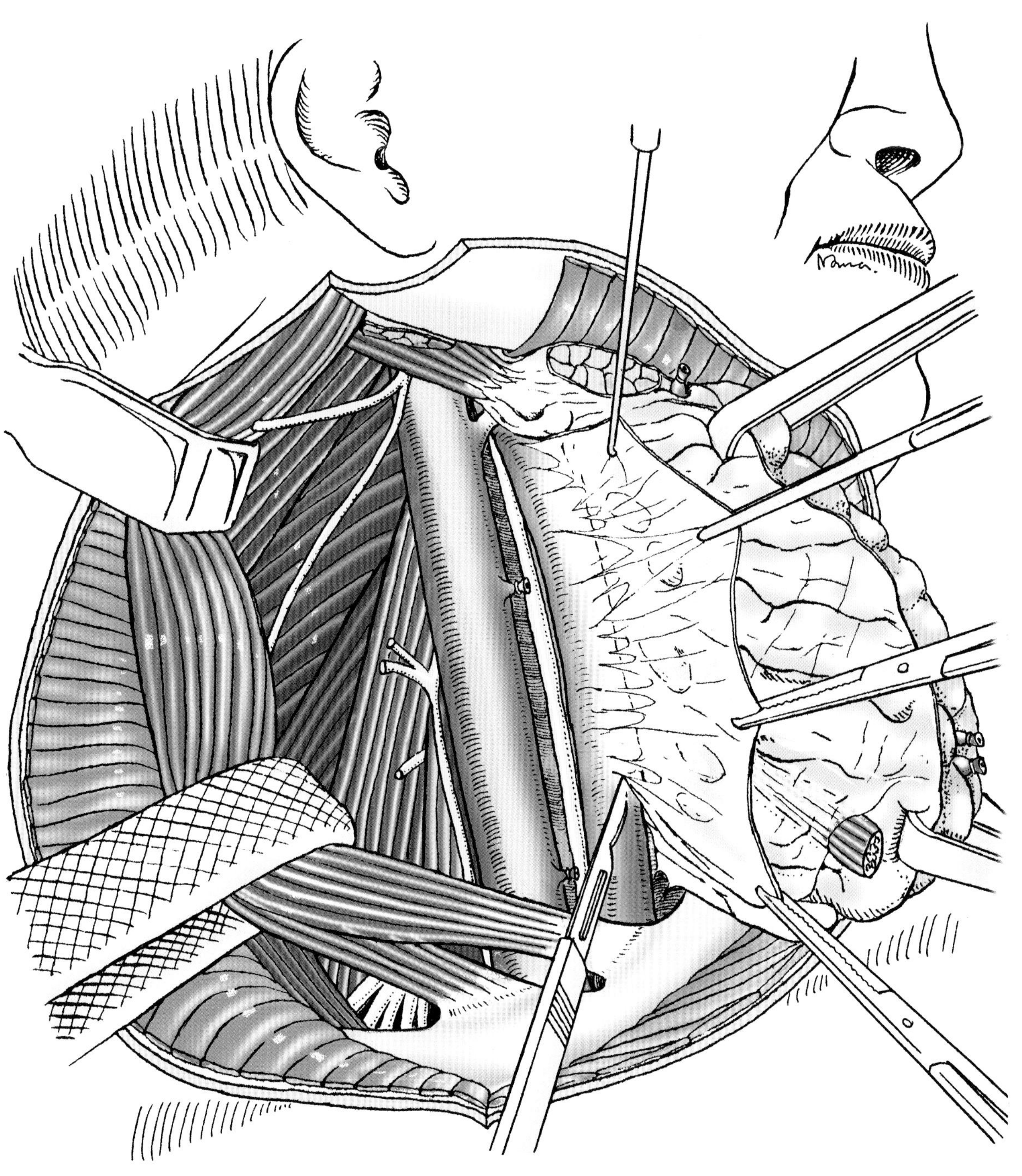

图20-109　颈内静脉前上方的清扫

沿下颌舌骨肌群的表面，把肌肉剥离至舌骨的高度，肩胛舌骨肌的上腹部在舌骨的附着部分进行切断（图20-110）。

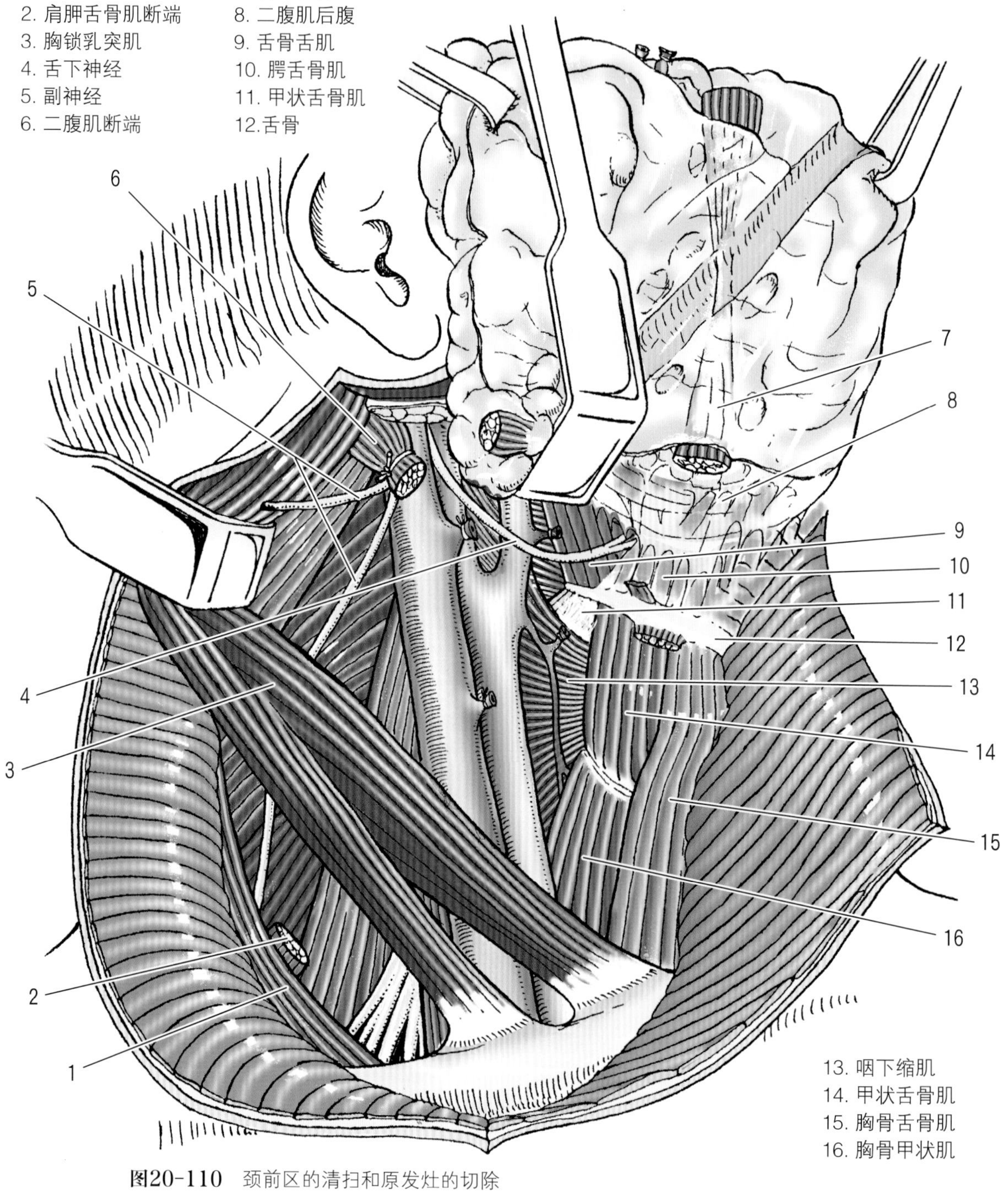

1. 斜方肌前缘
2. 肩胛舌骨肌断端
3. 胸锁乳突肌
4. 舌下神经
5. 副神经
6. 二腹肌断端
7. 肩胛舌骨肌
8. 二腹肌后腹
9. 舌骨舌肌
10. 腭舌骨肌
11. 甲状舌骨肌
12. 舌骨
13. 咽下缩肌
14. 甲状舌骨肌
15. 胸骨舌骨肌
16. 胸骨甲状肌

图20-110 颈前区的清扫和原发灶的切除

■颏下三角及下颌下三角的清扫

口腔癌淋巴结转移最常见的部位是下颌下淋巴结，所以颏下三角及下颌下三角的清扫与根治性颈淋巴清扫术的术式一样。在利用面动脉作为受区动脉时，可切断茎突舌骨肌来显露面动脉。

肩胛舌骨上颈淋巴清扫术（Supraomohyoid Neck Dissection）

■皮肤切口的设计

手术切口设计要尽量减少瘢痕，充分暴露需清扫的颈淋巴结，如图20-86d所示，切口的前2/3尽量沿颈部皮肤皱纹线设计，后1/3是向下的弧形，以能暴露腮腺下极为准。如需清扫颈深下组淋巴结（Level Ⅳ），切口应延长到虚线部分。

■翻瓣

上方皮瓣

皮瓣的切口和剥离与基本手术操作一样。

下方皮瓣

在胸锁乳突肌的前缘与颈内静脉交叉前，在颈阔肌下方翻瓣。在这个区域肩胛舌骨肌横跨颈内静脉之上（表面）（图20-111）。颈深下淋巴结需清扫的情况下，沿图20-86d的虚线追加切口，沿胸锁乳突肌的前缘向下剥离。

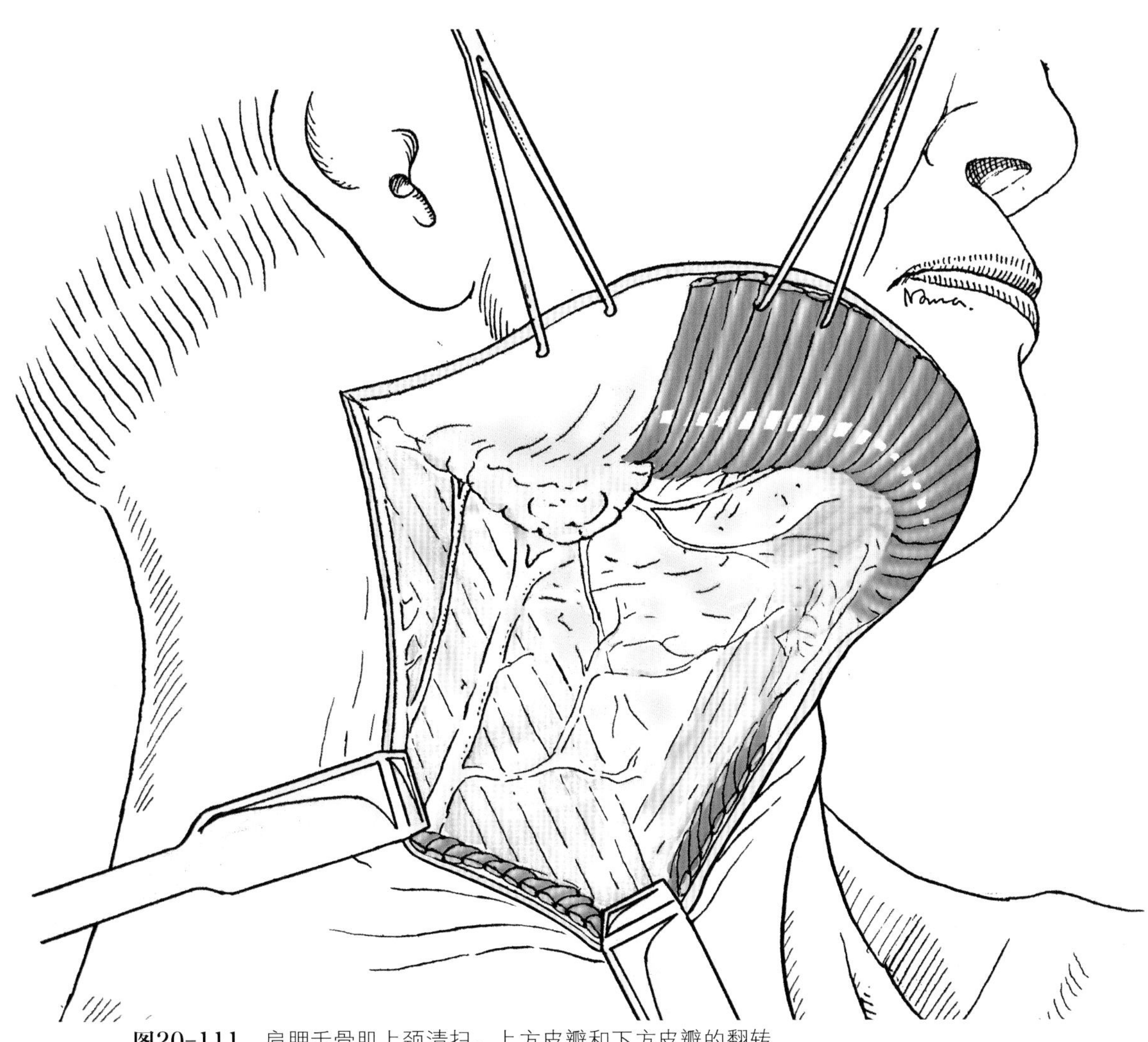

图20-111　肩胛舌骨肌上颈清扫。上方皮瓣和下方皮瓣的翻转

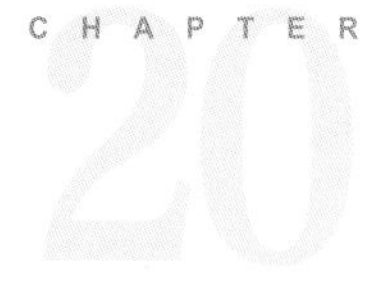

■颈内静脉淋巴结群的清扫

胸锁乳突肌内面进行剥离

在胸锁乳突肌前缘将耳大神经切断，结扎切断颈外静脉（图20-112）。随后在胸锁乳突肌筋膜内表面进行剥离。

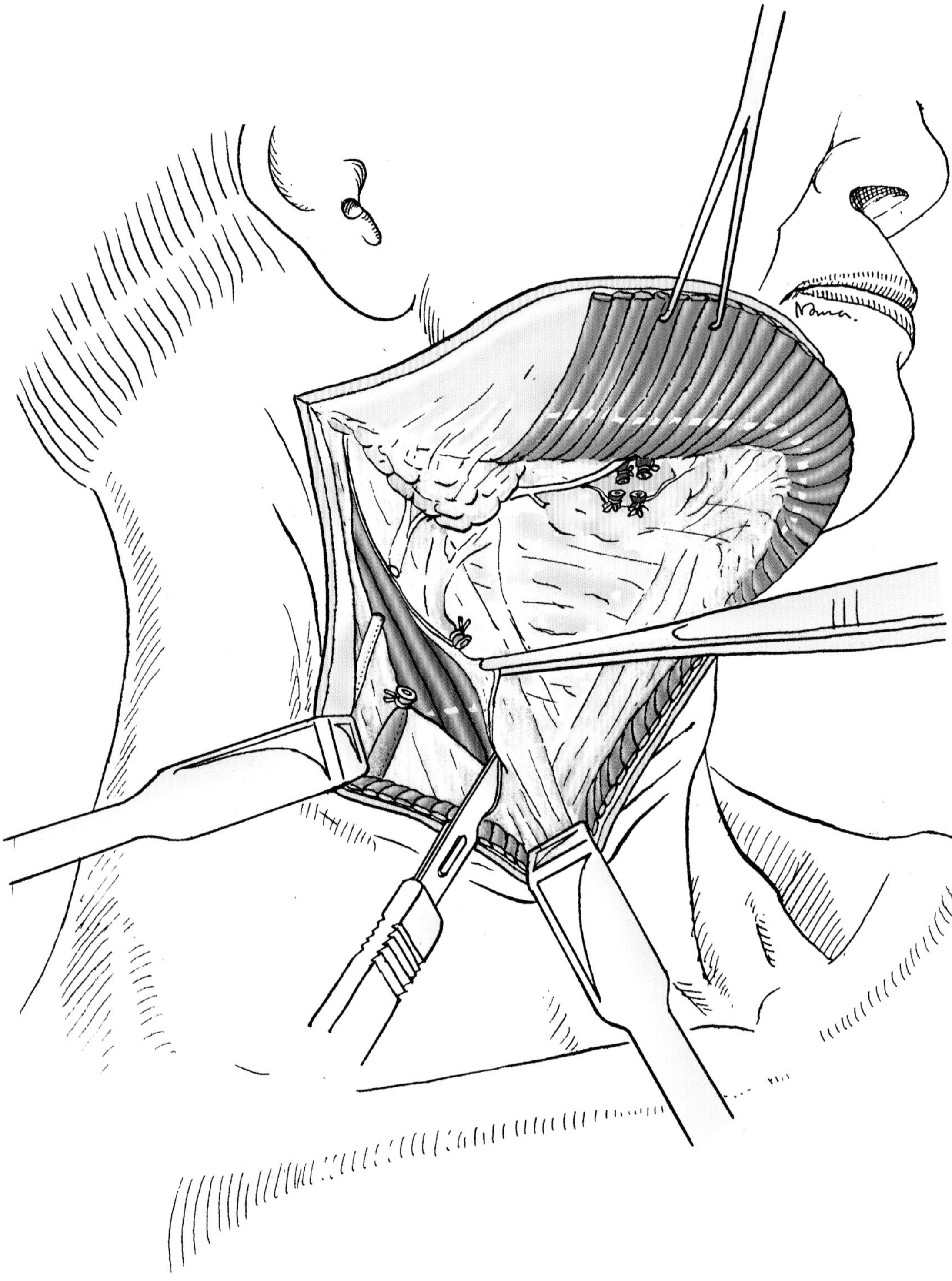

图20-112 切断耳大神经和颈外静脉，剥离胸锁乳突肌肌膜

手术剥离的上界是二腹肌后腹，下界是肩胛舌骨肌上段，向后方剥离时可见副神经进入胸锁乳突肌，进入的位置不固定，约在胸锁乳突肌上1/3，肌腹的中央偏后。注意不要损伤副神经，向后牵拉胸锁乳突肌，看到颈神经丛后停止剥离（图20-113）。对Level Ⅳ进行颈清的情况下，为获得足够的手术视野，要切断肩胛舌骨肌。

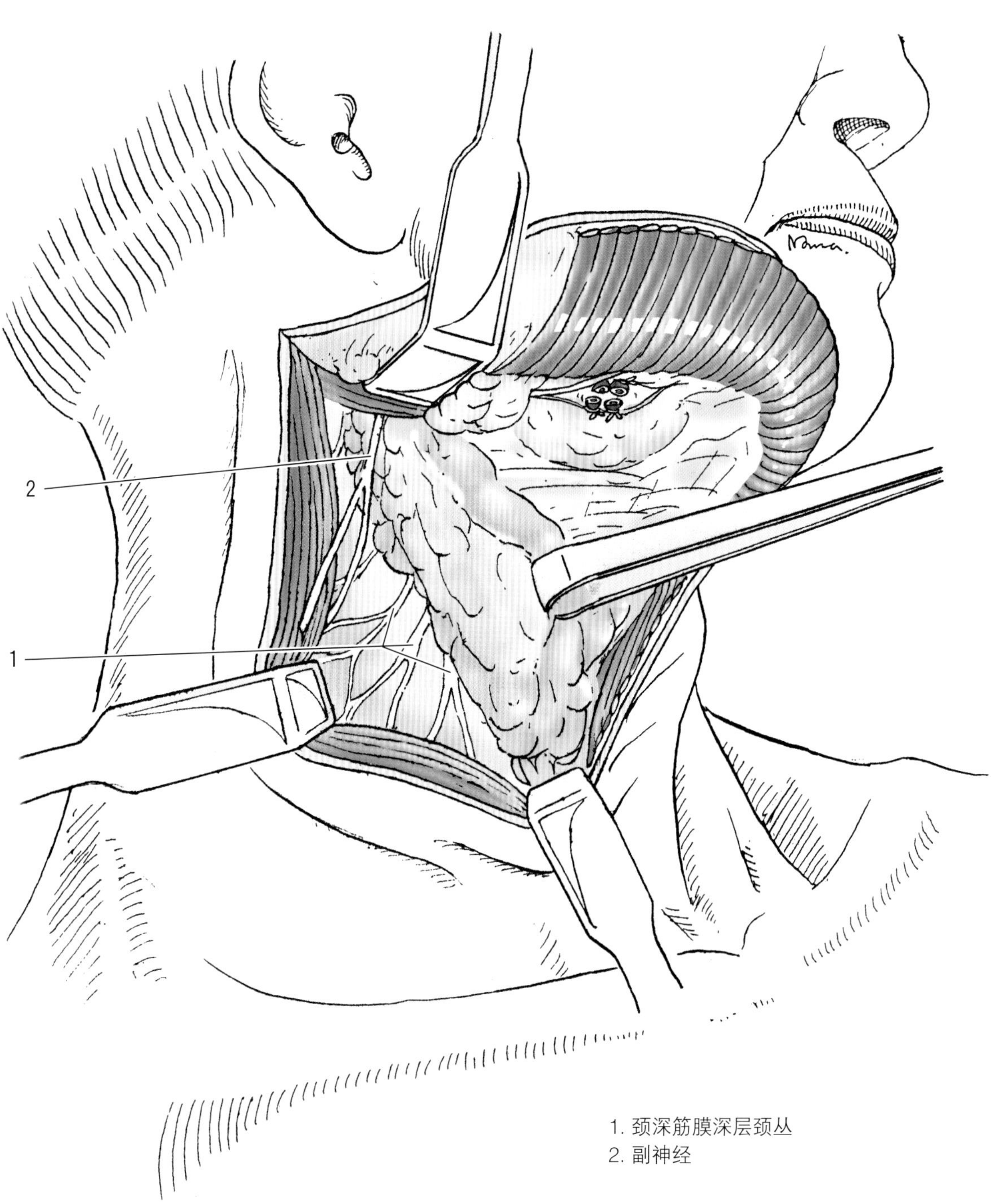

图20-113 向后牵引胸锁乳突肌，确认颈丛神经

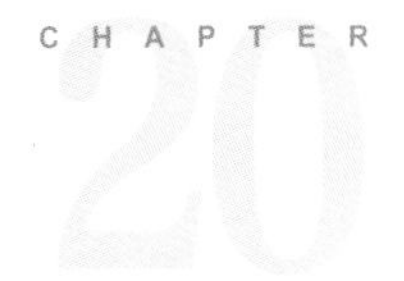

颈内静脉淋巴结的清扫

将胸锁乳突肌向后牵拉，肌肉内侧筋膜包绕的脂肪组织用Allis钳向前牵拉，透过筋膜可见颈神经丛，这部分如图20-114所示，中斜角肌、后斜角肌、肩胛提肌等覆盖着深筋膜深层，在前斜角肌处还延伸到颈丛的前端，使其为双层筋膜。沿着筋膜剥离，注意不要损伤颈丛，再从后到前进行剥离直达颈内静脉的后表面。

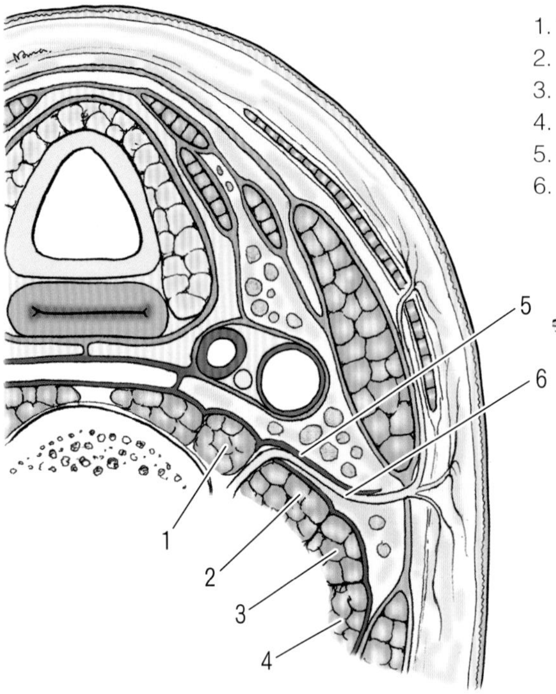

1. 前斜角肌
2. 中斜角肌
3. 后斜角肌
4. 肩胛提肌
5. 颈深筋膜深层的延长部分
6. 颈神经丛

图20-114 颈部的横截面示意图。颈丛位于颈深筋膜深层深面，从前斜角肌的后缘穿出

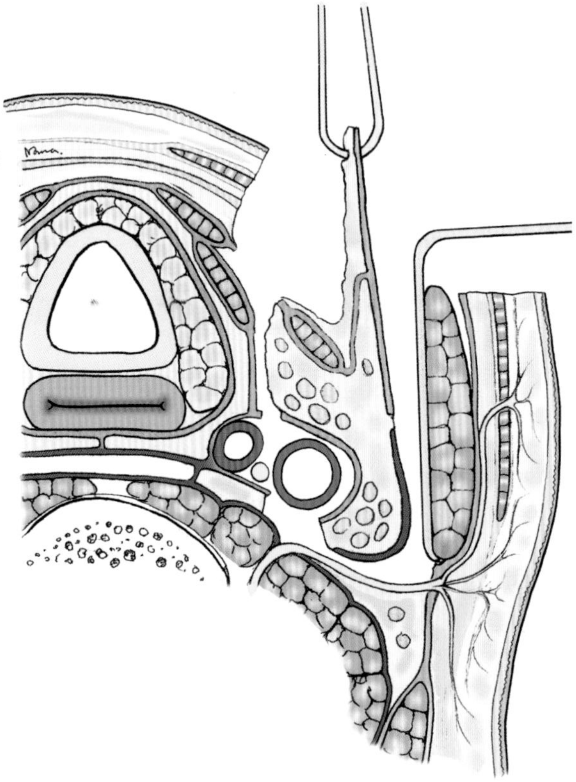

图20-115 颈深筋膜深层是颈内静脉淋巴结清扫时的屏障

副神经最后方的组织也同样进行剥离，在副神经下方将脂肪向前拉，如图20-115和图20-116所示，在颈动脉鞘后方，沿着颈内静脉的走行切开，将包括颈深上组、颈深中组淋巴结在内的脂肪组织一块摘除（图20-117）。对Level Ⅳ清扫时，由于将胸锁乳突肌向后方牵引的幅度更大，所以上述操作更容易做到。

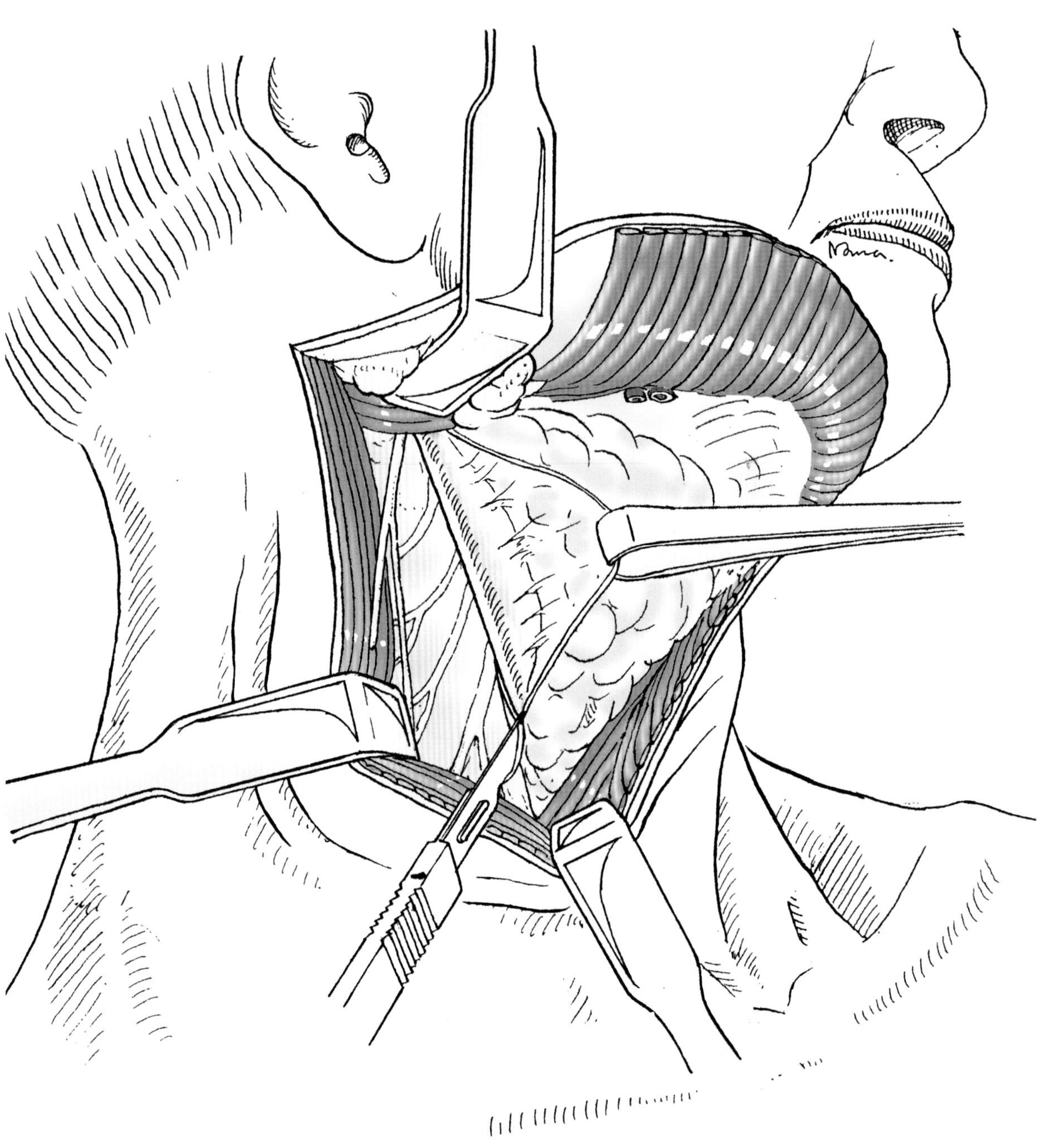

图20-116　要充分利用颈深筋膜深层和颈鞘作为屏障

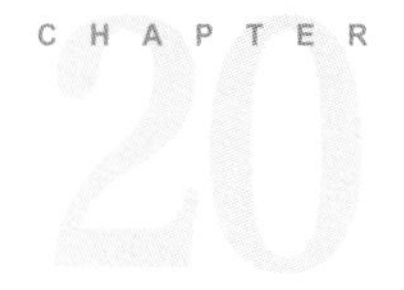

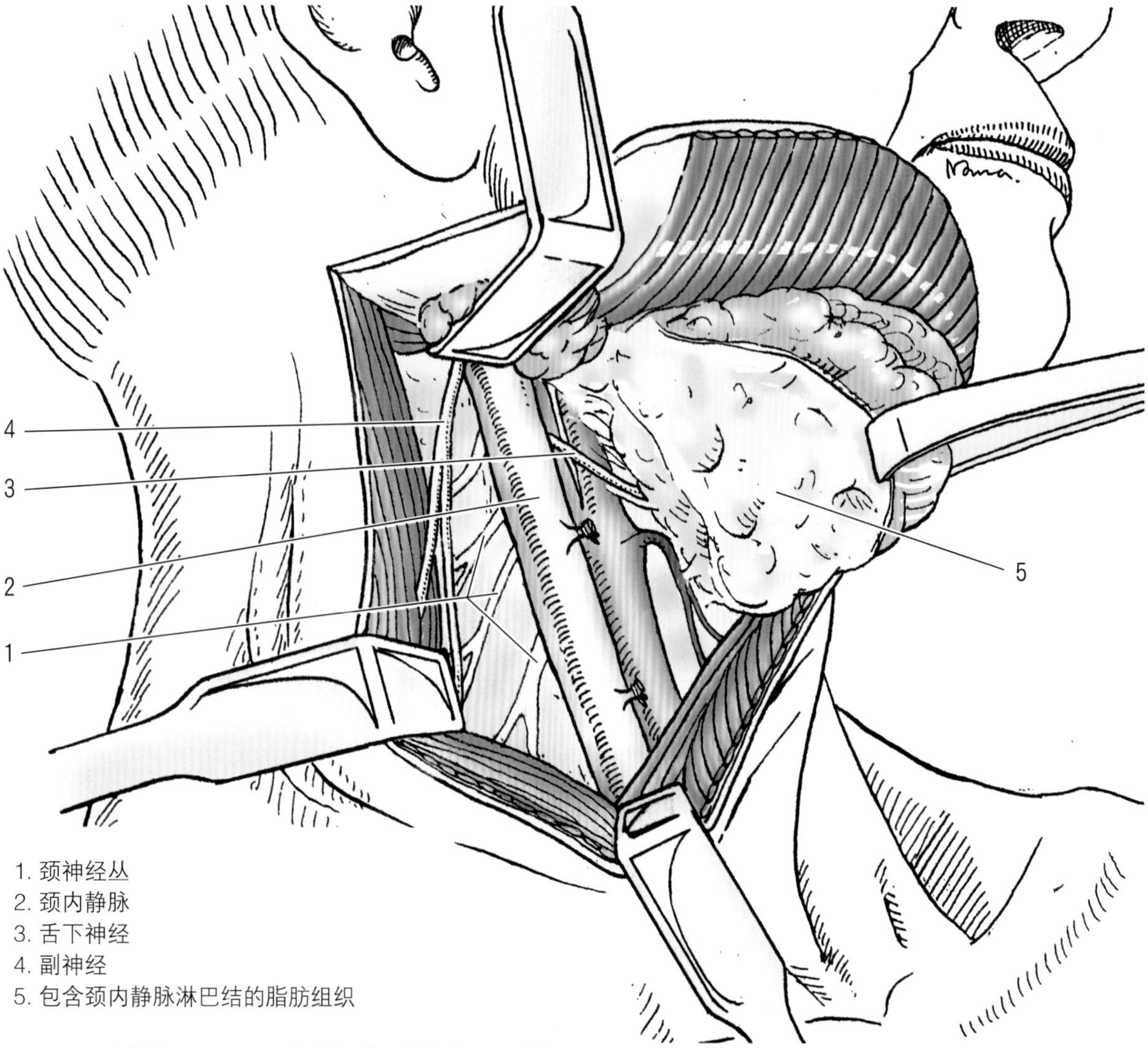

1. 颈神经丛
2. 颈内静脉
3. 舌下神经
4. 副神经
5. 包含颈内静脉淋巴结的脂肪组织

图20-117 颈深上中组淋巴结在内的脂肪组织一并摘除

■颈前部和颏下三角的清扫

颈前部的清扫

从颈鞘及颈内静脉后外侧面，向前方剥离，当切断汇入颈内静脉的分支静脉，行颈前部的清扫时，此部位的手术方式与根治性颈淋巴清扫术在此部位的术式几乎是相同的。

颏下三角的清扫

这部分的手术也与根治性颈淋巴清扫术式大体上相同。另外，这部分颈清扫也可以省略。

■颈外动脉周围和颌下三角的清扫

这部分的手术与根治性颈淋巴清扫术式基本相同。但是，预防性颈淋巴清扫的情况下可保留下颌下腺。

经颞浅动脉放置导管行超选择动脉灌注化疗和放射治疗

近些年来针对Ⅲ期、Ⅳ期口腔癌患者的治疗，尽管尚未能达到完全满意的效果，但在外科手术基础上合并应用化疗和放疗的方法使治疗效果不断得到显著提高。

另外，根据病情的差异，扩大切除后产生的咀嚼障碍、发音障碍、吞咽障碍等功能障碍和美观障碍而导致生活质量低下，这已经成为一个严重的问题。

为此，我们要求口腔外科医生，对Ⅲ期、Ⅳ期口腔癌患者尽量采取不损伤患者的美观和功能的治疗方法。作为这种治疗战略之一，即超选择动脉灌注化学放射线疗法具有良好的效果被广泛应用。这种疗法的关键是将抗肿瘤的药物注射到肿瘤的营养动脉中。口腔癌的治疗效果就看是否能从颞浅动脉准确逆行性置入超选择动脉灌注导管。

术前检查

治疗前，在术前检查中为了准确地把握肿瘤的营养动脉形态，必须行头颈部3D-CT血管造影术（3D-CTA）检查（图20-118）。这与头颈部的3D-CT相比能够去除颌骨和静脉的图像，准确把握颈外动脉分支中供养口腔肿瘤的营养动脉（上颌动脉、面动脉、舌动脉）是非常重要的。

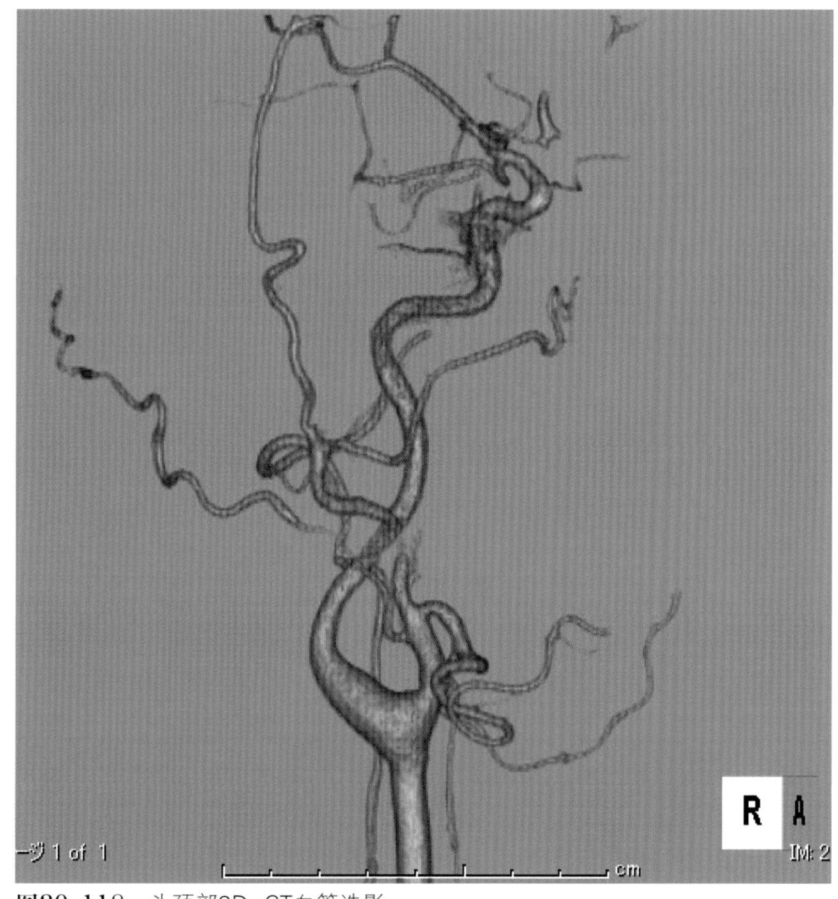

图20-118 头颈部3D-CT血管造影

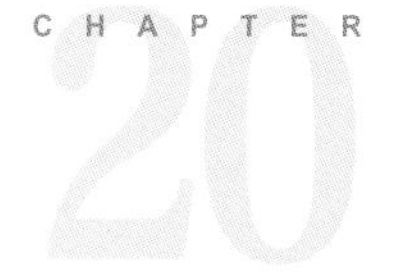

使用的导丝和导管

- 导丝如图20-119所示

  （拉吉焦®导丝M，软盘，角型45° ，直径0.016英寸）
- 导管如图20-119所示

  （弯曲导管：颈部血管导管1G，2G：介质套件直径4mm）

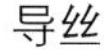

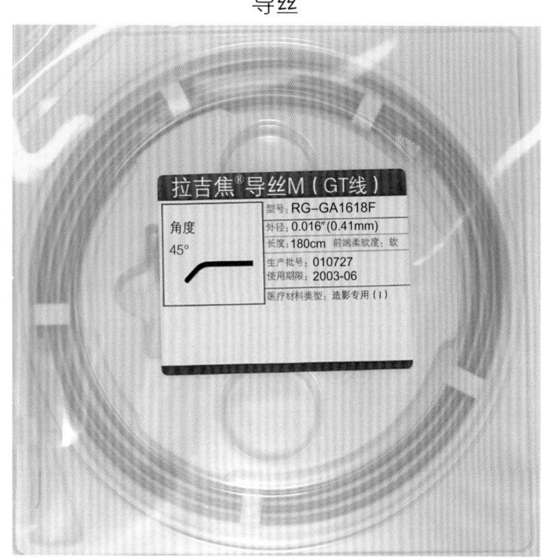

弯曲导管

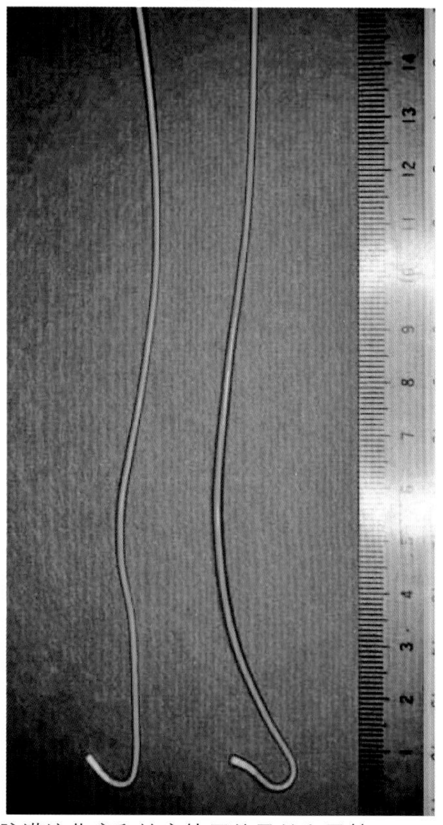

图20-119 超选择性动脉灌注化疗和放疗使用的导丝和导管

导管的插入

■切口的设计

手术在局部麻醉下进行，先用手指感知颞浅动脉的位置，在动脉的正上方设计一个长3~4cm的切口，另外，放置耳塞以防止消毒液进入外耳道，事先将耳廓全部盖住，如图20-120所示。

※为了正确地表现手术操作，在图示中去除耳塞。

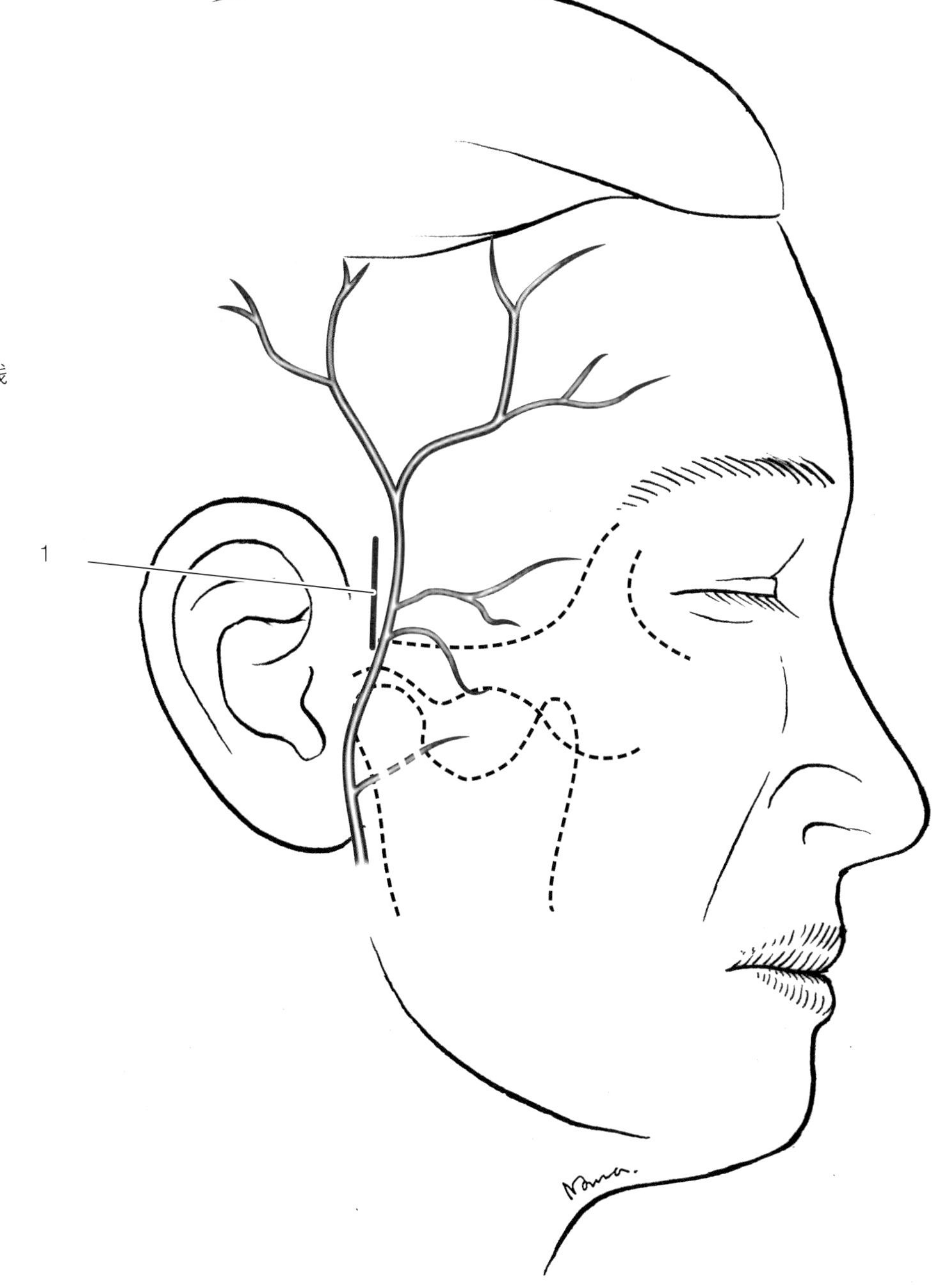

图20-120　导管插入皮肤切口线

■颞浅动脉的解剖和分支的结扎

沿着切口线进行皮下组织的分离，很容易确认在颧弓根部从腮腺被膜穿出走行在颞筋膜上的颞浅动脉，因为很多情况下颞浅动脉是弯曲走行，通过血管带提拉颞浅动脉，将其与周围结缔组织分离。如图20-121所示，将颞浅动脉发出的分支切断结扎。另外，伴随的颞浅静脉要分离保存，如果干扰手术进行，也可结扎切断，此时需注意，避免损伤面神经颞支。

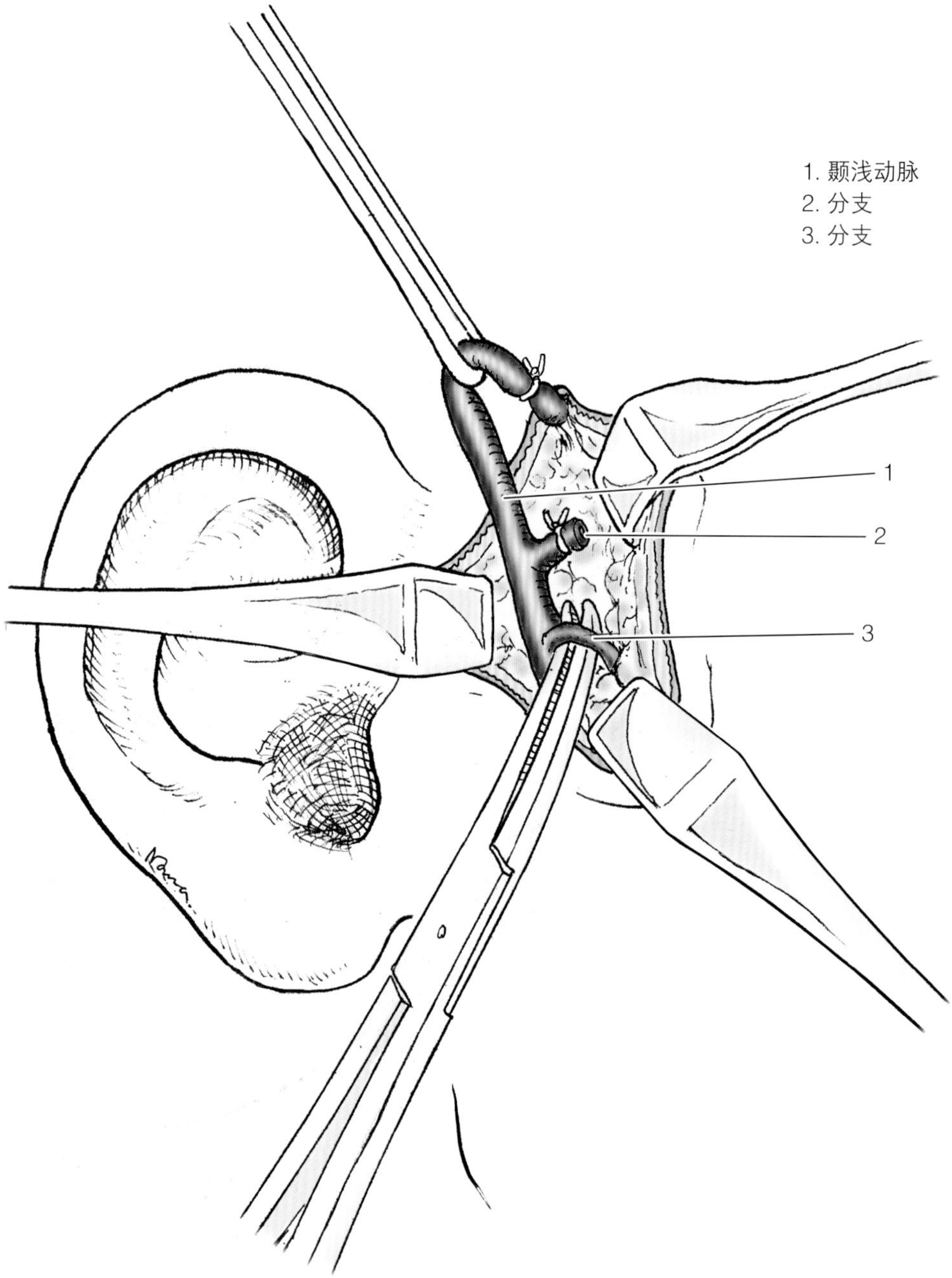

图20-121　切断结扎颞浅动脉分支

■穿刺针的刺入和导丝的插入

结扎切断颞浅动脉的分支并处理好伴随的颞浅静脉后，用血管带牵拉颞浅动脉并将其完全绷直，这是将引导线能够插入动脉中非常重要的一步。用3-0的线将引导线预先穿刺部位的远端进行结扎，术区滴入4%的利多卡因使血管扩张，如**图20-122**所示，左手牵拉血管带使颞浅动脉完全地伸展开，套管型穿刺针刺入动脉中。

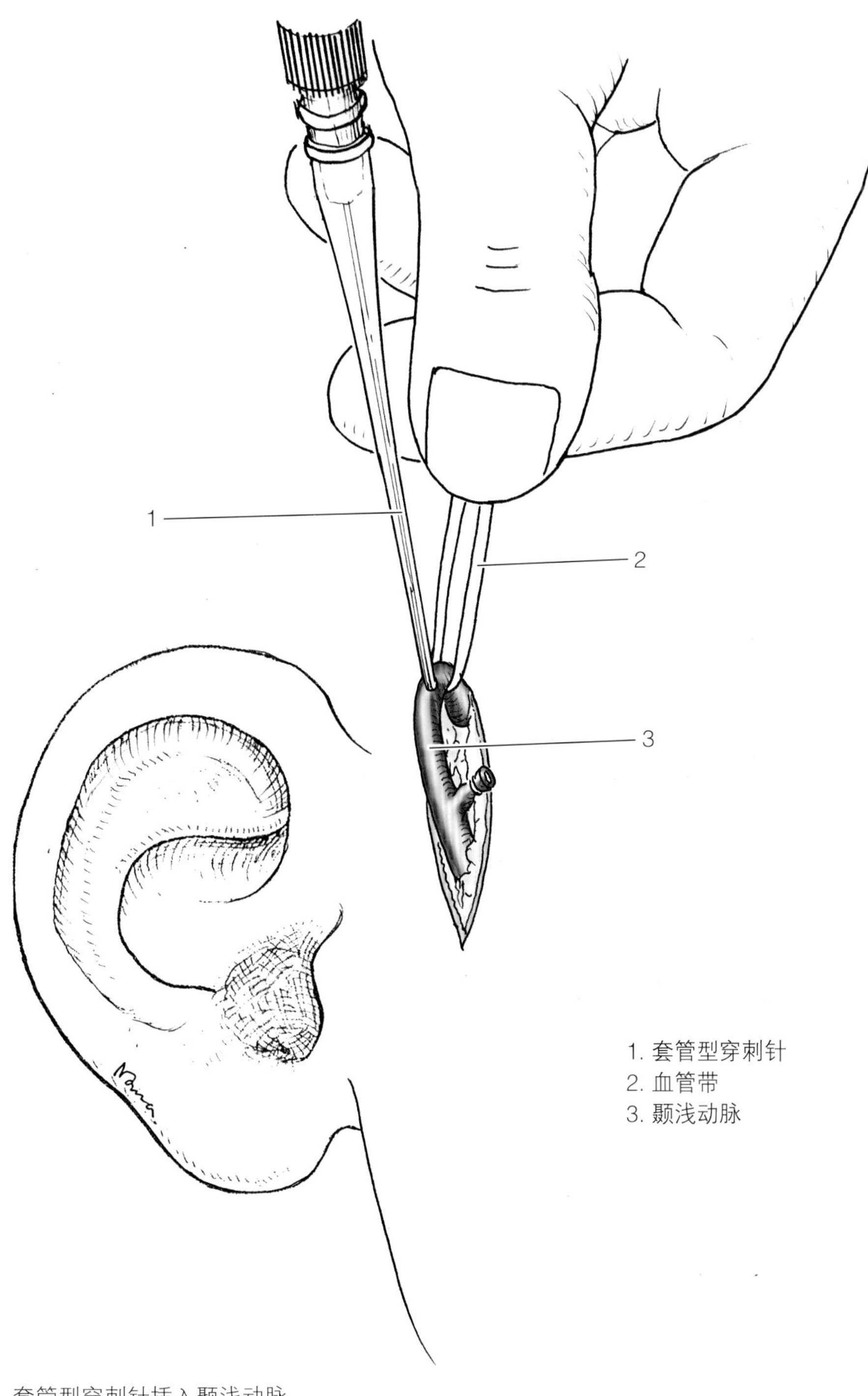

图20-122 套管型穿刺针插入颞浅动脉

然后在穿刺针外套入外筒，在插入外筒的前方，即血管的近心端用血管夹夹住，通过外筒将导丝插入动脉中（图20-123），用移动型X线机对插入的引导线位置进行确认，明确其是否位于动脉内。

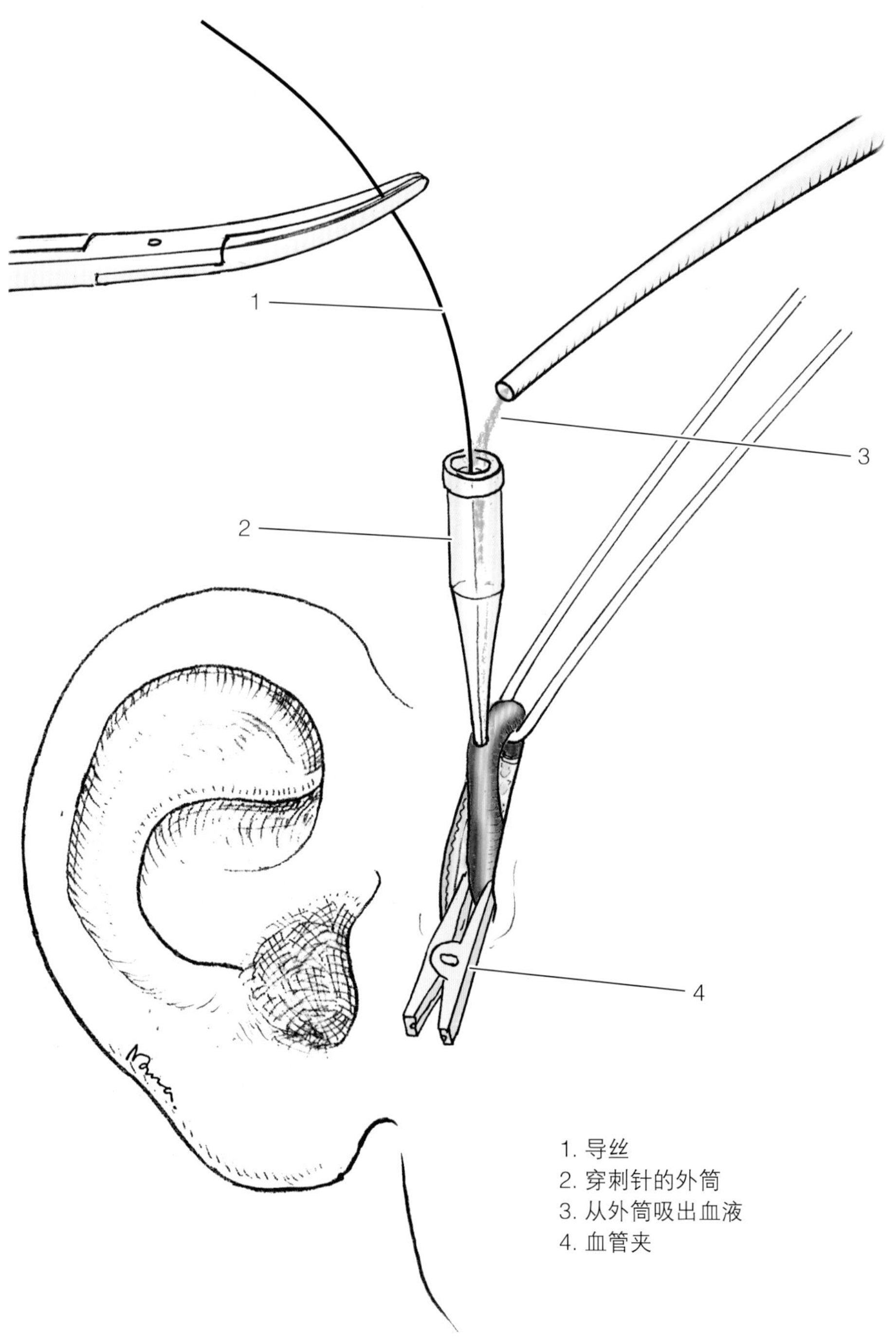

图20-123 通过穿刺针的外筒插入一个导丝到颞浅动脉

■拔出穿刺针的外筒

为了避免导丝脱落，用蚊式血管钳对其进行固定，用吸引器从外筒中能够吸引出动脉血后，慢慢地拔出穿刺针的外筒。因为导丝很容易被拔出，这个操作必须十分谨慎小心。如**图20-124**所示，导丝插入颈外动脉的状态。

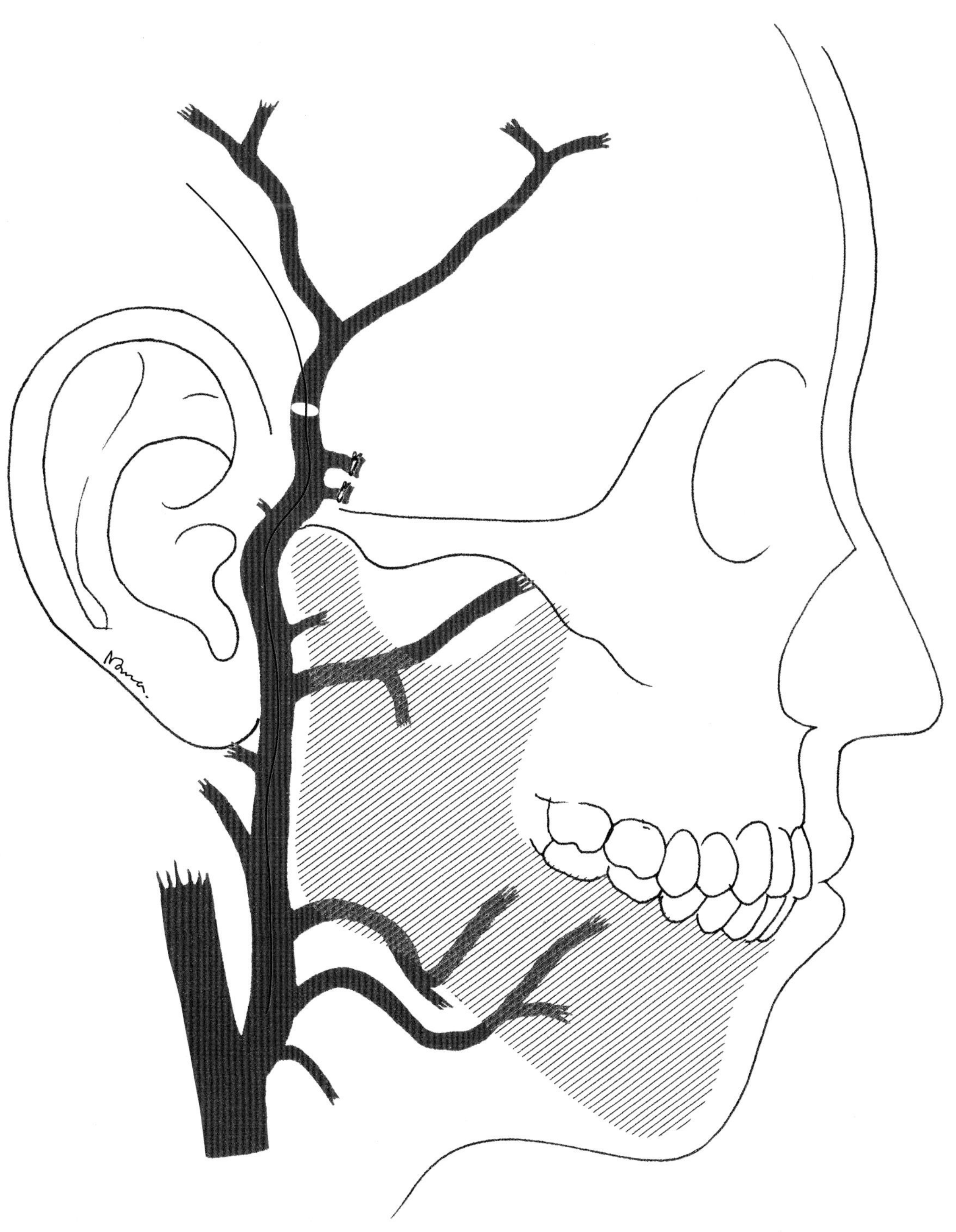

图20-124 确认导丝插入颈外动脉

■沿着导丝将导管送到颞浅动脉的穿刺部位

为了不改变导丝的末端在颈外动脉中的位置，用蚊式血管钳对其进行固定，将导管插入导丝的另一端，沿着导丝将导管一直送到颞浅动脉的穿刺部位（**图20-125**）。然后暂时取下血管夹，将导管送入。

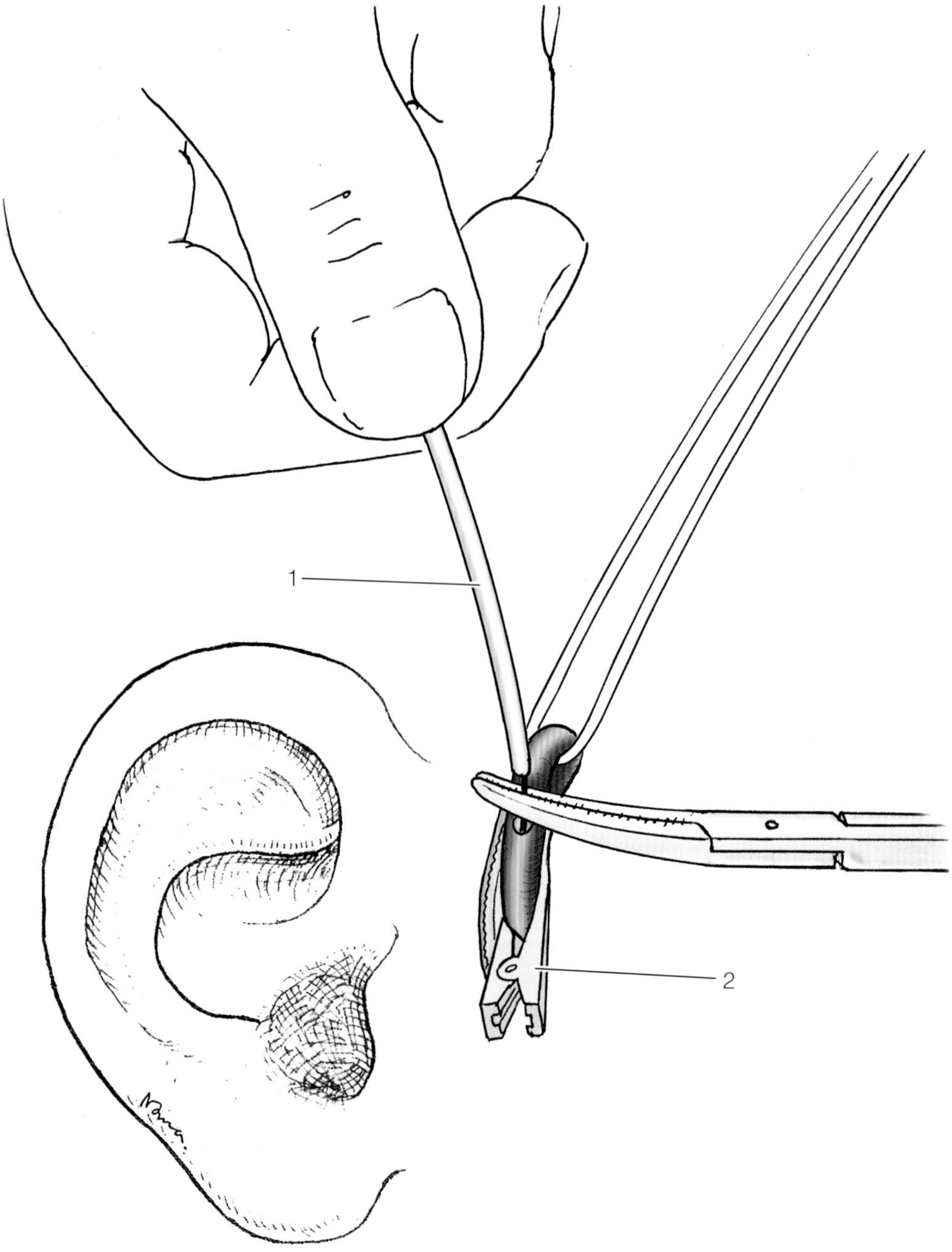

1. 导管
2. 血管夹

1

2

图20-125 沿导丝将导管插入颞浅动脉

然后将导管从穿刺部位开始向内插入13~14cm。用X线来确认导管在颈外动脉中的位置，如图20-126所示，然后拔出引导线。

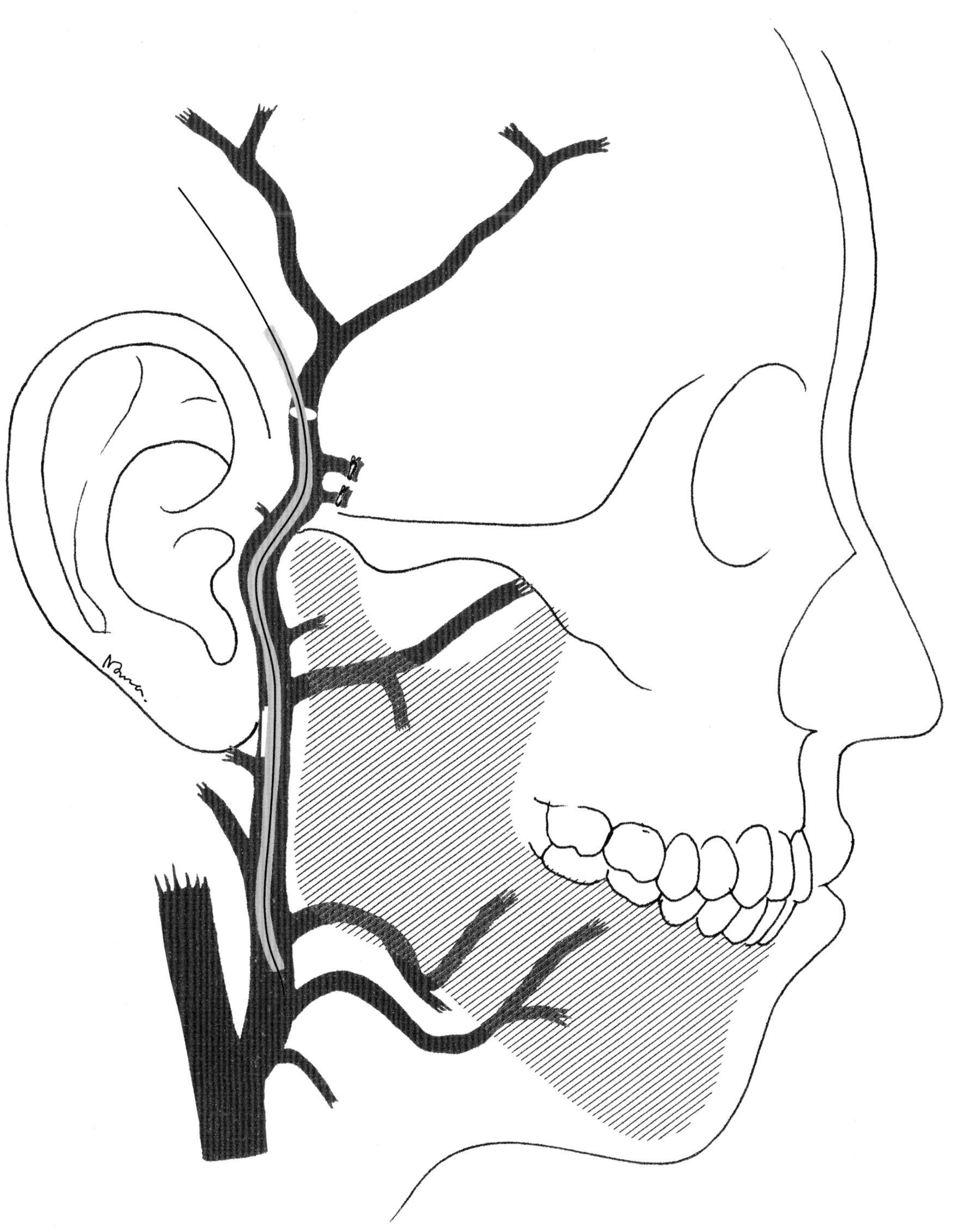

图20-126 导管由C形臂确认送到颈外动脉内

如图20-127所示，将导管置入颞浅动脉。

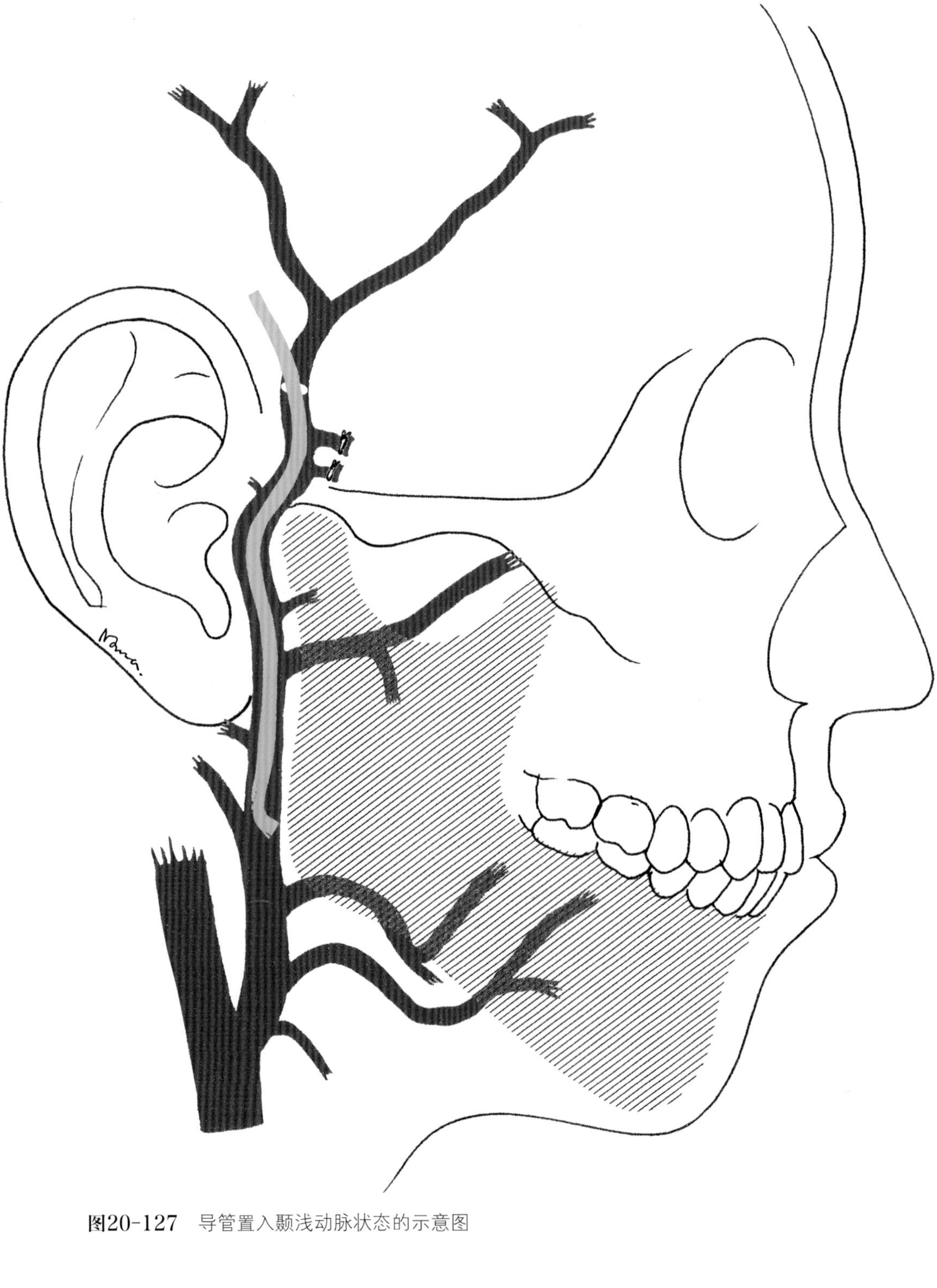

图20-127　导管置入颞浅动脉状态的示意图

■肿瘤营养动脉的导管的插入

这个操作在X线指导下进行，应穿对胸腹部的放射线具有防护作用的手术衣，并佩戴甲状腺防护器具及放射性防护眼镜，而且在手指、面部、胸部装有放射线测试装置。由于是在X线指导下进行导管的置入，所以对手腕也有必要穿防护装置（**图20-128a～c**）。

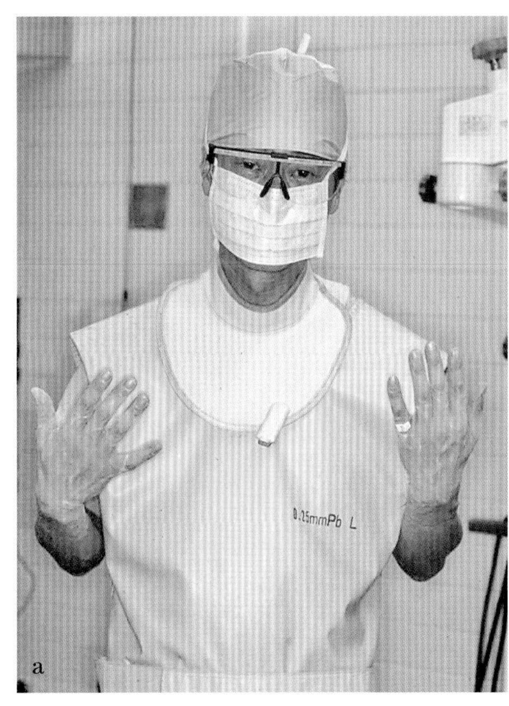

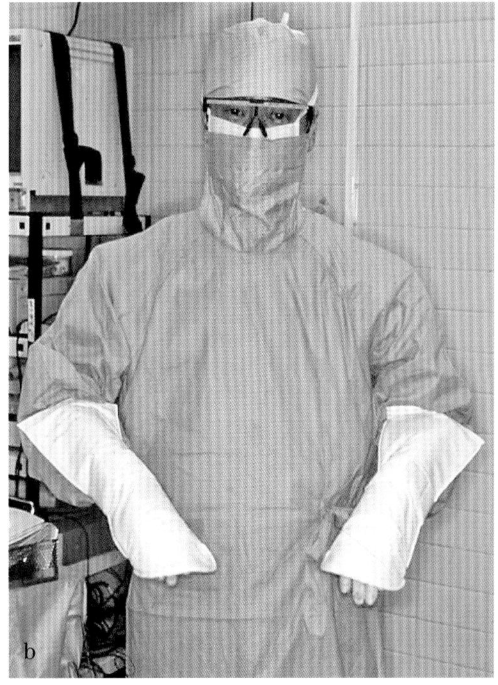

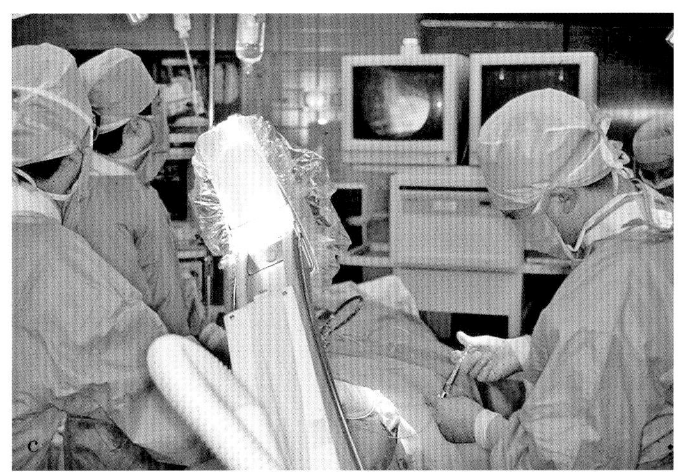

图20-128a～c　防辐射装置的着装

助手将造影剂注射到导管内，术者边看图像边将导管置入颈内动脉，从中心端向周围端推进，利用顶端弯曲部分将导管置入肿瘤的营养动脉中（图20-129）。

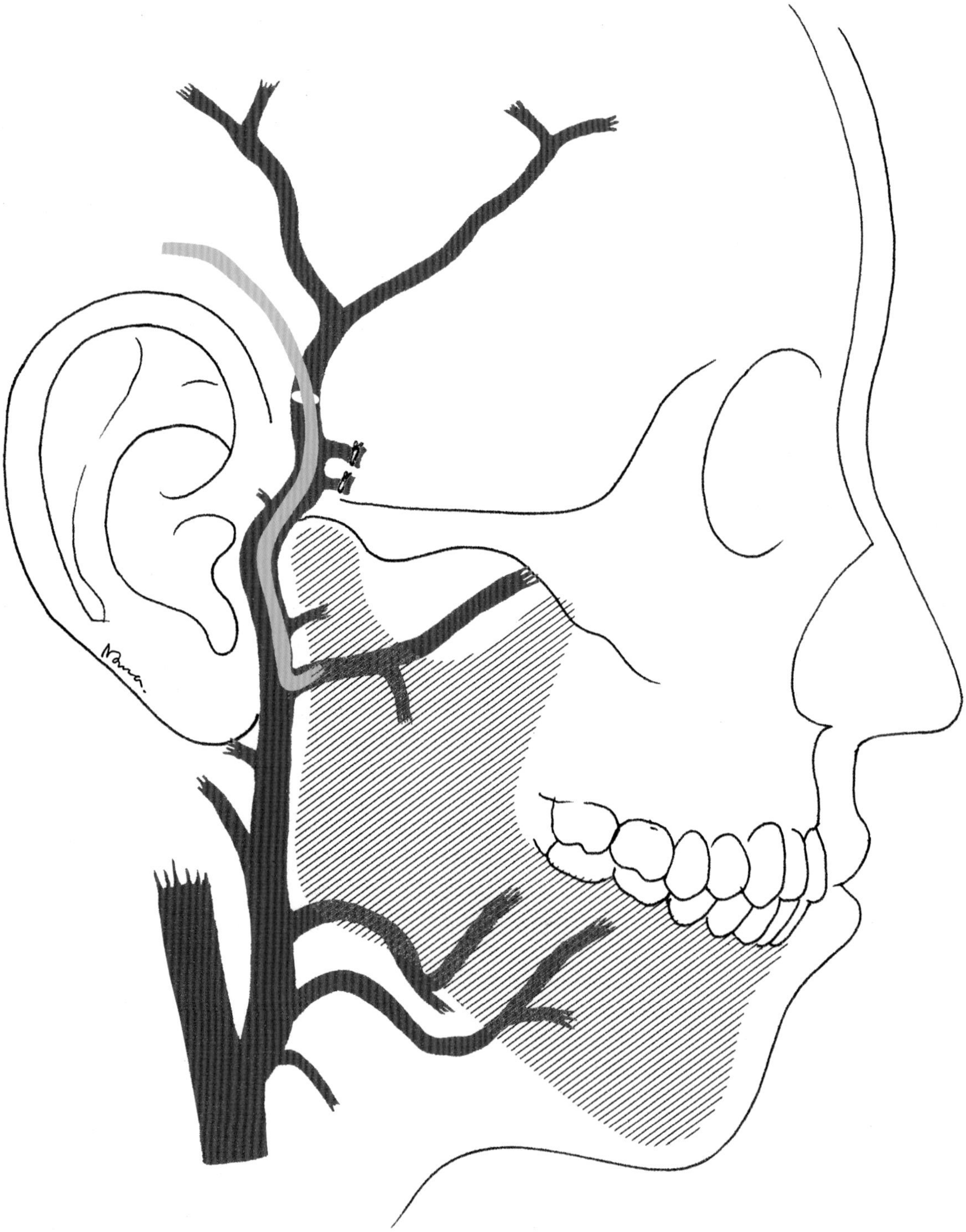

图20-129 利用顶端弯曲将导管插入肿瘤营养动脉

■确认导管插入肿瘤的营养动脉中

将染色剂注入导管中，确认肿瘤部位被染色（图20-130）。

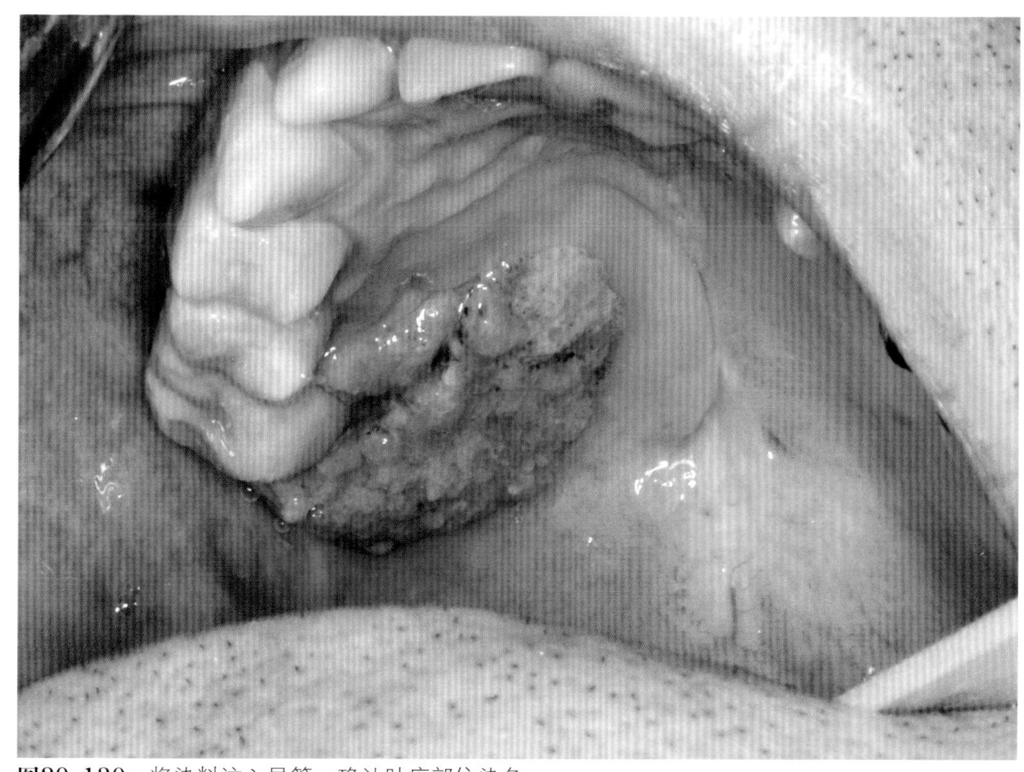

图20-130　将染料注入导管，确认肿瘤部位染色

■导管的固定

如图20-131所示，首先用黑丝线将导管固定在颞浅动脉上。为了在治疗结束后拔出导管的时候容易区分，必须使用黑丝线。

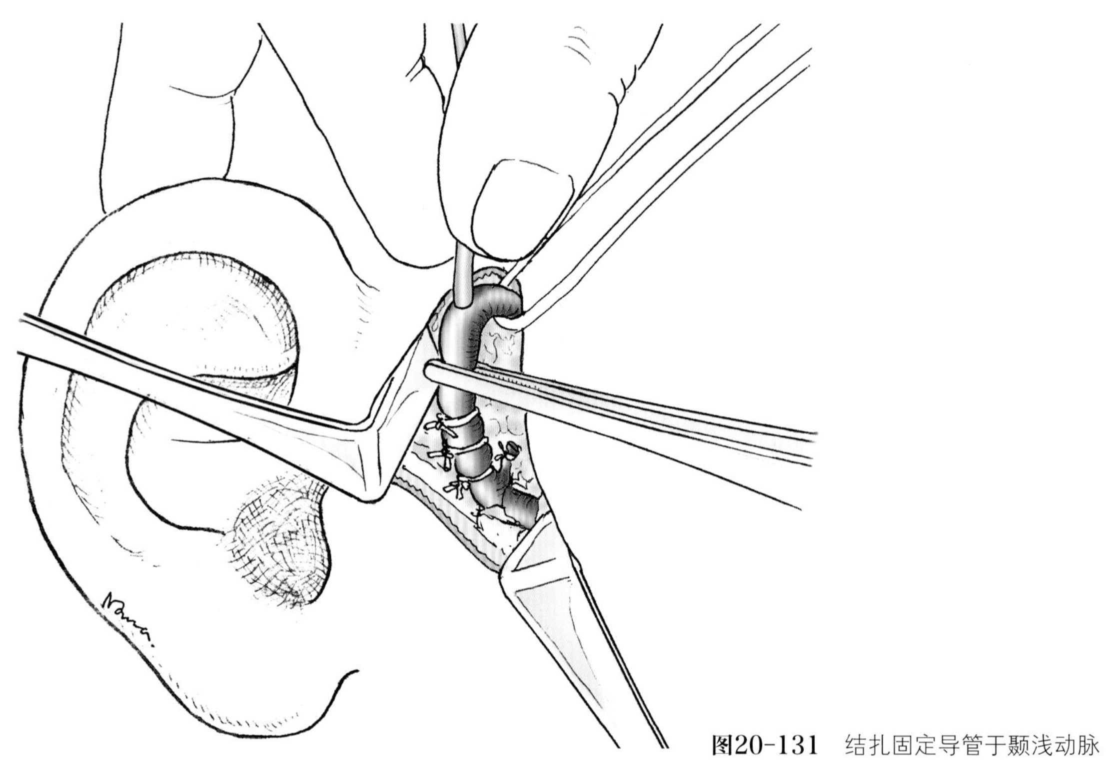

图20-131 结扎固定导管于颞浅动脉

然后将导管围绕耳廓进行多点固定，如图20-132所示，缝合关闭伤口。

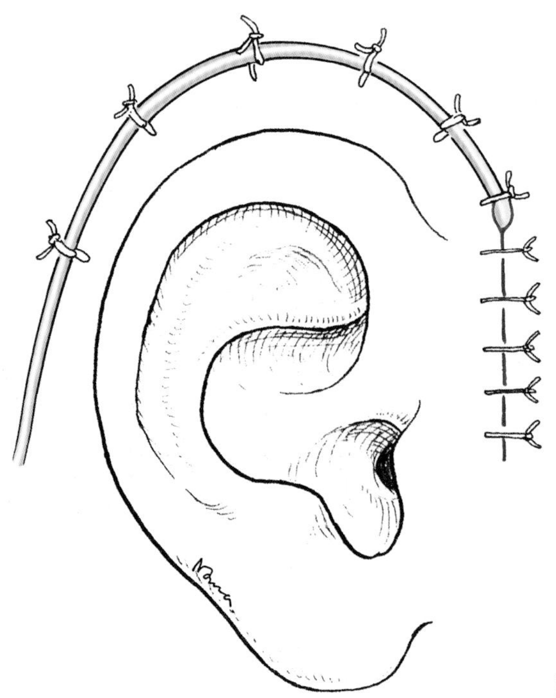

图20-132 将导管缝合固定到皮肤上

术后检查

在不同肿瘤中，营养动脉的表现各异，导管留置后需使用染色剂、血管造影检查（DSA）、增强CT检查以进一步确认肿瘤区域是否全部被覆盖。另外治疗当中至少1周进行一次染色剂染色检查。

■利用DSA检查确认

由导管注射造影剂后，上颌动脉被造影剂显影。肿瘤（右上颌牙龈部分）部分被染色（图20-133）。

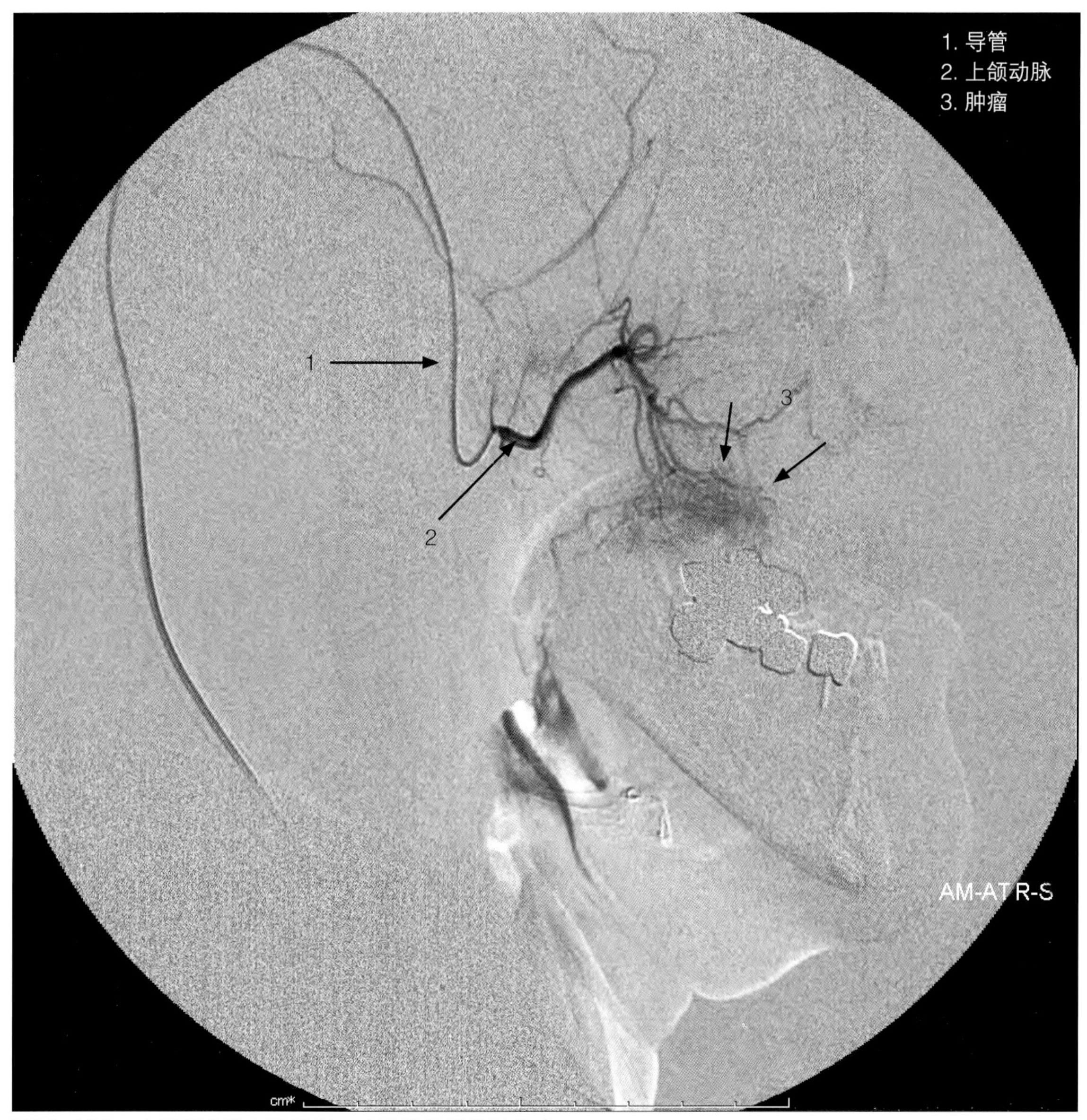

图20-133　在导管中注入造影剂，确认营养动脉及肿瘤

■利用CTA进行确认

在CTA上肿瘤部位被深染（图20-134）。

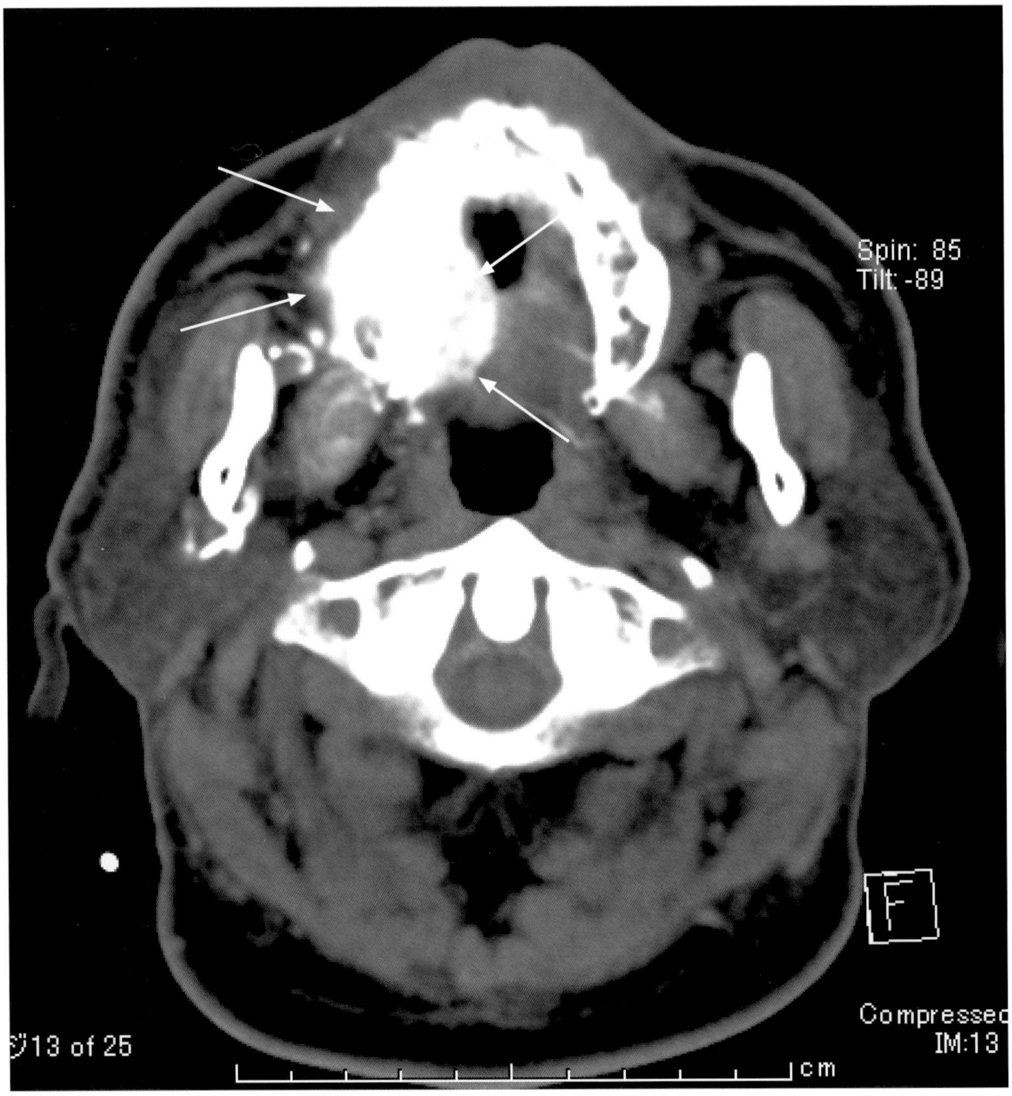

图20-134　CTA确认肿瘤部位深染

靠近咽旁间隙附近的重要解剖

对于波及咽旁间隙的牙源性感染（急性化脓性炎症），为了进行准确且安全的切开排脓，必须要熟知咽旁间隙的解剖结构。口腔原发肿瘤侵袭下颌骨升支内侧，怀疑侵袭咽旁间隙的时候，必须能够利用图像准确地熟知这个领域的构造。

为了描述咽旁间隙和颞下窝的解剖范围，**图20-135a，b**用斜线显示这个区域当中的翼外肌、翼内肌、茎突舌骨肌以及茎突舌肌。咽旁间隙上方是翼外肌和蝶骨大翼，下方是舌骨，前方是上颌骨体后面和颊脂垫，后方是颞骨的乳突和椎前筋膜，内侧是咽上缩肌，外侧是下颌支的内侧面和翼内肌。咽旁间隙被后上、前下走行的茎突舌骨肌、茎突舌肌及茎突咽肌分为前后两部分。在这个狭小的区域中，因为有重要的血管神经相邻走行，这里用矢状面和水平面的模式图对咽旁间隙及颞下窝的解剖进行说明。

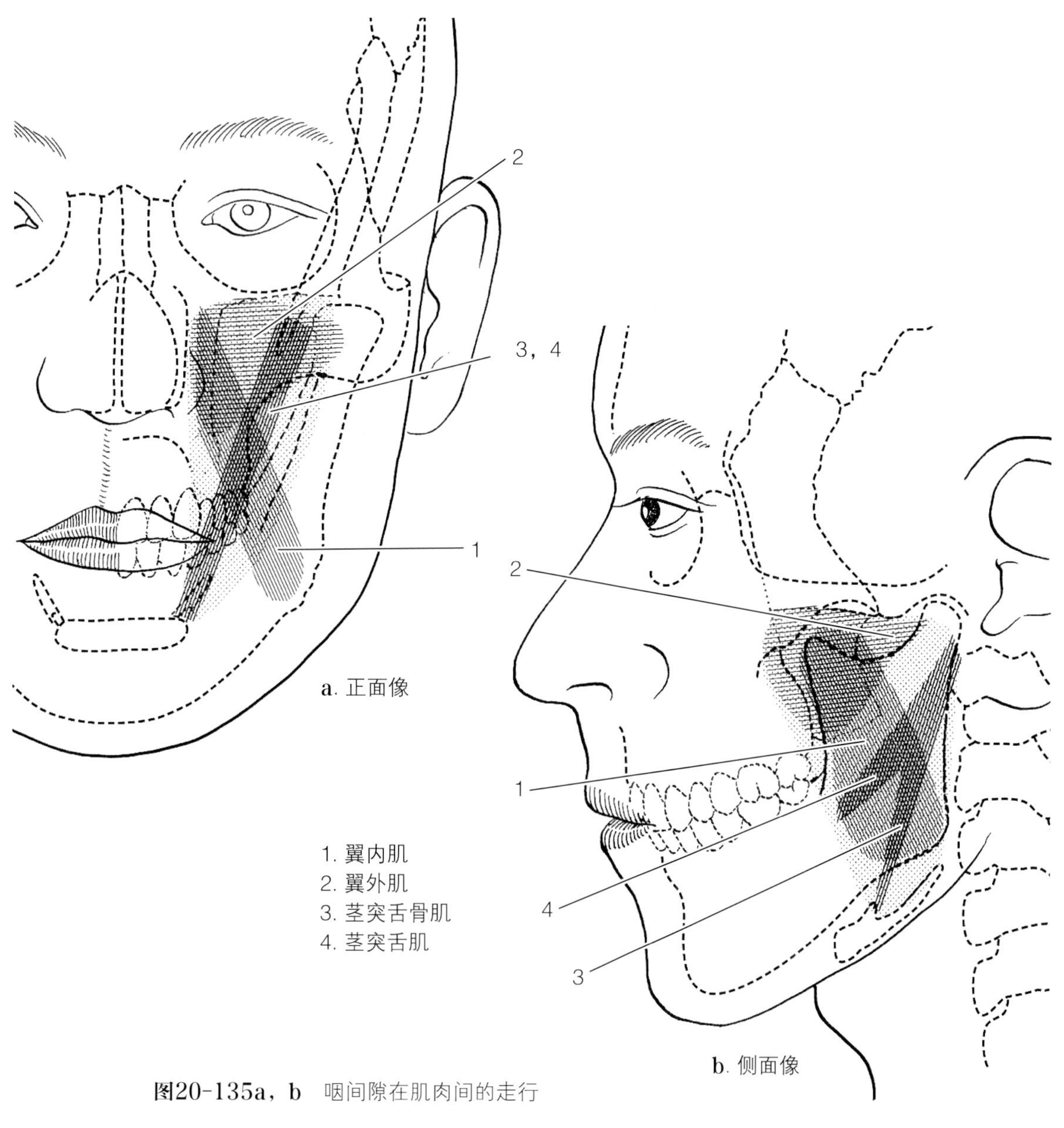

图20-135a，b 咽间隙在肌肉间的走行

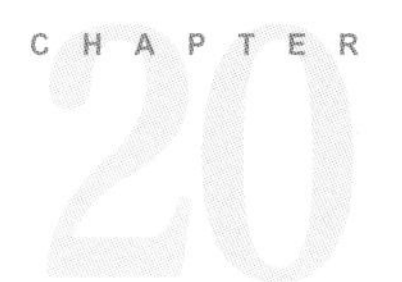

如图20-136所示，去除腮腺、咬肌、颧骨弓以及下颌骨冠突，可以看到翼内肌、翼外肌的分布，上颌动脉和它的分支，即下牙槽动脉和上牙槽后动脉、翼腭动脉，更能直视舌神经和下牙槽神经的走行。

1. 翼内肌
2. 翼外肌
3. 茎突舌肌
4. 茎突舌骨肌
5. 舌神经
6. 下牙槽神经
7. 上颌动脉
8. 下牙槽动脉
9. 上牙槽后动脉及翼腭动脉
10. 颊肌
11. 咬肌
12. 二腹肌中间腱
13. 胸锁乳突肌
14. 颈内动脉
15. 颈内静脉
16. 副神经
17. 二腹肌后腹
18. 颈外动脉
19. 颞浅动脉
20. 颞肌

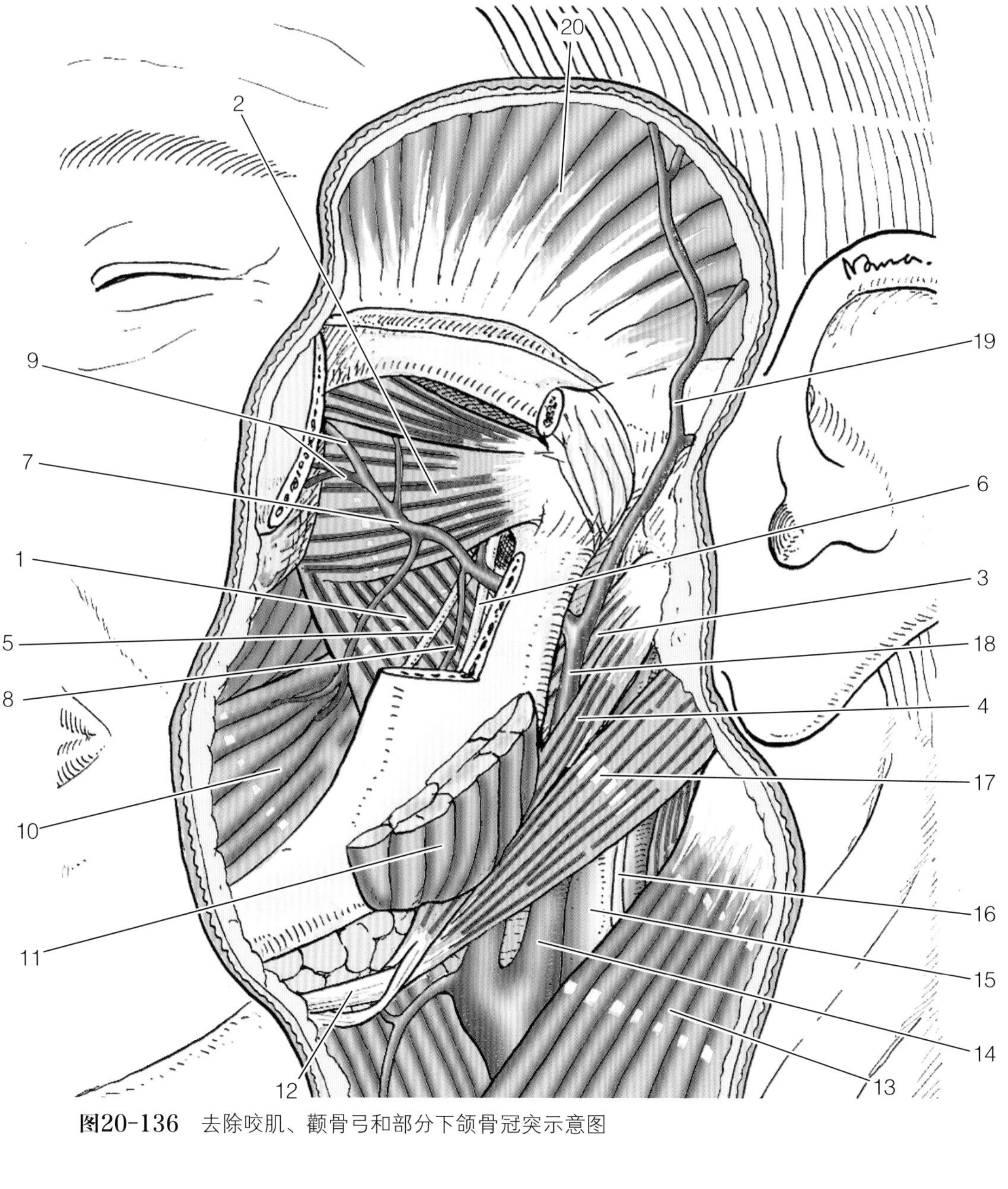

图20-136 去除咬肌、颧骨弓和部分下颌骨冠突示意图

如图20-137所示，保留髁突去除下颌支、翼内肌、二腹肌后腹以及上颌动脉后显露出斜向分割咽旁间隙的茎突舌骨肌、茎突舌肌、颈外动脉和颈内动脉，舌神经以及下牙槽神经。并能够清楚显示舌咽神经和舌下神经的位置关系。

1. 翼外肌
2. 咽上缩肌
3. 茎突舌骨肌
4. 茎突舌肌
5. 舌神经
6. 下牙槽神经
7. 舌咽神经
8. 舌下神经
9. 副神经
10. 迷走神经
11. 颈内动脉
12. 颈外动脉
13. 颊肌
14. 翼下颌韧带
15. 下颌舌骨肌
16. 二腹肌中间腱
17. 胸锁乳突肌
18. 颞肌

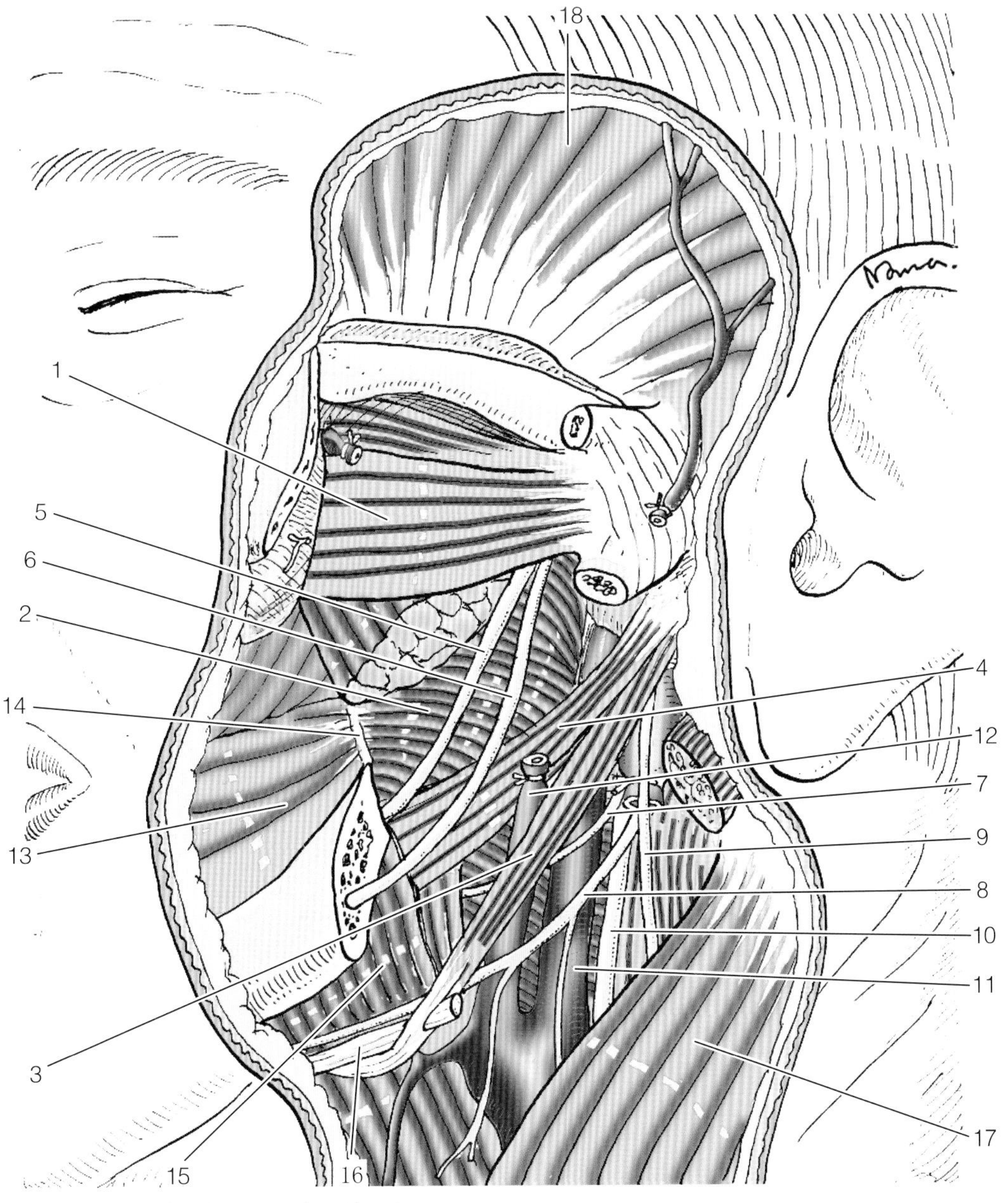

图20-137　去除下颌支和翼内肌的示意图

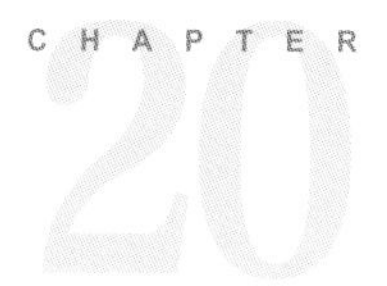

如图20-138所示，去除翼外肌、髁突、茎突舌骨肌以及茎突舌肌后，上方是蝶骨大翼下面，前面是上颌骨后面和翼突，内侧是咽上缩肌以及其上方的腭帆张肌和腭帆提肌，后面是颈长肌和头长肌。如果沿着颈内静脉的断端向颅底追溯，可以显示出一直到颈静脉孔处的舌咽神经、迷走神经、副神经的解剖关系。

1. 舌神经以及下牙槽神经
2. 咽上缩肌
3. 颊肌以及翼下颌韧带
4. 颈外动脉
5. 茎突舌骨肌的肌腱
6. 二腹肌中间腱
7. 舌下神经
8. 舌咽神经
9. 副神经
10. 迷走神经
11. 二腹肌断端
12. 颈内静脉
13. 颈内动脉
14. 茎突舌骨肌以及茎突舌肌断端
15. 茎突断端
16. 椎前肌（颈长肌和头长肌）
17. 腭帆张肌和腭帆提肌
18. 颞下嵴
19. 蝶骨颞下面
20. 翼突外侧面
21. 上颌骨后面

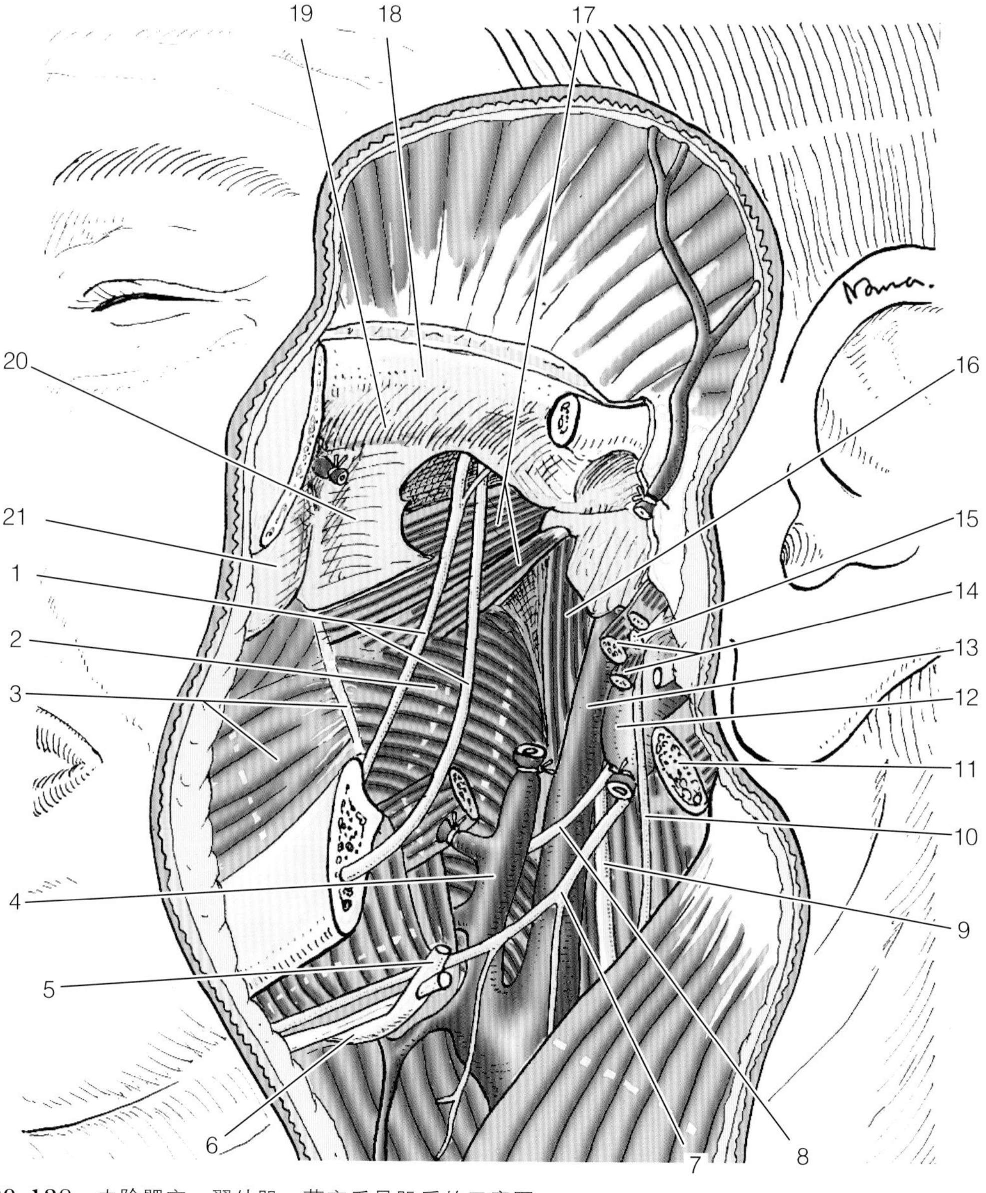

图20-138 去除髁突、翼外肌、茎突舌骨肌后的示意图

如图20-139b所示，舌骨高度水平横截面示意图，咽部的后外方包绕在颈动脉鞘中有颈内动脉、颈内静脉。在其前外方隔开茎突舌骨肌的肌腱和二腹肌中间腱有下颌下腺。平面上方是咽旁间隙。

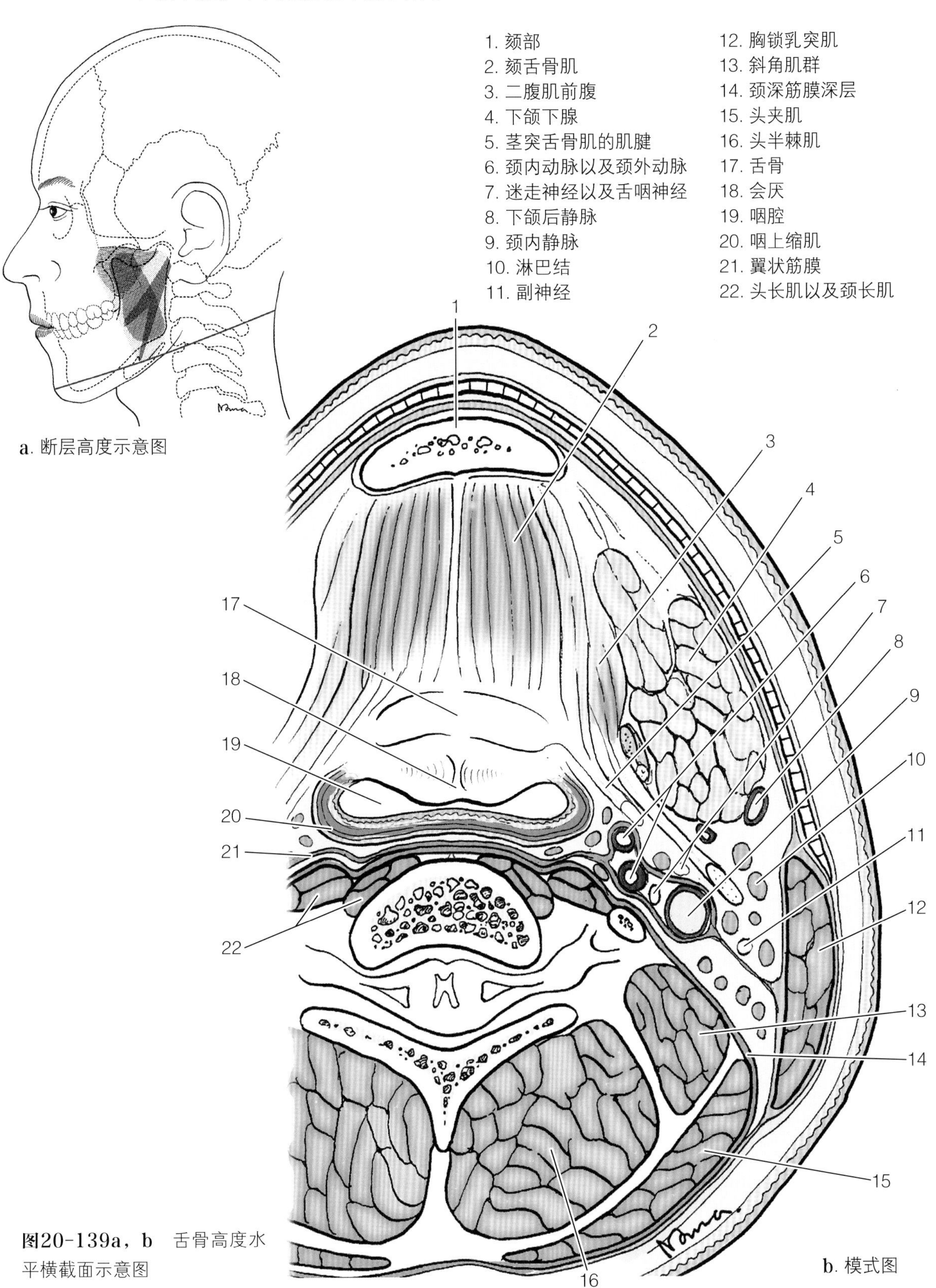

图20-139a，b 舌骨高度水平横截面示意图

如图20-140b所示，下颌骨体中部高度水平截面示意图，从这个水平面能够清晰地看到咽旁间隙的存在。咽侧壁存在扁桃体，它被咽上缩肌包绕。颈内动脉和颈内静脉被颈动脉鞘包绕，且位于茎突舌骨肌以及茎突舌肌的内侧面。如图20-136所示，可以看到颈外动脉走行于茎突舌骨肌、茎突舌肌之间，并在其前方发出上颌动脉，在其上方发出颞浅动脉。

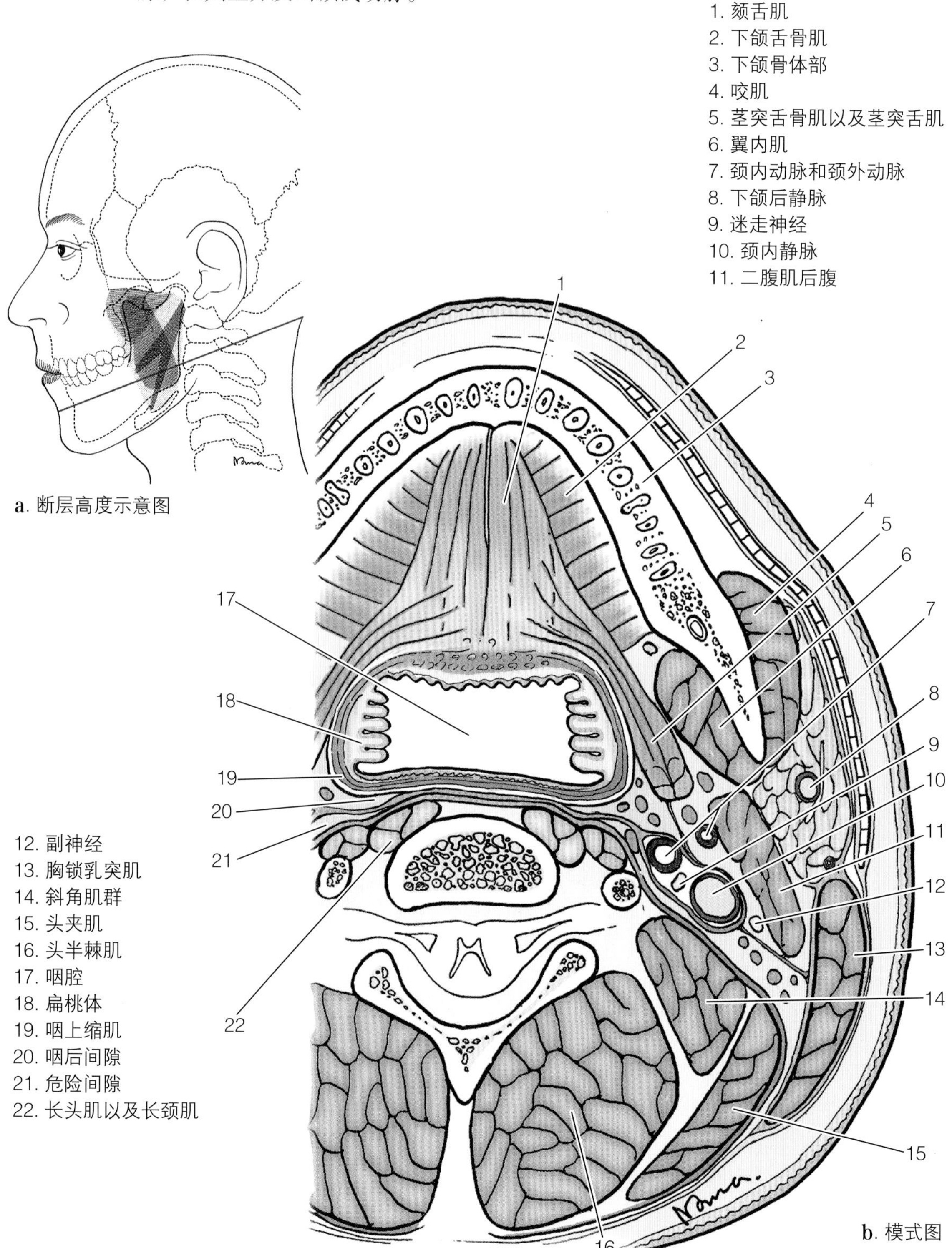

图20-140a，b　下颌骨体中部高度水平截面示意图

如图20-141b所示，下颌支中部水平横截面示意图，腮腺深叶位于茎突舌骨肌和茎突舌肌与翼内肌之间，颈外动脉走行在腮腺当中。咽旁间隙将腮腺前面的神经、血管的疏松部分与后方重要的神经、血管进行分隔。

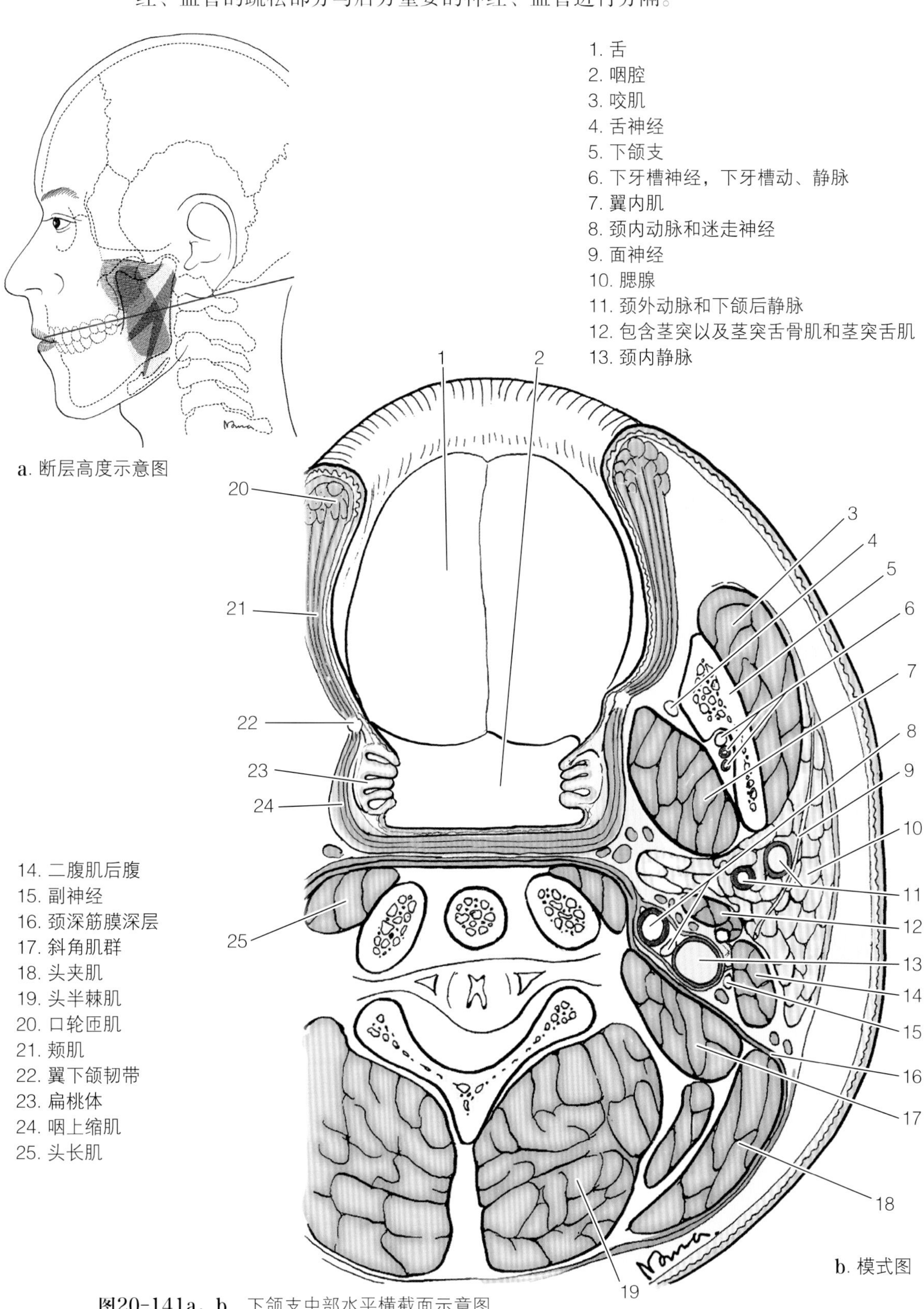

图20-141a，b 下颌支中部水平横截面示意图

如图20-142b所示，下颌支上1/3相当于上牙槽骨高度的水平横截面示意图，在其内侧为腭帆张肌和腭帆提肌，外侧为翼外肌。颈内动脉于颈动脉管入口处入颅。另外在内侧的咽上缩肌的后外方有咽后淋巴结存在。

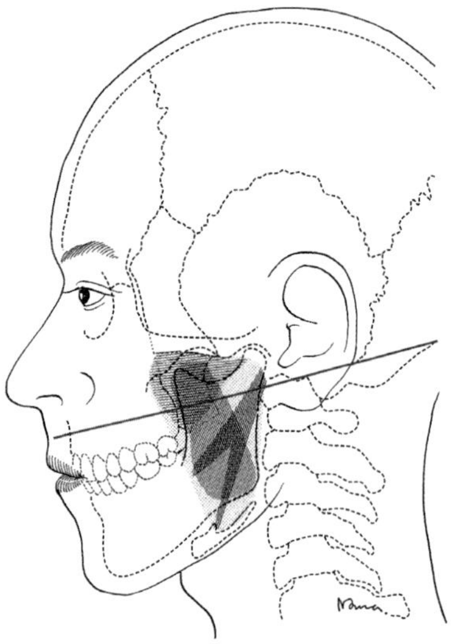

1. 上颌牙槽骨
2. 软腭
3. 咽后淋巴结
4. 咬肌
5. 舌神经
6. 下牙槽神经，下牙槽动、静脉
7. 翼外肌
8. 髁突
9. 面神经
10. 下颌后静脉
11. 颞浅动脉
12. 颈内动脉
13. 颈内静脉
14. 上咽部
15. 腭帆张肌和腭帆提肌

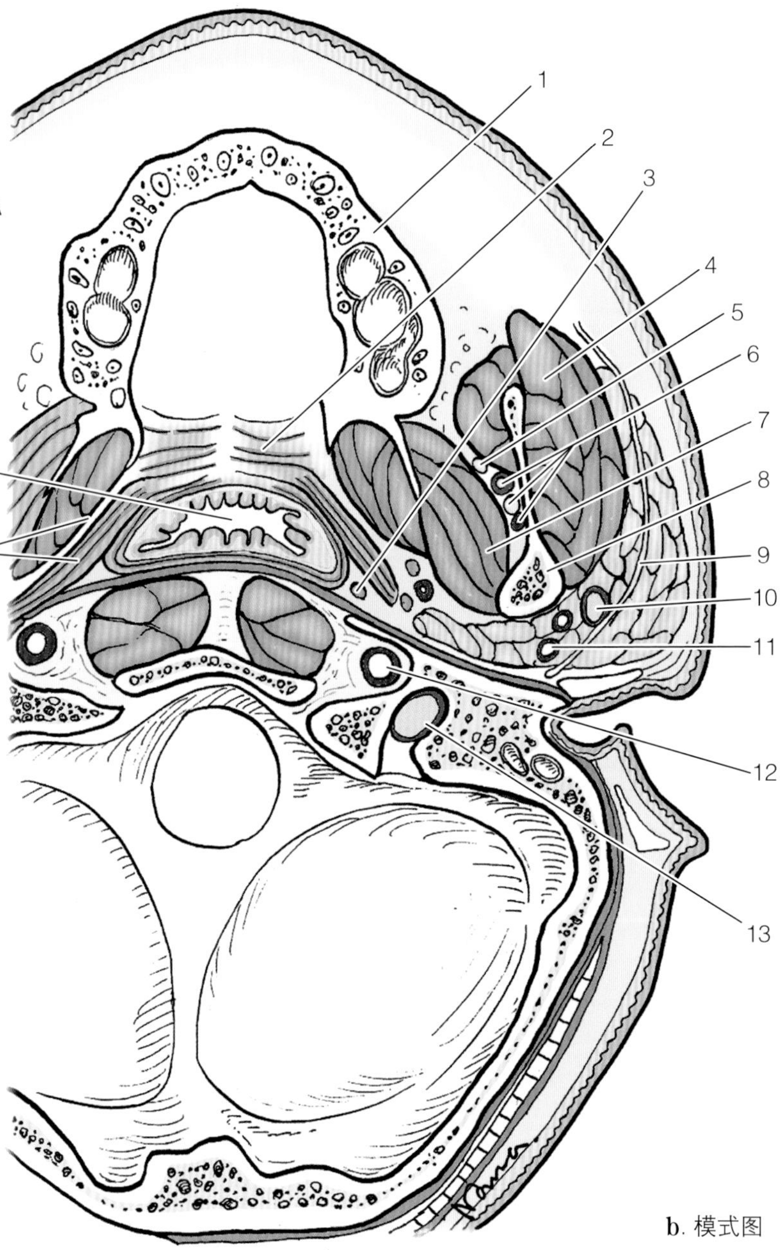

a. 断层高度示意图

b. 模式图

图20-142a，b 下颌支上1/3高度水平横截面示意图

如图20-143b所示，下鼻道和髁突高度水平横截面示意图，颈内动脉位于颅后窝的动脉管之中，并且能够看到咽鼓管在咽上缩肌与翼外肌之间的空隙由后外方向前下方走行。

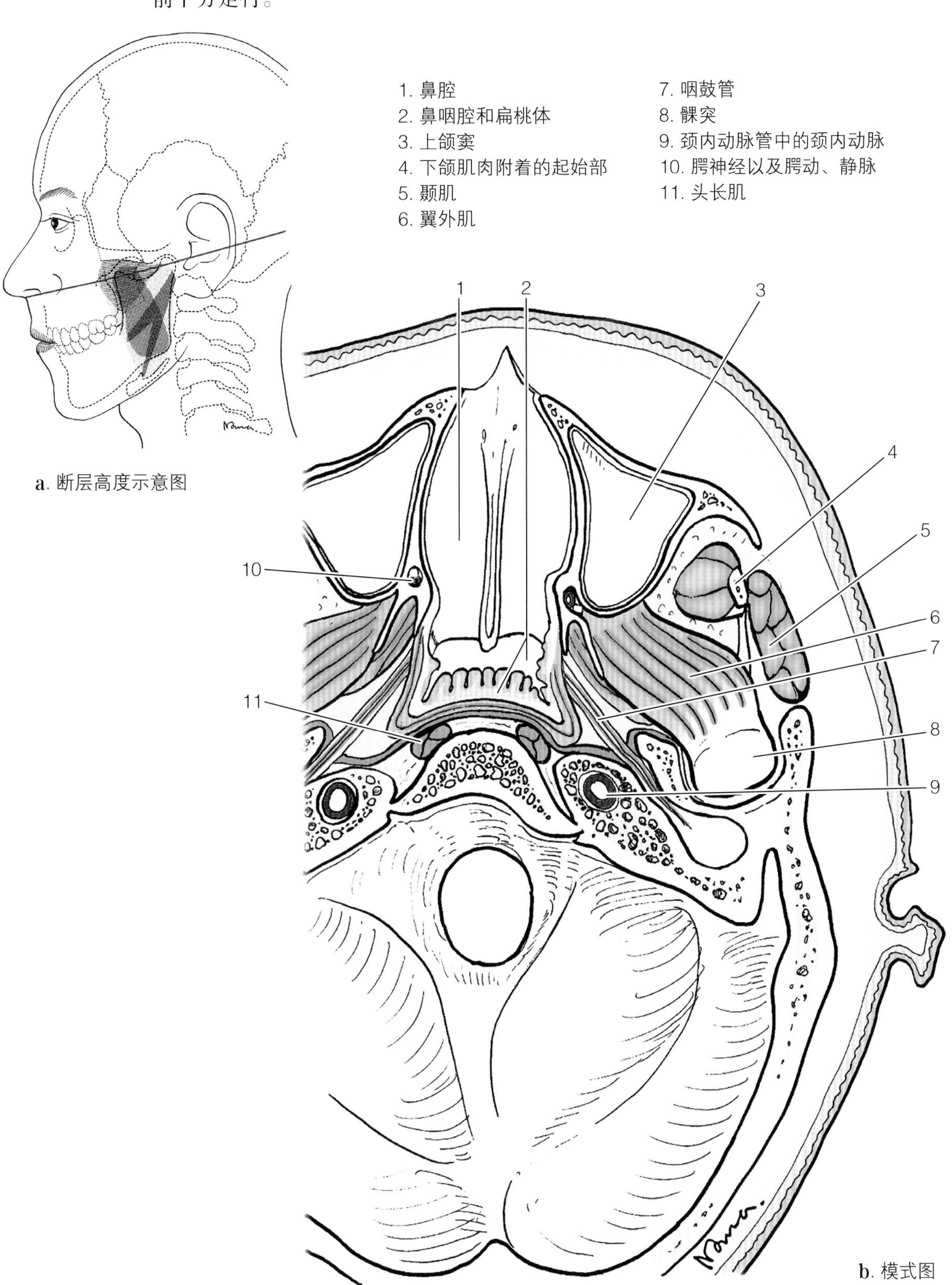

a. 断层高度示意图

b. 模式图

图20-143a，b　下鼻道和髁突高度水平横截面示意图

第21章

重建外科手术

鶴見大学歯学部口腔顎顔面外科学講座

川口　浩司

恵佑会札幌病院歯科口腔外科・歯科

山下　徹郎／上田　倫弘／林　信

東京歯科大学名誉教授

野間　弘康

21

C H A P T E R

口腔颌面部的组织重建主要应用在肿瘤切除后或由于外伤等各种原因所致的组织缺损。修复方法的选择主要根据组织缺损的大小、种类、患者的全身状态。口腔颌面部组织重建遵循3个基本原则：

①食物的摄取、咀嚼通过口腔来完成，口腔维持生命所需的功能。口腔产生的组织缺损是不能用“绷带”保护的，肿瘤切除之后的组织缺损，需要立即修复或者二期修复重建，不能放任创面暴露。

②根据“生存质量量表”的有关功能，口腔是语言、面部表情的重要器官，缺损和瘢痕均对口腔功能和美观造成不同程度的影响。

③应该尽可能地按照组织的层次来逐层修复重建。

本章主要介绍口腔外科中皮肤黏膜移植、局部皮瓣、游离皮瓣修复组织缺损，神经修复术，骨及软骨移植。另外，本章省略了良性肿瘤手术（参见第2卷第13章），癌前病变、癌症的手术（第20章）术式。

皮肤、黏膜的游离移植

皮肤分为3层：表皮、真皮及皮下组织，当皮肤黏膜缺损不能拉拢缝合时，需行皮肤移植。可移植在血液循环良好的结缔组织创面（不包括密致骨表面和受到大量放射治疗的组织）。

表皮包括上皮和真皮乳头的薄层，真皮占据皮肤的大部分厚度，包含皮肤附属物，如发根、皮脂腺、汗腺，其中包括上皮细胞。这些皮肤附属器官的毛细血管和表皮的营养主要靠真皮下血管网供应。

皮肤移植被分为两大类，包括表皮和真皮的全层（full thickness skin graft）及表皮和真皮的一部分在内的断层植皮（split thickness skin graft）。进一步分为薄层皮片、中厚皮片、厚中厚皮片（**图21-1**）。

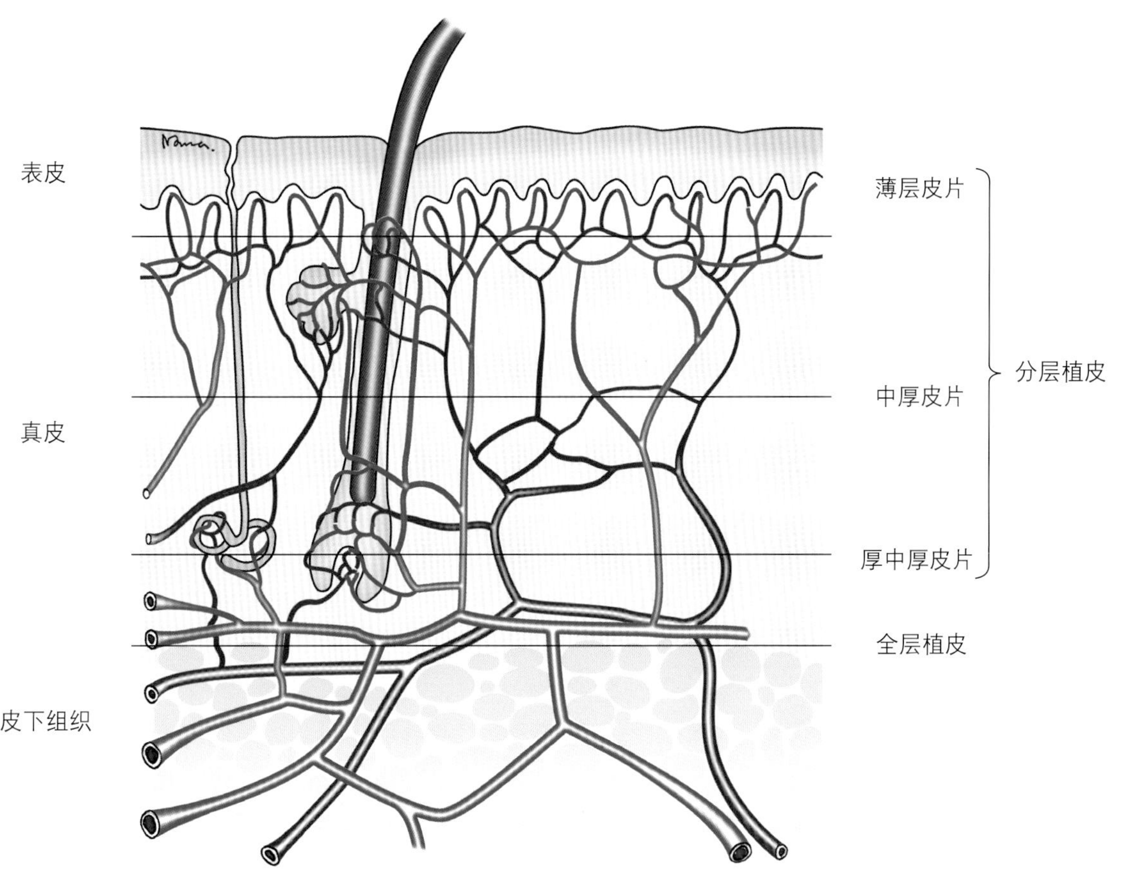

图21-1 皮肤的血管分布和植皮的厚度

全厚皮片移植

全厚皮片移植包含表皮和真皮全层，手术后的挛缩比较小，色素沉着较轻，血液循环差的部位移植成活比较困难。由于供区切取移植皮片的大小受到限制，其适用范围是有限的。

面部皮肤不同部位的性质是不同的，因此，面部皮肤缺损尽可能在邻近皮肤进行移植修复或局部皮瓣修复。通常，全层皮肤移植后的色素沉着较轻、收缩少、皮瓣移动性好，用于口腔前庭的重建。

全厚皮片的取皮和移植

取皮位置的选定

面部，需要考虑移植部位皮肤的颜色。通常，采取毛发较少的耳朵后部和锁骨上部，毛发较少的患者可以在皮肤充足的胸部和腹部提取。

皮片的切取

在无菌纸板上，按照对供区皮肤上的标记制作缺陷形状的模板，皮肤移植的长轴平行于皱纹线，着色部分在顺利折叠连接取皮后切除（图21-2a）。

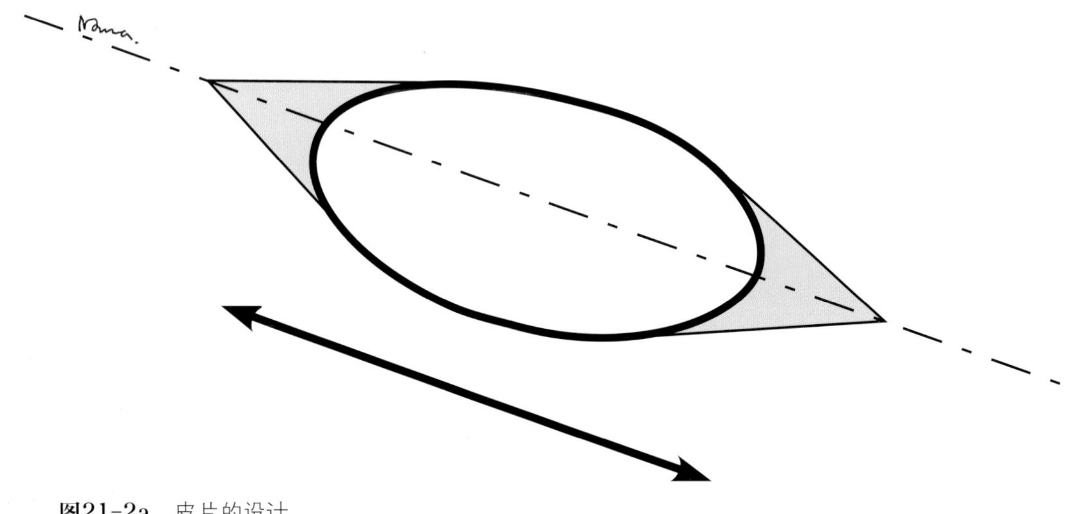

图21-2a 皮片的设计

然后，根据标记线，用15号或10号刀片将皮肤全层切开，在真皮和皮下的脂肪组织的界限处停刀。 此时，如图21-2b所示，用手术刀沿着真皮和皮下组织之间的界限锐性分离，可以完整地切取全厚皮片。

皮片的移植

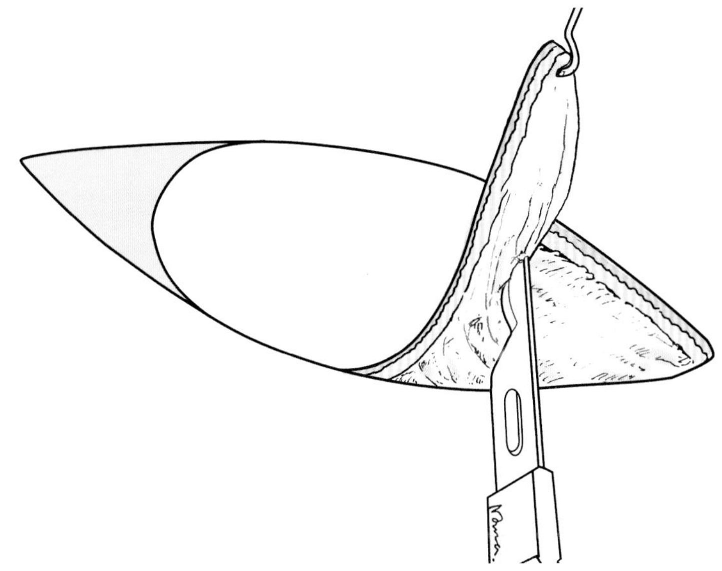

图21-2b 全厚皮片的制取

如果皮下脂肪组织附着在真皮上，如**图21-2c**所示，用组织剪将其剪除。

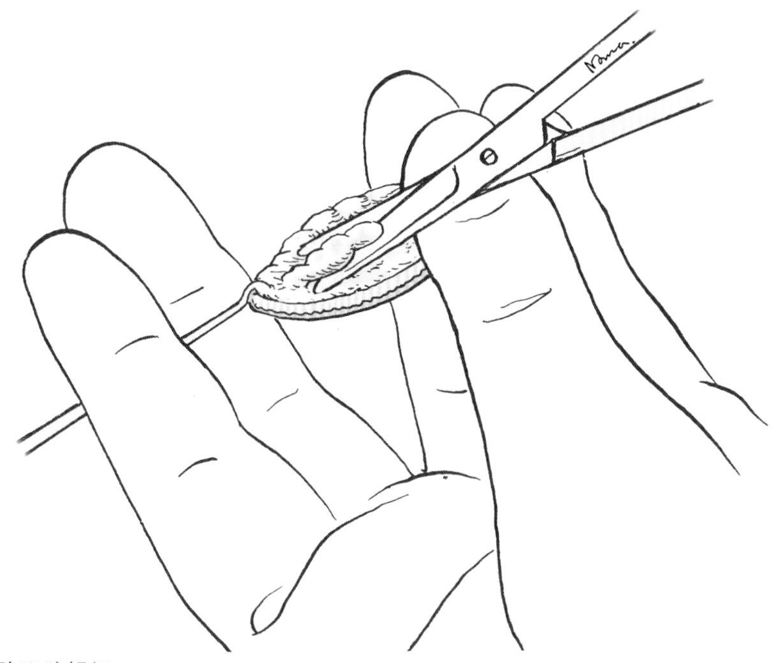

图21-2c 用组织剪去除脂肪组织

皮片的移植

创面充分止血后，将皮片移植到创面上，用5-0黑色丝线或尼龙线缝合。此时，为了防止皮片与创面积液，要用手术刀剪短，在皮片上切割小口，形成引流通道。缝线要留长，以便打包包扎（**图21-2d**）。

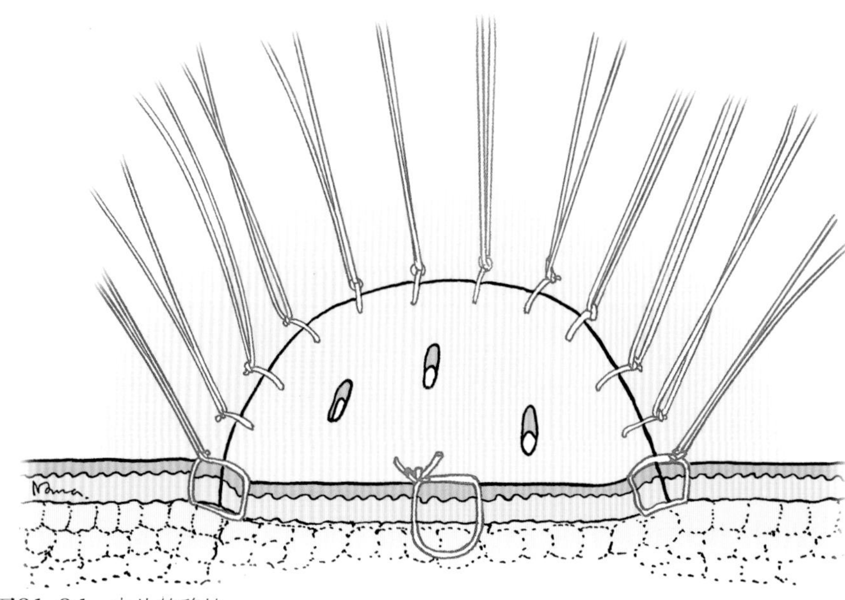

图21-2d 皮片的移植

植皮后的压迫固定

将核黄素和乳酸依沙吖啶粉末的混合软膏作为创伤防腐剂揉入纱布，如图21-2e，f所示，将纱布折叠成比皮片稍大的形状，放置在皮片上，将没有剪短的缝线打包扎紧固定。

术后管理

移植3～4天之后，在创面新生的血管内皮细胞进入皮片的真皮层，需要至少1周以上建立血液循环。保持休息，无须特殊处理，在手术后的8～10天之后去除纱包，再过2～3天拆线。

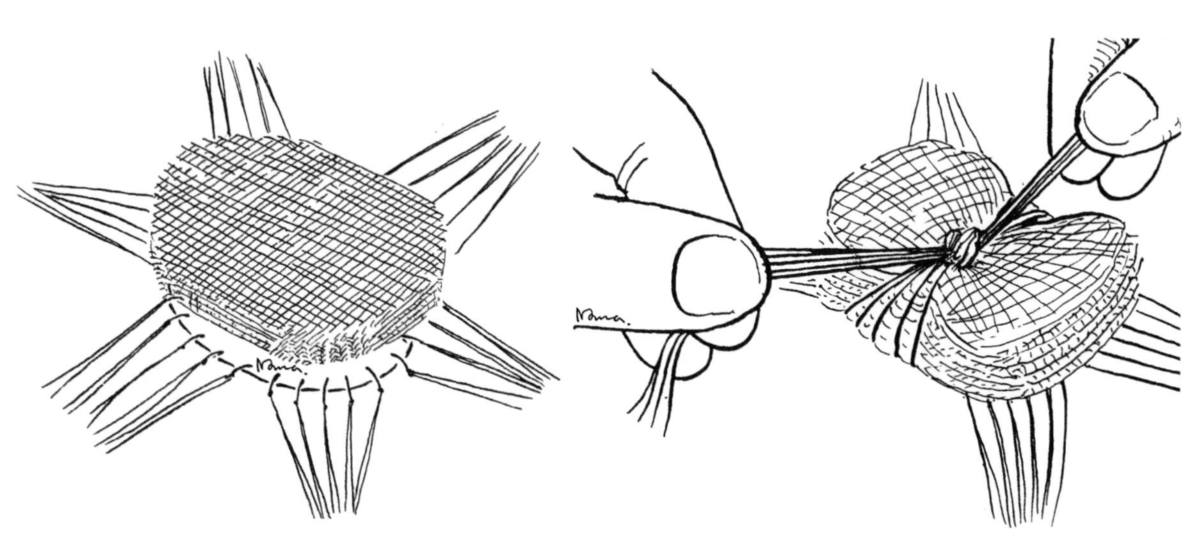

图21-2e 皮片的固定

图21-2f 皮片的打包加压固定

供皮区的处理

如图21-2g所示，对于供皮区的缺损，对周围皮下组织潜行分离，缝合创口。

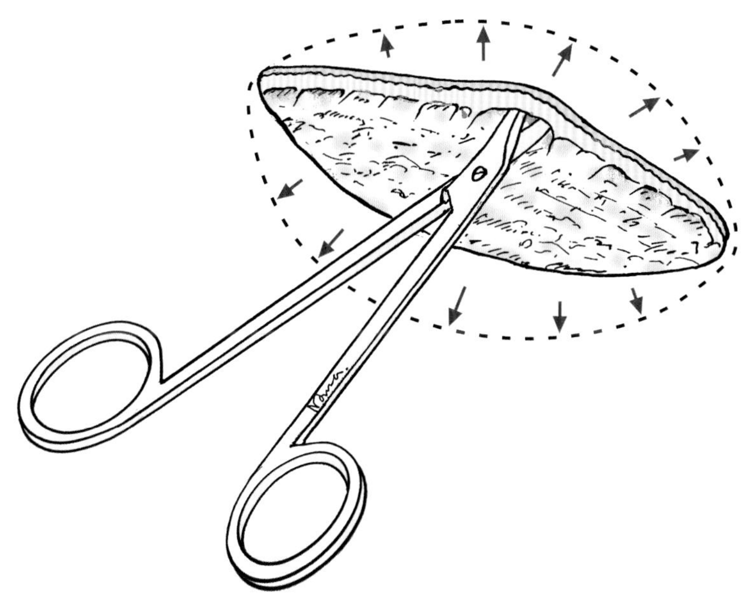

图21-2g 创缘周围皮下组织潜行分离

断层皮片移植（Split Thickness Graft）

根据皮片的厚度将断层皮片分为3类：

- 厚中厚皮片（thick split thickness graft: 0.6 ~ 0.7mm）
- 中厚皮片（split thickness graft: 0.3 ~ 0.4mm）
- 薄层皮片（thin split thickness graft: 0.15 ~ 0.25mm）

厚中厚皮片厚度相当于全层皮肤3/4厚度，类似于全层皮肤移植，其应用范围有限。中厚皮片的厚度约为全层皮肤厚度的一半，移植后的收缩率很大，虽然色素沉着的趋势很强，但很容易成活并耐受感染。 对于大范围的皮肤缺损，它是最广泛地适用于片状或网状皮片。薄层皮片是仅由表皮和真皮乳头组成的皮片，有最高的存活率和抗感染性，但它具有强烈的收缩率和色素沉着，但对外力的抵抗力弱。大型远距离皮瓣（distant regional flap）和游离皮瓣供瓣区的创面也常用中厚和薄层皮片移植修复。

用于制取皮片的装置包括：（1）手动取皮刀（图21-3a）；（2）鼓形取皮刀；（3）电动式取皮刀。

鼓形取皮刀是用胶水将皮肤黏附在滚筒上，以恒定的厚度对皮肤进行切取，因此可以制取精确厚度和尺寸的皮片。

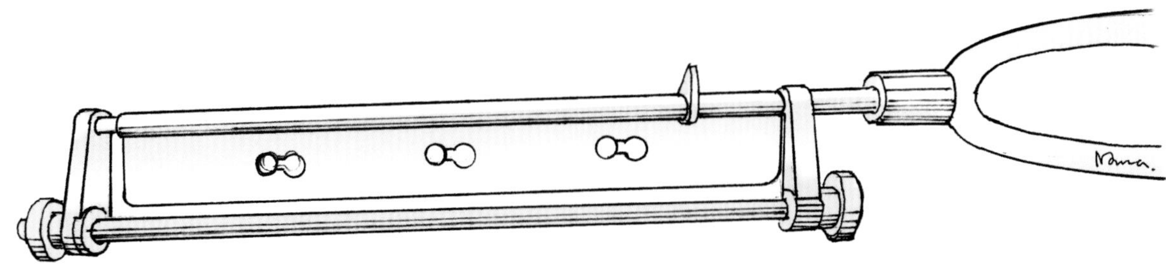

图21-3a Watson型皮刀的调整

手动皮刀使用最简便，也最常用，但需要一定的技巧才能切取精确厚度的皮片。

供皮部位可选择真皮较厚的大腿和臀部，此处瘢痕常被衣物覆盖故不明显。接下来我将说明如何使用Watson型手动取皮刀制取断层皮片。

■断层皮片的制取

皮片的设计

皮片要比缺损大约10%。通常取大腿的前内侧皮肤。

取皮刀的调整

将刀片安装上后，根据要切取的皮片的厚度，调整刀片与滚轴之间的距离，再通过光源确认从其缝隙露出的光的宽度。

皮片的制取

首先，对取皮部位的皮肤进行大范围消毒，助手用双手将皮肤表面拉紧平整，如**图21-3b**所示。术者右手持取皮刀，在第一次切开皮肤后向前和向后滑动，刀片水平切割真皮，同时小幅度调整刀片。 左手根据皮刀的运动逐渐移动，保持供皮区的平整，保持刀片的角度和刀片的运动恒定直到结束（**图21-3c**）。

供皮区的处理

应用柏思明纱布对供皮区的创口压迫止血，然后在创口上覆盖相同尺寸的Cartutost®敷料，再在上面覆盖稍大的DuoActive®（**图21-3d**）。

创面的表皮的再生发生在剩余真皮中皮肤附属器的上皮细胞中，伤口表面的敷料使其上皮化。皮片越薄、皮肤附属器越多，上皮形成速度越快。

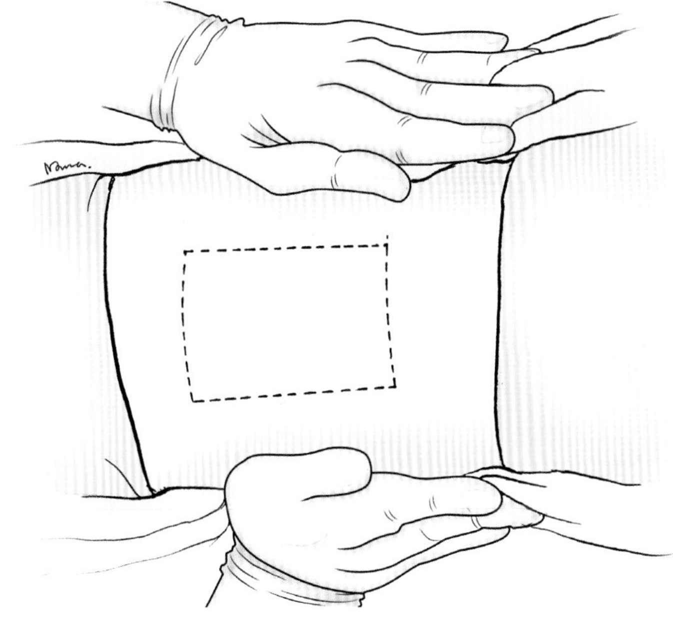
图21-3b　使皮肤紧张平坦

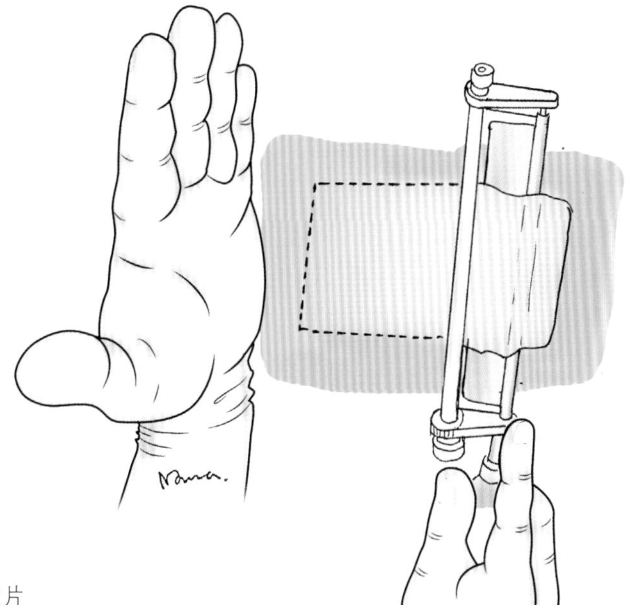
图21-3c　应用手动取皮刀切取皮片

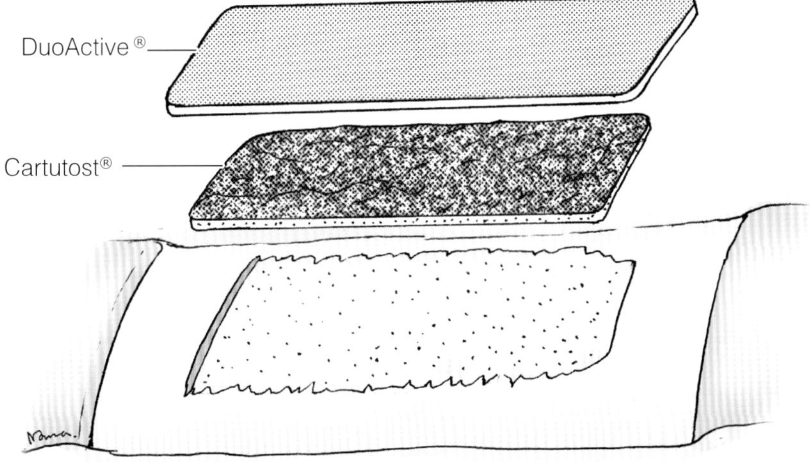

图21-3d　用敷料覆盖供皮区创面

■皮片移植

受皮区的处理

受皮区创面应是血液循环良好的软组织（真皮，脂肪，筋膜，肌肉，软骨膜，骨膜），皮片要紧贴创面上，这一点非常重要，且创面应充分止血、保持平坦。

皮片尺寸的调整

首先参考创面的外形，将皮片裁剪得稍大一些。为了防止其与创面之间积液，可用手术刀在皮片上做细小切口，如图21-2d所示。另外，若覆盖创面所需的皮片较大，可将皮片牢固地粘在印模胶上，用网状切皮机将皮片按网状切开，扩大皮片（图21-4a，b）。

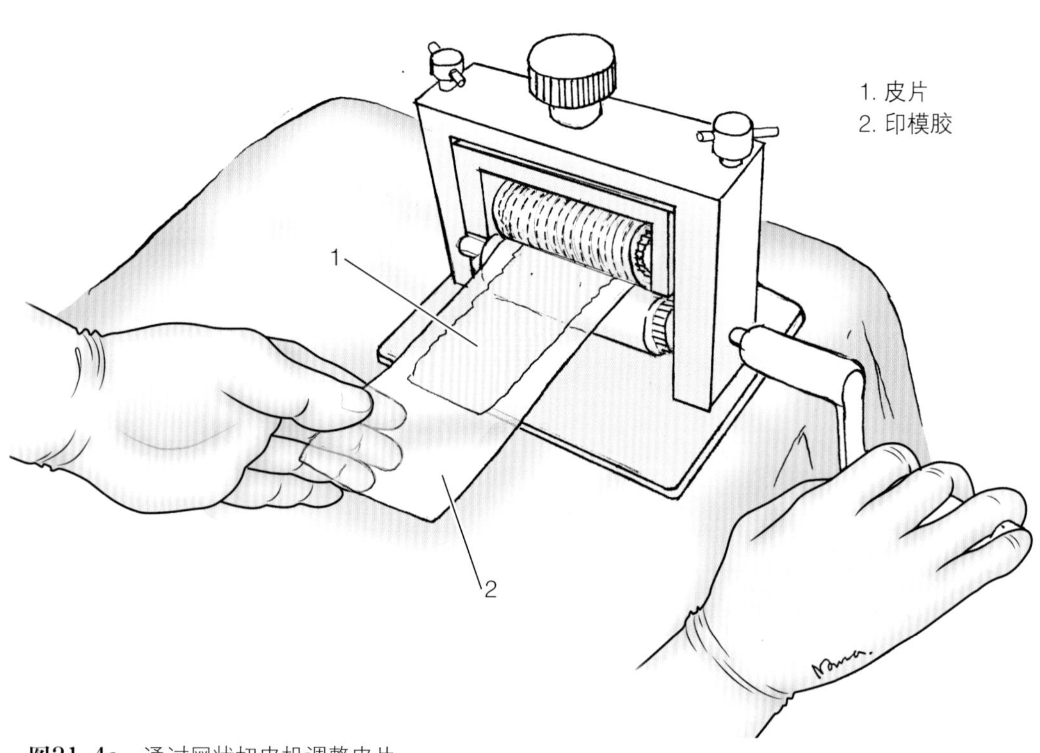

图21-4a 通过网状切皮机调整皮片

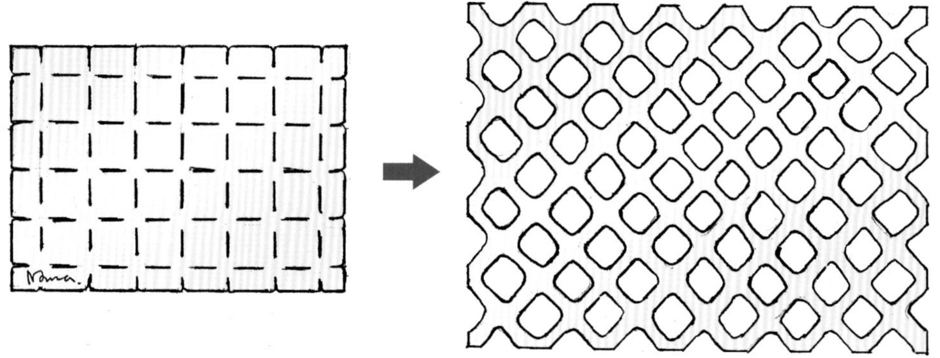

图21-4b 扩张调整后的皮片

皮片的移植

皮片与创面贴合，周围用5-0黑色丝线或针织尼龙线缝合。

植皮后的压迫固定

移植后，在皮片上施加均匀的压力，使皮片和创面紧密贴合，这点很重要。通常，在口内，使用油纱和纱包加压（折叠纱布制成的纱包）的打包固定法，如图21-2e，f所示。在口外，用Sofracure®和皮肤吻合器的固定方法较好，如图21-4c，d所示。薄纱布上涂布抗生素药膏，覆盖在皮片上，再将Sofracure®盖在其上，然后用皮肤吻合器将Sofracure®的周边与皮肤紧密贴合。

皮片移植后的变化

对于中厚和薄层皮片，术后2～3天，创面的血浆渗出扩散（diffusion）以供皮片营养，3～4天后从创面血管增殖的血管内皮细胞进入皮片内，5～6天后皮片的血液循环重建。因此，有必要在手术后的这段时间内局部保持制动。

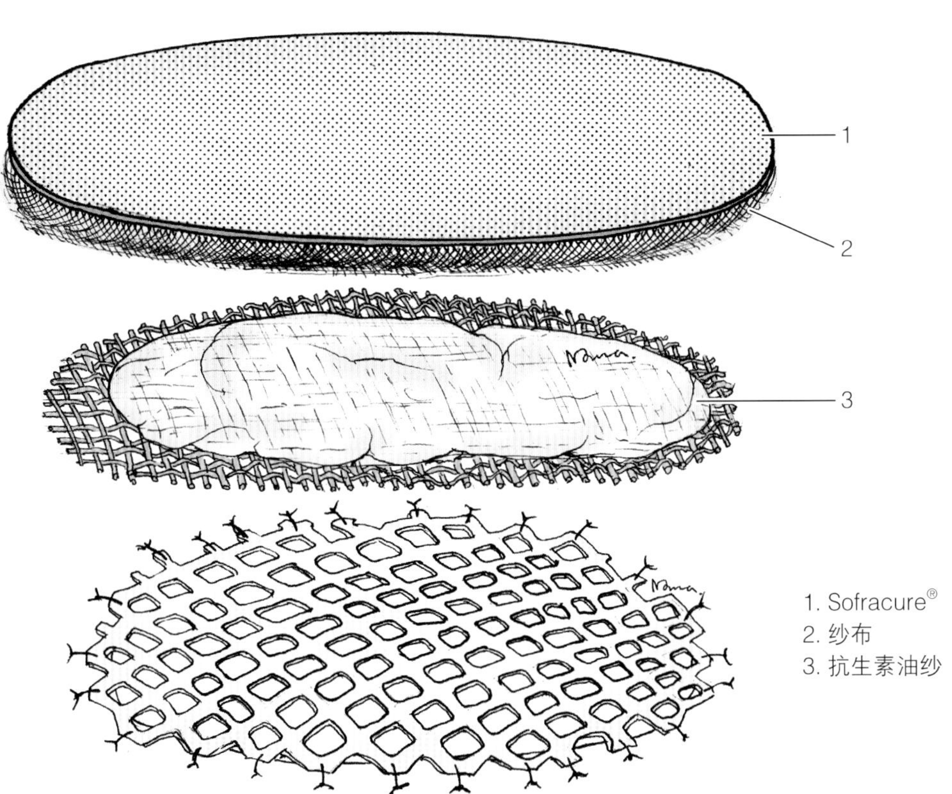

图21-4c 皮片上覆盖抗生素油纱和Sofracure®

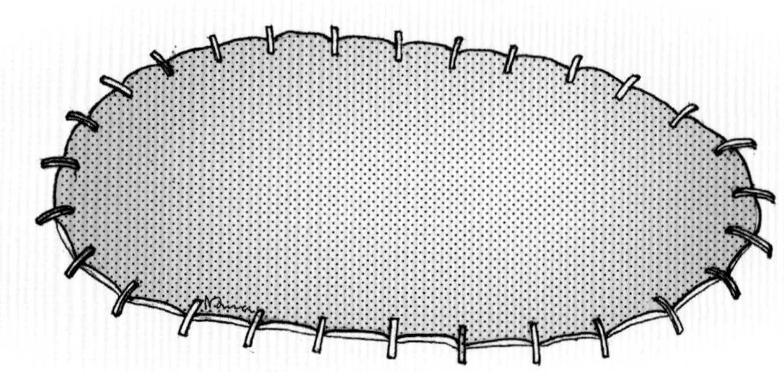

图21-4d 使用Sofracure®和皮肤吻合器固定法

黏膜游离移植

由于口腔黏膜可提取的量是有限的，所以使用的频率较小。肿瘤切除术后颌骨缺损常用移植骨皮瓣进行修复重建，但种植体植入的部分应采用黏膜来修复。通常，可选取较厚的咀嚼黏膜如硬腭黏膜或颊黏膜。

提取黏膜的全层后，用手术刀去除黏膜下组织。在颊黏膜可用黏膜刀提取部分黏膜，为了防止黏膜收缩并保证正常行使功能，必须要有一定厚度。

黏膜可移植在重建颌骨皮瓣去除表皮部分的真皮上，也可移植在骨膜上，而不能直接附着到骨面上。

关于口腔黏膜移植的具体问题，可参见口腔颌面种植修复（参见第4卷）。

带蒂皮瓣的修复

皮瓣分类多种多样，基本上，皮瓣的血供和皮瓣中包含的组织类型是重要的分类标准。根据血供来源大致分为随意皮瓣和轴型皮瓣，如图21-5所示，轴型皮瓣可进一步分为动脉皮瓣、筋膜皮瓣、肌皮瓣等。

随意皮瓣的营养来源于真皮和真皮下血管网，因此皮瓣基底的长宽比例受到一定限制。对于轴型皮瓣，皮瓣中有营养动脉和回流静脉，可根据营养血管的长度延长皮瓣的长度。对于动脉皮瓣，其营养由皮肤和皮下组织及其下的动脉所提供。对于筋膜皮瓣和肌皮瓣，其营养由肌筋膜和肌肉之间的动、静脉穿支所提供，因其不仅包含皮肤，而且含有肌筋膜、脂肪组织、肌肉等，故这种复合组织瓣可以提供大量的组织。

用于修复颌面部相对较小的皮肤和黏膜缺损的黏骨膜瓣及舌瓣的大部分是随意瓣（含腭大动、静脉的黏骨膜瓣是轴型瓣）。

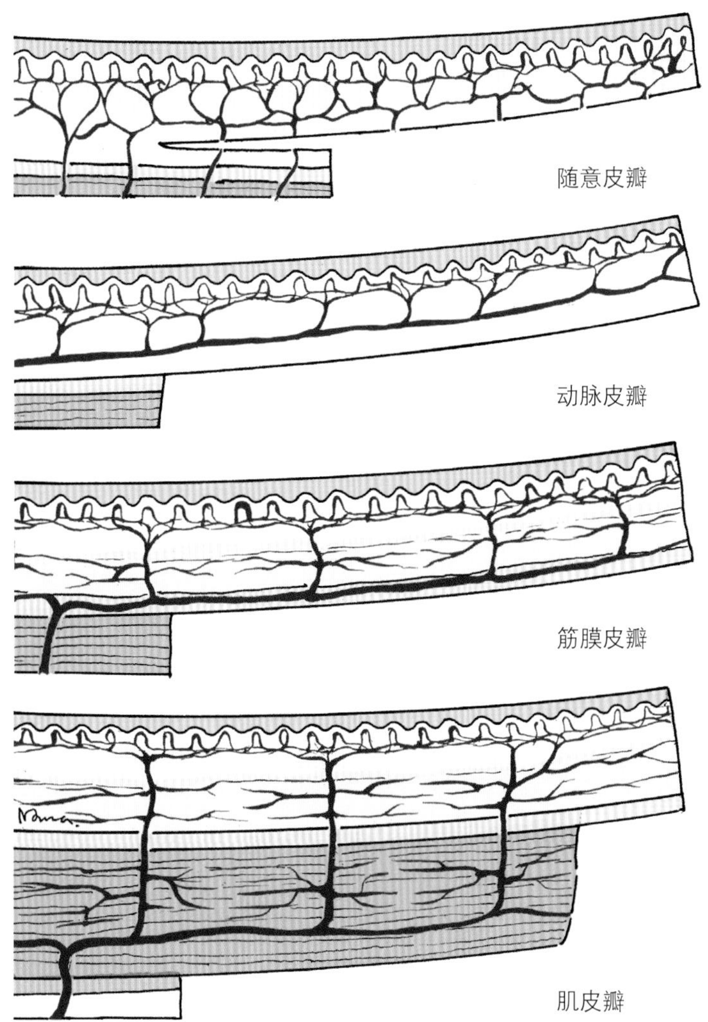

图21-5 皮瓣的血供

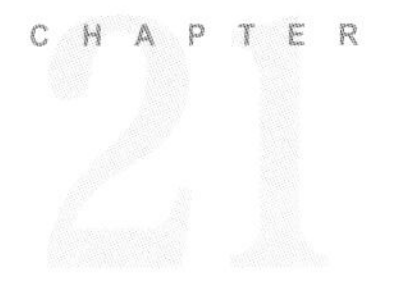

局部皮瓣修复

面部皮肤缺损最好用局部皮瓣修复，其皮肤颜色、质地、厚度也接近于缺损区皮肤的性质。

设计局部皮瓣需遵守3个基本规则。

①通过触诊，确定缺损周围是否有足够的皮肤和良好弹性的皮下组织。在由于之前的创伤或手术造成的瘢痕或由于放射线照射导致血液循环不良的情况下，可考虑其他修复方法。

②考虑基底部长宽的比例。由于面部皮肤血液循环丰富，随意皮瓣也可以扩大宽度与长度的比达到1∶3。此外，当皮瓣转移时，应向深部分离，以免损伤真皮下的血管网，但不应切入面部肌肉，否则存在面神经分支损伤的风险。

③如果在皮瓣移植后无法拉拢供皮区缺损的创面，则必须使用从美学或功能上不重要的部位取皮进行移植修复。

邻近皮瓣根据皮瓣的转移形式分为：①推进皮瓣（advancement flap，**图21-6a**）；②移位皮瓣（transposition flap，**图21-6b**）；③旋转皮瓣（rotation flap，**图21-6c**）；④嵌入皮瓣（interpolation flap，**图21-6d**）等。推进皮瓣利用皮肤的弹性将皮瓣移动到缺损的部分，移位皮瓣是将皮瓣横行或侧向移动，也被称为pivot flap。旋转皮瓣是通过旋转扇形瓣来修复缺损，嵌入皮瓣是将含有营养血管的皮下组织作为血管蒂，将皮瓣插入缺损部，属于小范围轴型皮瓣的应用。大多数缺损可应用以上多种皮瓣组合进行修复。

a. 推进皮瓣

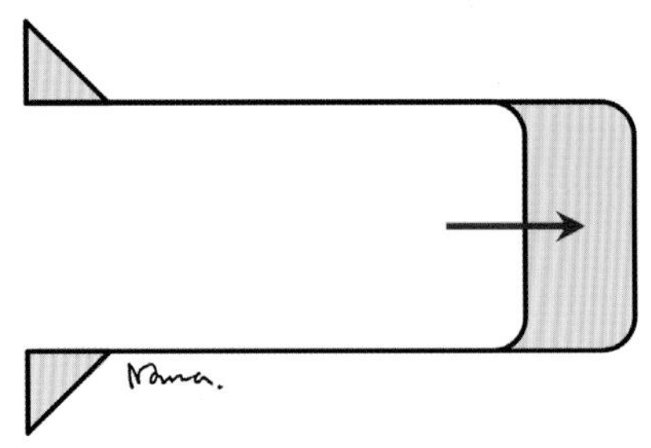

c. 旋转皮瓣

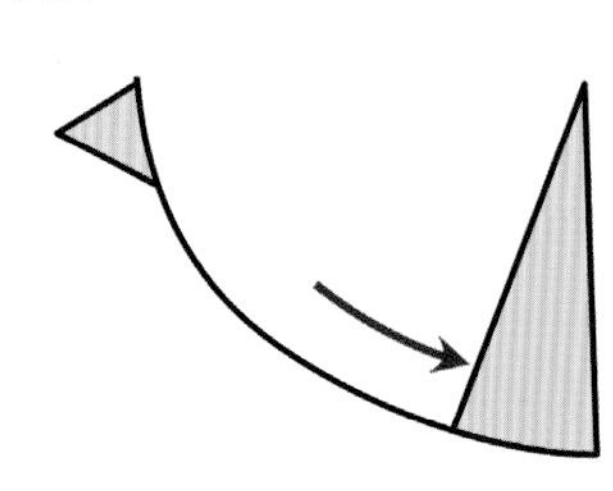

b. 移位皮瓣

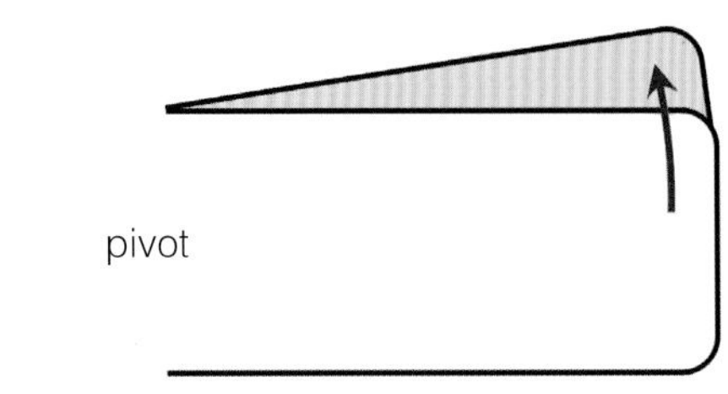

d. 嵌入皮瓣

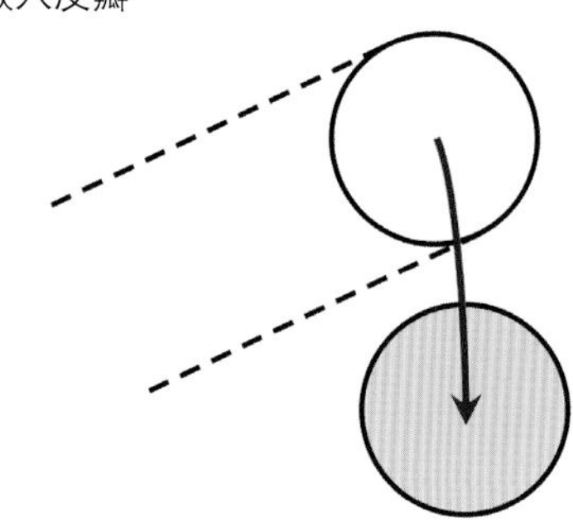

图21-6a～d 局部皮瓣

■颏下皮肤缺损的移位皮瓣修复

切除位于右下颌下皮肤的疑似恶性肿瘤病变，形成4~5cm直径的圆形缺损，将从上颈部皮肤制取的皮瓣从左下方旋转90° 修复。

①首先，如**图21-7a**所示，从作为供体部位的肌肉下方检查上颈部皮肤的可用范围。然后如**图21-7b**所示，用手捏住皮瓣基底部，皮瓣的尖端设置在与缺损的最远点相同长度的位置，在皮肤上绘制皮肤切口线. 阴影部分是为方便关创而切除的。

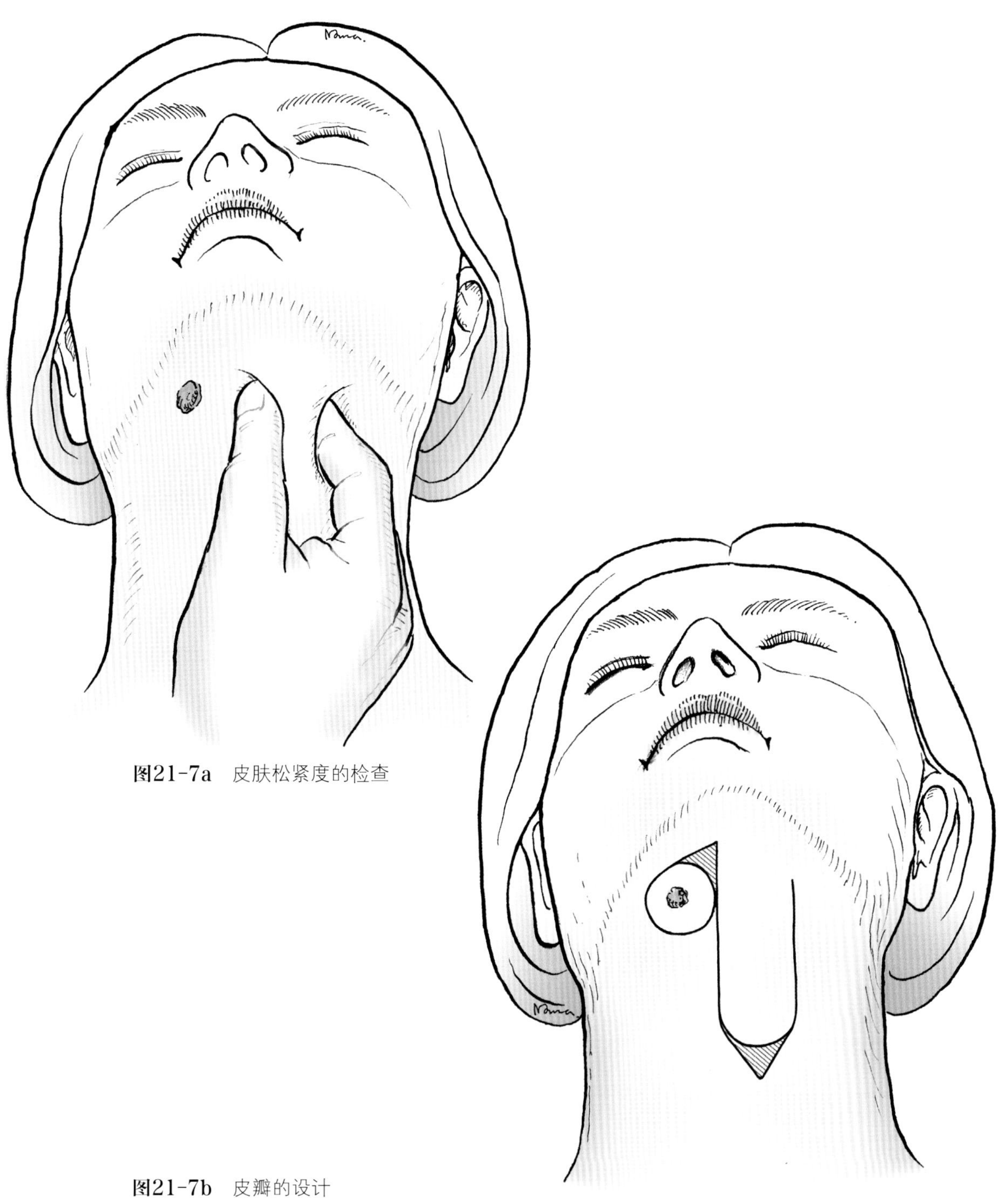

图21-7a 皮肤松紧度的检查

图21-7b 皮瓣的设计

②切除包括健康皮肤在内的病变，如图21-7c所示，同时向左右两侧拉紧皮肤，沿着设计线切开。手术刀垂直于皮肤表面，切开皮下组织。

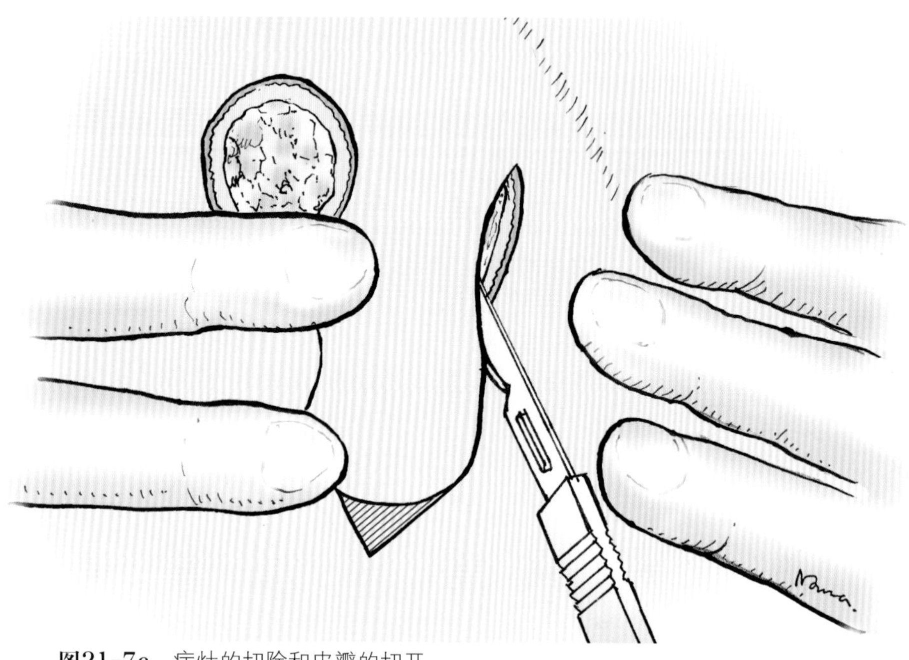

图21-7c　病灶的切除和皮瓣的切开

③皮瓣的剥离从前端开始. 如图21-7d所示，用皮钩将皮瓣顶部向上拉。调整附着在皮瓣上的脂肪厚度，同时观察修复缺陷所需的厚度分离接近皮瓣的基部时，注意不要损伤供血的血管，在结缔组织疏松的地方，在确保血管不损伤的同时小心地向上拉动，如图21-7e所示，用纱布进行钝性分离也是很好的方法。

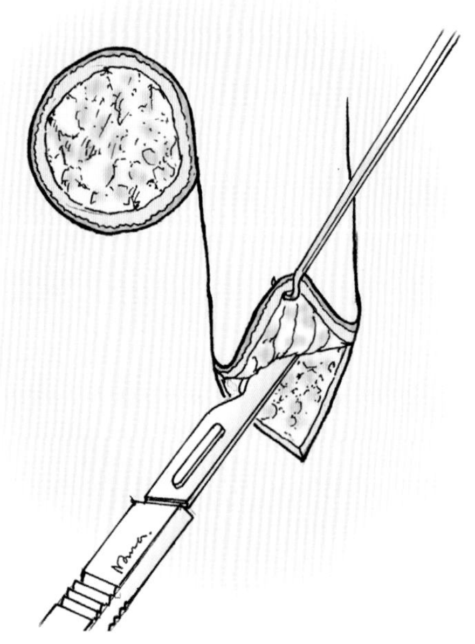

图21-7d　皮瓣的分离

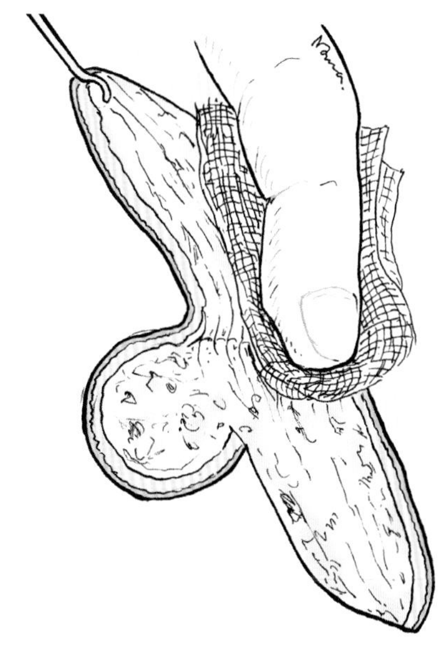

图21-7e 皮瓣基部的钝性分离

④皮瓣分离结束后，尝试移动皮瓣到缺损部位。如果发现某处阻碍皮瓣移动，则对该部分皮下组织进一步分离。另外，为了在皮瓣转移后拉拢供区部位的创口，需要分离创口边缘的皮下组织。如果能毫无困难地移动皮瓣，将皮瓣转移到缺损处并缝合。此时，如果缺损周围的皮下部分剥离约5mm，则可以实现精确的对位（butt joint）。

⑤皮瓣的缝合结束后，接下来缝合供区的缺损。从基底部开始缝合，如果有张力较大的部分，需进一步向切口两侧行皮下潜行分离（**图21-7f**）。

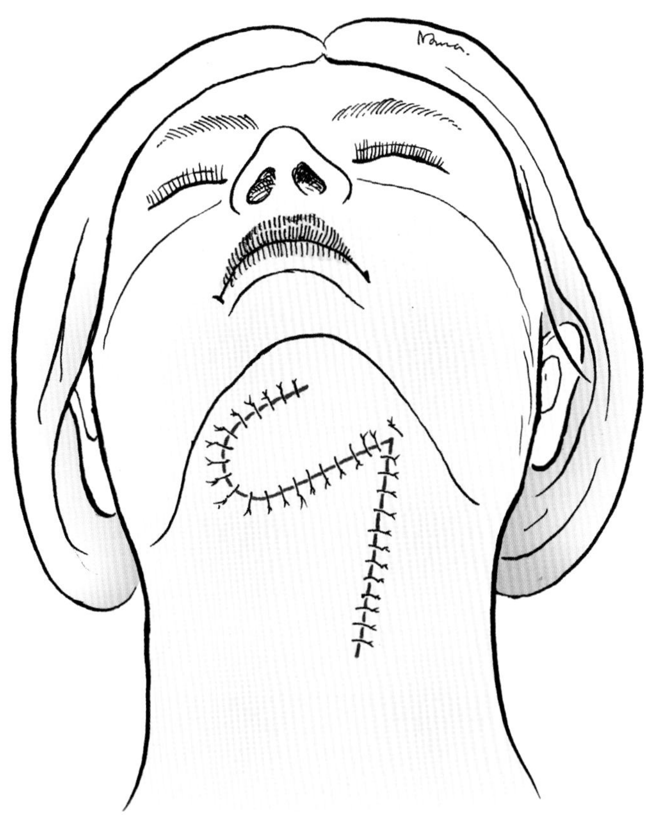

图21-7f 皮瓣的缝合

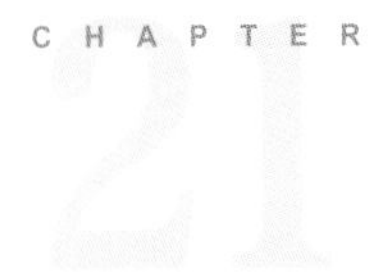

■眶下区皮肤缺损的旋转皮瓣修复

在修复肿瘤切除或创伤导致的眶下区组织缺损时，有些问题需要考虑。第一，颜面部以外的皮肤能否满足色泽匹配。第二，不要设计成让下眼睑向下移位。为了防止美观缺陷，可用颊部皮瓣修复缺损，将供瓣区设计在面部侧面不明显部位，并且用全厚皮片移植修复供瓣区。

①对由于切除病灶而导致的圆形缺损，如**图21-8a**所示，切除阴影部分以形成符合来自面颊部的旋转三角形皮瓣，保证设计的皮瓣基底能轻松地转移到缺损区的表面。

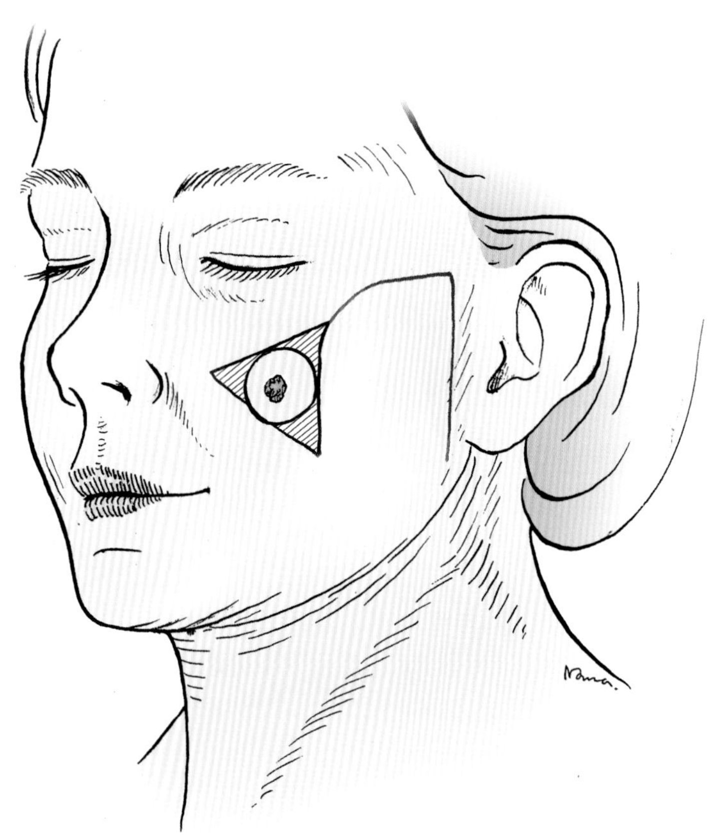

图21-8a 病灶的切除，皮瓣的设计

②沿着皮肤上的画线切开皮肤及皮下组织。为了避免损伤面神经的分支，手术刀的尖端到达皮下脂肪层即停止，切勿切割过深。接着进行皮下脂肪组织层的分离，这时分离要达到面部表情肌的深度，注意避免损伤面神经（**图21-8b**）。

③当皮瓣转移到缺损部位后，供瓣区部位出现继发性缺损（**图21-8c**）。这时，可从锁骨上窝制取全厚皮片移植修复（**图21-8d**）。

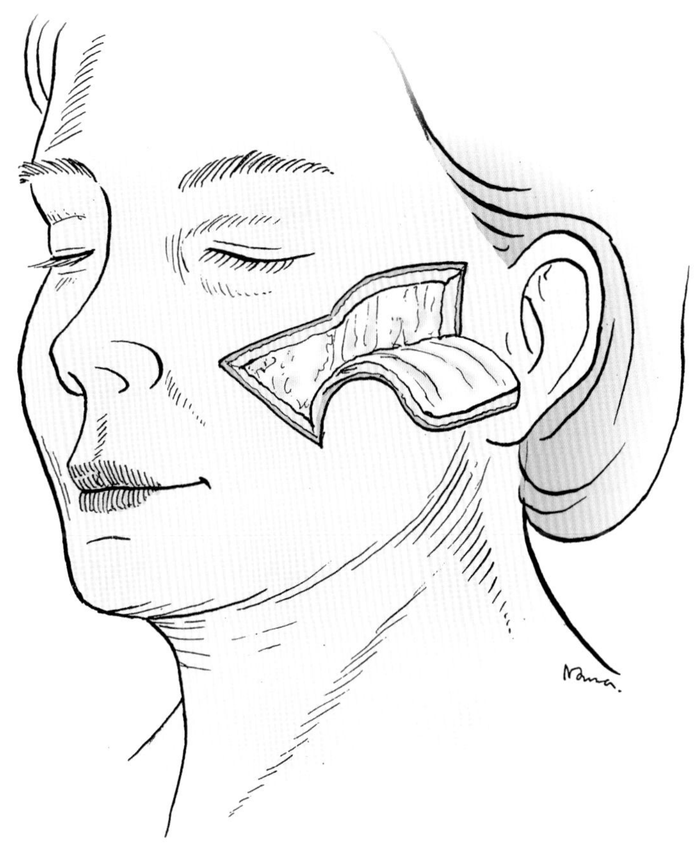

图21-8b 皮瓣的翻转

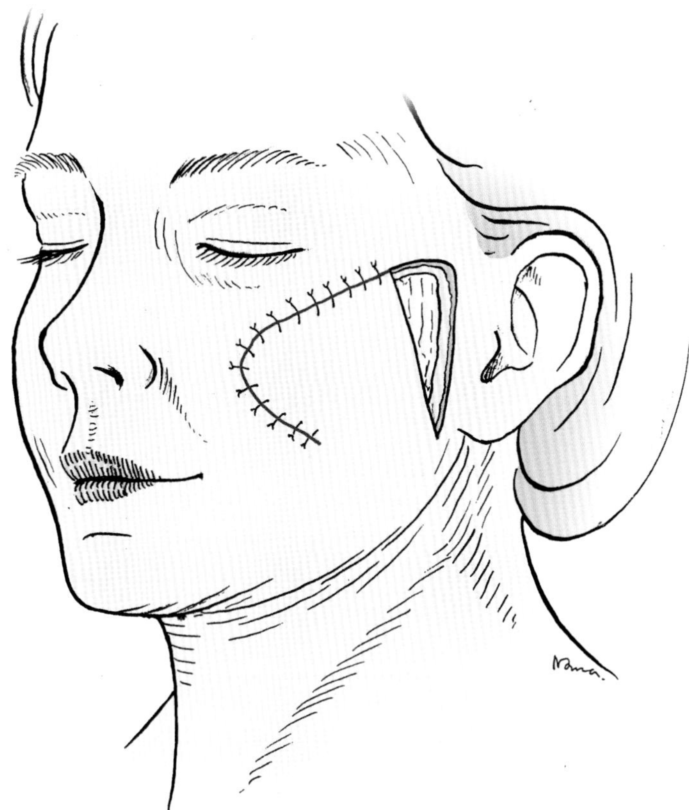

图21-8c 皮瓣转移后供瓣区出现缺损

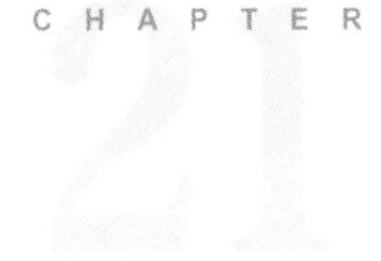

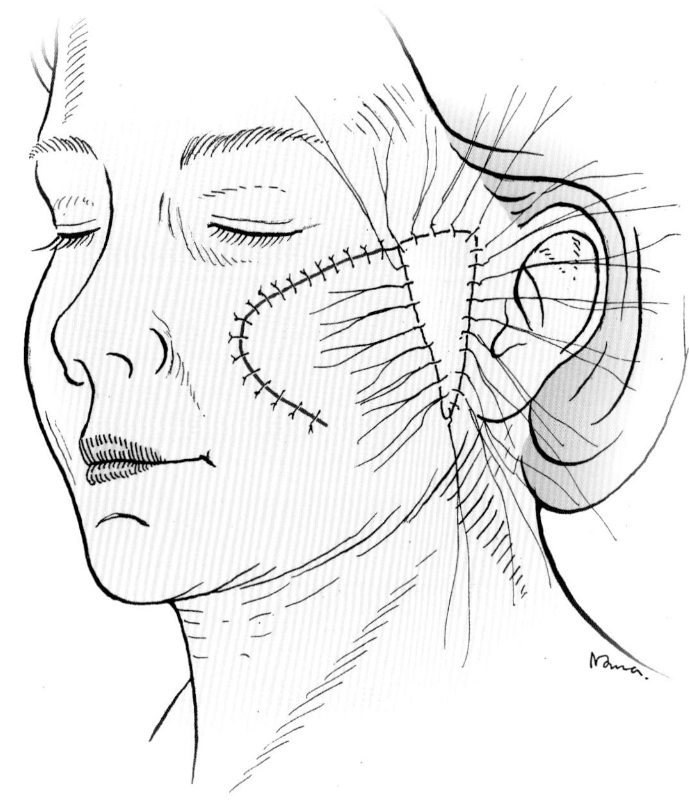

图21-8d 皮瓣转移后的缺损区用全厚皮片移植

口腔上颌窦瘘嵌入皮瓣的修复

参见第2卷第15章，上颌窦相关手术。

口腔黏膜缺损的舌瓣修复

对于恶性肿瘤切除所致的包括口腔黏膜的软组织大型缺损，应用大的远位皮瓣或游离皮瓣修复，对于相对较小的创口，可用拉拢对位缝合或黏骨膜瓣进行修复。然而，覆盖腭和牙槽骨的黏膜移动性差，若采用磨牙后部和唇的黏膜，将导致显著的功能障碍并影响美观。相反，舌具有丰富的活动性和弹性，并且具有10mm×40mm的伸缩范围，它可以用于修复口腔黏膜缺损而不影响舌的功能。

舌的背面和侧面是弹性纤维和富含血管的黏膜固有层，上部纵舌肌和横舌肌紧密相连（参见第1卷第53页**图2-49**）。因此，厚度约7mm的黏膜组织瓣包括沿着舌中线的黏膜固有层和舌内肌的一部分（上纵舌肌和横舌肌），不管基部在前方还是后方，都可以安全地将按舌全长翻瓣（**图21-9a，b**）。

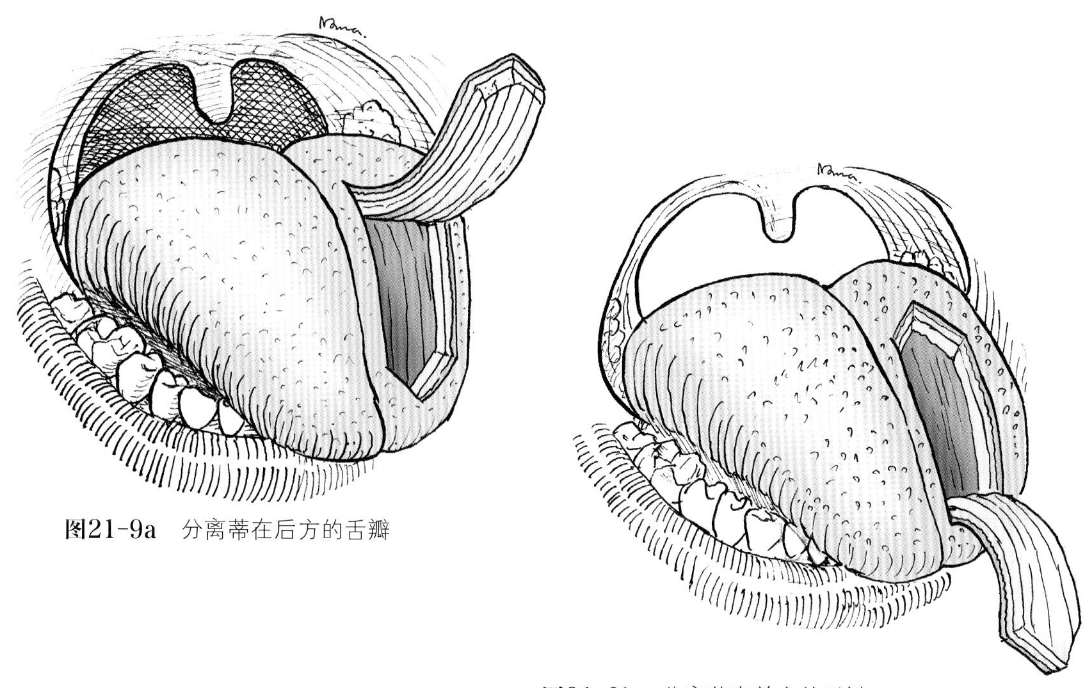

图21-9a　分离蒂在后方的舌瓣

图21-9b　分离蒂在前方的舌瓣

蒂在后方的舌瓣（Posterioly Based Tongue Flap）

这种类型的舌瓣用于修复口腔后部的黏膜缺损。如果在咽峡部和磨牙后区应用，可以在舌瓣成活后断蒂（图21-9c，d）。做舌瓣手术时最重要的是在转移舌瓣后的供区要充分止血，严密缝合，如果存在死腔，则随后会出血，并且存在阻塞气道的风险。

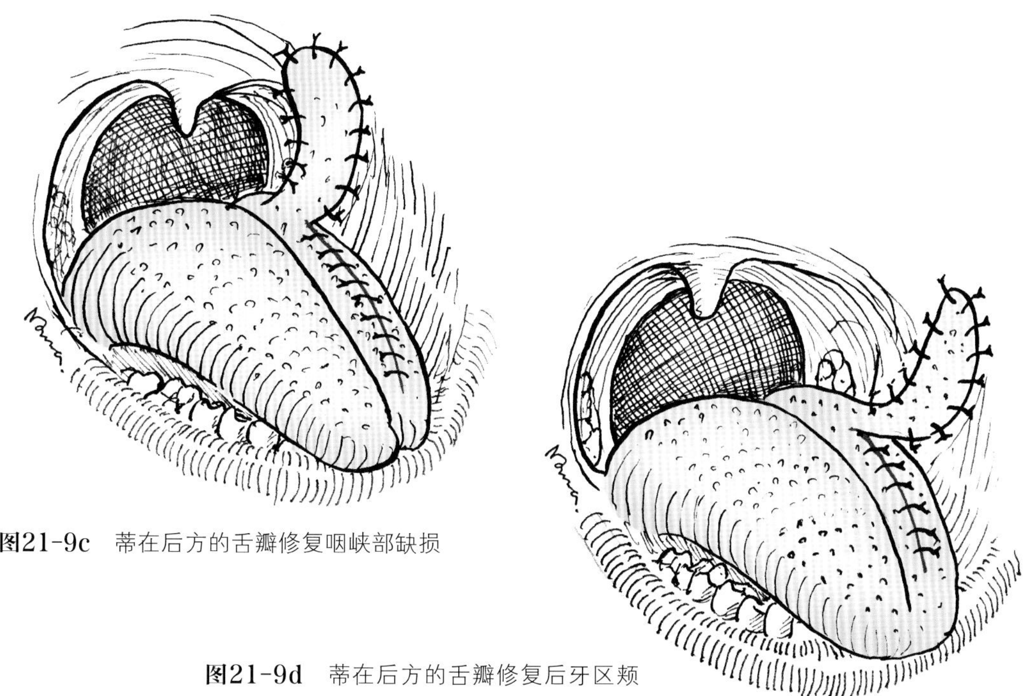

图21-9c　蒂在后方的舌瓣修复咽峡部缺损

图21-9d　蒂在后方的舌瓣修复后牙区颊黏膜缺损

蒂在前方的舌瓣（Anteriorly Based Tongue Flap）

这种类型的舌瓣蒂设置在前方，适用于前牙牙槽黏膜和颊黏膜缺损的修复（图21-9e），封闭硬腭前部瘘孔（口鼻瘘）、重建下牙槽黏膜和下唇（图21-9f～h）。适用范围很广，但需要进行舌瓣断蒂。

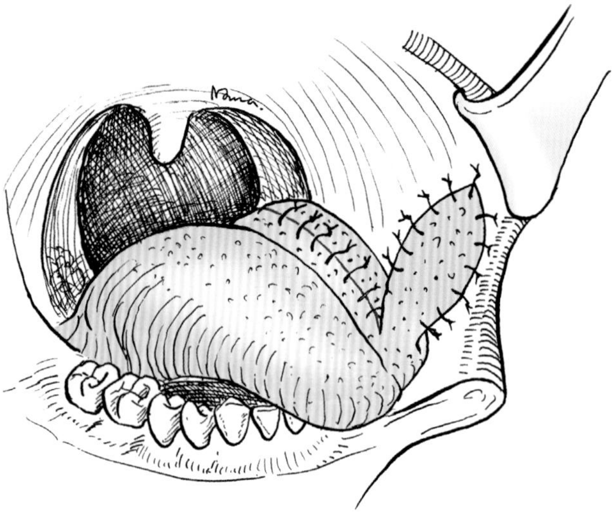

图21-9e　蒂在前方的舌瓣修复前牙区颊黏膜

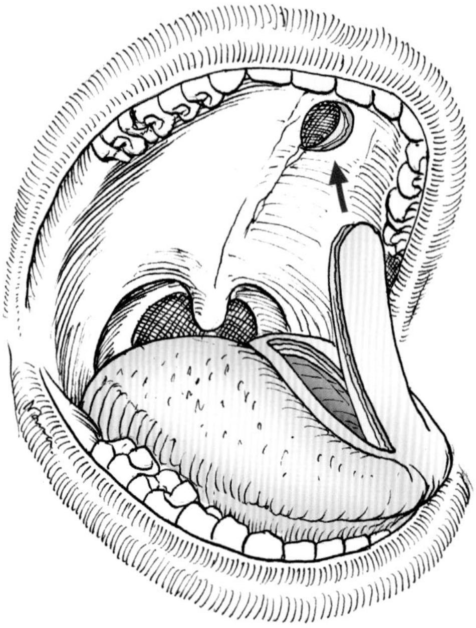

图21-9f　蒂在前方的舌瓣修复硬腭前部瘘孔

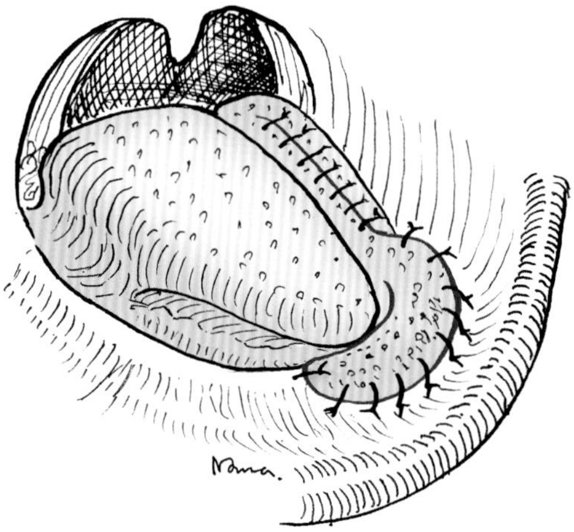

图21-9g　蒂在前方的舌瓣修复下前牙槽黏膜

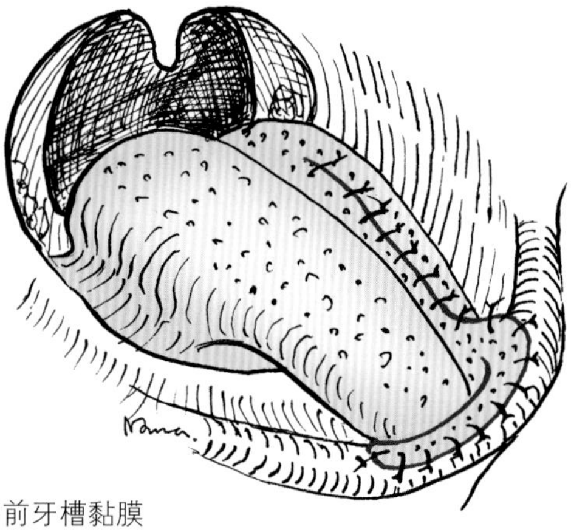

图21-9h　蒂在前方的舌瓣修复下前牙槽黏膜

黏骨膜瓣

请参见第2卷的11章、第15章及第4卷的第24章。

区域皮瓣（Regional Flap）重建

用于重建口腔颌面部大面积软组织缺损所用的皮瓣均为轴型皮瓣。如今显微外科技术已经普及，目前的趋势是用显微血管化游离皮瓣移植修复重建口腔颌面部恶性肿瘤切除后产生大面积组织缺损。然而，在受区不能找到可靠的接受血管的情况下，或对全身高危的患者，手术时间缩短时需要选择低侵入性的外科术式。

胸三角皮瓣（Deltopectoral Flap，DP皮瓣）

胸三角皮瓣是由胸大肌的胸部和三角肌的三角部所组成的皮瓣。两者以胸三角沟为分界，胸大肌部分的营养血管是胸内动脉的4个肋间穿支，三角肌部分的营养血管是三角肌的肌皮穿支，胸肩峰动脉的皮支也加入这个位置（**图21-10a**）。在两者之间存在交通，当三角肌部分处的血流被抑制时，来自胸部的血流增加，这成为DP皮瓣成活的基础。

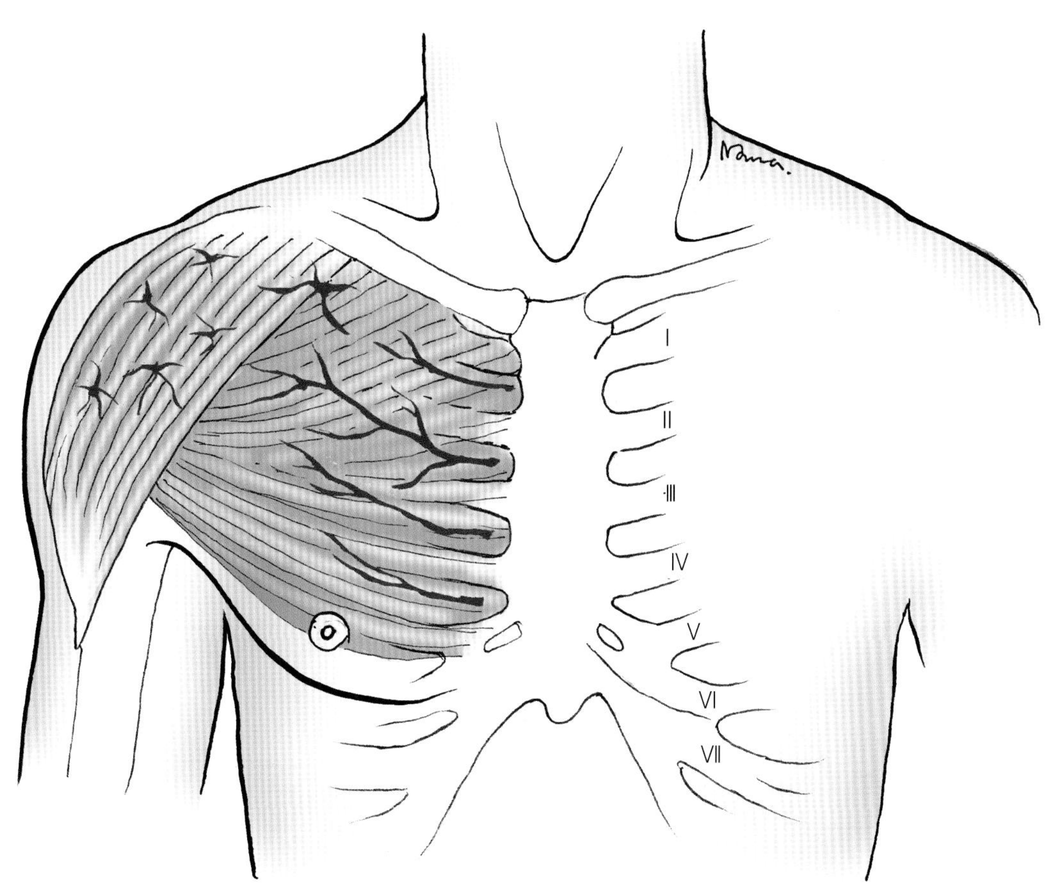

图21-10a DP皮瓣的营养血管

皮瓣的设计

皮瓣包括穿行的第1至第4肋间分支，上部为锁骨下界，下部约为乳头上方2cm皱褶处（**图21-10b**）。外侧取决于重建的区域，三角肌部分的前半部分用于重建舌、下颌牙龈、口底和颊黏膜。当用于上颌骨和腭的重建时，皮瓣就须延伸到三角肌部分的后半部分，但是在这种情况下是需要延期进行的。

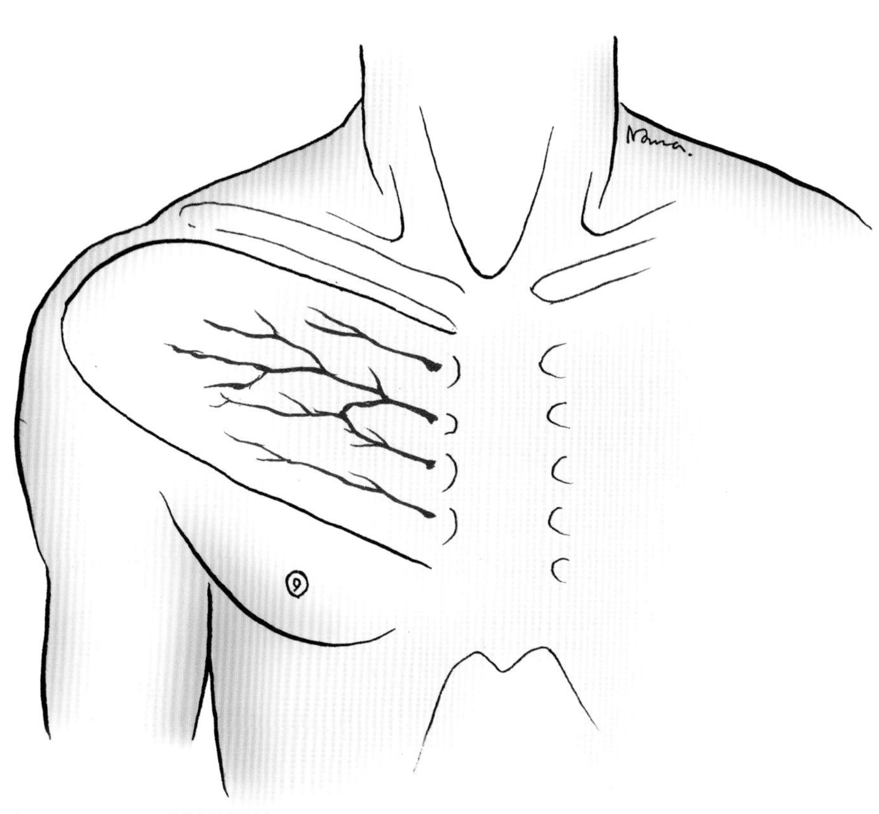

图21-10b DP皮瓣的设计

切开和分离

在切开皮肤之前，沿着设计切口部位将含1：200000肾上腺素的生理盐水（即局部麻醉药溶液）注入皮肤并等待5分钟。这种方法也适用于所有皮瓣。遵循设计的切口，皮肤切开至筋膜深度，并从胸部的侧方向中央剥离皮瓣。为了不破坏分布在筋膜内为皮下组织供血的肋间穿支，应将筋膜与皮瓣作为整体进行剥离，但是途中对于从肌肉层穿出的小皮肤血管分支，应在电凝止血后剥离。由于胸内动脉的肋支在距胸骨侧缘约1cm的位置进入皮瓣，因此应分离至距离胸骨边缘2cm（**图21-10c**）。

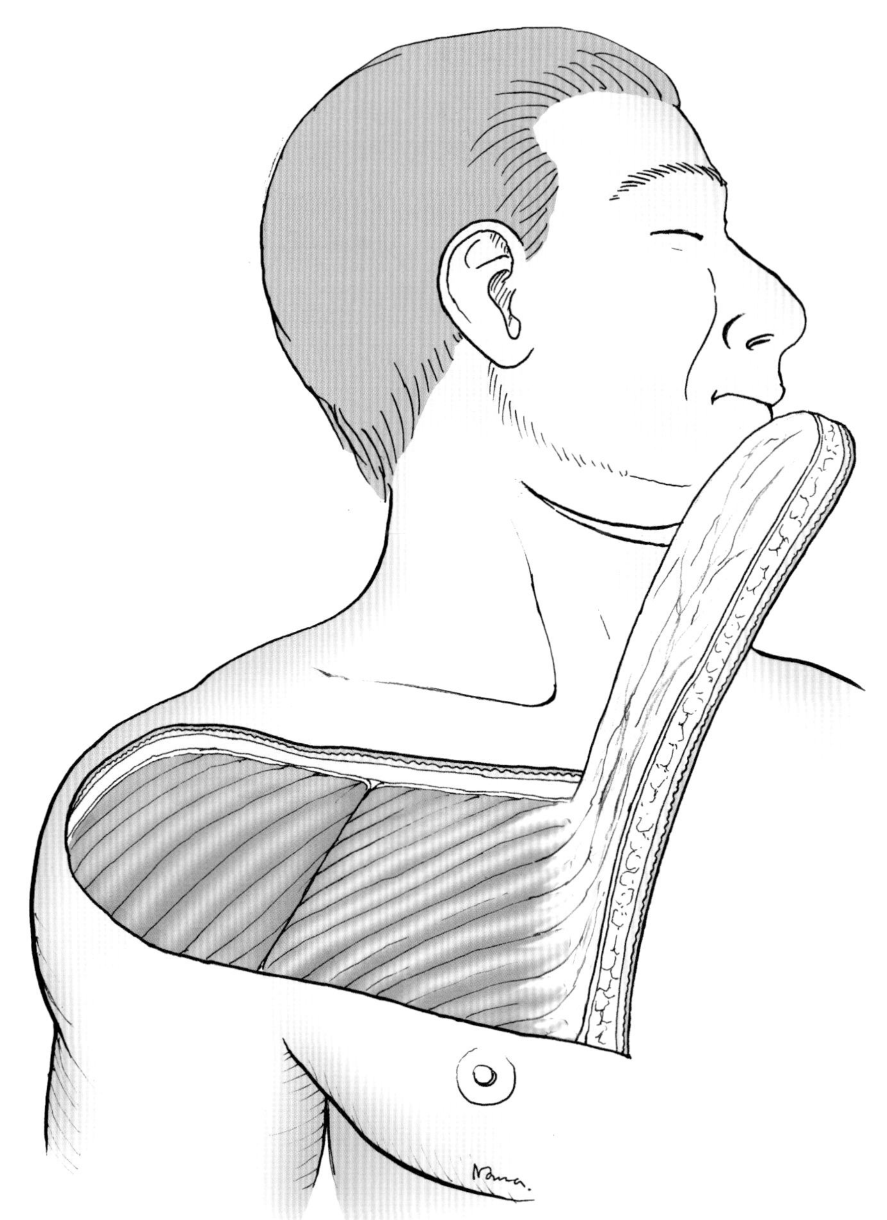

图21-10c DP皮瓣的分离

皮瓣的移植

将DP皮瓣转移至缺损部位，并根据设计使用远端皮肤修复供区缺损。游离皮片移植在三角肌部分尖端的裸露创面上，将Sofracure®纱布贴附在胸大肌部分上，DP皮瓣的蒂部分进行卷叠（**图21-10d**）。

皮瓣的切断和供皮区的处理

皮瓣在移植大约3周后，进行二次手术，切断皮瓣，并使之前卷折起来的皮瓣回置平铺于胸部。

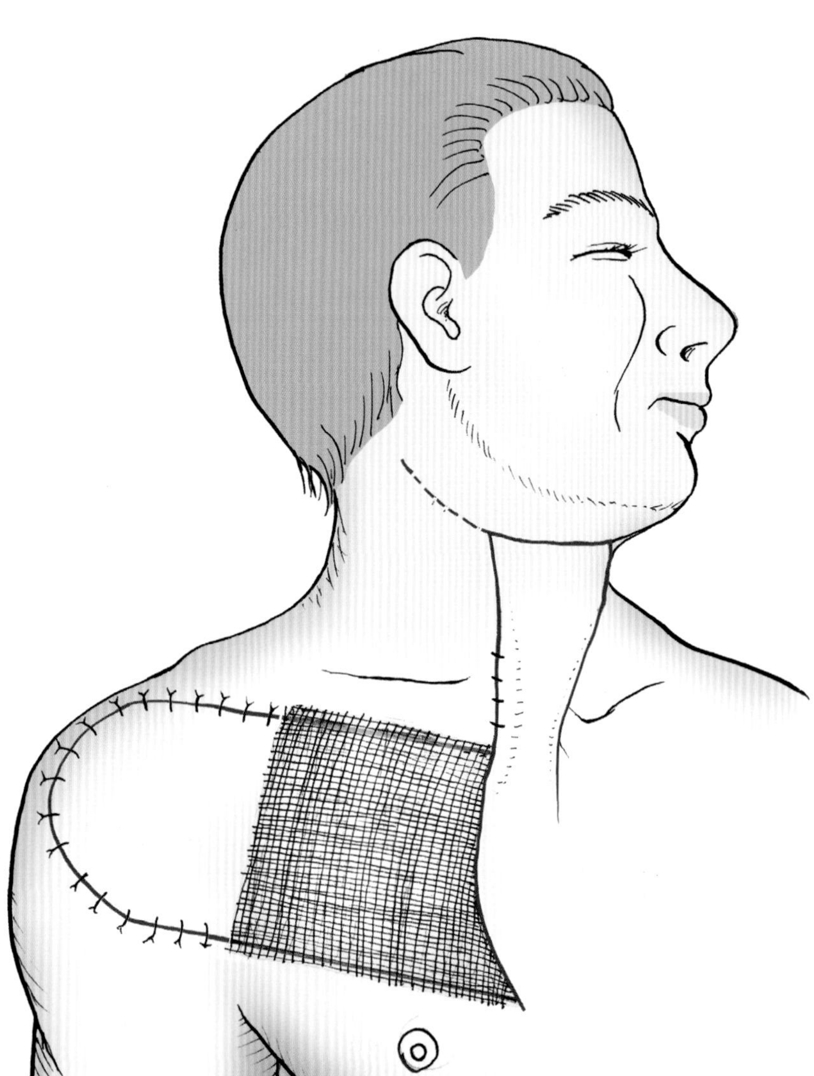

图21-10d DP皮瓣的转移（蒂部卷折成管状）

■额瓣（Fore Head Flap）

在口腔颌面外科手术中，包含前额肌的肌皮瓣可用于修复重建面颊部、牙槽部、口底等组织缺损。该皮瓣的营养动脉是颞浅动脉和耳后动脉，如果颈外动脉状态良好，可以放心地将皮瓣转移过中线上。然而，当做过颈淋巴清扫术并行颈外动脉结扎后，必须放弃选用这种皮瓣或延期观察。此外，应用此瓣会形成明显的前额瘢痕，因此很难适用于年轻患者。

皮瓣的设计

为了减轻术后瘢痕造成的容貌不佳，如图21-11a所示，切口应沿着眉形，越过正中，延伸到对侧眉。最低线不应超过外眦水平，以免损伤面神经颧支。

皮瓣的翻转

剥离骨膜，剥离包括额肌在内的全层。口腔重建应使用皮瓣尖端无毛发处，如**图21-11a**中的虚线所示的部分，从此处穿过颧弓的外侧将皮瓣移植至口腔。

皮瓣移植至口腔

显露颧弓，使用Metzenbaum剪刀或Kelly钳在颧弓下缘小心分离，注意不要损伤面神经和腮腺导管，形成隧道，转移至口腔（**图21-11b**）。

※还有一种可以去除部分颧弓再将皮瓣转移至口腔的方法，但不建议使用，因为有可能出现皮瓣坏死或术后功能障碍。

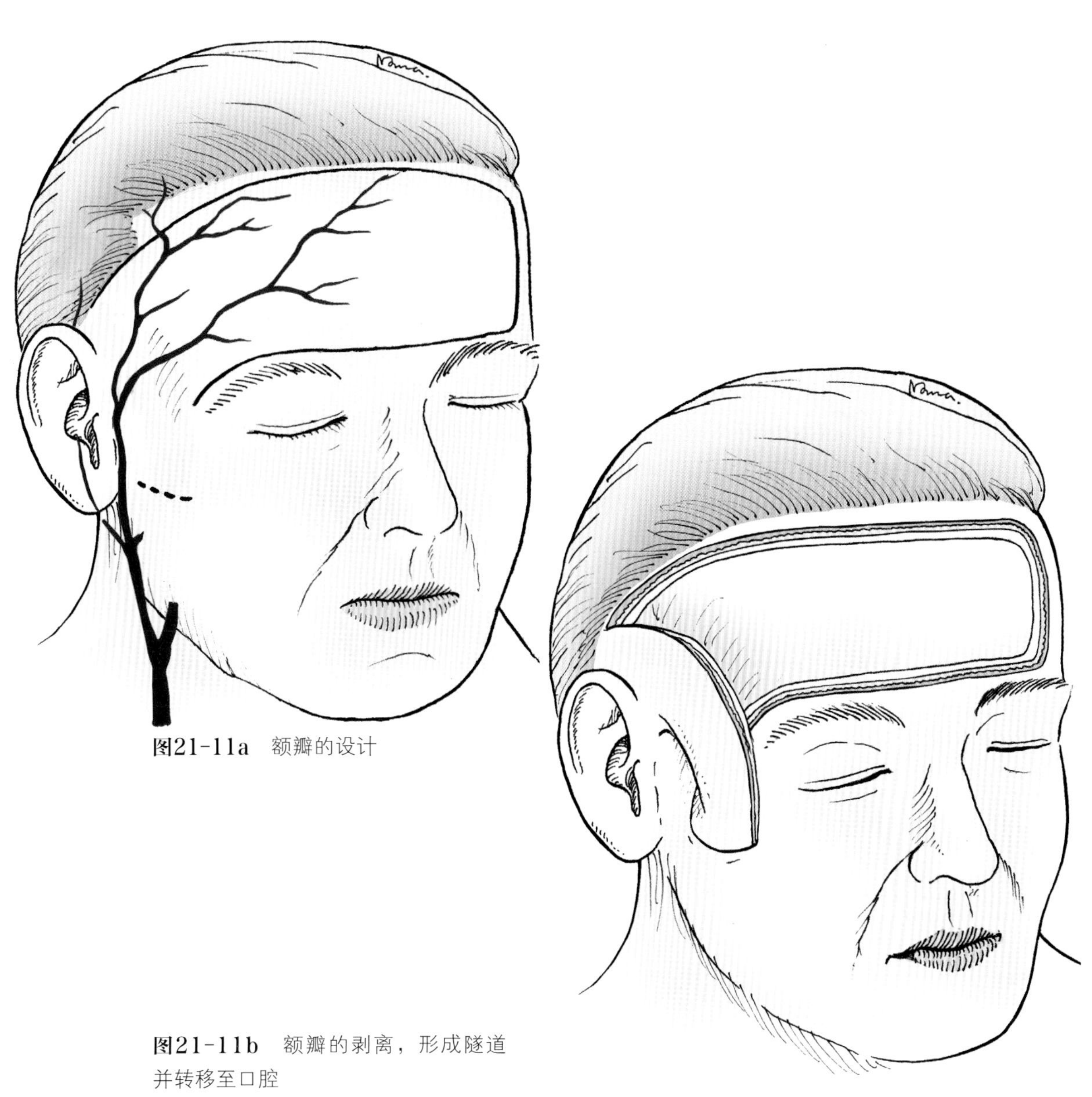

图21-11a 额瓣的设计

图21-11b 额瓣的剥离，形成隧道并转移至口腔

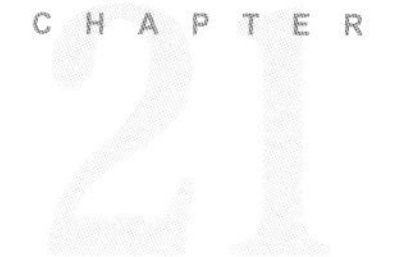

口腔内缺损的修复

使皮瓣的尖端适合口腔缺损的修复，用3-0线或4-0线进行缝合（**图21-11c**）。额部的创面用断层植皮的方式覆盖（**图21-11d**）。约3周后在虚线的位置进行断蒂，复位蒂部。

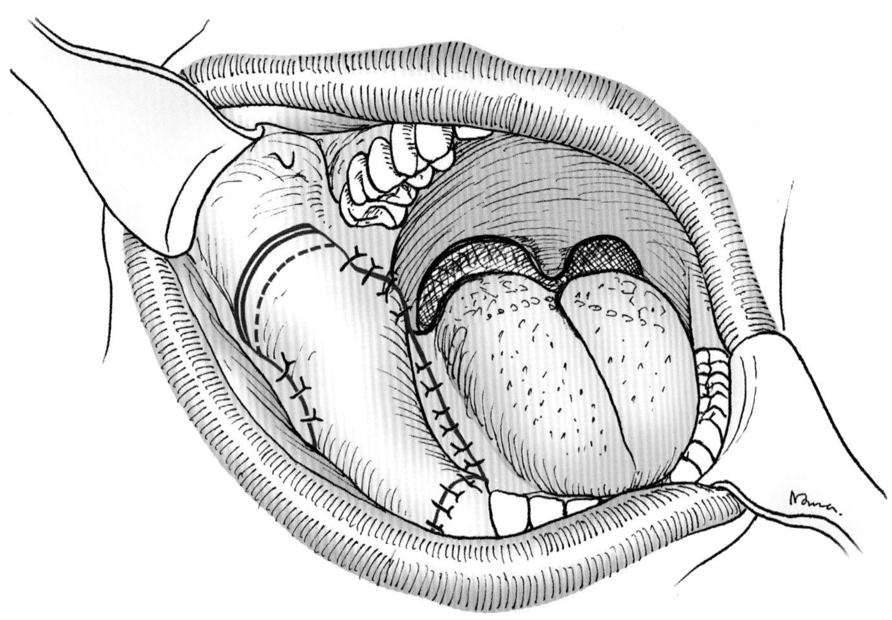

图21-11c 额瓣的尖端和口腔黏膜进行缝合

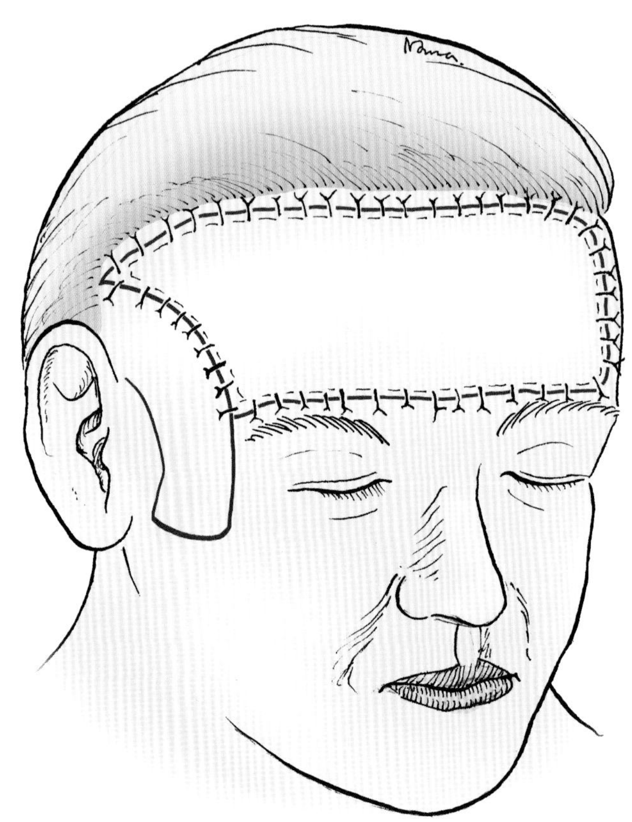

图21-11d 前额部创面皮肤移植

供区的处理

复位皮瓣后，去除在供区生长的肉芽组织并缝合皮瓣。从美观性考虑，最好采用从前胸部进行全厚皮片移植，用以修复相当于转移至口腔缺损的皮瓣尖端部分（图21-11e）。

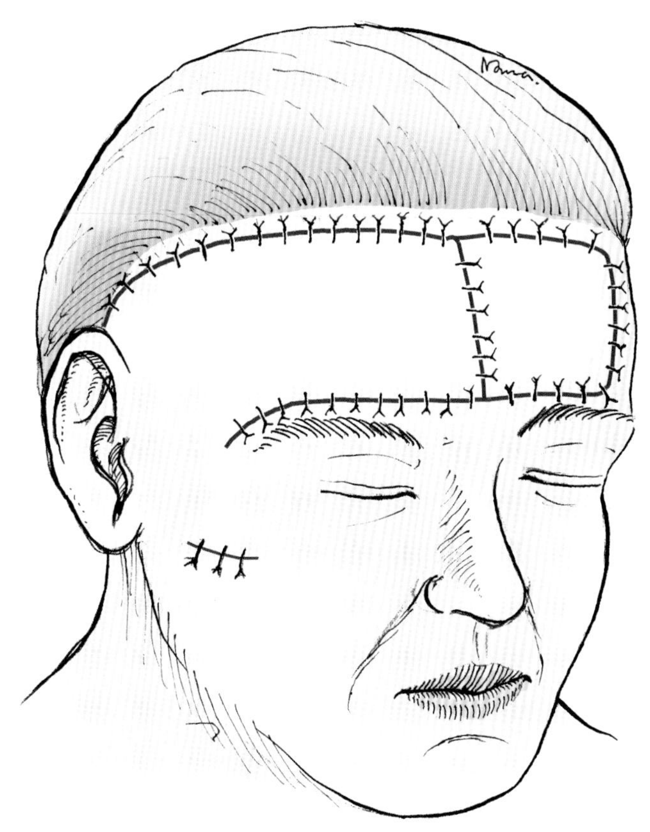

图21-11e　将剩余皮瓣折回，再采用全厚皮片修复缺损区

胸大肌肌皮瓣

在口腔颌面部缺损的修复重建中，如图21-12a所示，采用胸肩峰动脉作为营养血管的胸大肌肌皮瓣是最有效的一种肌皮瓣。这个皮瓣可以用于口底癌及根治性颈淋巴结清扫术后的大型缺损的修复，可以取得稳定、满意的效果。按照Ariyan原来的方法，皮瓣蒂的位置比较臃肿，皮瓣能够移动的距离有限，可以通过对蒂部胸大肌进行修剪来增大胸肩峰动静脉血管蒂的移动距离，从而可以用来修整口腔颌面部的大部分位置的缺损。

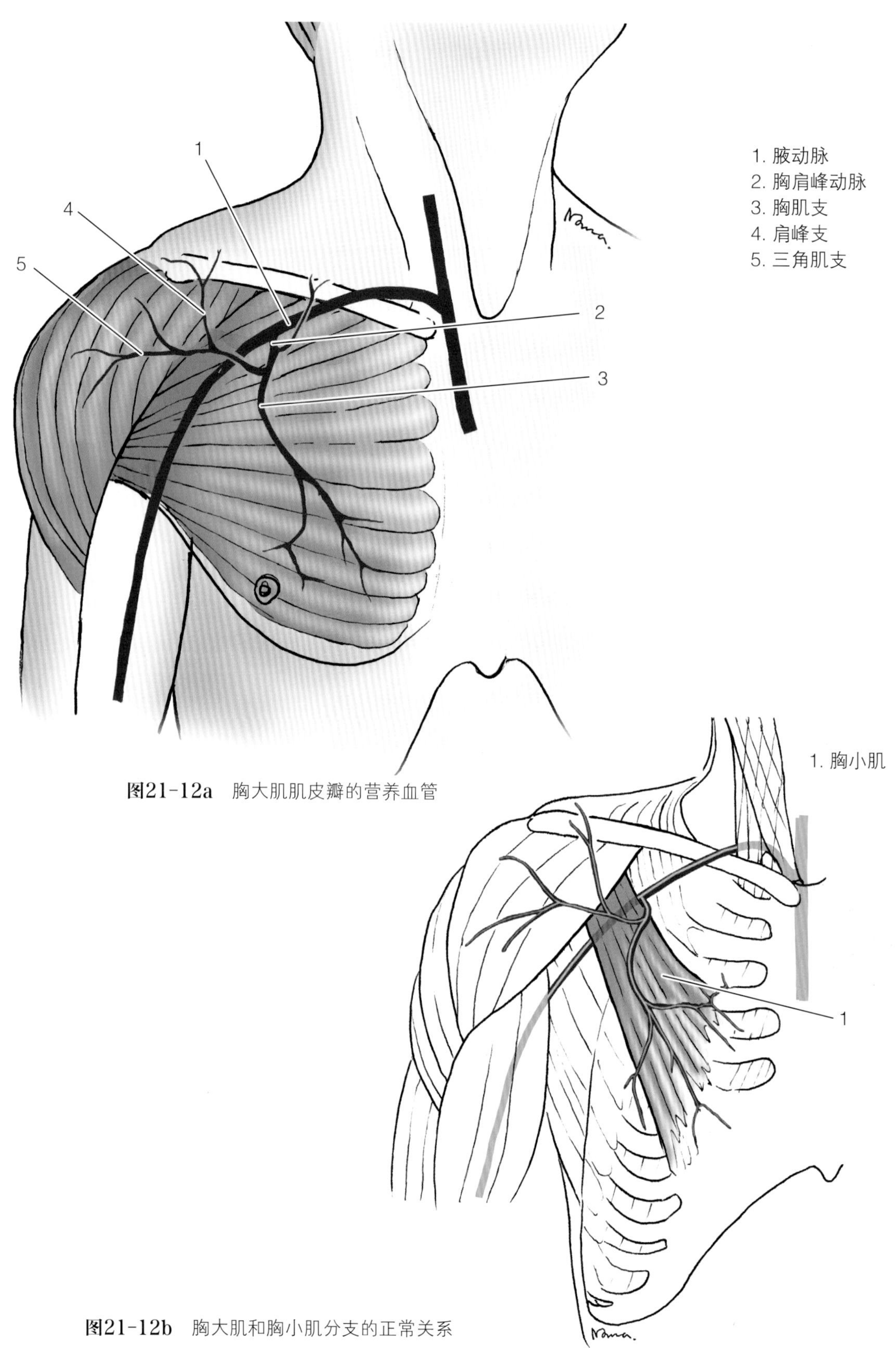

图21-12a 胸大肌肌皮瓣的营养血管

图21-12b 胸大肌和胸小肌分支的正常关系

胸大肌肌皮瓣的肌肉穿支大部分从胸肩峰动脉发出后沿着胸大肌的内侧缘通过胸大肌的内侧进入胸大肌内，皮岛的血供来源于该血管的穿支（**图21-12b**）。

然而也有例外情况，胸肌支在通过胸小肌时有5%的情况下走行在胸小肌的外侧，这时就不能切断胸小肌，故限制了胸大肌的移动度，使其无法顺利地向上翻转，这是解剖学上的特殊情况（**图21-12c**）。

O点的设定

将肩峰和胸骨的剑突的连线与过乳头的垂线（与正中线平行并通过乳头）相交的点标记为“O点”。以这一点为中心，在半径2cm以内的部位，即胸肩峰动脉的胸肌支进入胸大肌的部位（**图21-12d**）。

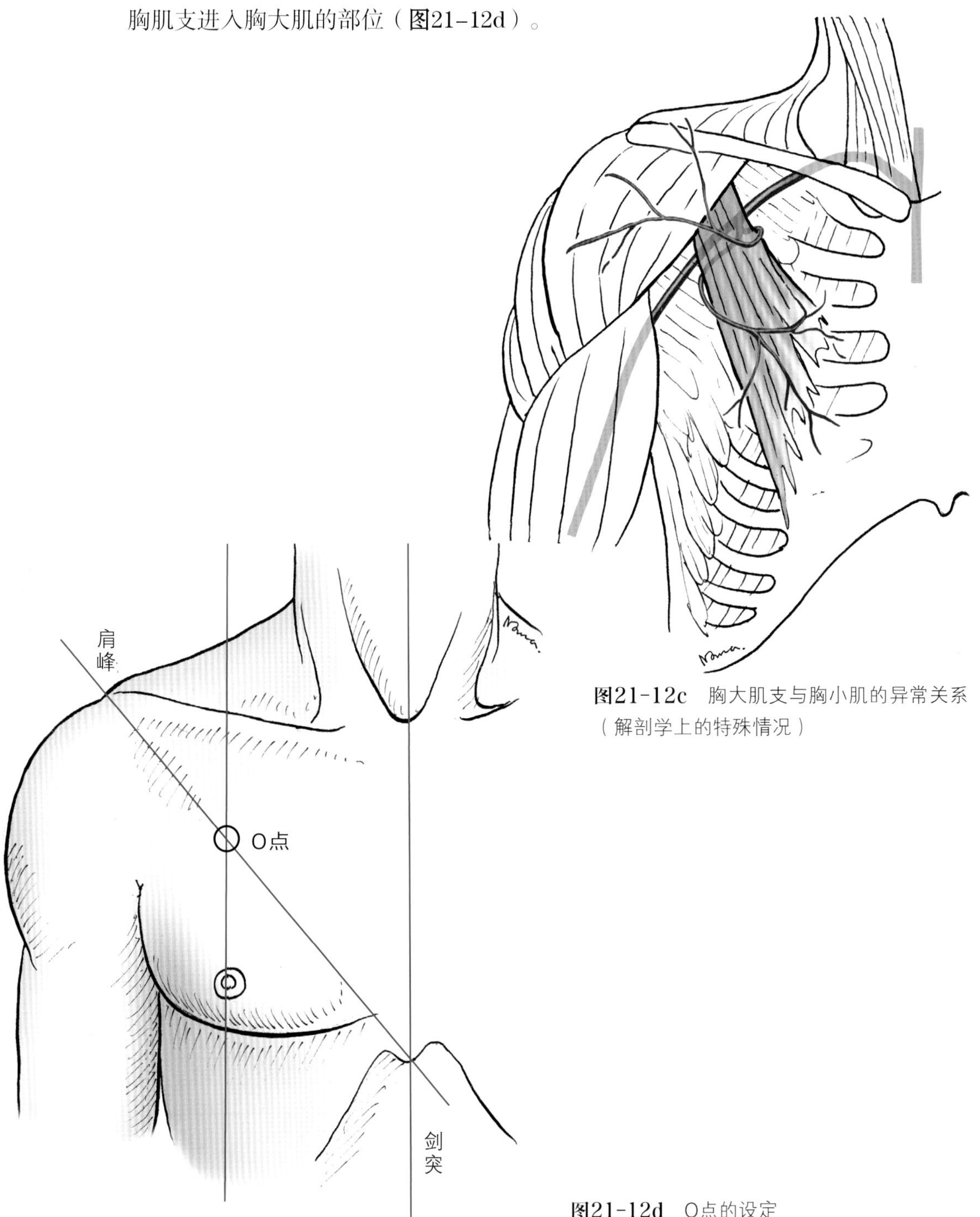

图21-12c 胸大肌支与胸小肌的异常关系（解剖学上的特殊情况）

图21-12d O点的设定

肌皮瓣的设计

在乳头的内侧上部，包括O点在内的肩峰和剑突的连线上方，根据重建部位的大小和形态，切取包含皮岛的纺锤形的皮瓣，如图21-12e所示。皮岛的最大尺寸是7cm×10cm，如果超过这个大小，将难以缝合。

皮肤切开和皮瓣的制备

沿着设计线切开，深达胸大肌筋膜上方，为了防止损伤从肌肉穿出至皮肤的穿支，缝合皮岛周围的皮肤和筋膜时，要间隔约2cm（图21-12f）。

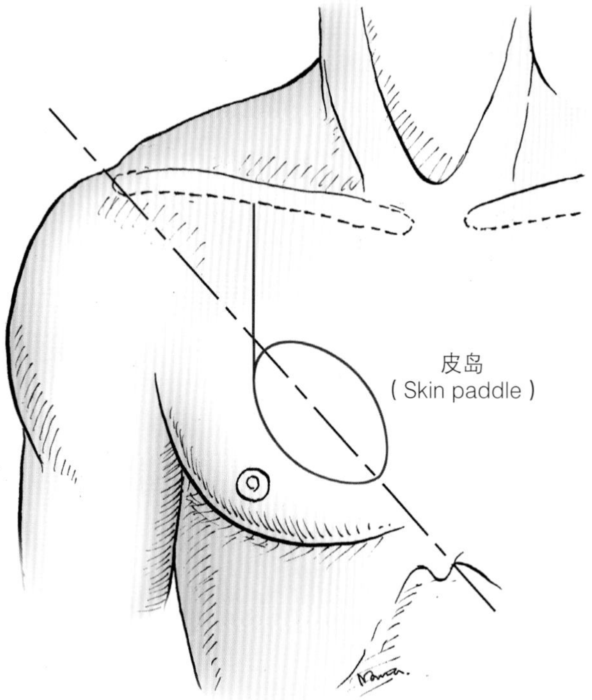

图21-12e 胸大肌肌皮瓣的设计

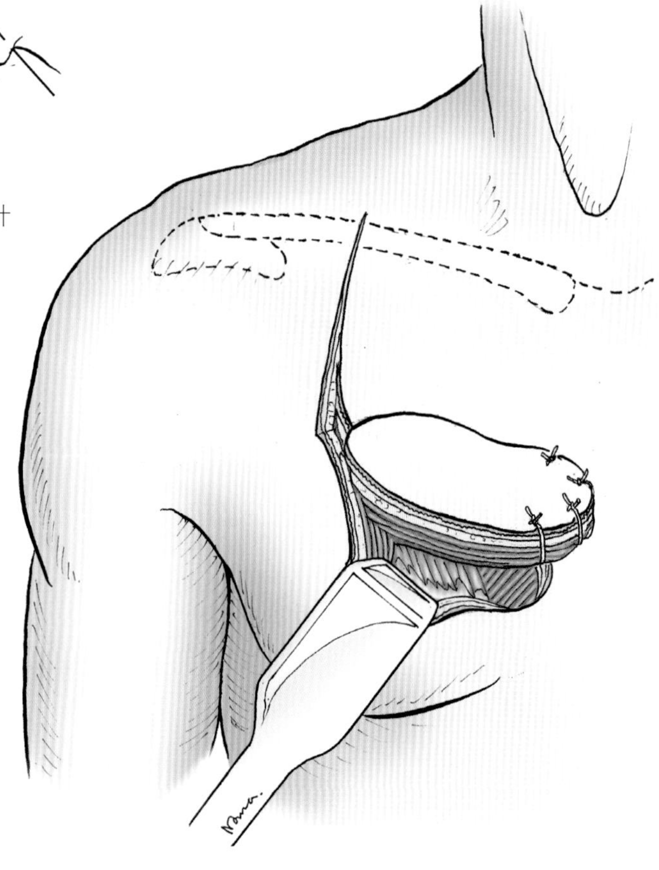

图21-12f 肌皮瓣的剥离

肌皮瓣的制备

肌皮瓣的制备沿着肌纤维的走行向O点的方向相对于皮岛末梢侧更靠近胸大肌内侧进行剥离。胸大肌向上分离靠近O点时要注意观察胸大肌内侧深方，确认进入到胸大肌内的胸肌支，如**图21-12g**所示。从这里开始可以直视胸肌支的主分支并且可以向上对血管蒂进行解剖，为了防止动脉痉挛，向上解剖分离时要一定程度保留与胸肌支伴行的静脉周围的组织，绝不能单独地游离血管。

血管蒂的制备

首先向上一直分离到胸小肌的外侧，然后在胸大肌和胸小肌之间解剖胸大肌血管蒂的基部直至胸小肌的内侧。在此处切断O点远心端的胸大肌和皮岛。这样，带有一部分胸大肌和胸大肌支血管蒂的肌皮瓣就制备完成（**图21-12h**）。

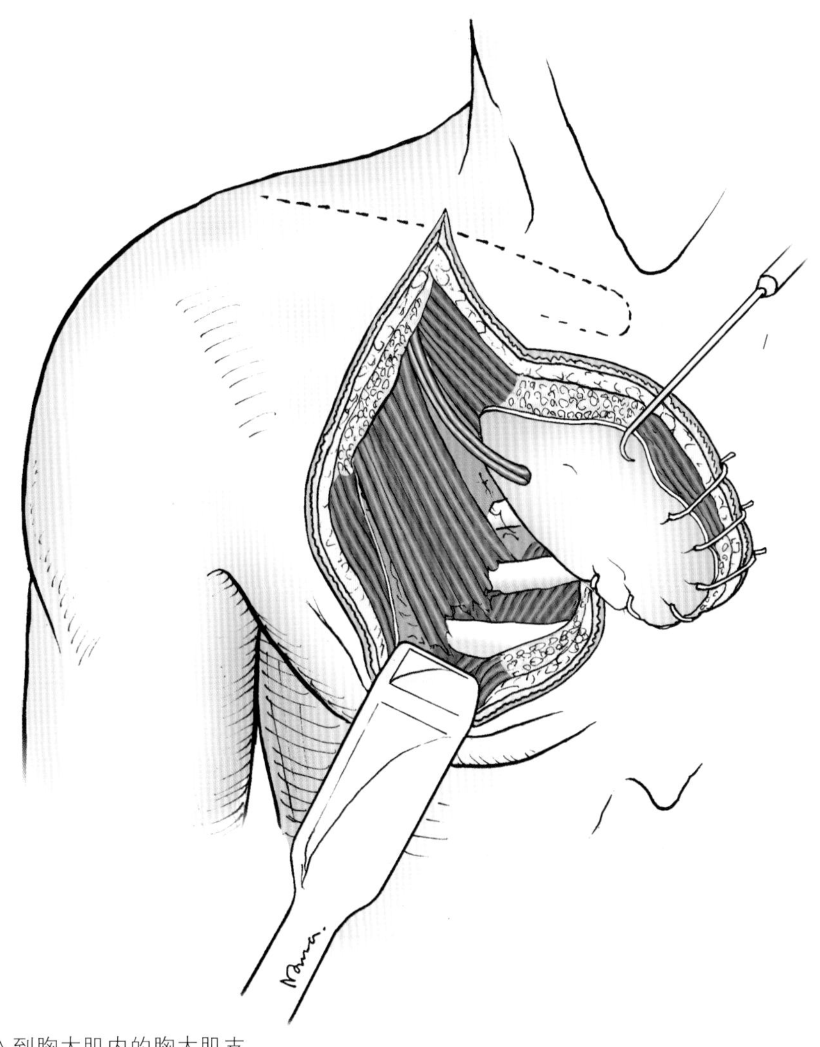

图21-12g 确认进入到胸大肌内的胸大肌支

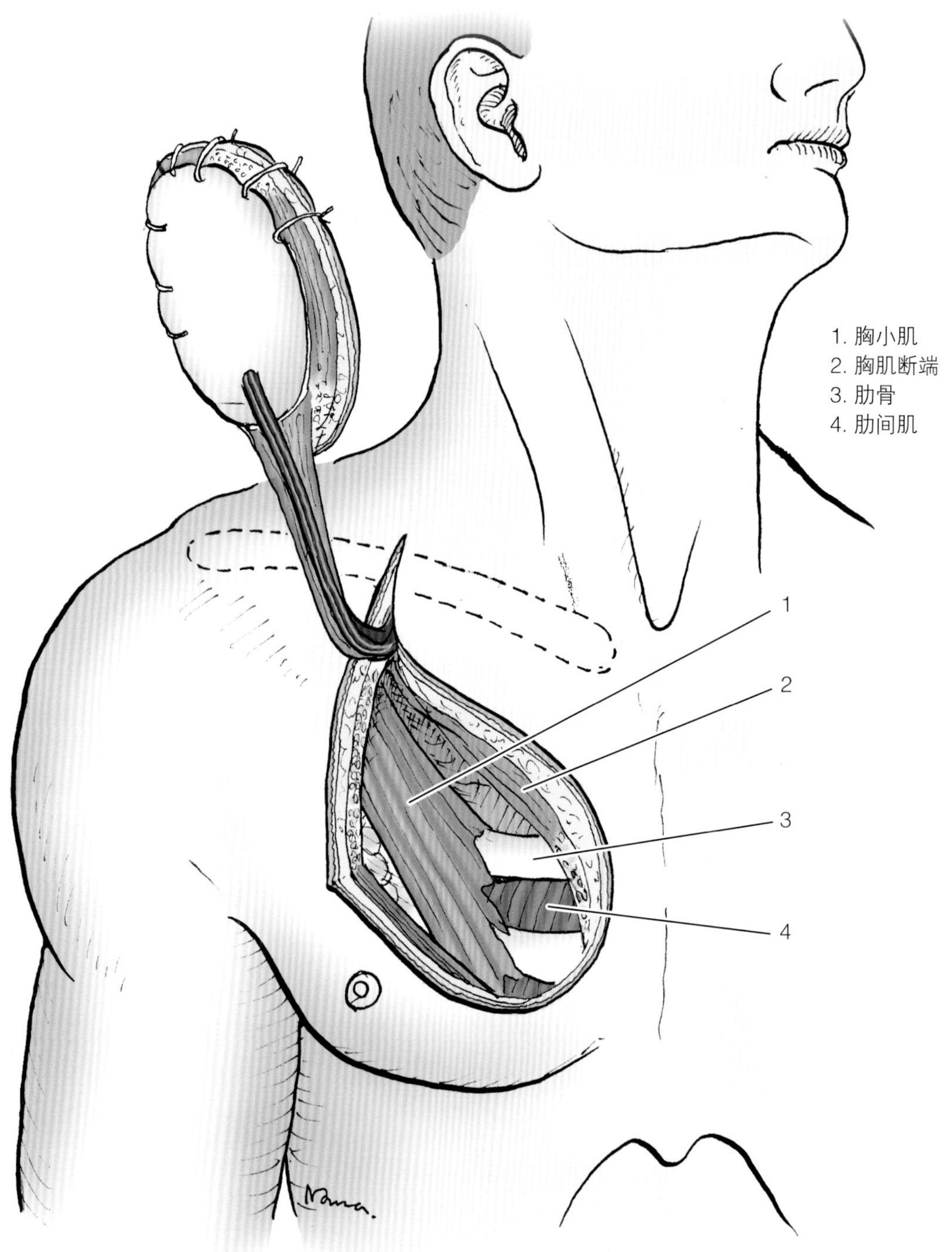

图21-12h　血管蒂的追踪和游离

胸大肌肌皮瓣向受区转移

对胸大肌修剪至几乎仅剩血管蒂周围的肌肉时，使皮瓣通过锁骨下方转移至颈部。用骨膜剥离子对锁骨下方的骨膜进行剥离并行左右方向扩展，垂直切开骨膜并保证有足够的空间。关于移植区的重建操作，在第20章已经叙述过（78页，**图20-15**），该操作可以用于口腔内任何位置的重建手术。

供区的修复

胸大肌肌皮瓣制取后为了便于缝合，周围皮下组织和胸大肌筋膜之间行3～5cm的剥离。然后皮下组织连带筋膜用2-0可吸收线进行缝合。真皮用3-0尼龙线缝合，表皮用4-0尼龙线缝合，留置引流管。

■背阔肌肌皮瓣

背阔肌是起自第7胸椎以下的棘突、胸腰筋膜以及髂嵴的扁平的肌肉，肌纤维朝腋窝方向逐渐汇聚，止于肱骨小结节嵴和结节间沟的底面。背阔肌的血供来自胸背动脉。胸背动脉是起自腋动脉分支下的肩胛下动脉，胸背动脉沿背阔肌前缘深面向后下方走行，分为内、外两侧支进入肌肉。如图21-13a所示。外侧支沿着背阔肌的外侧缘走行，可以解剖出比较粗的皮肤穿支，利用这个穿支可以制备出带有肌肉的薄肌皮瓣。因为背阔肌可以制备出带有比较长的血管蒂的皮岛，所以很少作为游离皮瓣来使用。

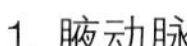

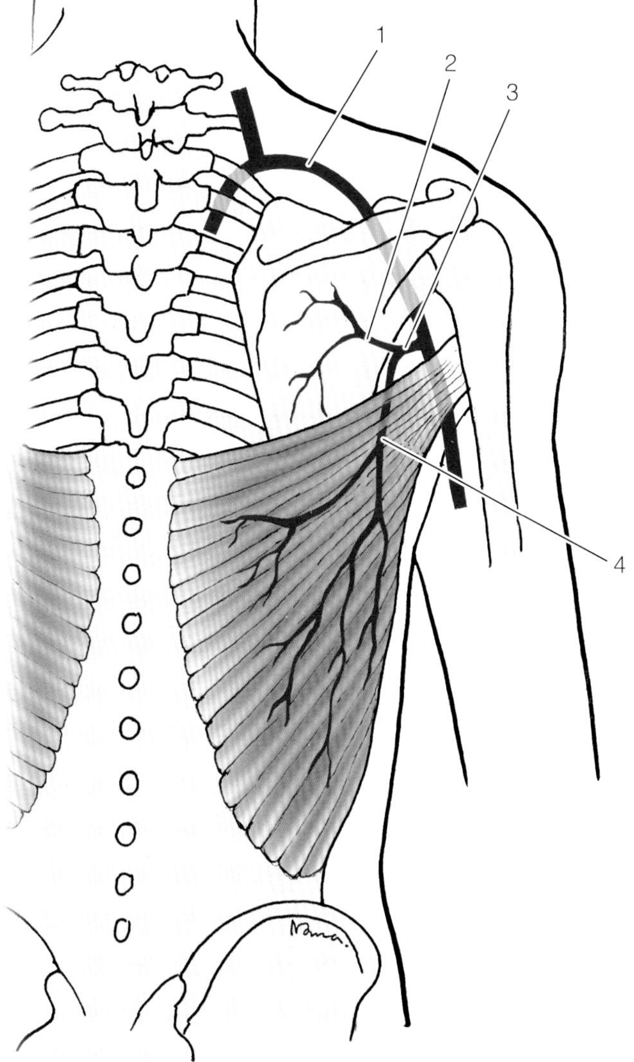

图21-13a　背阔肌肌皮瓣营养血管

患者的体位

采取侧卧位并使皮瓣供区的一面朝上，使肘关节弯曲90°后，将上臂固定在手术台上，肩关节外展90°。

肌皮瓣的位置和设计

测量从肿瘤切除部位经过颈部到腋窝中央的距离，腋窝中央是腋动脉的分支肩胛下动脉分布的区域，这个距离相当于皮岛和血管蒂的长度。设计出从沿着腋窝中央至髂嵴中央点（前后髂嵴的中点）连线上所需的血管蒂长度和符合缺损区形态与大小的皮岛尖端。在需要薄的肌皮瓣的时候，依靠外侧设计一个皮岛（**图21-13b**）。据报道，皮岛最大可以设计为40cm×20cm，虽然认为10cm×20cm以内都是可以实现的，但是超过10cm后创口的关闭缝合就会有困难。

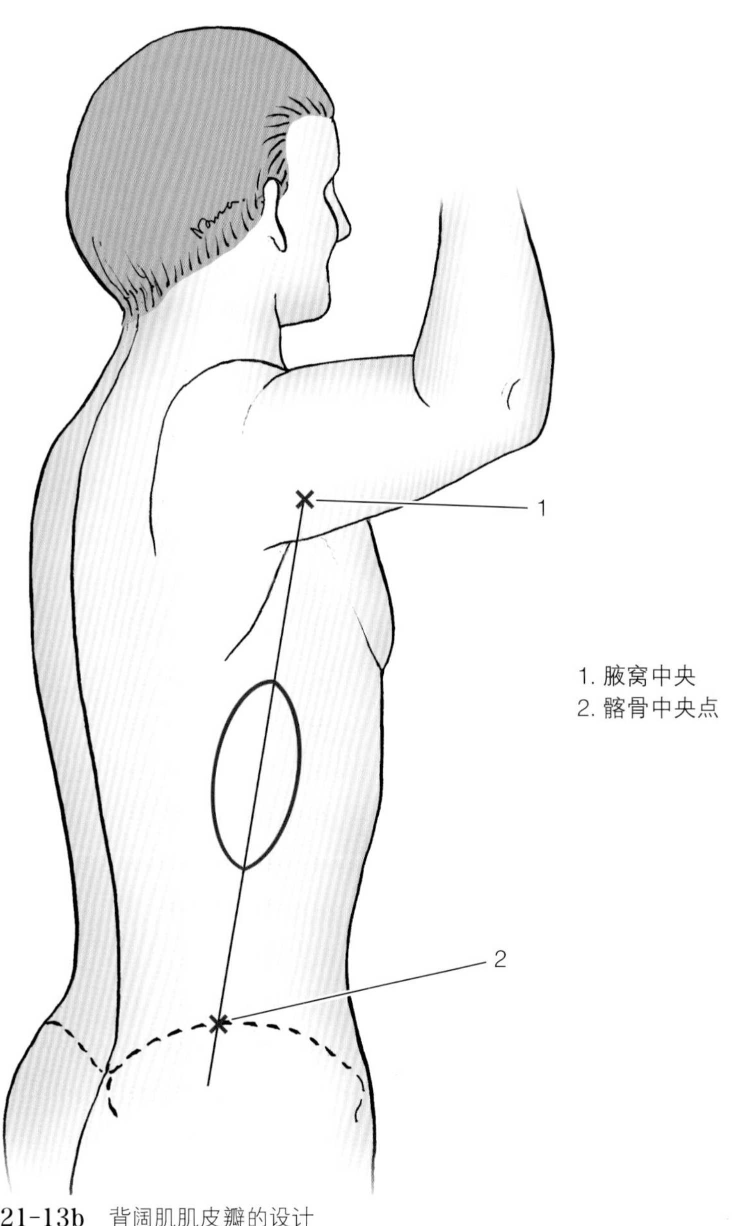

图21-13b 背阔肌肌皮瓣的设计

胸背动、静脉的解剖

首先，从腋窝的中央到皮岛的上端切开，然后沿着皮岛前缘切开皮肤至筋膜层，从这里解剖出背阔肌前缘。然后在背阔肌和前锯肌之间用手向腋窝中央剥离。在背阔肌的内侧可以找到胸背动、静脉，从这里一直向远心端追寻至背阔肌的背部（图21-13c）。

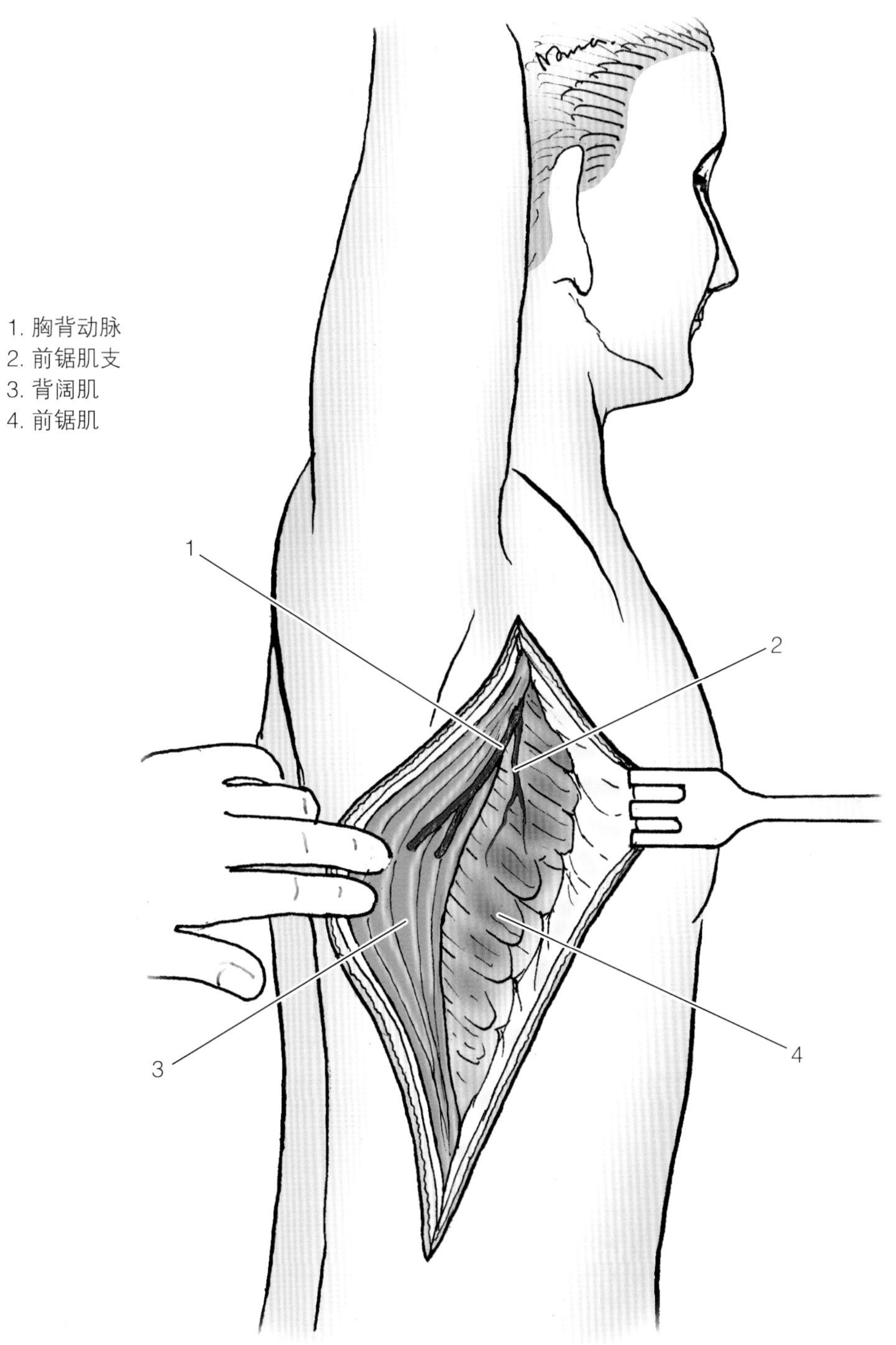

图21-13c　胸背动・静脉的解剖

皮岛的向上分离

首先确认皮岛确实在背阔肌的上方，沿着皮岛的下缘切开皮肤至筋膜层，完成皮岛的制备。为了不使肌肉和皮肤分离，每间隔2cm进行皮肤和筋膜缝合（**图21-13d**）。这个时候背阔肌上连带的肌肉要比皮瓣稍大些，同时制备血管蒂周边的皮岛。

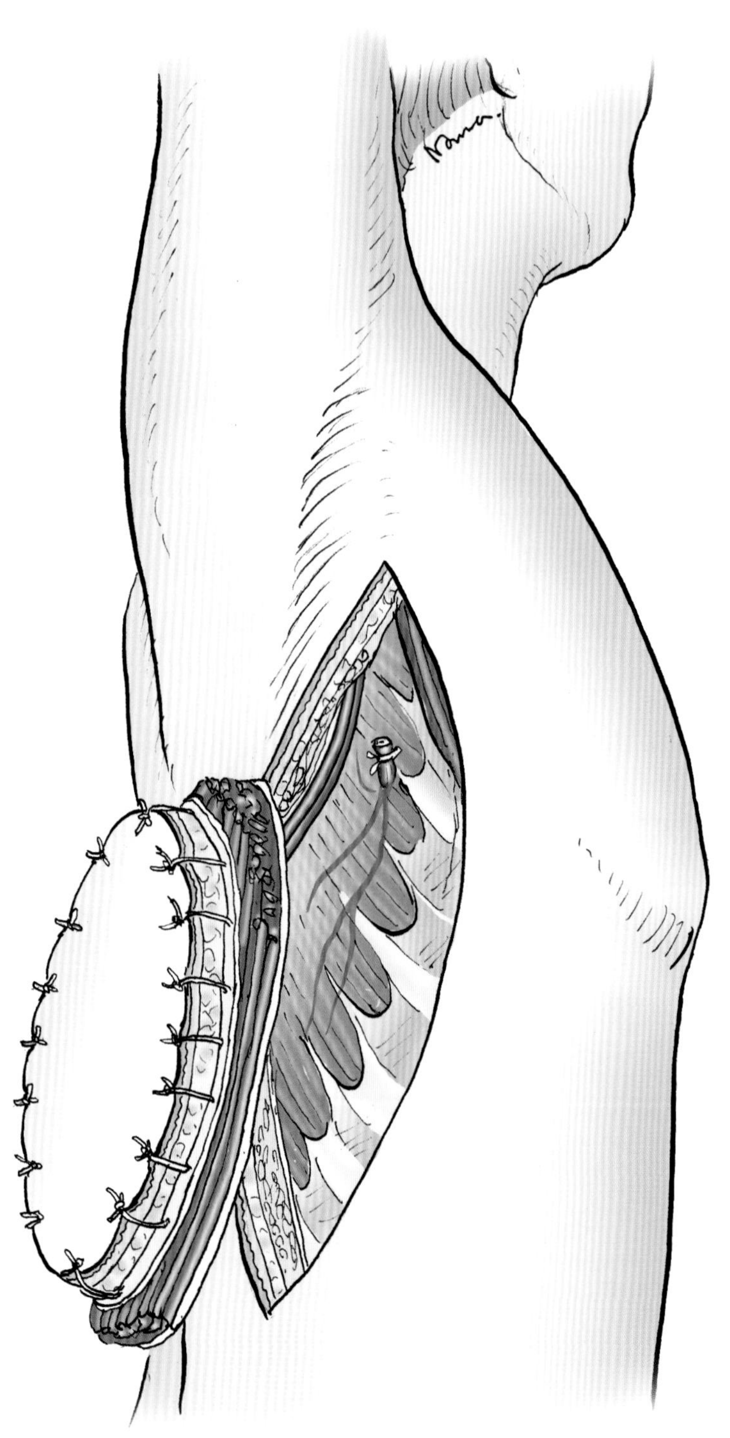

图21-13d 皮岛的分离

血管蒂的制备和皮瓣向缺损区转移

将胸背动脉向近心端解剖时出现的前锯肌支和朝向肩胛骨下端的角支进行结扎，保存之后出现的肩胛回旋动脉并一直解剖至腋动脉的分支。将此作为血管蒂的基部，将背阔肌肌皮瓣通过胸大肌和胸小肌之间的皮下隧道送至颈部，转移至颌面缺损部位。如**图21-13e**所示，沿着锁骨下缘切开皮肤，离断附着在锁骨处的胸大肌，由此解剖出胸肩峰动脉，注意不要损伤血管。在胸大肌和胸小肌之间约3横指的部位形成皮下隧道。从这里可以通过锁骨上通道或锁骨下通道转移至颈部（进行过颈清的颈部），笔者的经验是，当皮瓣体积大选择锁骨上通道，体积小则选择锁骨下通道。

创区的处理

皮瓣制取后的创面，为了防止血肿，放置持续性的引流管，在背阔肌筋膜上进行潜行分离后拉拢缝合。

1. 锁骨

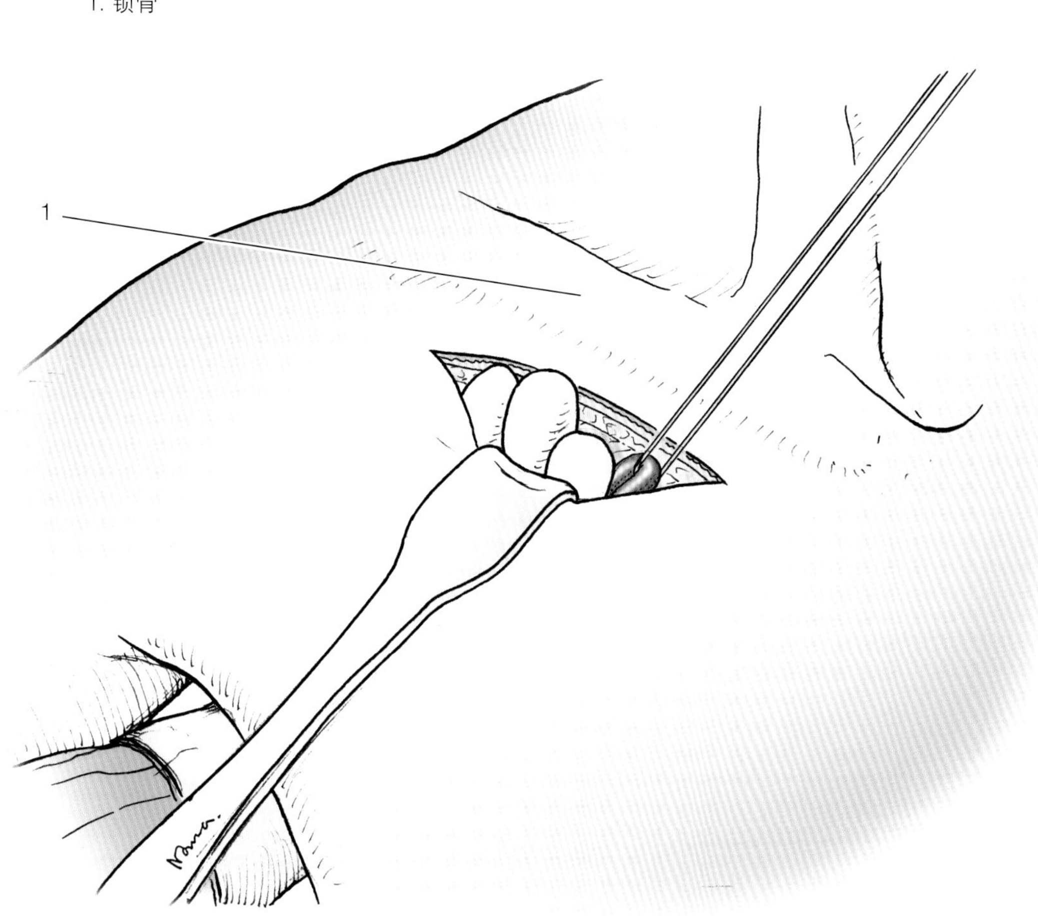

图21-13e 在胸小肌和胸大肌之间制作为背阔肌肌皮瓣通过的隧道

显微血管游离皮瓣

在口腔外科中使用的术式

将具有轴型血供的皮瓣血管与肿瘤切除后缺损部位的血管吻合后，即可完成较大组织缺损的一期重建，使用此方法能够减少手术次数，缩短住院天数，提高患者生存质量。在口腔颌面外科领域，肿瘤的部位、大小、进展范围如不同，则术后组织缺损形态也多种多样。相应的修复方法包括筋膜皮瓣（fasciocutaneous flap）、肌皮瓣（musculocutaneous flap）、骨皮瓣（osteocutaneous flap）。移植组织内血液循环不良（血栓形成）是游离皮瓣失败的最大原因，因此术中术后必须对血流进行检测。游离皮瓣的移植成功与皮瓣的适当选择、扎实的移植技术、手术器械的改良情况、术中术后的护理密不可分。手术中需要使用手术显微镜以及显微外科专用器械（持针器、镊子、尖刀、血管夹）等。下面对口腔颌面外科领域经常使用的游离皮瓣进行图解说明。

筋膜皮瓣

前臂皮瓣

前臂皮瓣（Radial forearm flap）如图21-14a所示，包含手腕内侧的桡骨动静脉、头静脉或桡侧、尺侧皮神经，是薄且柔软的筋膜皮瓣（fasciocutaneous flap）。此皮瓣是覆盖腭骨的牙槽部，口底或舌再建实用性最高的皮瓣。注意，取皮瓣之前需要确认Allen实验阳性。

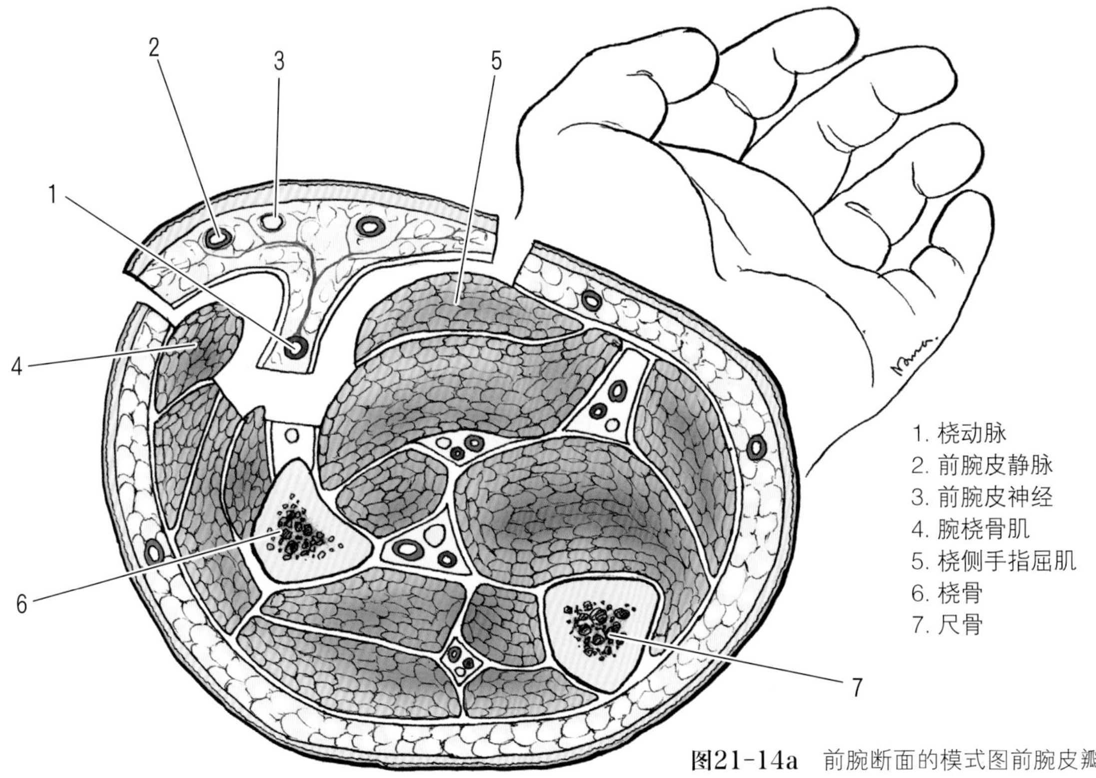

图21-14a 前腕断面的模式图前腕皮瓣

患者的体位

患者取仰卧位，上肢取瓣侧外旋90°，前臂内侧固定向上。根据术者喜好可选择是否用驱血带驱血。

皮瓣的设计

在前臂内侧皮肤上画出桡动脉及头静脉走行，据此设计出包含此二动、静脉的皮瓣形态。皮瓣大多数按长方形设计且与缺损部位大小相适合。于皮瓣近心端中央向肘窝方向设计曲线形的皮肤切开线（图21-14b）。

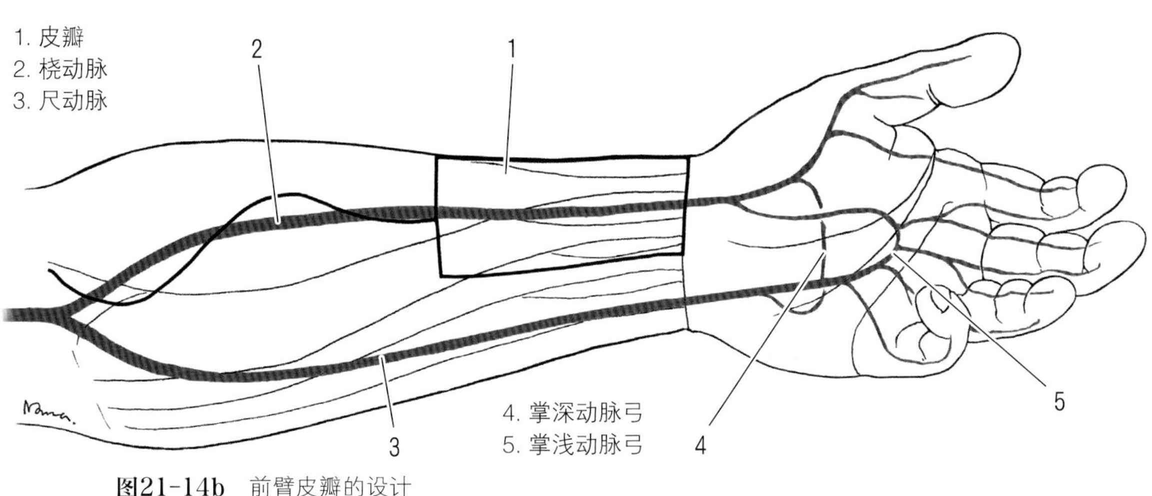

图21-14b 前臂皮瓣的设计

皮瓣的掀开

使用驱血带（压力设置为250mmHg）阻断前臂部位动脉血以后，沿设计切口的皱褶切开皮肤，将桡动脉、伴行静脉及头静脉解剖，结扎切断。将筋膜同皮瓣一起从桡侧及尺侧剥离掀开，同时注意保护肌腱。桡神经浅支分支有一些与头静脉相联络，此外，还有一些桡动脉发至皮肤的营养细小穿支，因此在桡侧手指屈肌及腕桡骨肌之间剥离桡动、静脉时，这些神经及血管应该尽可能保存（图21-14c）。

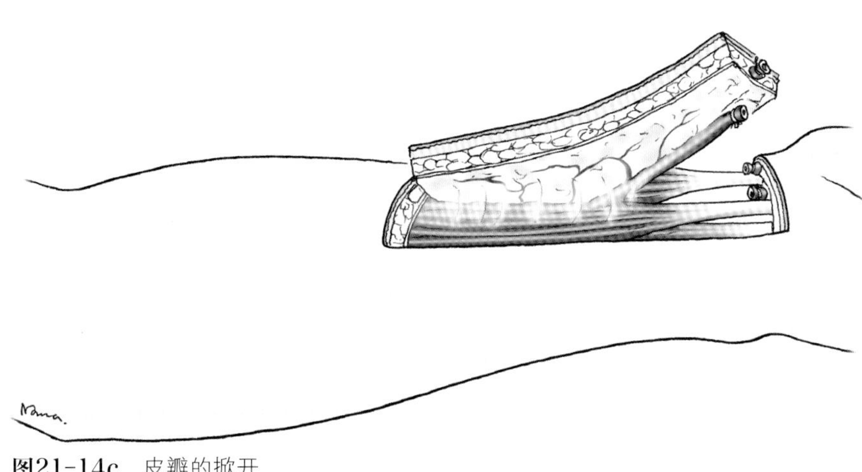

图21-14c 皮瓣的掀开

血管蒂的解剖

从皮瓣的近心端至肘窝追加曲线状的切口，解剖头静脉至肘窝，同时在此解剖出血管蒂及桡神经（**图**21-14d）。在桡骨手指屈肌及腕桡骨肌之间至前肘窝解剖出桡骨动、静脉，在距肱动脉分叉处数毫米的水平切断，至此前臂皮瓣获取结束（**图**21-14e）。

为赋予前臂皮瓣以感觉，要将皮神经（外侧前臂神经或内侧前臂皮神经）一起取下，与受区神经吻合。

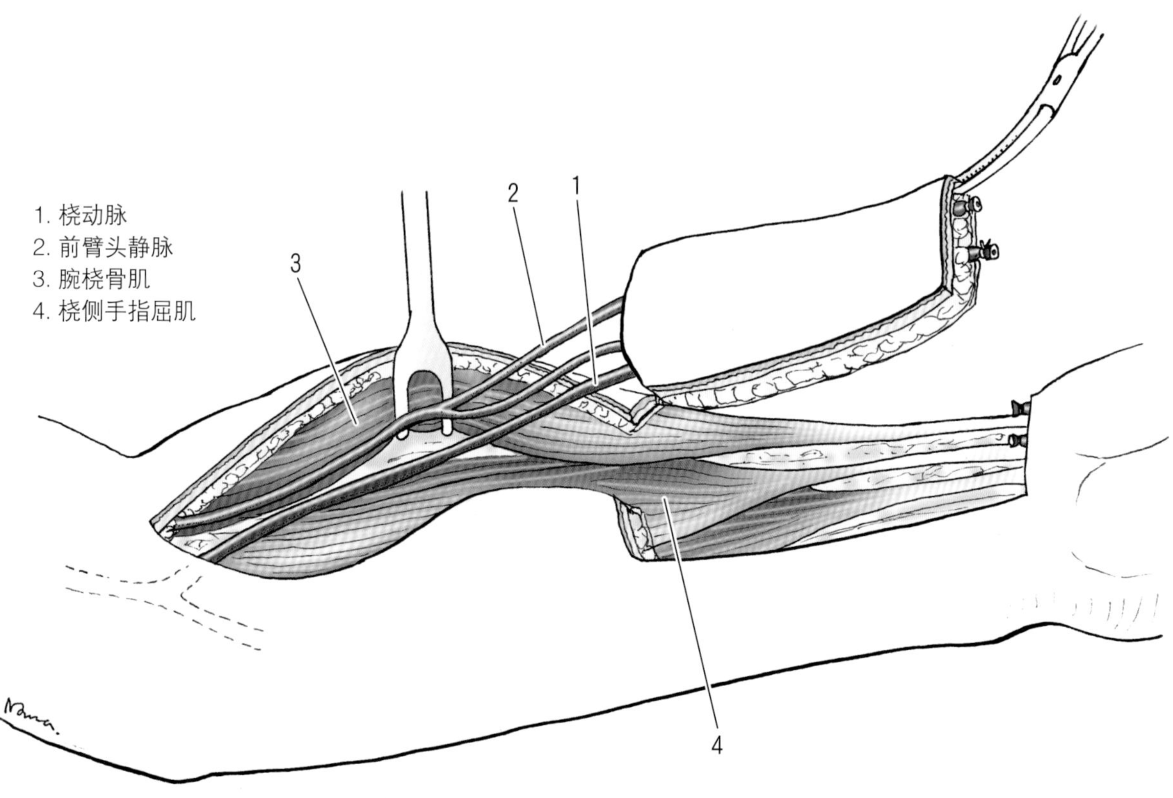

图21-14d 血管蒂的解剖

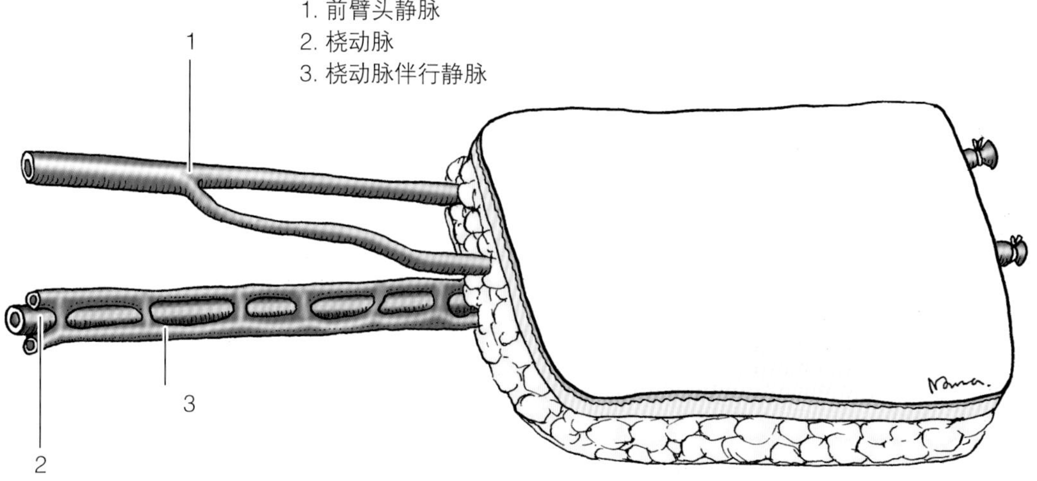

图21-14e 前臂皮瓣的血管蒂

供区的处理

缝合皮瓣近心端切开线，取皮处使用植皮修补。植皮部位如**图21-4c，d**所示，使用棉垫压迫，从背侧使用敷料覆盖（**图21-14f**）。术后压迫1周，将棉垫及敷料去除。

※Allen实验

为了检查尺动脉是否能确保前臂血供，需要按照下面的顺序判定患者为阳性（normal）还是阴性（abnormal）。

①手向上举起；②指压阻断桡动脉、尺动脉；③将手下降至心脏高度水平；④手指开闭做数回握拳状；⑤解除尺动脉压迫；⑥记录手的桡侧恢复血色的时间，6秒以内恢复视为阳性。

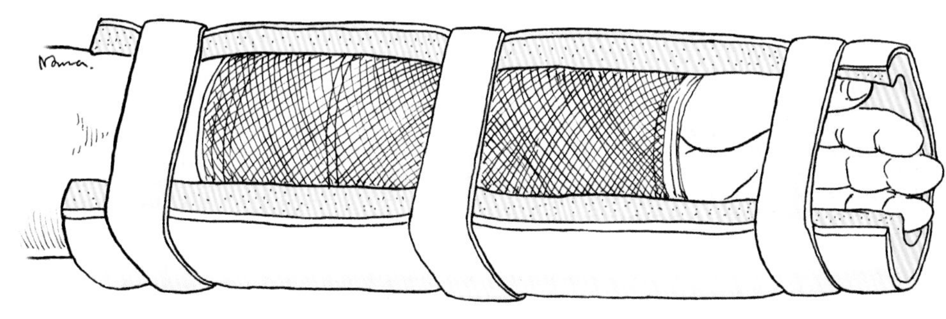

图21-14f 供区的处理

肌皮瓣

腹直肌肌皮瓣

腹直肌肌皮瓣（rectus myocutaneous flap）是由下腹壁深动、静脉营养的皮瓣，其上皮部分皮下脂肪较厚，由腹肌前鞘发出的分支供给营养。腹壁下动、静脉进入腹直肌，在以脐为中心的腹直肌1/3处营养腹部皮肤穿支，且自腹直肌前鞘向皮下形成放射状真皮血管网（**图21-15a**），因此肌皮瓣的设计应包含脐周边的部分。皮下脂肪厚度虽因人而异，但一般来说可以取特别大的皮瓣。本皮瓣适用于舌癌等大范围切除病损的修复。

患者的体位

患者取仰卧位，在皮肤上标出胸骨剑突、腹股沟韧带及腹直肌外形。

皮瓣的设计

按照缺损形态在脐周围画出皮瓣外形，描画纵向切开线以进入腹直肌内侧（**图21-15b**）。皮瓣的大小也要参考取瓣后关闭创口的难易程度。

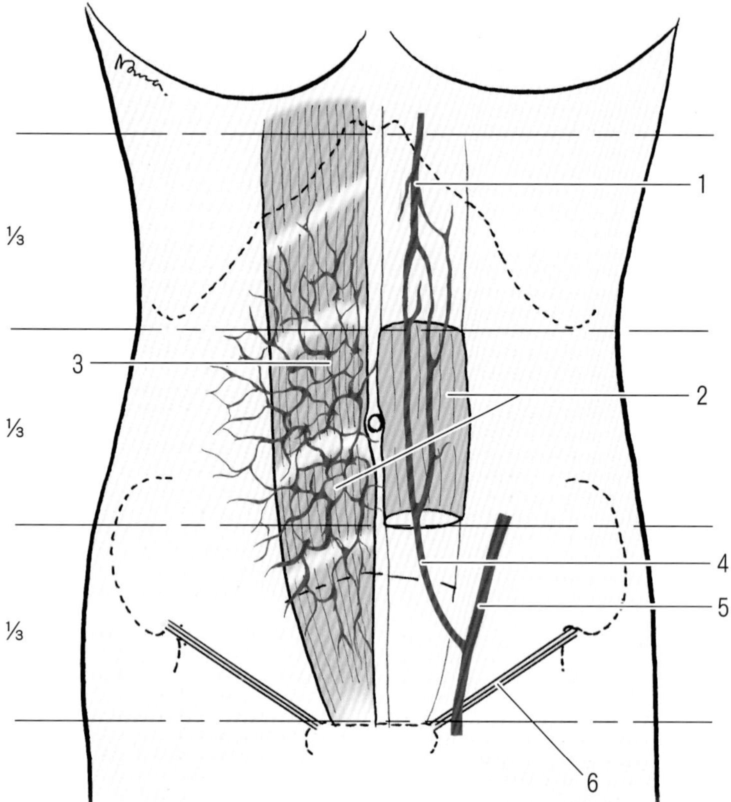

图21-15a 腹直肌肌皮瓣的营养血管

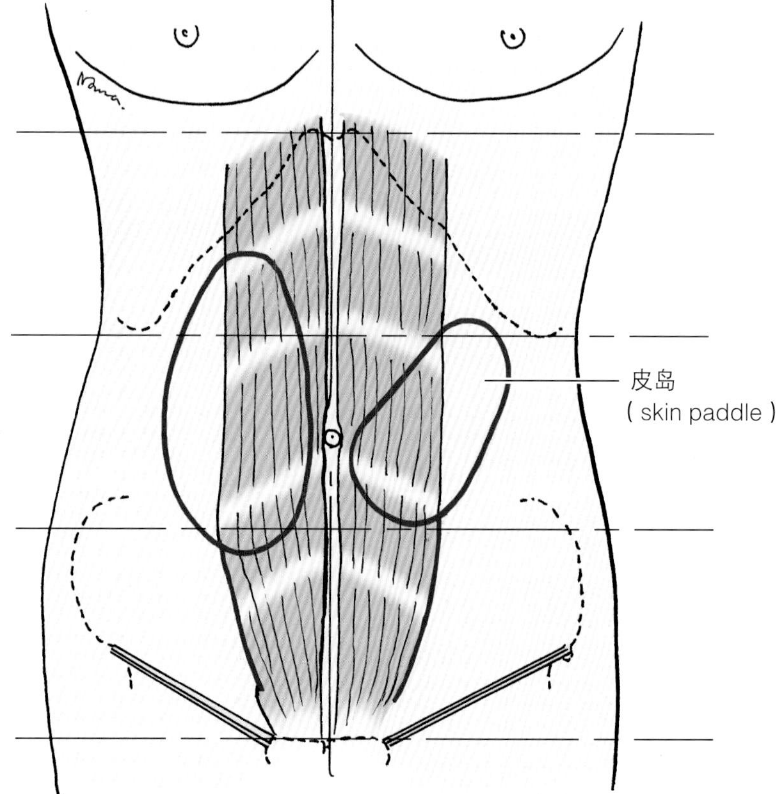

图21-15b 皮岛的设计

皮肤的切开

沿着设计线切开皮肤直至脂肪层，在腹外斜肌筋膜及脂肪层之间向内剥离，直至腹直肌外侧缘，大多数情况下皮岛的外侧缘超过腹直肌外侧缘向腹外斜肌扩展（图21-15c）。

腹直肌的剥离

沿着腹直肌外侧缘将前鞘切开，显露腹直肌内侧，将腹直肌内侧肌束掀起确认并保护深部的后鞘。掀开肌束时将从后鞘进入肌肉的神经及伴行血管结扎切断（图21-15d）。在弓状线附近确认腹壁下动、静脉自下而上进入肌肉的位置。

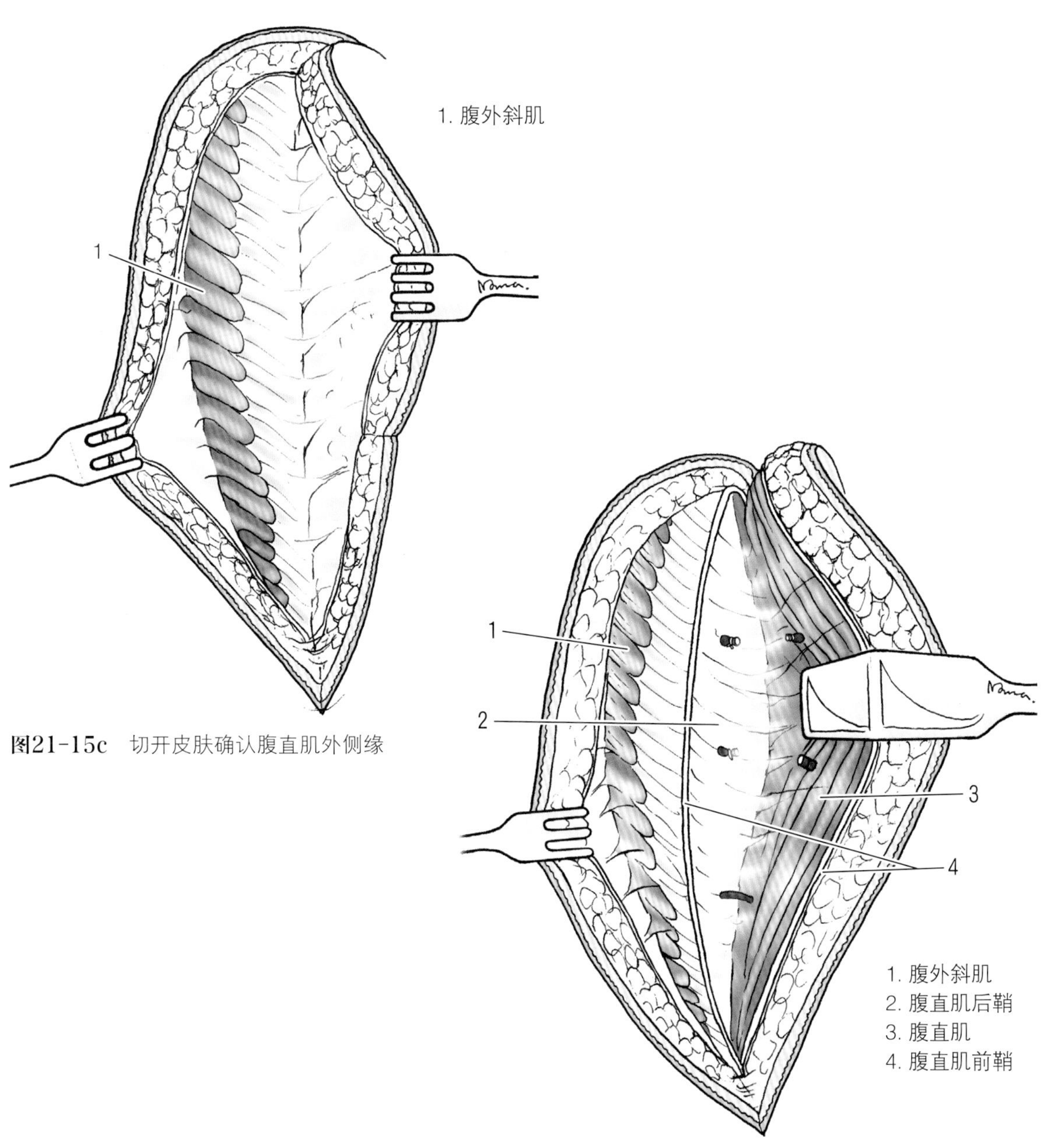

图21-15c 切开皮肤确认腹直肌外侧缘

图21-15d 腹直肌的掀起

腹壁下动脉的剥离

腹壁下动、静脉大多数情况下是一根主支上行的模式，两根的情况较少。腹壁下动脉行至髂外动脉分叉部，静脉则汇至髂外静脉（**图21-15e**）。自此到进入腹直肌的距离，也就是血管蒂的长度，日本人是9～13cm。

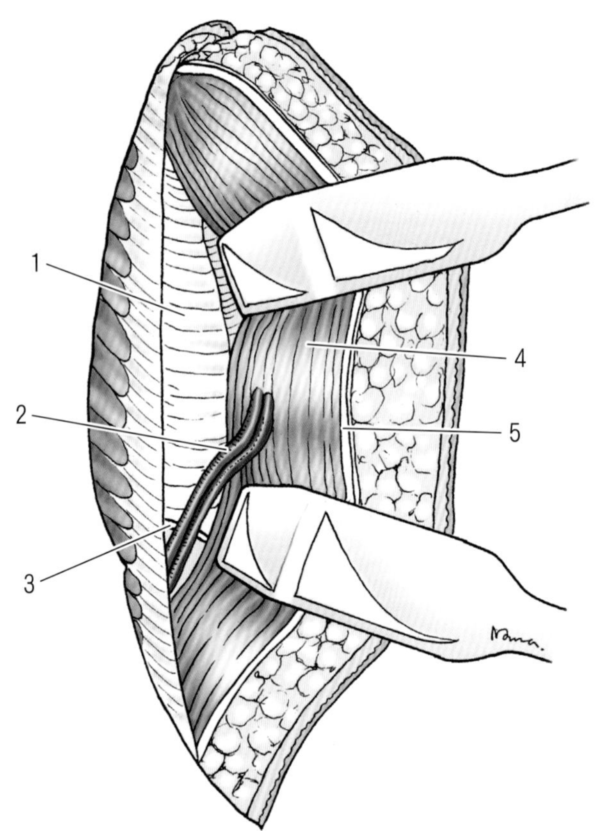

1. 腹直肌后鞘
2. 腹壁下动静脉
3. 弓状线
4. 腹直肌
5. 腹直肌前鞘

图21-15e 腹壁下静脉的解剖

肌皮瓣的掀开及血管蒂的处理

在腹壁下动静脉进入腹直肌的部位将腹直肌切断，切取肌皮瓣时，注意保留皮岛穿支穿出部位的前鞘（**图21-15f**）。皮肤穿支从腹直肌前鞘穿出后形成放射状毛细血管网，因此在需要减少腹部脂肪的情况下应避开穿支对脂肪层进行修正（**图21-15g**）。

最后，在腹壁下静脉汇入髂外静脉之前将其结扎切断，确认了皮瓣的血液环流之后再将动脉结扎，至此，腹直肌肌皮瓣切取完成。

供区的闭锁

缝合闭锁腹直肌前鞘的内侧缘及外侧缘时，要将不存在后鞘的弓状线下方用前鞘着实覆盖以防止腹疝，并放置负压吸引管再将皮肤缝合。

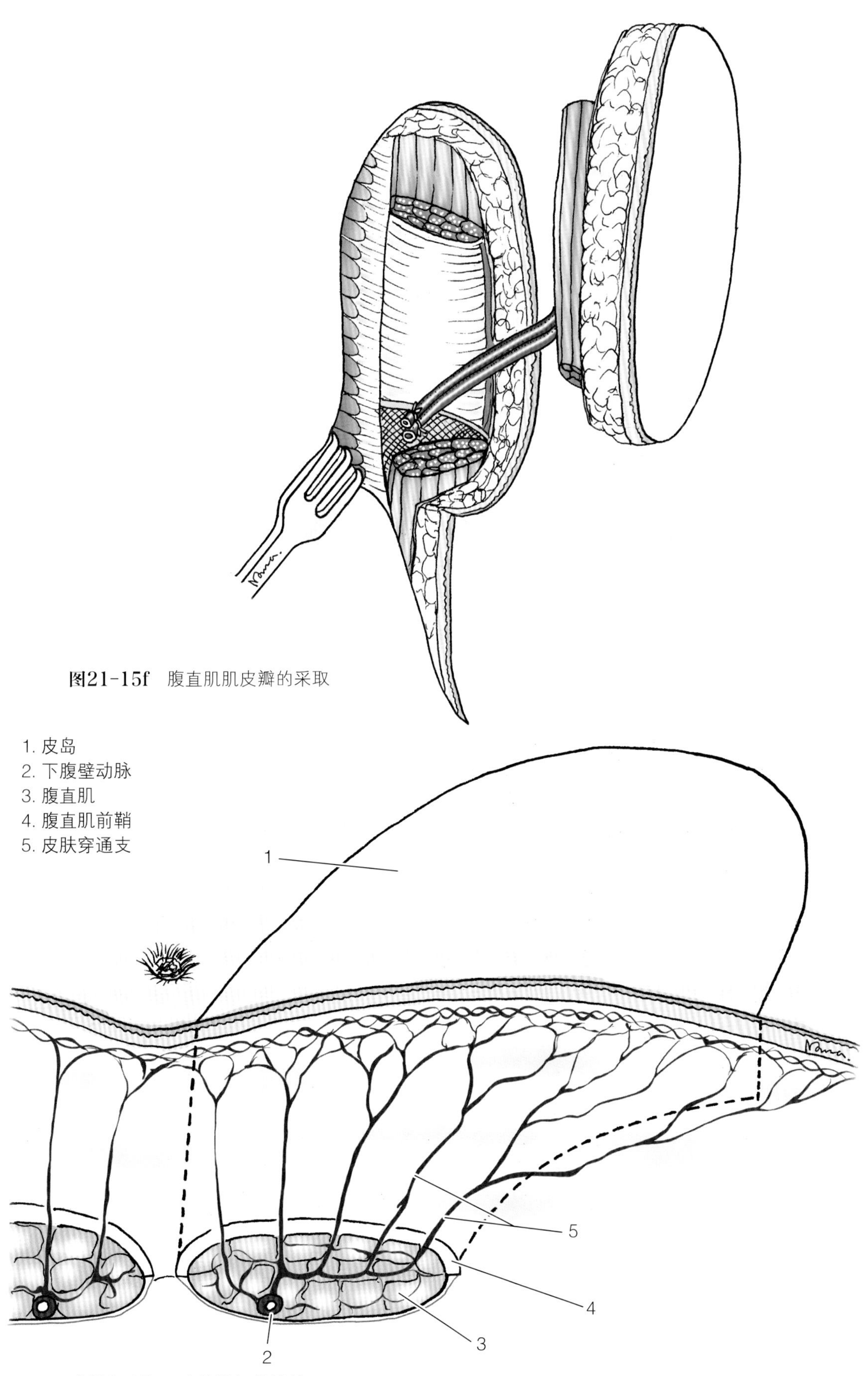

图21-15f 腹直肌肌皮瓣的采取

图21-15g 脂肪组织的修整

骨皮瓣

当颌骨缺损需要骨移植来重建时，为保证移植成功就必须减少感染发生，即保证受区软组织完全闭锁，有丰富血流供应。此法常用于恶性肿瘤切除后的下颌骨再建。如患者接受放射治疗，受区血运障碍或下颌骨及口腔黏膜软组织大面积缺损，骨皮瓣则不再适用。骨皮瓣优点在于移植后骨吸收较少且能同时埋入种植体。但为了避免损伤滋养骨皮瓣的血管，不能自由塑形是其缺点。

■腓骨皮瓣

腓骨是由骨皮质构成的管状骨，腓骨皮瓣（Fibular Osteocutaneous Flap）移植是最适合下颌骨前部重建的活骨移植方式，因此被广泛应用于牙龈癌、口底癌、舌癌等下颌骨前部切除后的再建。营养腓骨的腓动脉穿支皮瓣如**图21-16a**所示，沿腓骨内侧下方2/3走行，途中发出终支至骨膜及骨髓。

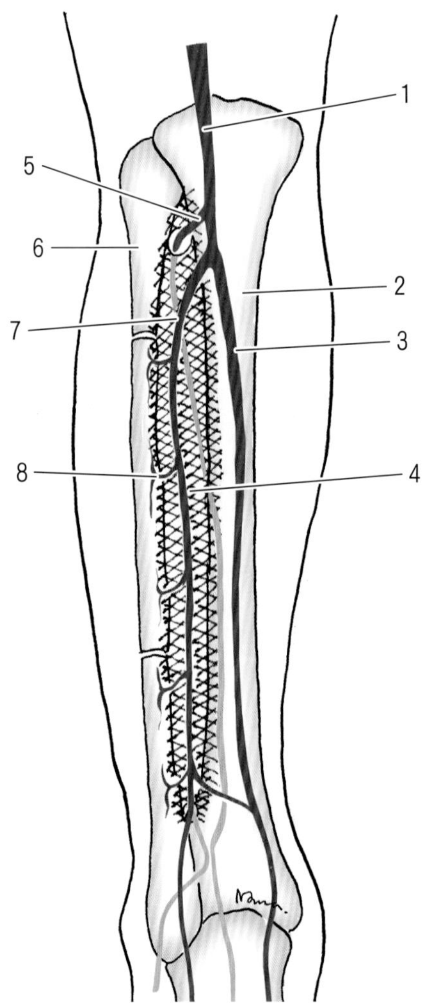

1. 腘动脉
2. 胫骨
3. 胫后动脉
4. 骨间膜
5. 胫前动脉
6. 腓骨
7. 腓动脉
8. 骨髓质

图21-16a 腓骨皮瓣的营养血管

同时从腓动静脉分出的皮肤穿支（穿支动、静脉）自腓骨后方进入后肌隔膜，营养小腿皮肤（**图21-16b**）。因此游离皮瓣可以采取两种方法，一种是包括腓骨的皮瓣，一种是包含腓骨及皮肤的腓骨皮瓣。在此对骨皮瓣的切取方法进行图示说明。

1. 腓动、静脉
2. 皮肤穿通支
3. 踇长屈肌
4. 比目鱼肌
5. 腓肠肌
6. 皮瓣
7. 腓骨
8. 长短腓骨肌
9. 踇长伸肌
10. 趾长伸肌
11. 胫骨前肌
12. 胫骨
13. 腓深神经和胫前动、静脉
14. 胫后肌
15. 踇长屈肌
16. 骨间膜
17. 胫骨神经和胫后动静脉

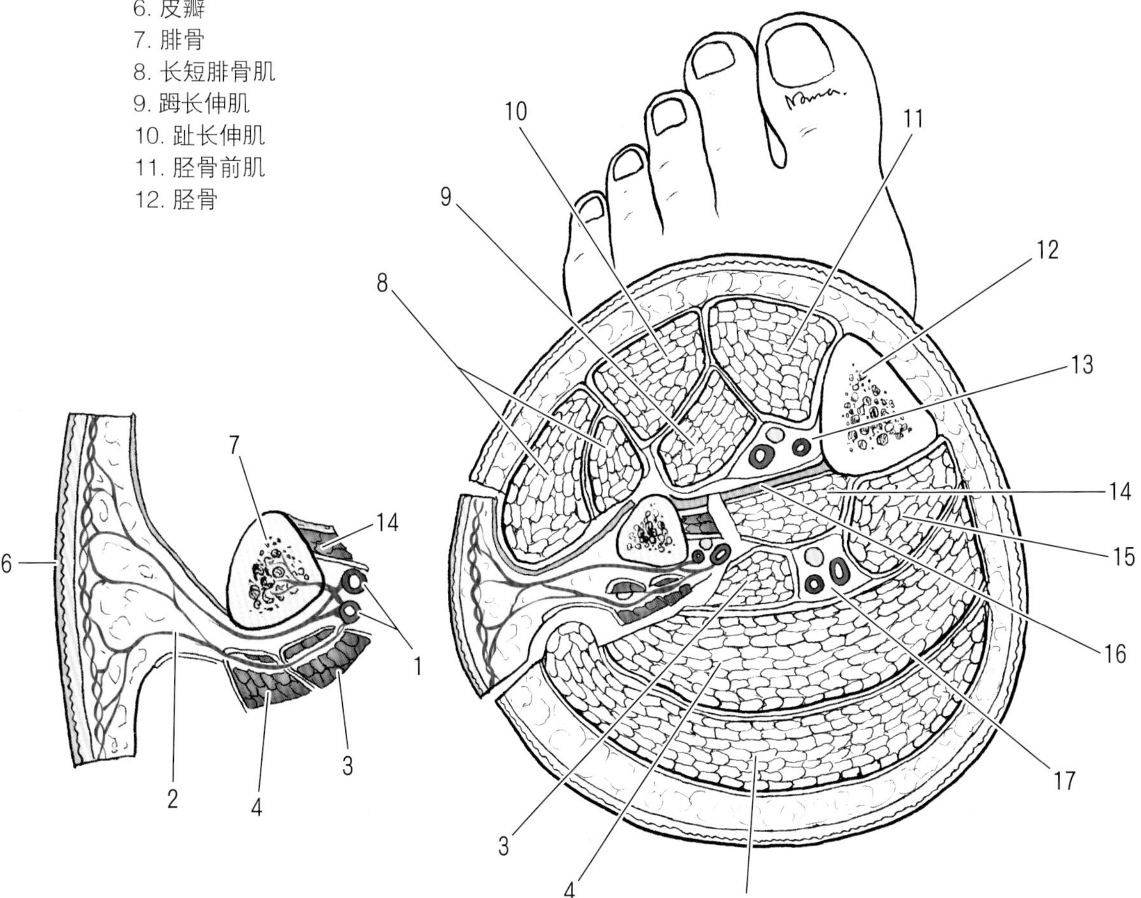

图21-16b 小腿断面模式图腓骨皮瓣

患者的体位

患者取仰卧位，将下肢股关节向内旋转，将膝关节弯曲成90°，在大腿使用驱血带加压。

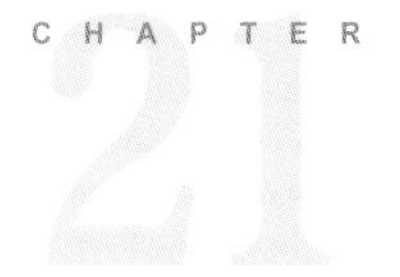

皮瓣的设计

首先在皮肤上描绘腓骨头与外踝的连接线，确定腓骨肌及比目鱼肌的范围。良好的肌间隔穿支大部分如图22-16c所示，位于小腿下半部分，因此以小腿的中下1/3交界处为中心设计皮岛。

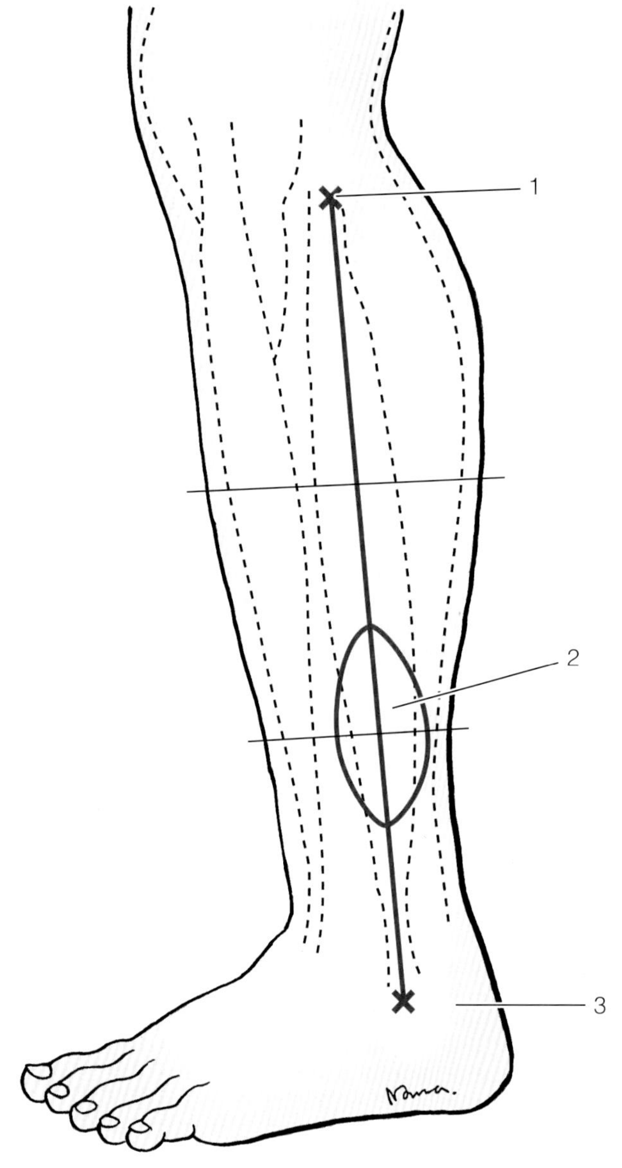

图21-16c 皮岛（skin paddle）的设计

由于切取皮瓣后缺损处缝合张力较大，皮瓣宽度应控制在6cm以内。虽然已有报道称在皮瓣内包含腓神经可赋予供区知觉，但腓神经对应支配小腿上1/3的皮肤感觉，其他分布在小腿下2/3，取瓣不便，因此不再赘述。

肌间隔穿支的解剖

将驱血带压力调至400～500mmHg，沿皮瓣的前沿切开至腓骨肌筋膜，向后方至肌间隔水平在筋膜下剥离，将皮瓣翻转后即可确认穿透筋膜向皮肤分布的穿支（图21-16d）。

然后沿皮瓣后缘切开皮肤以及覆盖腓肠肌、比目鱼肌的筋膜，再向前方剥离，即可解剖出比目鱼肌及踇长屈肌之间的肌皮穿支（图21-16e）。然后分开比目鱼肌、踇长屈肌，在腓骨后方剥离，即可明确腓动、静脉的位置，在此将远心端结扎切断。

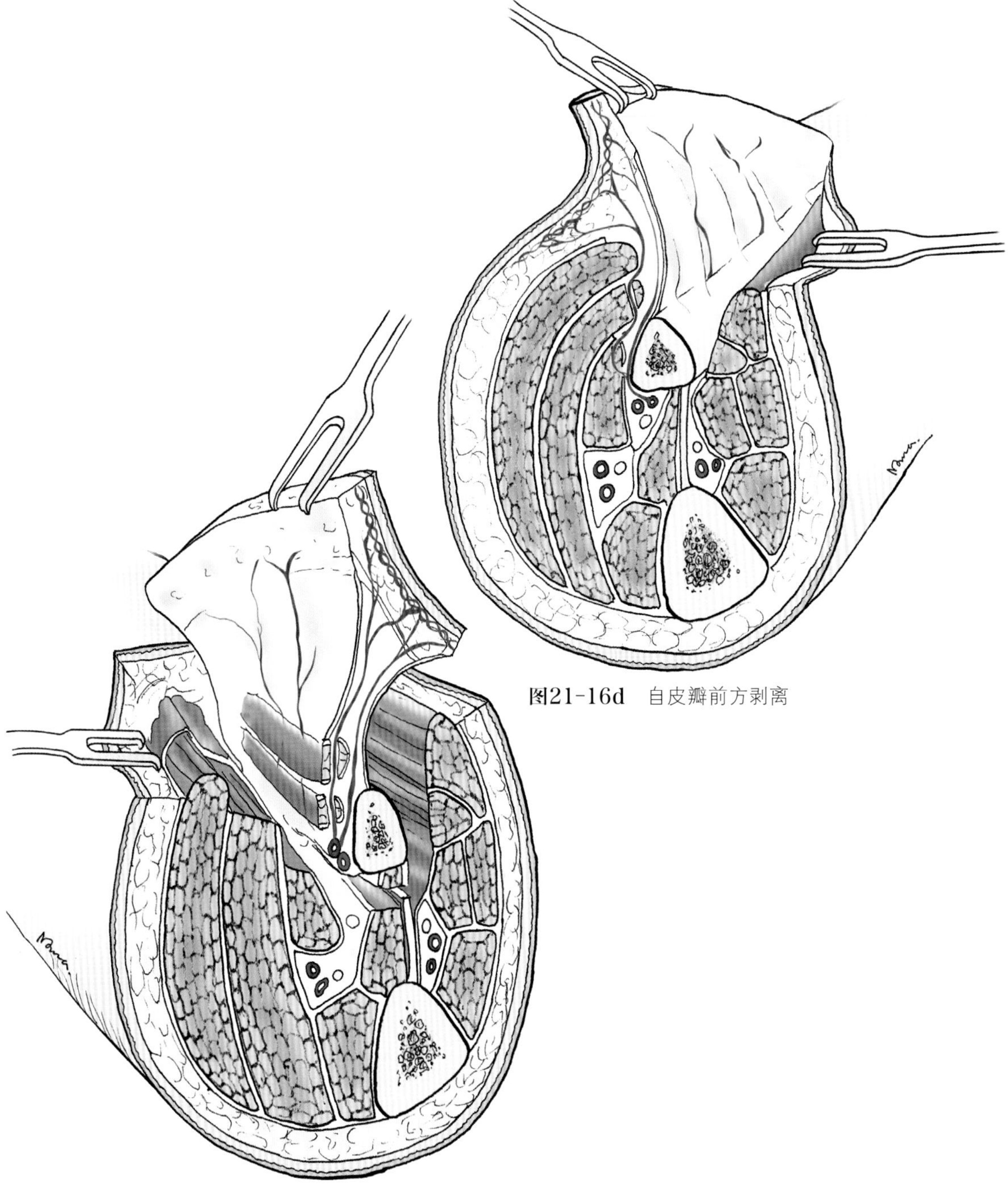

图21-16d 自皮瓣前方剥离

图21-16e 自皮瓣后方剥离

腓骨的游离

首先于腓骨前端，骨膜外侧切断分离腓骨长肌、腓骨短肌。分离前肌间隔，自腓骨切断趾长伸肌、踇长伸肌，并向前方牵引。腓骨胫骨之间存在着骨间膜，此膜通过穿支连接皮瓣与胫骨（**图21-16f**）。在此前方可解剖出腓深神经及胫前动、静脉，要注意保护。

1. 踇长屈肌（切断）
2. 皮岛
3. 腓动、静脉
4. 胫骨后肌（切断）
5. 比目鱼肌（一部分切断）
6. 腓骨长肌
7. 骨间膜

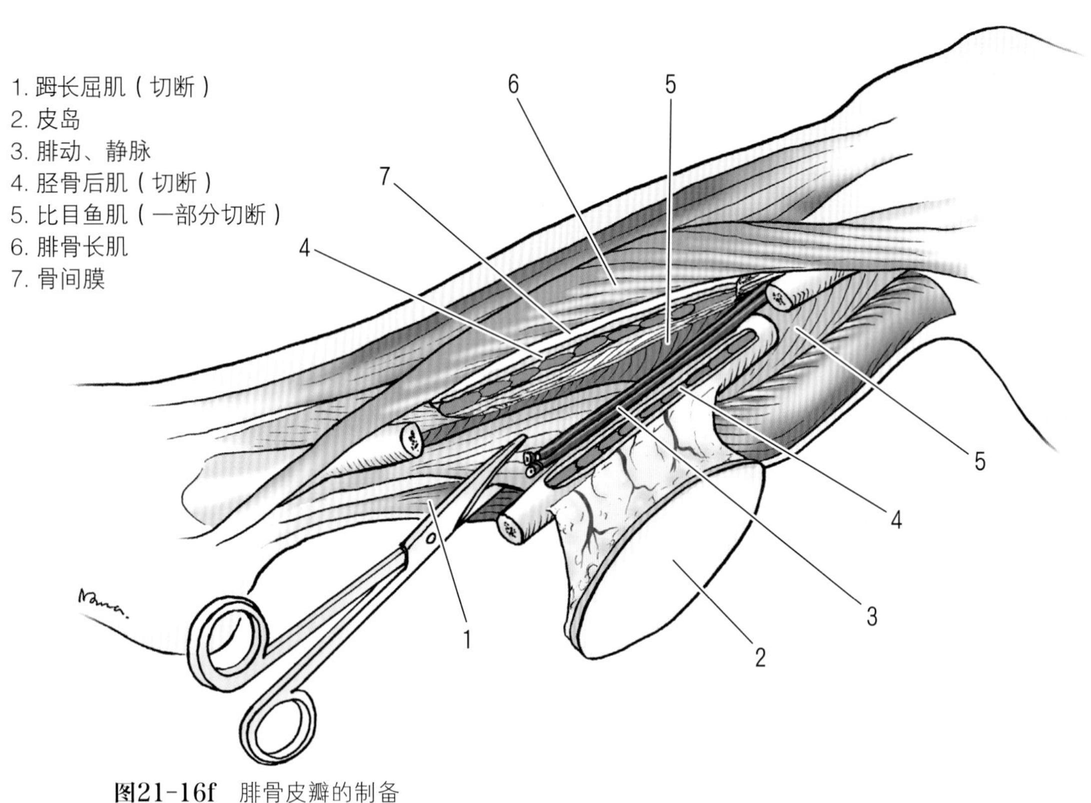

图21-16f 腓骨皮瓣的制备

腓骨的截骨

根据日本人小腿长度，能截取的腓骨最大长度为20cm。为保证踝部稳定性，下方截骨位置应在外踝以上10cm水平，上方截骨应在腓骨头下5cm水平。截骨部位周围的骨膜分离应先从下方开始，然后是上方。截骨时应细心保护腓动静脉。

骨皮瓣的切取

将截断的腓骨段向外牵引，切断胫骨、腓骨之间的骨间膜，牵出骨皮瓣，离断肌间隔后方的腓骨长肌、踇长区肌、比目鱼肌，注意保护穿支。驱血带减压恢复血运，在必要的长度结扎切断作为血管蒂的腓动、静脉。

供区的闭锁

切取腓骨后的空隙由外侧或后方的肌肉填补。皮肤缺损缝合封闭，无法封闭则采取肌肉上植皮的方法。

※使用腓骨重建下颌骨的事例（**图21-16g**）。

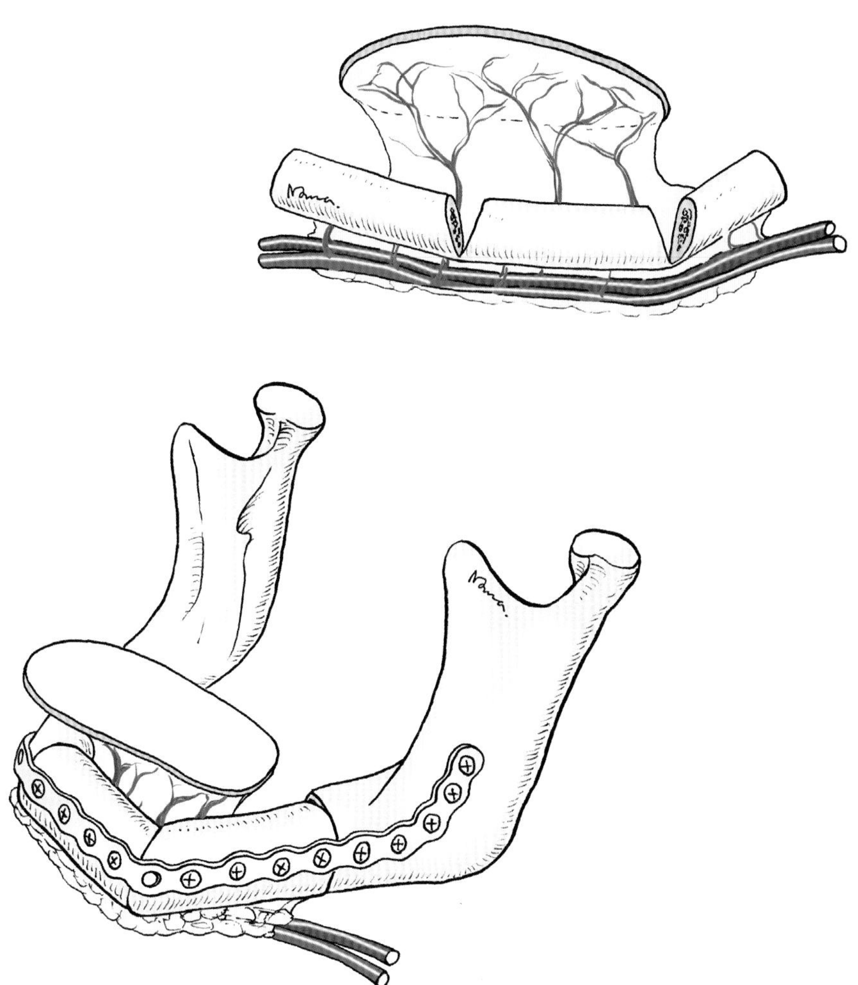

图21-16g 使用腓骨重建下颌骨前部

■肩胛骨皮瓣

肩胛下动脉营养的皮瓣或骨皮瓣可以作为游离皮瓣，应用于口腔颌面外科领域的重建。肩胛下动脉从腋窝动脉分出后，进一步分为旋肩胛动脉、胸背动脉。旋肩胛动脉在肩关节正下方分成营养肩胛骨的骨支及营养皮肤的皮支（上行支、肩胛支、旁肩胛支）。胸背动脉的分支之一角支，在肩胛骨下角进入肩胛骨并营养之（**图21-17a**）。同时因为这些动脉都具有相应伴行静脉，因此皮瓣的获取较为方便。使用皮瓣，则采用旋肩胛动脉的皮支，使用骨皮瓣则采用旋肩胛动脉的骨支及胸背动脉的角支。在此对皮瓣切取术式进行解说。

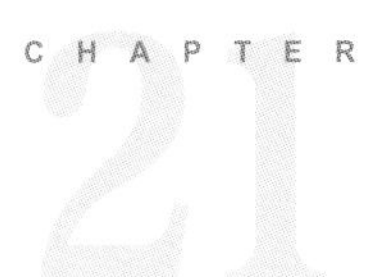

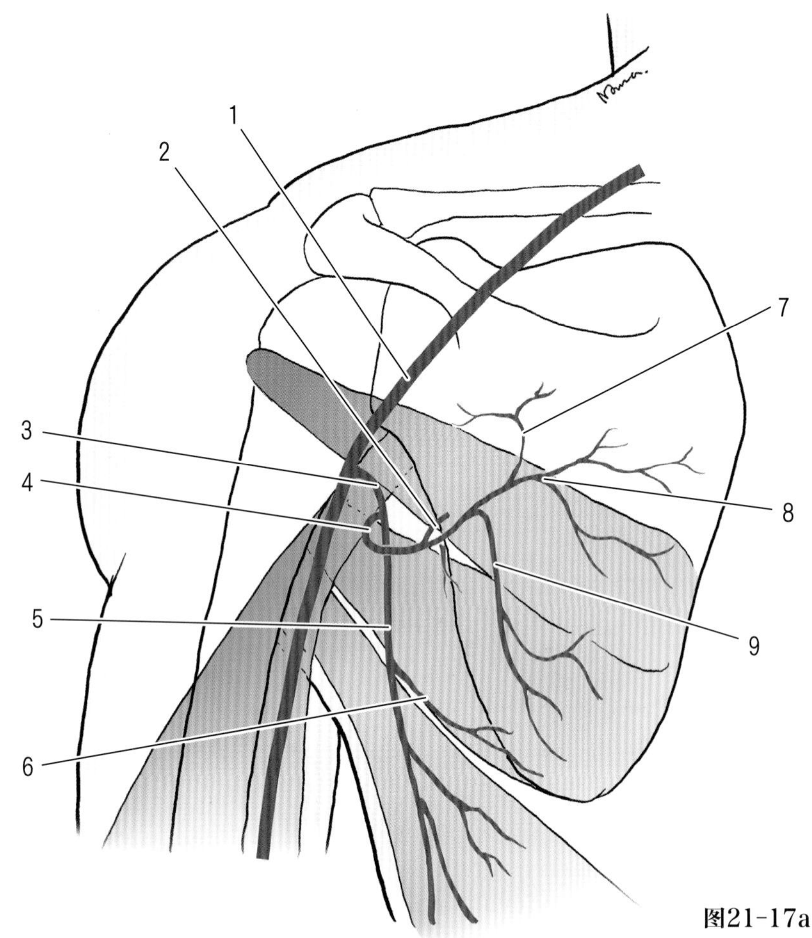

图21-17a 肩胛骨皮瓣的营养血管

患者的体位

患者取右侧卧位（利手对侧），左上肢向前方成90°，固定在手术台上。

皮瓣的设计

在皮肤上画出肩胛嵴、肩胛骨外侧缘及肩胛骨下角，触诊自腋窝发出的旋肩胛动脉的皮动脉，将其上行至皮下的肌三角定位出来。皮动脉分为横支和肩胛旁支，皮瓣如包含动脉则设计成椭圆形，包含横支设计成横向，包含肩胛旁支设计成纵向。皮动脉走行可通过多普勒确认，并在皮肤上标出（**图21-17b**）。

皮瓣的掀开

在皮瓣切开线的皮下水平，用20万倍的肾上腺素添加生理盐水注射后，切开皮瓣周围皮肤，从皮瓣末梢侧开始剥离，要将深筋膜包含在内，保存覆盖冈下肌等的筋膜。近肩胛骨外侧缘的时候，可见穿通筋膜进入皮瓣里侧的皮动脉，于皮动脉进入肌三角处解剖出旋肩胛动、静脉的骨支，牵出肌三角部位的肌肉同时向腋窝分离旋肩胛动、静脉（**图21-17c**）。

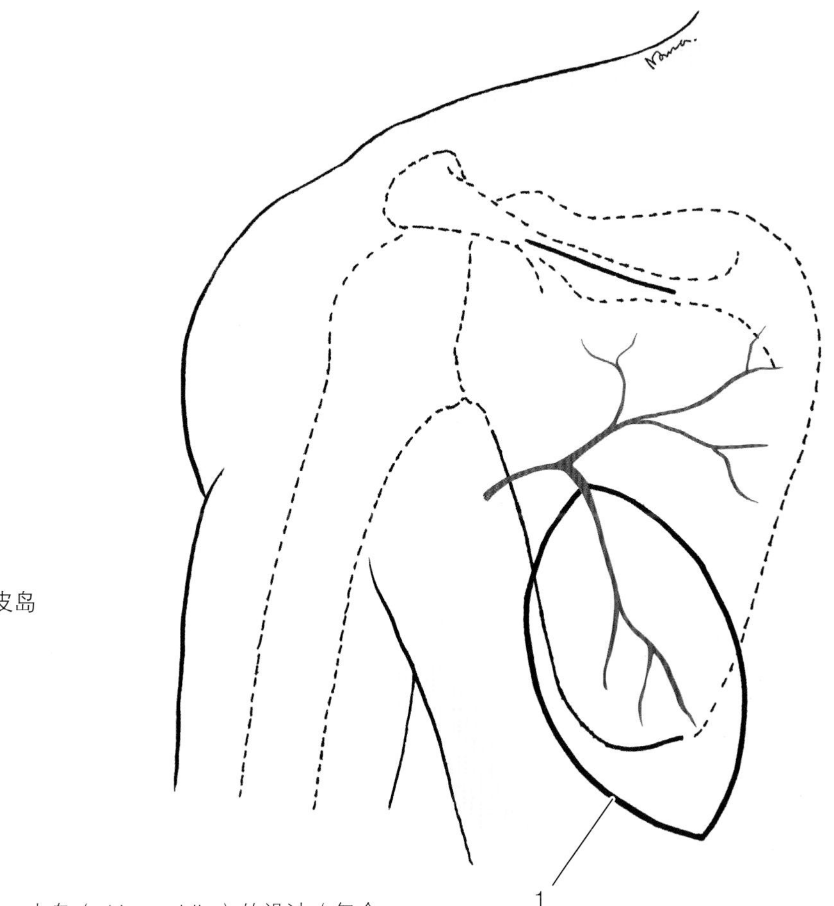

图21-17b 皮岛（skin paddle）的设计（包含肩胛旁支的示例）

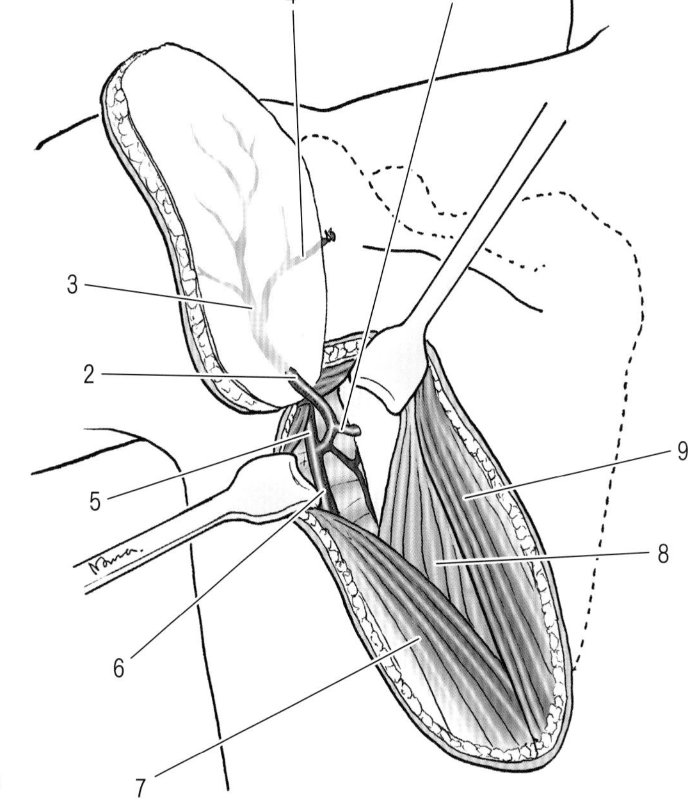

图21-17c 分离肩胛旋动脉至肩胛下动脉

皮瓣的掀起

在肩胛骨起始位置切断大圆肌、小圆肌后，在前锯肌表面脂肪组织中确定向肩胛骨下角走行的角支。角支向中心侧走行至胸背动、静脉分叉处，继续分离即可见事先分离出的肩胛旋动脉和汇流的肩胛下动、静脉（**图22-17d**）。

骨皮瓣的切取

在结扎切断胸背动、静脉向背阔肌及前锯肌走行分支，确认骨支及角支进入骨瓣后，开始切取皮瓣。使用摆锯在肩胛骨外侧2cm处沿外侧缘纵行截骨，肩关节窝下1～2cm水平横行截骨（**图22-17e**）。

在骨片完全游离后，将其前端附着的锯肌及肩胛骨锐性剥离，最后将肩胛骨下动、静脉同腋窝动脉的分叉处切断。

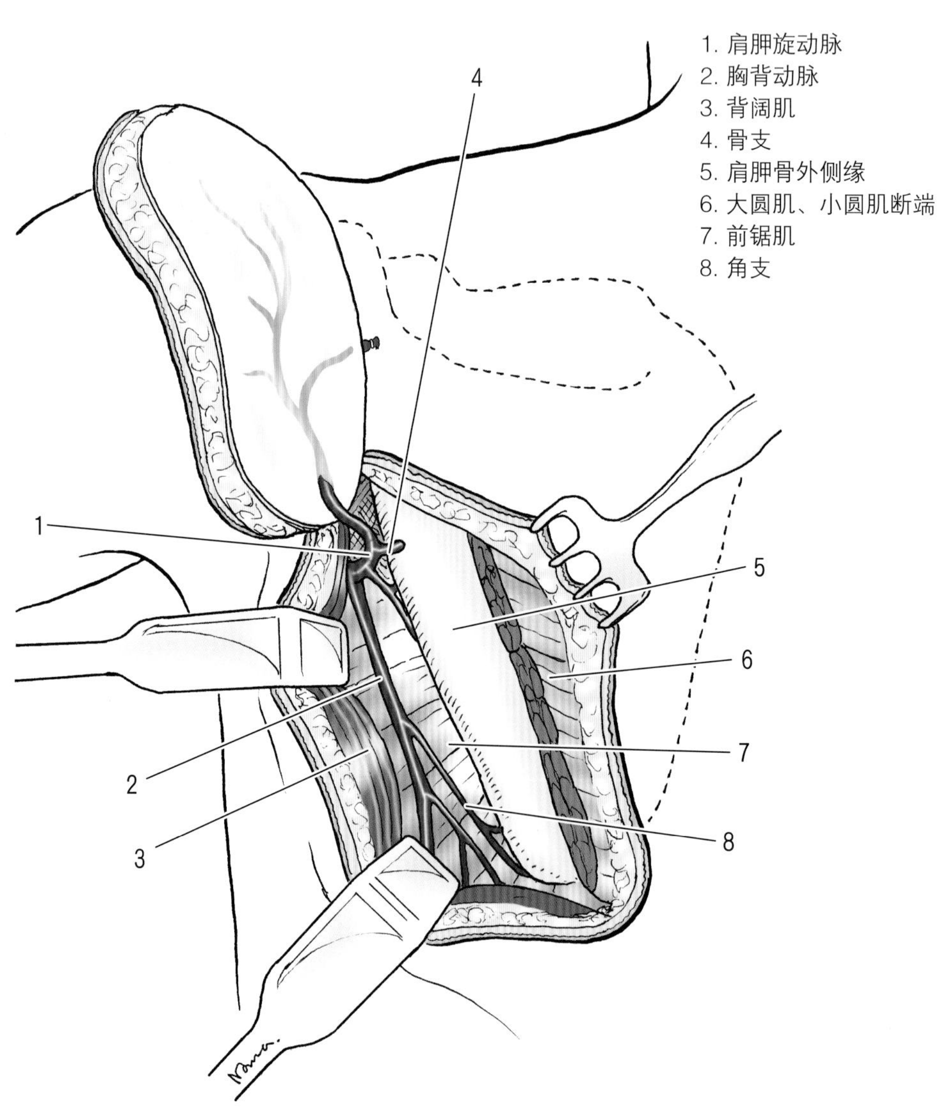

图21-17d 肩胛骨外侧缘剥离

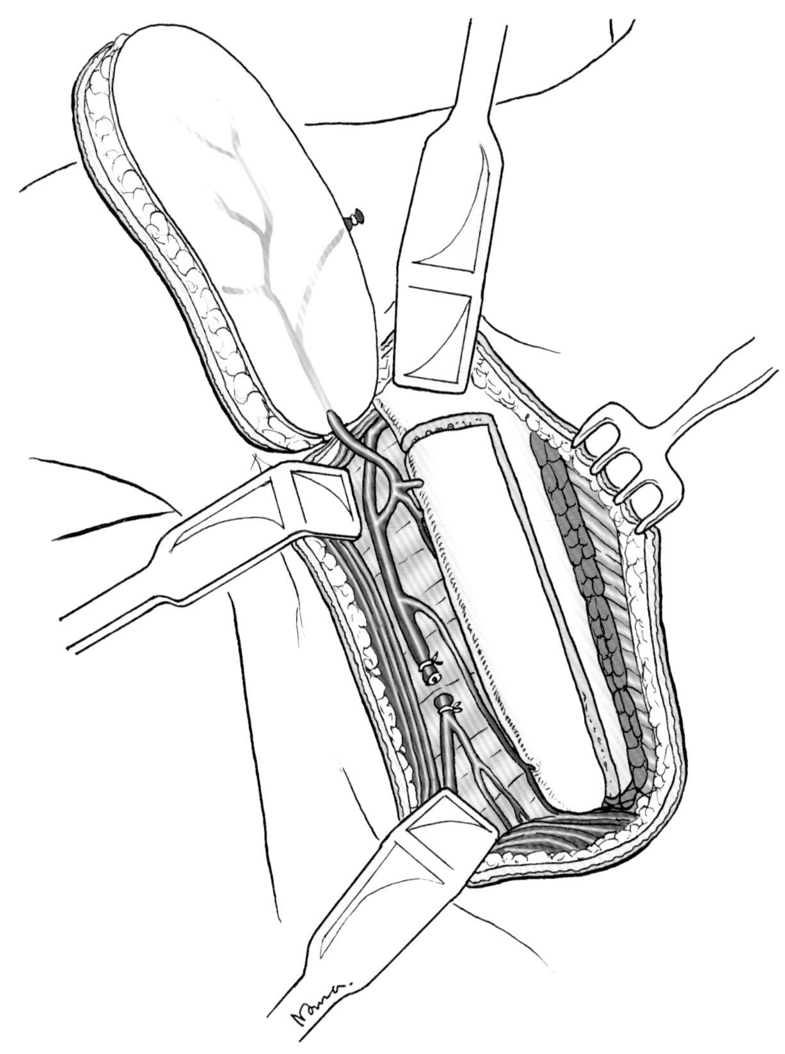

图21-17e 肩胛骨皮瓣的采取

供区创口的封闭

将剥离下来的锯肌再附着至肩胛骨下端的骨膜。肩胛骨离断的大圆肌、小圆肌不会引起肩部强直，没有必要再附着。在腋窝放置负压吸引管，封闭皮下剥离后的后背创口。

■髂嵴皮瓣

旋髂动静脉穿支走行于髂骨内侧髂骨肌表面的髂嵴，营养髂嵴及表面覆盖的皮肤（**图22-18a，b**）。髂嵴的骨皮质及海绵状骨的组合与下颌骨类似，因此与腓骨瓣一样最适用于下颌骨活骨重建。只是髂嵴皮瓣的皮肤覆盖在口腔内的新牙槽骨上过厚，因此与腓骨瓣或肩胛骨皮瓣的情况相同，会妨碍骨结合种植及种植基台上的义齿修复。所以切取附着在骨皮瓣上较薄的腹内斜肌，将此肌肉附着在髂嵴上，再将皮瓣用于颜面部皮肤缺损的重建。口腔内覆盖骨瓣的肌肉表面会发生二次上皮化，能形成自然的颌骨外形。

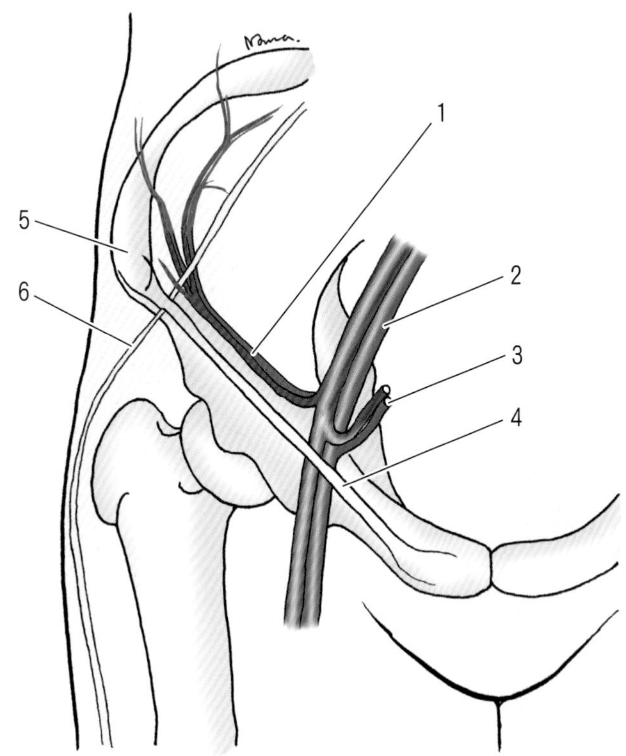

1. 旋髂动、静脉
2. 髂外动、静脉
3. 腹壁下动、静脉
4. 腹股沟韧带
5. 髂前上棘
6. 大腿外侧皮神经

图21-18a 髂嵴皮瓣的营养血管，旋髂深动、静脉位置

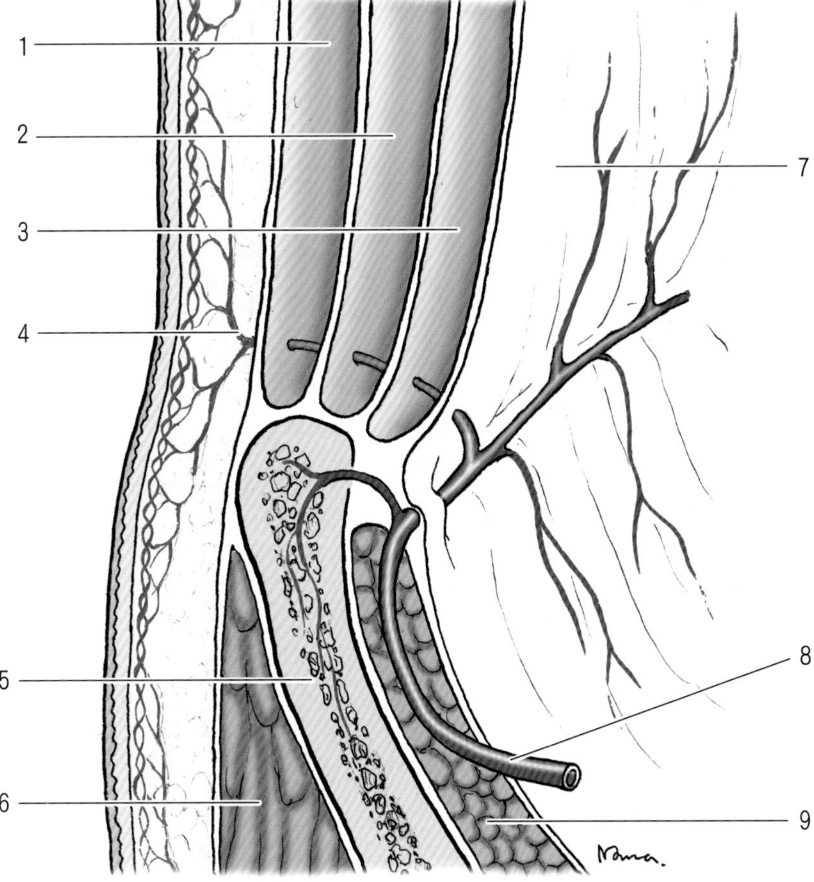

1. 腹外斜肌
2. 腹内斜肌
3. 腹横肌
4. 皮肤穿支
5. 髂骨
6. 臀肌
7. 腹横肌筋膜
8. 旋髂深动脉
9. 髂骨肌

图21-18b 旋髂深动脉及肌皮穿支状态模式图

患者的体位

患者取仰卧位，在皮肤上标出耻骨结节、股动脉、腹股沟韧带、髂前上棘、髂嵴。

皮瓣的设计

在腹股沟韧带上约1cm水平，标记出与韧带平行的至髂前上棘的切开线，在髂前上棘与髂后上棘的髂嵴上进行皮瓣设计。下颌骨和软组织的缺损量及部位、皮瓣及腓骨的切取位置决定了切取皮瓣及髂嵴的位置和大小。如需切取髂骨，要根据髂嵴的曲线形态设计切开线及血管蒂与皮瓣的位置。髂嵴上缘的移植侧与下颌骨下缘相似，因而血管蒂或皮瓣与牙槽骨相应部位距离变远。采取同侧髂嵴，可使血管蒂位于后方，与髂嵴的曲线形态相对应。

旋髂深动、静脉的解剖

从股动脉至髂前上棘切开皮肤、腹壁全层，在腹股沟韧带上1～2cm水平，可见旋髂深动脉从髂外动脉前外侧分出，在此将旋髂深动脉与其伴行静脉作为血管蒂在脂肪组织中小心剥离（图21-18c）。

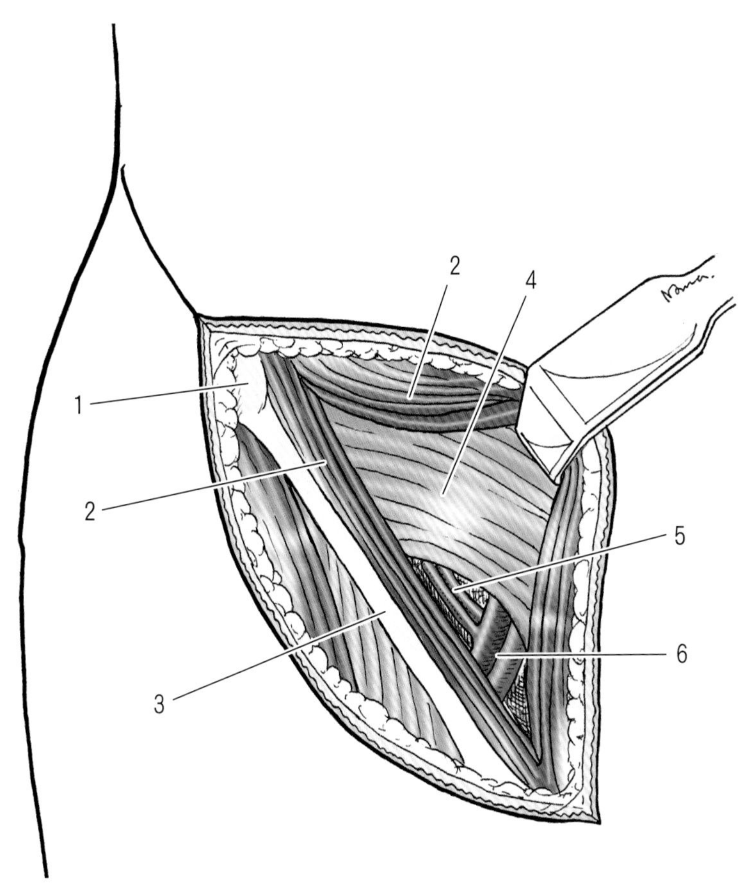

图21-18c 旋髂深动、静脉的解剖

皮瓣的剥离掀开

自髂嵴外2～3cm与髂嵴平行，沿皮瓣内侧切开并离断腹外斜肌以及连接腹内斜肌及腹横肌的筋膜。解剖出在腓骨肌筋膜下走行的血管蒂，注意避开髂前上棘附近的血管蒂及大腿外侧的皮神经（**图21-18d**）。切开皮瓣外侧皮肤，自髂嵴及髂骨外侧剥离阔筋膜张肌、臀中肌、臀小肌，露出髂骨外侧面。

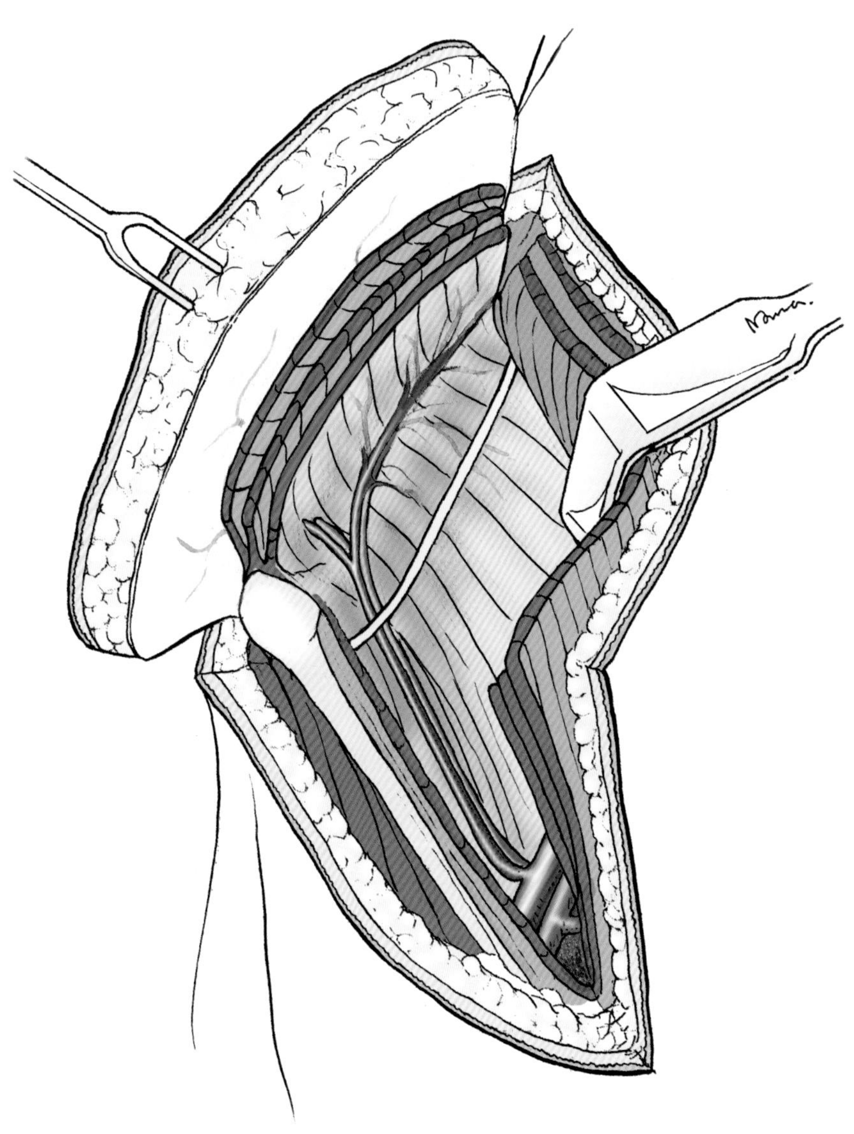

图21-18d 髂骨皮瓣的剥离

髂骨瓣的切取

在血管蒂下约1cm水平处切断髂嵴，使用骨凿在与髂骨平行方向做沟。按照下颌骨缺损重建所需的骨瓣（髂嵴留2cm宽），使用摆锯或往复锯将骨切断（图21-18e）。移植骨切取时如伴有部分腹内斜肌，应保存从髂前上棘附近分支的旋髂深动脉（图21-18f）。

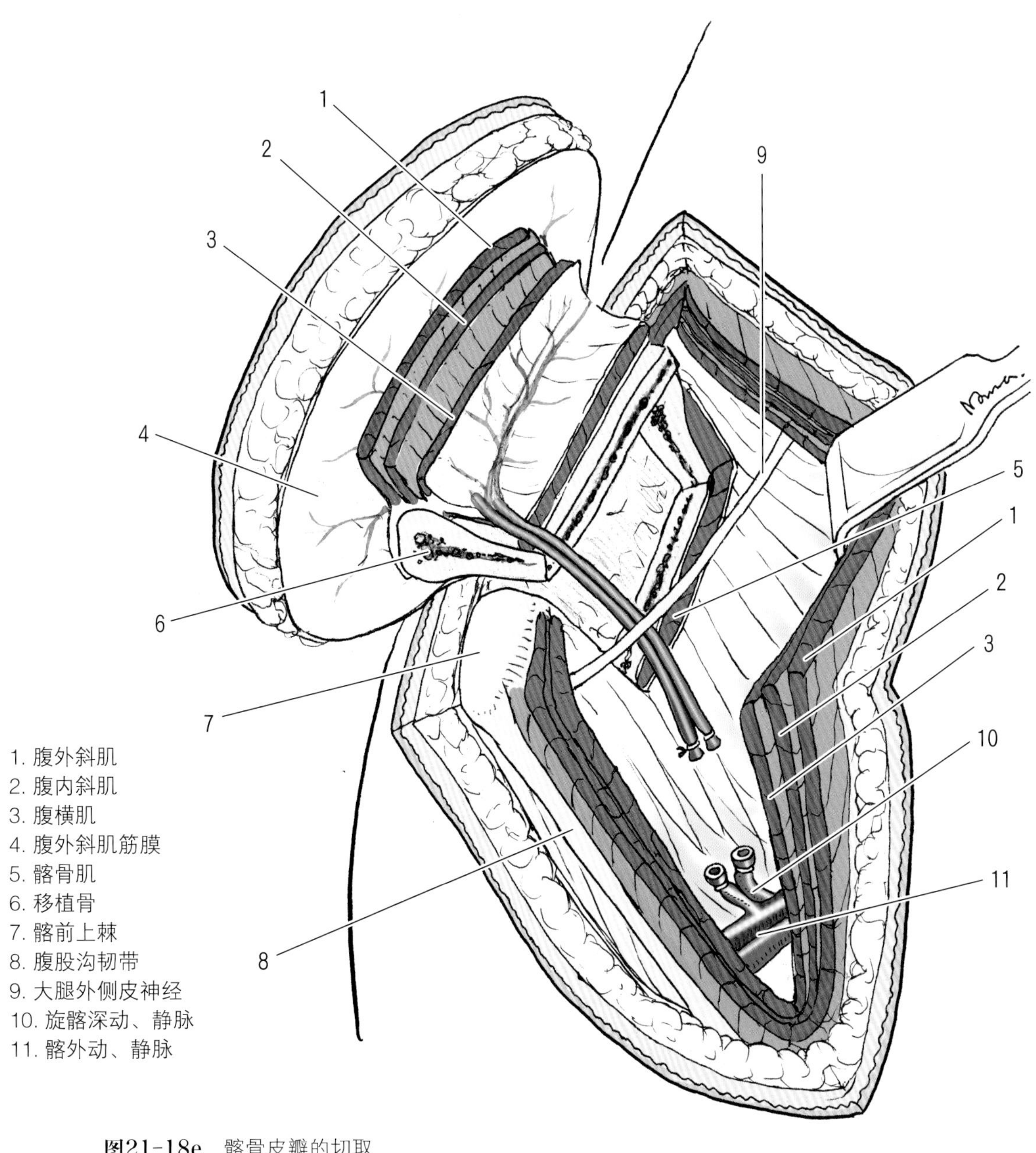

图21-18e 髂骨皮瓣的切取

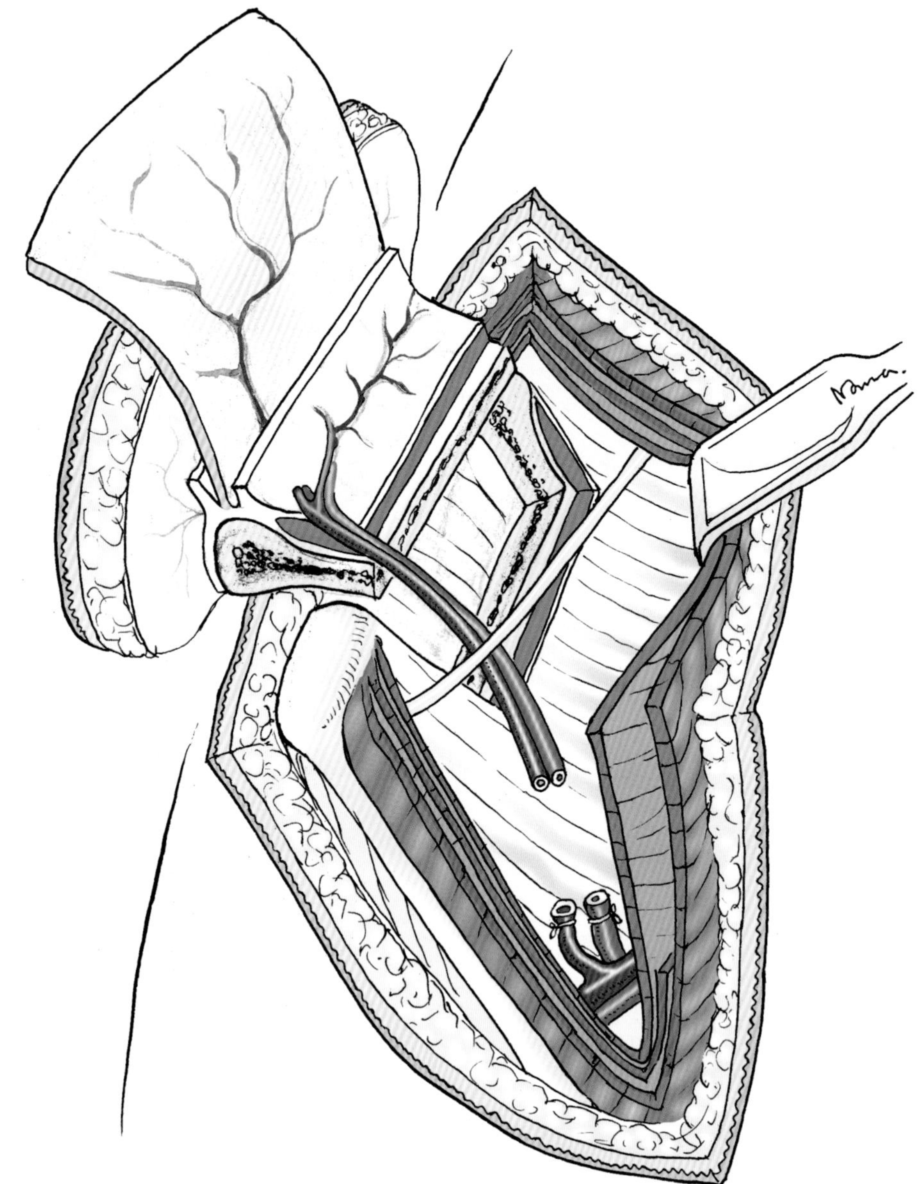

图21-18f　为了移植骨（髂嵴）保护口腔侧而片状切取腹内斜肌的术式

髂骨皮瓣的切取

确认骨皮瓣的血行状态后，将附着于游离骨瓣上的肌肉及软组织全部切断。最后在髂外动脉分叉处结扎切断旋髂深动、静脉，在大腿外侧皮神经的下方穿通切断血管蒂。

供区的闭锁

打磨髂骨截骨后的锐利边缘，将创缘缝合封闭。首先将腹横肌筋膜及阔筋膜张肌或髂骨上的钻孔相缝合，然后缝合腹外斜肌及阔筋膜张肌，最后放置负压引流，并缝合皮下及皮肤。

※使用髂骨瓣重建下颌示例（图21-18g）。

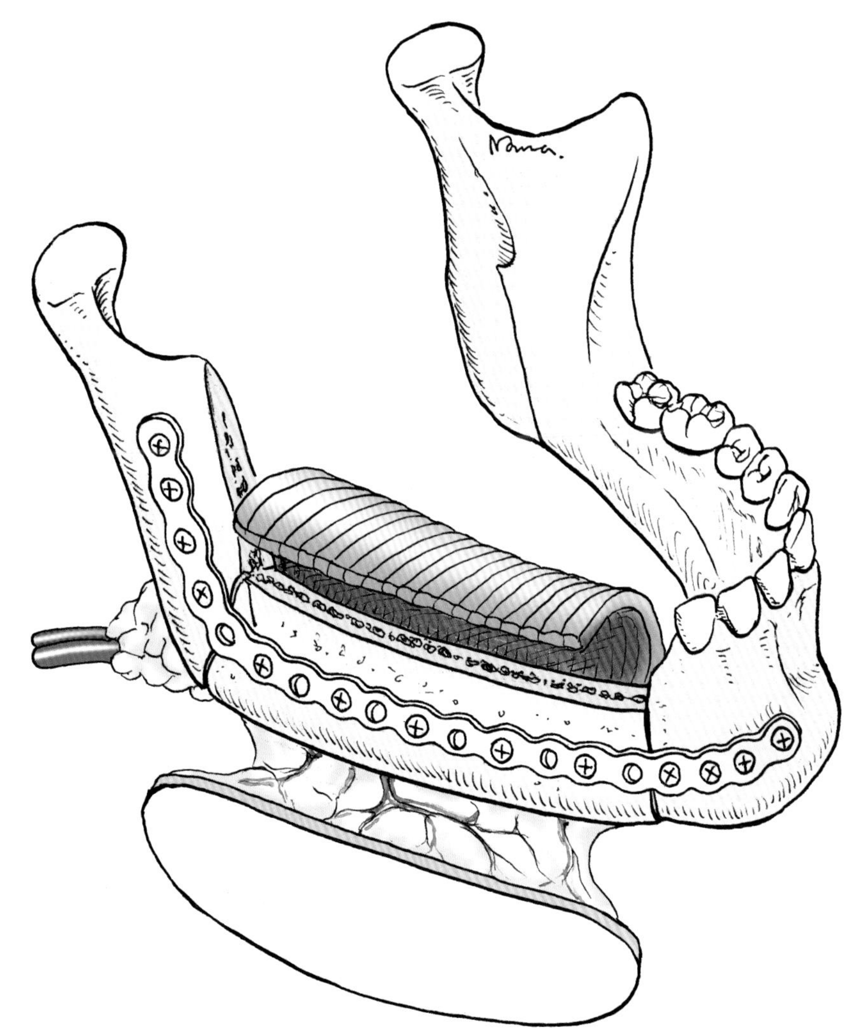

图21-18g 口腔外用皮瓣，口腔内用腹内斜肌保护的病例展示

术后管理

术后必须检测皮瓣的血运状态。大多使用尿激酶和前列腺素作为抗血栓疗法。血管吻合问题大多在术后3天发生，因此在此期间要密切监护皮瓣的血流状态。可通过皮瓣颜色、针刺实验、激光多普勒血流计进行血行检测。激光多普勒血流计可以动态检测血流的状态，但缺点是血流状态容易改变。其中，针刺实验实用性较高，使用18g注射针针刺皮瓣处的皮肤，如在1～5秒后流出鲜红血则证明皮瓣血流健全；如出现暗红色血液则为血液回流障碍；如不出血，则为动脉供血障碍，有必要进行紧急处置。除了皮瓣的血运管理外，其他同通常的术后处理。

脂肪移植

为了恢复颜面变形部位的美观性，将脂肪移植到塌陷部位，此为脂肪的游离移植。也有将脂肪组织作为带蒂皮瓣使用的方法。

■脂肪游离移植

将塌陷部位的皮下进行剥离，将臀部或者腹部的脂肪组织移植到这里，考虑到术后的吸收有必要多取50%。然而，由于脂肪组织的体积逐渐减少而且随着体积的减小有硬化的倾向，因此它很少用于口腔外科领域。

■脂肪瓣移植

脂肪瓣，适用于大型带蒂皮瓣和游离皮瓣移植后产生的皮瓣部位的膨隆而需要进行平整的情况。

①在皮瓣一侧膨隆的瘢痕需切除（图21-19a）。

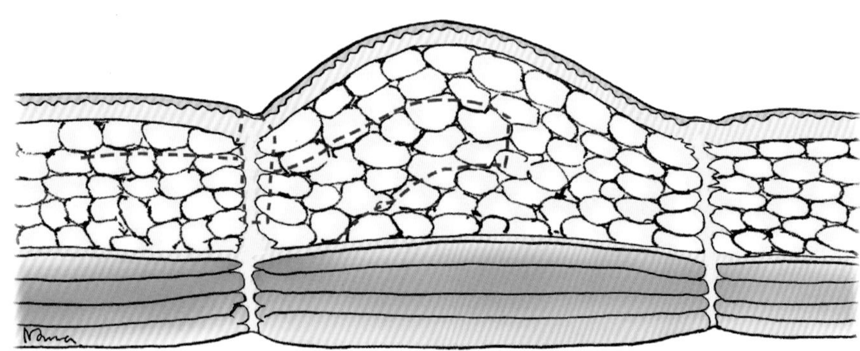

图21-19a　切除皮瓣边缘的瘢痕

②将皮瓣的皮下侧剥离到膨隆的中间，在健侧浅层也进行同样剥离（图21-19b）。

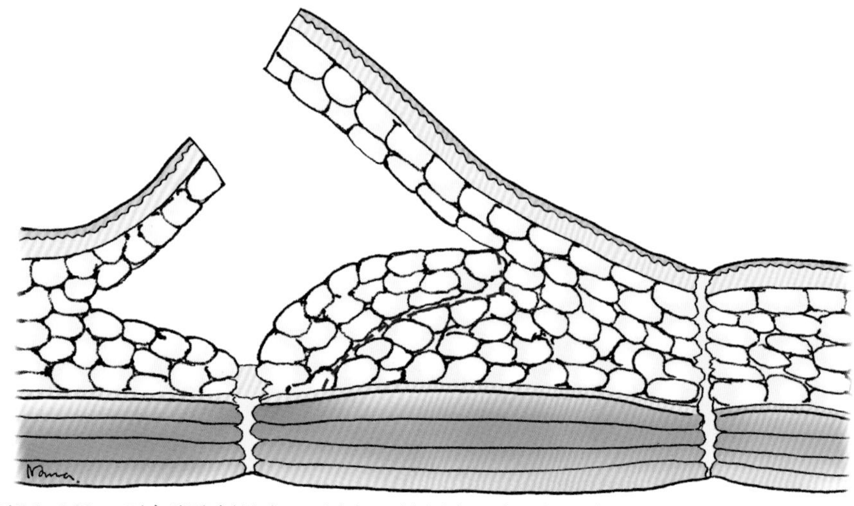

图21-19b　剥离膨隆侧的皮下到中间，健侧浅层也同样剥离

③在皮瓣膨隆部位的正下方，形成皮下脂肪瓣。如图21-19c所示。

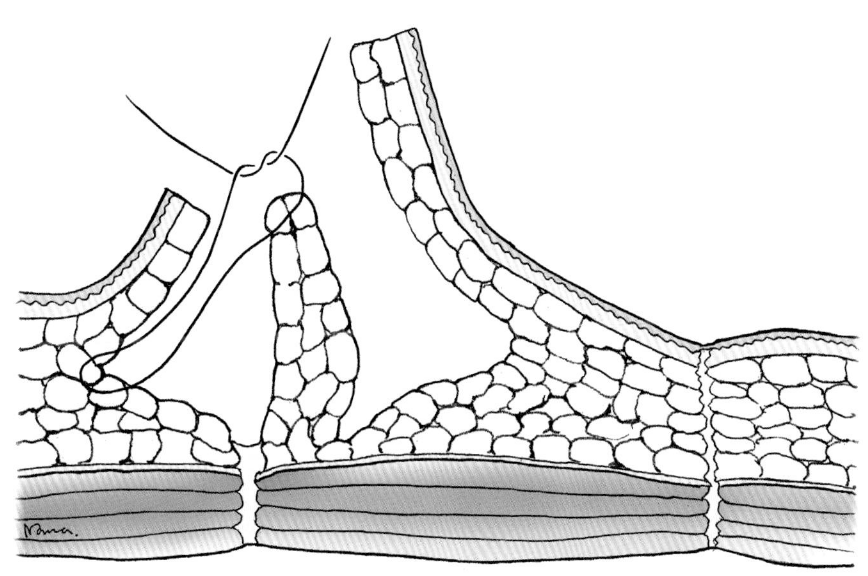

图21-19c 在膨隆侧的皮下部位形成的脂肪瓣

④将这个脂肪瓣翻转180°，它的尖端与健侧的皮下剥离最深的部位进行缝合（图21-19d）。这样，皮瓣的膨隆处与周围达到一致。

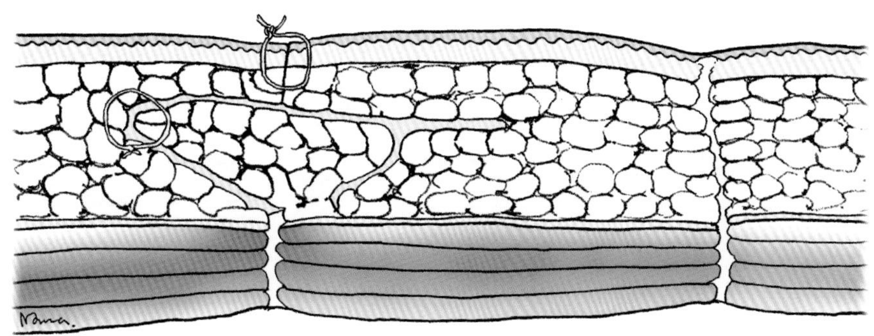

图21-19d 将这块脂肪瓣翻折后与健侧的皮下进行缝合

■颊脂垫瓣移植（颊脂垫带蒂移植）

对于上颌牙槽至腭部的不能用黏膜直接覆盖的较大缺损，可用血管蒂的颊脂垫脂肪填补，这是一种在脂肪体表面的肉芽组织上诱导再上皮化的方法。颊脂垫位于上颌骨的后方，被颊肌、咬肌和翼腭窝包围，由上颌动脉、面横动脉、面动脉的分支供给其营养。带血管蒂的脂肪移植（60mm × 50mm，厚度6mm），可以有效修复上颌磨牙区至腭部的缺损。

以下图解说明从上颌第二磨牙至软腭的范围，直径25mm的良性肿瘤切除后包含上颌窦瘘的缺损修复。

①水平切开患侧第二磨牙、第三磨牙颊侧的牙槽黏膜，对黏膜下组织进行钝性分离，暴露脂肪体（图21-20a）。

②充分地将脂肪体牵出至口腔内，这个时候不要将脂肪体分离，注意不要使用暴力以免损伤血管（图21-20b）。

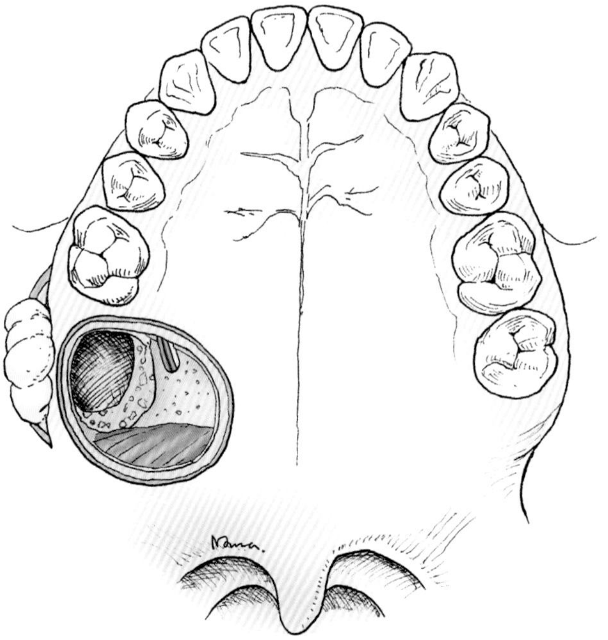

图21-20a 从上颌磨牙颊侧切开并显露颊脂垫

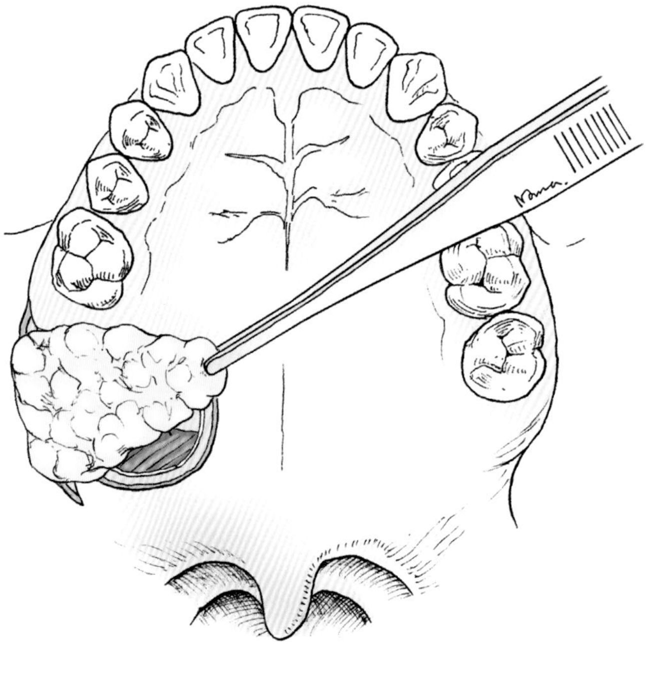

图21-20b 牵出时不要损伤颊脂垫内的血管

③将脂肪体移植到缺损部位的黏膜处时不要使脂肪体分离，这个时候注意不要缝到颊脂肪体的蒂部（**图21-20c，d**）。

④用事先预定的保护装置进行覆盖，将其固定于牙齿上。无牙颌的情况下用螺钉和钢丝固定于腭骨上。手术后1周颊脂垫表面被肉芽覆盖，2周后肉芽表面上皮化，4周后上皮化完成。手术简单，术中、术后并发症少，是一种上皮化迅速且可行度高的方法。

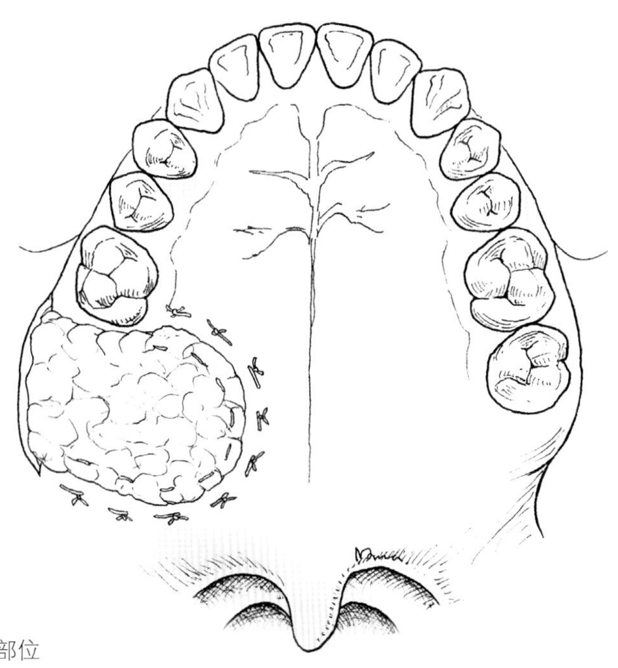

图21-20c 将颊脂肪体缝合至缺损部位

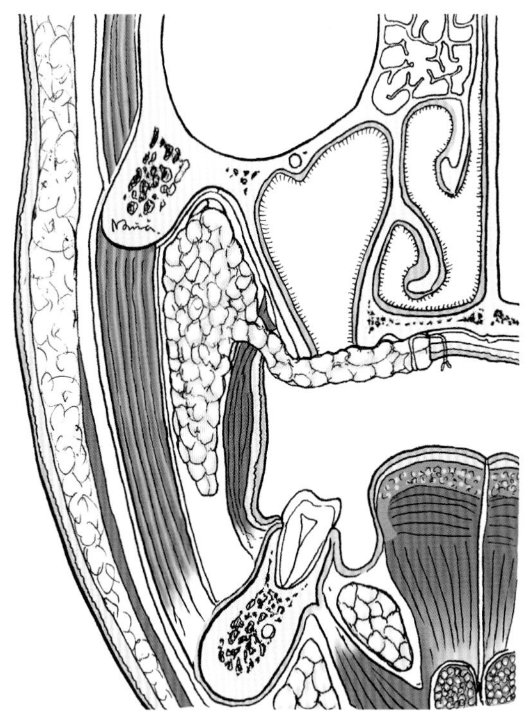

图21-20d 颊脂肪瓣术后冠状模式图

神经修复手术

神经修复手术是指采用神经吻合或神经移植等方法，修复因创伤或肿瘤切除引起的神经纤维撕裂和缺损。进行初期神经修复手术一般可取得理想的效果，因为神经的再生能力使得其在受损伤后仍会保持一定的时间，所以受伤3个月内手术修复，效果一般会很好。然而，对于运动神经，已经失去神经的肌肉在1年后会变得不可逆转。感觉神经上也有味蕾等特殊感觉器提前衰退，此类神经修复手术的时间如果推迟，神经功能的恢复往往不理想。

如果神经纤维损伤是由于外伤手术后的瘢痕压迫神经纤维使其发生退行性改变，则需要早期消除瘢痕。

神经松解术

暴力拔除下颌埋伏的智齿后，有时舌侧会形成瘢痕，导致舌神经麻痹，在这样的情况下，用放大镜或手术显微镜调节到合适的倍率解剖出神经，才能够准确地判定神经损伤的范围和程度。如果神经纤维束被周围瘢痕压迫，则需去除瘢痕，使神经功能恢复。

舌神经的情况，如**图21-21**所示，从口底切开的切口逆行找到神经并接近瘢痕挛缩部位。如果神经纤维束已经瘢痕化并且完全离断，则切断神经纤维束，暴露新鲜创面，并进行以下神经吻合或神经移植手术。

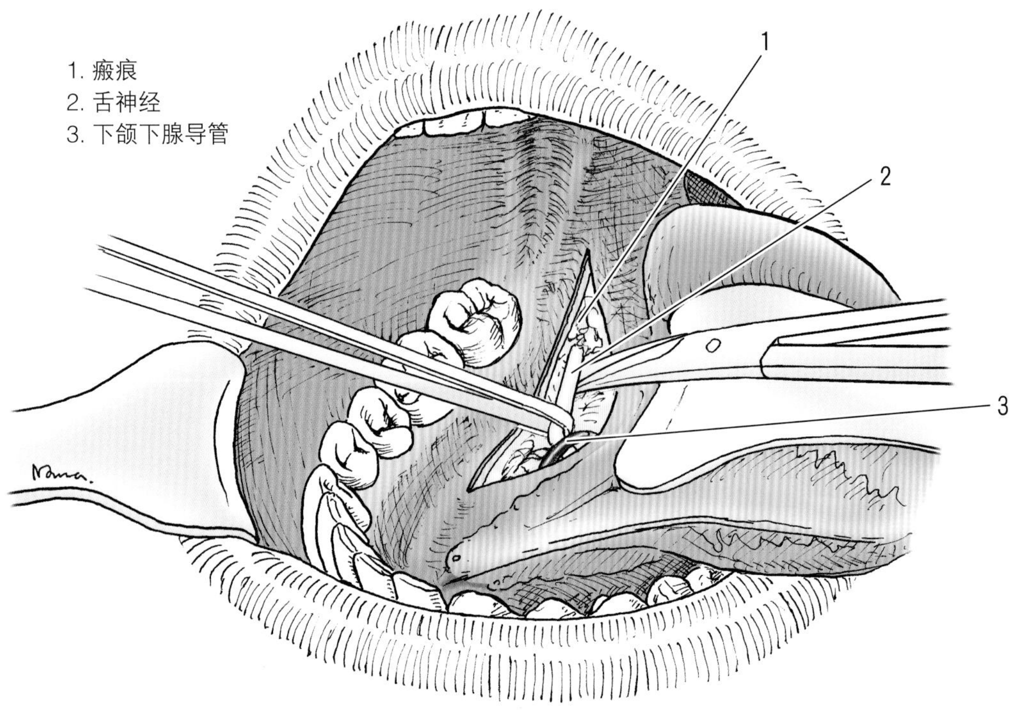

图21-21 舌神经松解术，从口底切开后去除瘢痕，松解舌神经。

神经吻合术

如图21-22a所示，有3种类型的神经缝合：单纯神经吻合，神经外膜吻合和神经束膜吻合。在神经吻合中，中枢端的各个神经纤维束必须分别与周围端的相应神经纤维束再连接。这对于同时具有运动神经纤维和感觉神经纤维的混合神经尤其重要，如坐骨神经，需要分别缝合每个相应的神经纤维束。然而，在头颈部区域，神经吻合对象是单纯的感觉神经或运动神经，所以在神经缝合手术和神经移植手术中都进行神经外膜缝合。

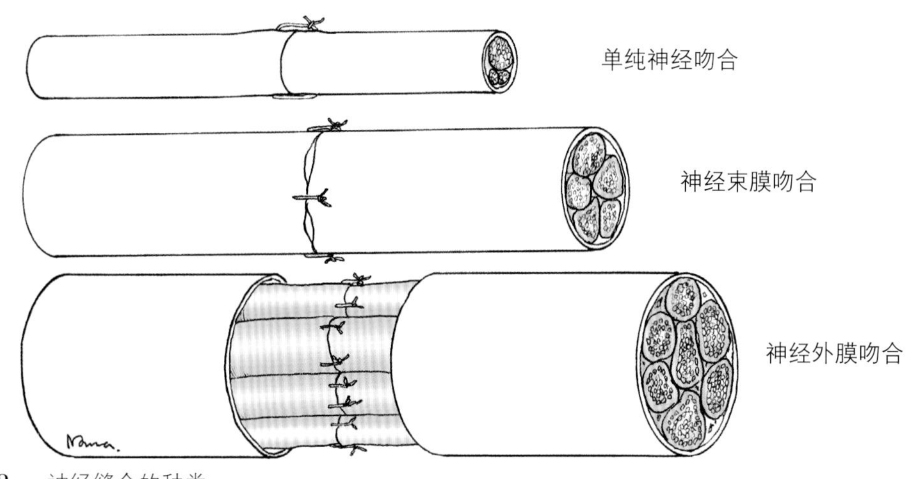

图21-22a 神经缝合的种类

单纯神经吻合

在三叉神经分支（下唇支）等纤细神经纤维束吻合中常用。

神经束断端部位锐性切断剖出新鲜创面后，如图21-22b所示，通过缝合针进行神经纤维束的端端吻合。此时，应注意不要在两端之间产生间隙或重叠。

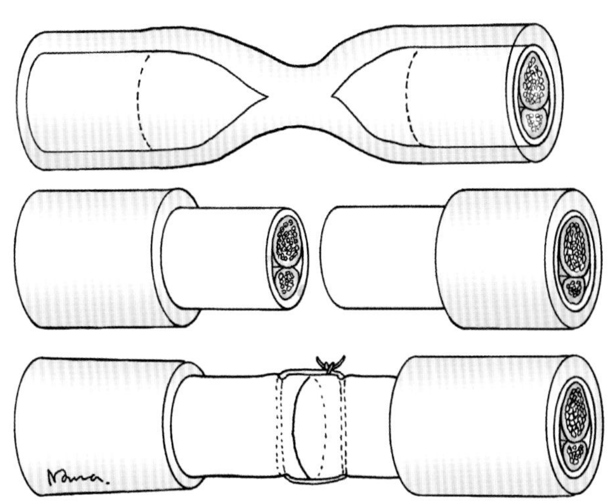

图21-22b 神经单纯吻合的模式图

神经外膜吻合

缝合针通过中枢侧断端和末梢侧断端的神经外膜进行吻合，而不能在神经纤维束内通过，所以此方法的一个优点是没有再生轴突的通过障碍。

①将神经断端的两端锐性切割，将神经外膜周围的纤维性结缔组织从切断端剥离2～3mm（图21-22c）。

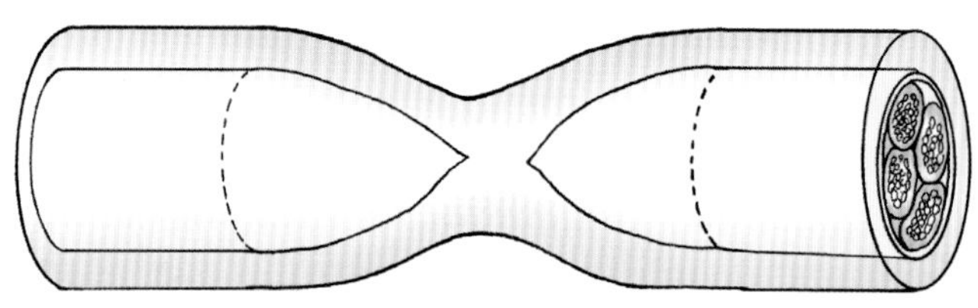

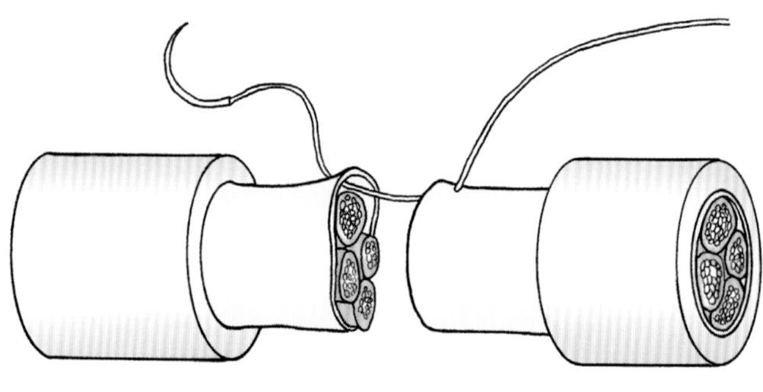

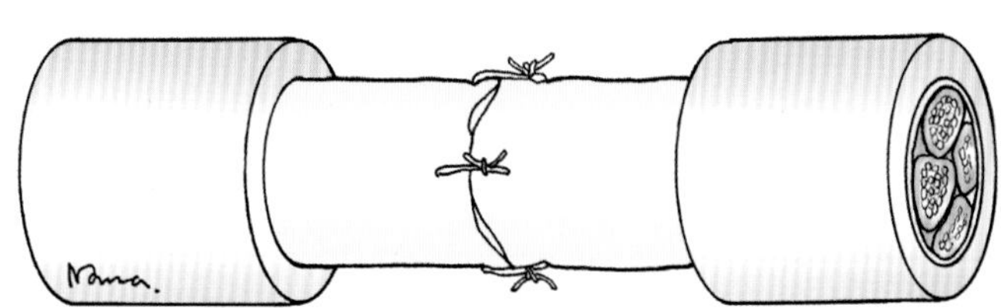

图21-22c 神经外膜吻合的模式图

②在两端吻合神经外膜。通常在下牙槽神经中用3～4根缝合针吻合。

※神经吻合部位不能存在张力。如果吻合处有张力，纤维结缔组织会增生并干扰再生轴突的通过，则应考虑下述神经移植。

神经移植术

肿瘤切除引起的神经缺损是需通过自体神经移植进行修复。如果在破坏神经残端间缺损超过10mm，则需要进行神经移植。一般选用耳大神经（N. auricuralis magunus）或腓肠神经（N. suralis）作为移植神经。移植神经的长度需大于缺损间隙并将其分别与中枢端和外周端进行3～4针神经外膜吻合（图21-23a）。笔者根据缺损的大小选用耳大神经或腓肠神经作为移植神经。

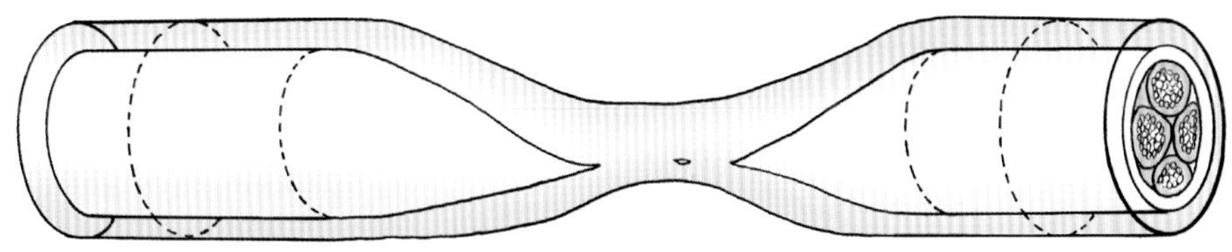

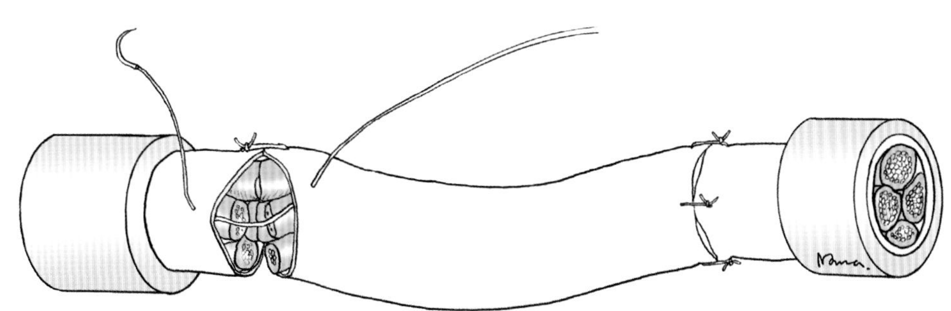

图21-23a 神经移植的模式图

对于6～8cm的神经缺损，可以通过移植耳大神经修复，而下颌骨半侧切除后的9～10cm以上的神经缺损修复则需要腓肠神经移植。因为腓肠神经比耳大神经更粗壮、神经纤维的数量也更多，所以更容易有再生神经轴突通过，神经功能的恢复也优于耳大神经，不过口腔外科领域对耳大神经的切取，可以与病灶的切除手术在同一术野内完成。

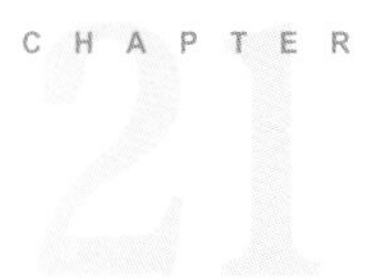

耳大神经的切取

通常，选用肿瘤切除术（下颌骨切除术）时常用上颈部的皮肤切口。确认胸锁乳突肌上半部颈外静脉后方上行的耳大神经，如图21-23b所示，在中枢向，从胸锁乳突肌后缘的颈神经丛分叉点到末梢（上方）向腮腺咬肌筋膜上的小分支分叉点之间获取必要长度的神经。移植神经的直径为1～2mm，长度约为8cm。

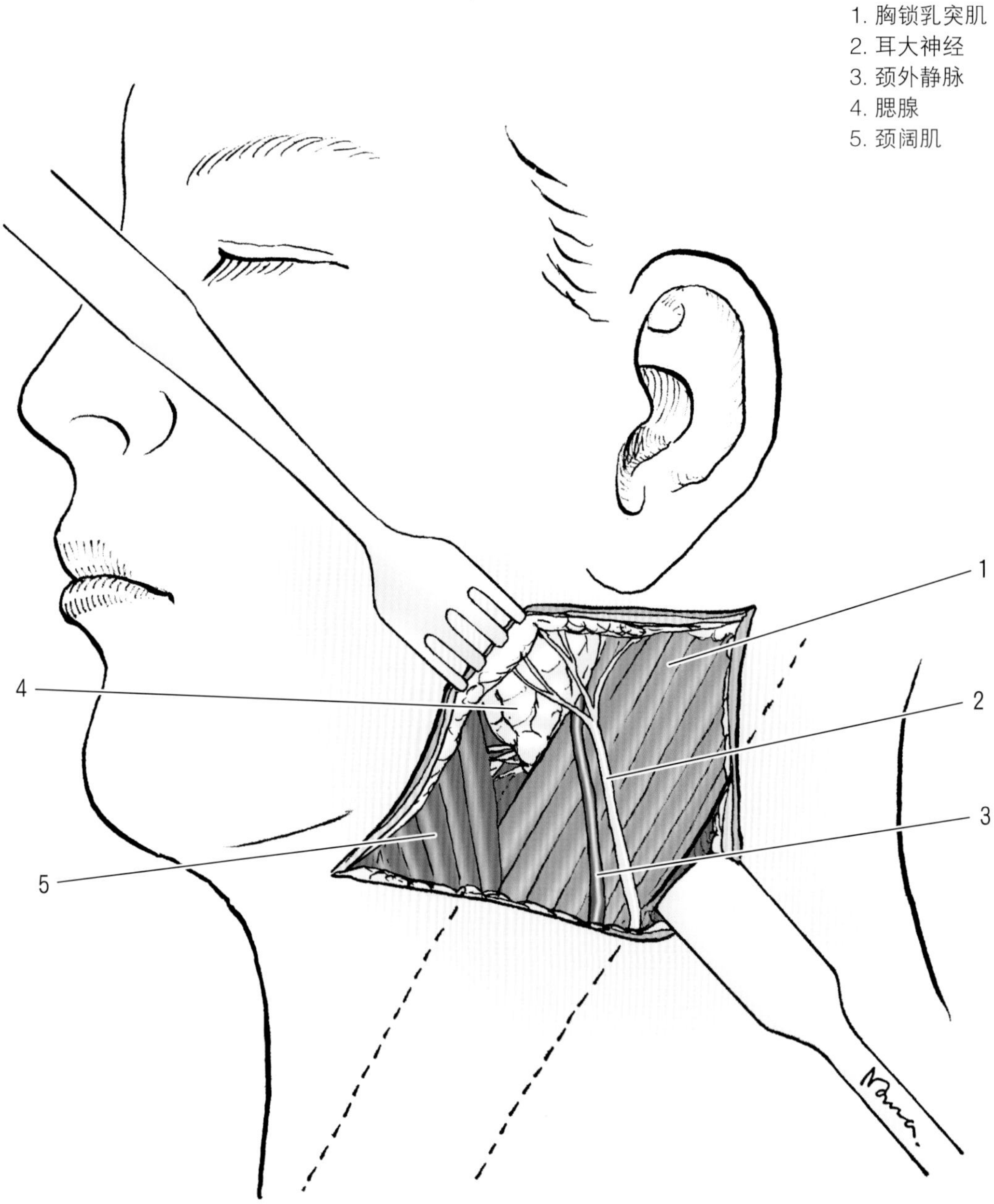

1. 胸锁乳突肌
2. 耳大神经
3. 颈外静脉
4. 腮腺
5. 颈阔肌

图21-23b 耳大神经的切取

▆腓肠神经的切取

将患者置于仰卧位并使小腿内旋90°。此时，当切开踝关节外侧皮肤和皮下组织时，可以在跟腱2～4cm的腹侧确认腓肠神经（图21-23c）。根据移植所需的长度，沿着神经走行添加几个小的横向切口，将该神经与周围组织剥离并切断侧支，然后在足踝关节外侧第一个皮肤切口处切断腓肠神经，从最中枢端的皮肤切口将神经拉出。移植神经的直径为2～2.5mm，长度为20～25cm。

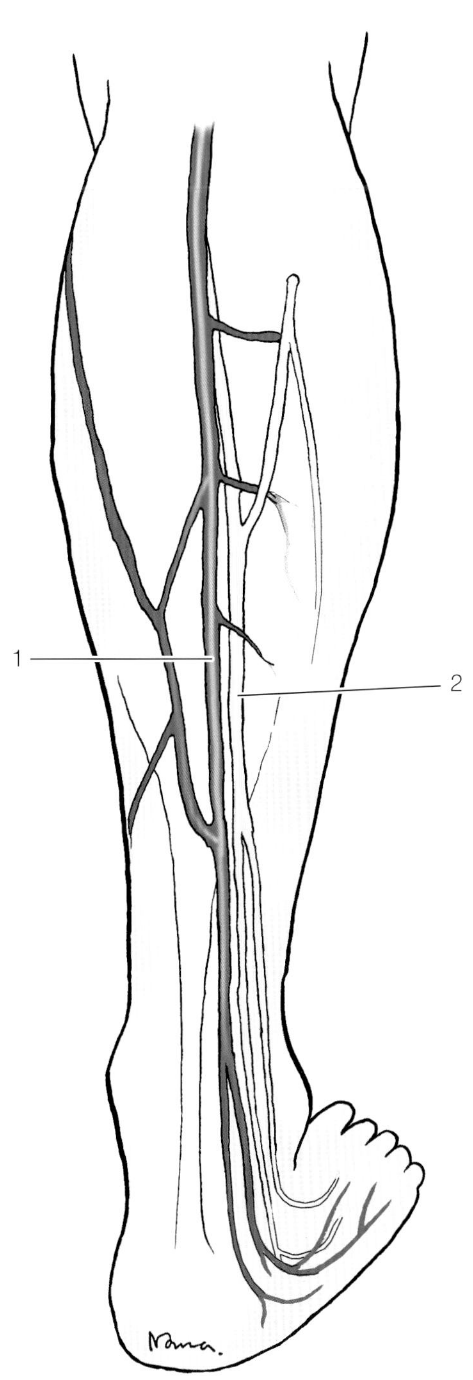

图21-23c 腓肠神经的切取

骨移植（Bone Graft）

骨移植包括仅移植骨组织的游离植骨术和显微血管化骨移植术，后者即移植带血管蒂（供给营养的动静脉）的骨，即具有生命活力的骨。后者已在有关游离皮瓣的章节中提及，因此我们将在此描述游离骨移植。

除了新鲜的自体骨之外，骨重建还包括同种异体骨、人造骨等。目前所开发的应用于口腔黏膜下的移植材料中，其临床应用均不如新鲜自体骨。在下文中，将描述新鲜的自体骨移植。

骨移植成立的条件和移植骨的种类

骨组织移植成立的条件包括周围组织成骨和移植骨组织自身的骨形成与骨诱导的能力。

在块状骨移植中，移植骨块在移植后血流中断，其中大部分细胞死亡。成骨细胞在周围骨组织中增殖，形成新骨，同时从移植骨块中释放骨诱导因子，从而促进周围成骨细胞的增殖和趋化。也就是说，移植的骨变成坏死骨，首先是通过破骨细胞完成骨吸收，而后再获得血管新生和骨的形成。因此移植骨只能提供骨诱导和骨引导的作用，以提供后续骨改建的能力。这种趋势在具有更多骨皮质成分的骨块中更为突出。然而，块状骨可以提供良好的外形和充分的机械支撑力。

在骨松质移植中，特别是用锐利挖匙从髂嵴收集的PCBM（含骨髓的颗粒状骨松质）移植，因为移植骨的表面积大并且有许多孔隙，大量成骨细胞（骨髓基质干细胞）成活，所以可以早期形成新生骨。 因此，骨松质移植骨组织成骨能力强，易存活，远优于块状骨移植。但由于其不易塑形且不能提供足够的机械支撑力，因此必须将其与颌骨支架组合使用。

重建颌骨是使用块状骨移植术还是PCBM，外科医生应根据具体情况进行评判。

一般情况下，重建颌骨是利用环形取骨钻或细球钻从下颌支及其附着肌肉的外表面截取的。这些骨段的碎片被称为骨片或片状骨，它只有骨传导和骨诱导能力，但几乎未包含成活的成骨细胞。

髂骨移植

髂骨由薄层骨皮质内板、较厚的外板和丰富的骨松质组成，因此可用作移植骨。

在口腔外科领域，除了下颌骨的重建之外，髂骨还可用于填补颌面部骨截骨术后的间隙和修复牙槽突裂。通常，从髂前上棘到髂嵴结节的骨质较厚的部分截取。年轻人髂嵴存在骨骺软骨，青春期时会出现二次骨化中心，因此截骨时不能损伤此部分。

①患者仰卧位，沿着髂嵴切开皮肤至皮下脂肪，并沿着附着于髂嵴外侧的臀肌群和附着于内侧的腹肌群之间的边界仔细解剖腱膜（**图21-24a**）。

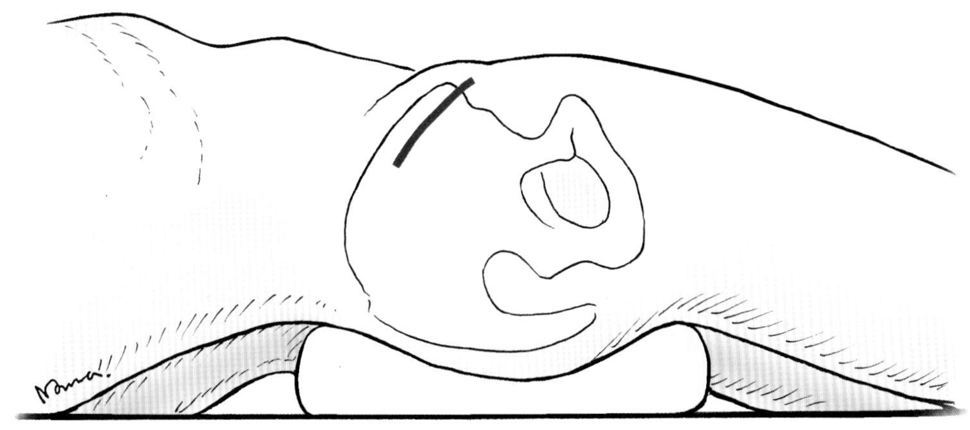

图21-24a 取髂嵴时皮肤切口的位置

②使用骨膜剥离器，剥离髂骨外侧表面的臀肌，包括附着在髂嵴上的腱膜（**图21-24b**）。

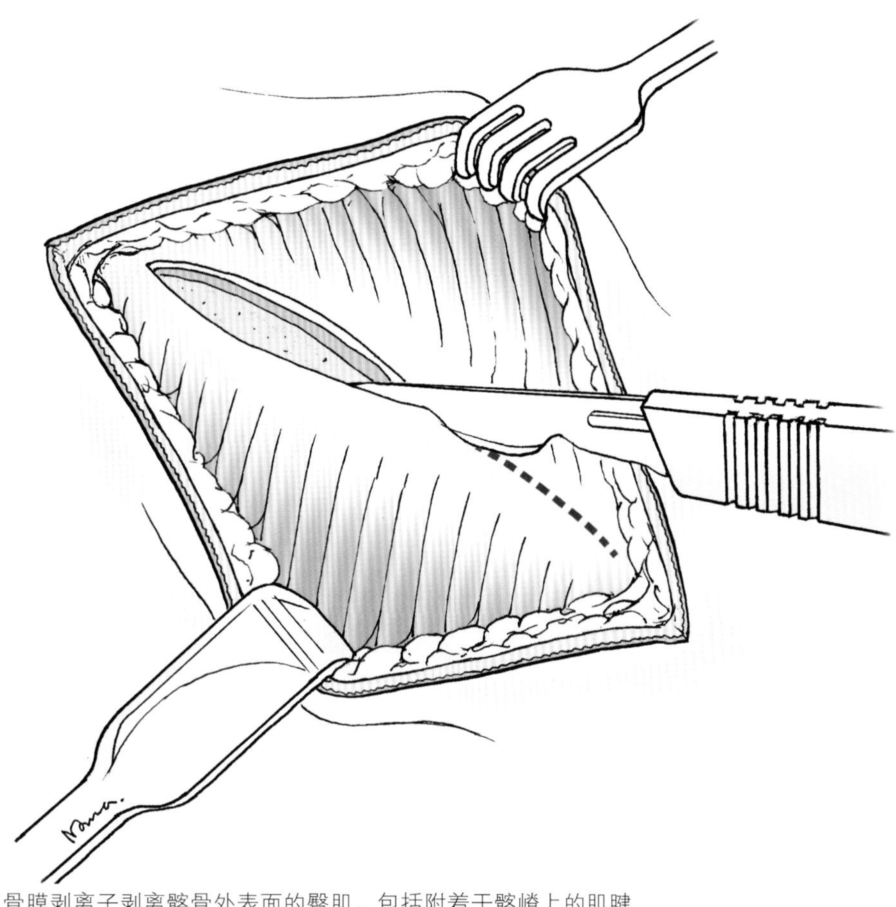

图21-24b 骨膜剥离子剥离髂骨外表面的臀肌，包括附着于髂嵴上的肌腱

当需要大量移植骨时，髂骨内侧也需要进行骨膜下剥离，注意不要损伤大腿外侧股神经，如图21-24c，d所示截骨。此时，为了避免髂骨畸形，应至少保留2cm的髂嵴。

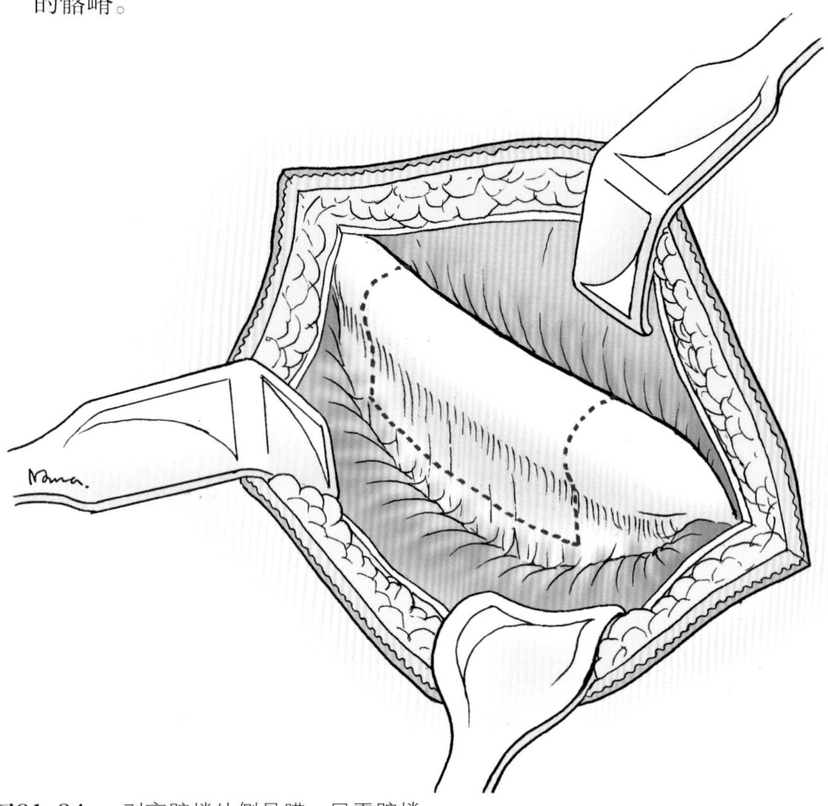

图21-24c 剥离髂嵴外侧骨膜，显露髂嵴

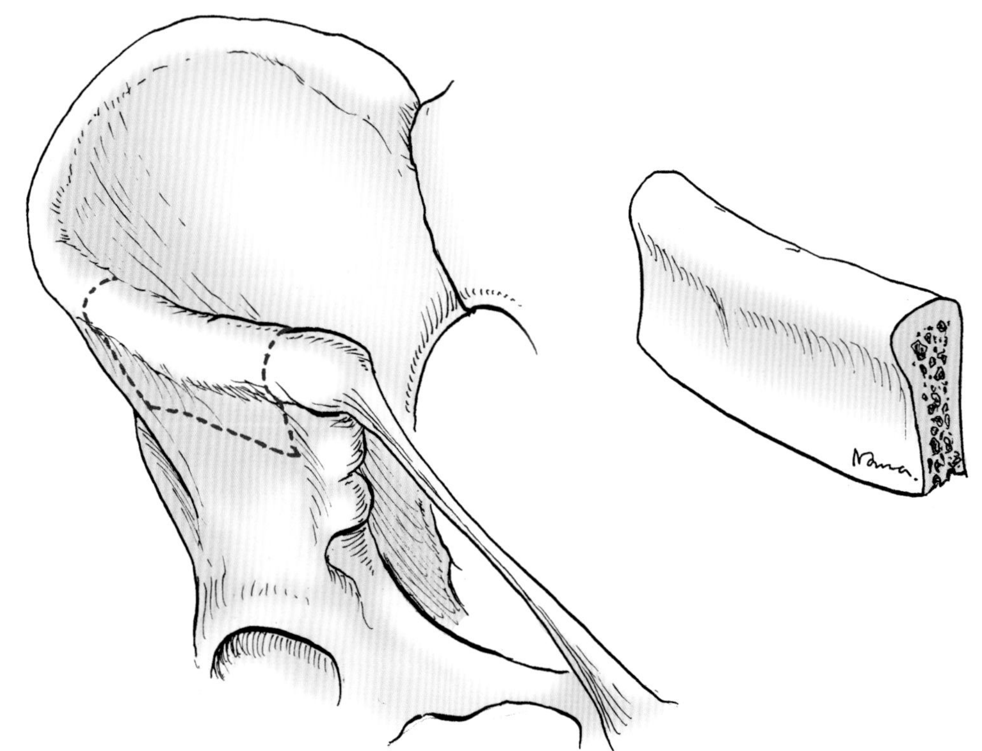

图21-24d 截取大小尺寸适当的髂嵴

当需要移植骨量相对较小时，如图21-24e所示，仅有髂嵴处翻瓣切取，附着在髂嵴腹侧的骨膜保留，使用“开窗技术”从髂嵴下方的截骨从而保存髂嵴。

③收集移植骨后，修整截取骨锋利边缘，使边缘光滑圆钝，使用2-0至3-0的薇乔®线缝合筋膜。放置引流管并逐层缝合皮肤和皮下组织。

④下颌骨重建板与髂骨结合的重建病例参见第2卷第13章的图13-3j，k（第94～95页）所示。

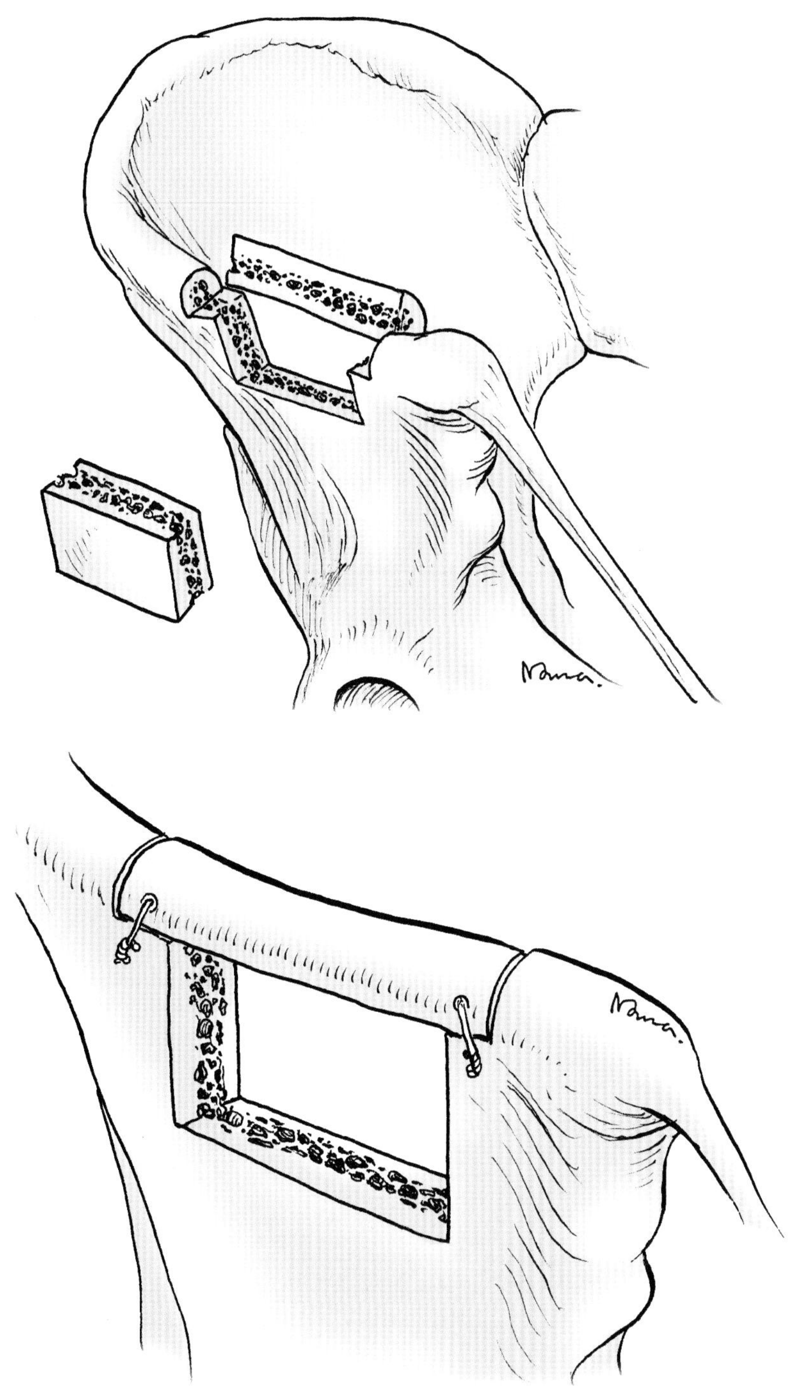

图21-24e 收集相对较小的骨碎片（保留髂嵴，不剥离髂嵴腹侧骨膜）

髂骨PCBM移植

如图21-25a所示，可进行PCBM截骨的部位包括髂前上棘和髂后上棘。尽管从髂前上棘取出的PCBM量很小，但其优点是在手术中不需要改变患者的姿势。从髂后上棘取出的PCBM量是前者的2倍以上，但在手术中需要转换患者的姿势。

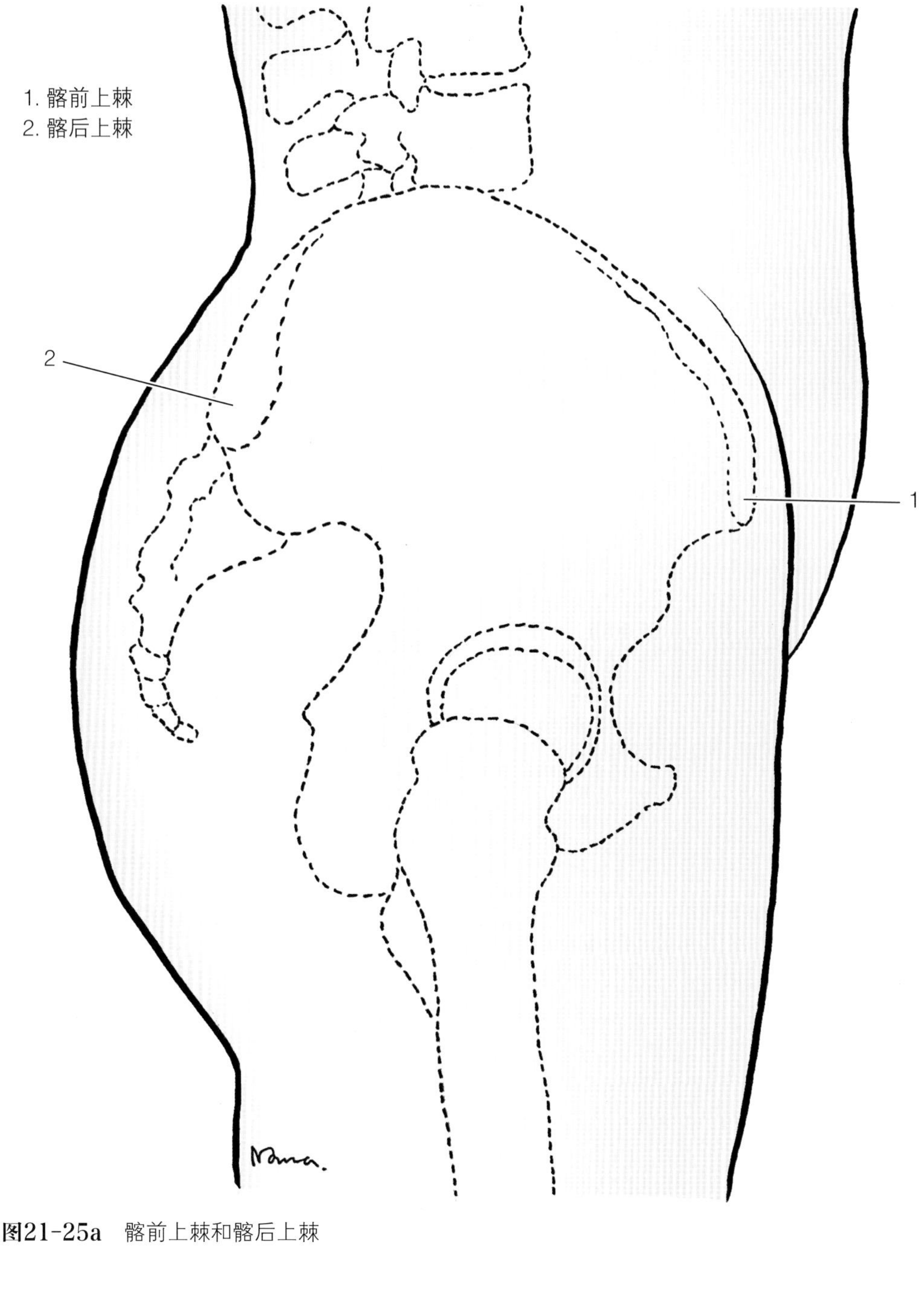

1. 髂前上棘
2. 髂后上棘

2

1

图21-25a 髂前上棘和髂后上棘

当从髂前上棘取PCBM时，如**图**21-25b中的A所示，为使手术后瘢痕不明显，皮肤切口平行于皮肤皱纹线（皮肤割线），做2～3cm长的皮肤切口。从髂后上棘取PCBM时，如**图**21-25b中的B所示，沿髂嵴切开约3cm的皮肤切口线。

取PCBM时，从髂嵴最宽处做切口开窗，取内部骨松质和骨髓。此方法手术创伤小，并且可以在局部麻醉下操作。由于开窗被已经去除的骨皮质覆盖，可迅速进行供体部分的骨再生。此处，我们将重点讲述髂前上棘的手术步骤。

①患者仰卧位，于髂前上棘最宽处沿皮肤皱纹线（皮肤割线）设置患者切口位置，长度为2～3cm。切口周围皮下和髂嵴内外侧骨膜下用2%的利多卡因进行浸润麻醉。

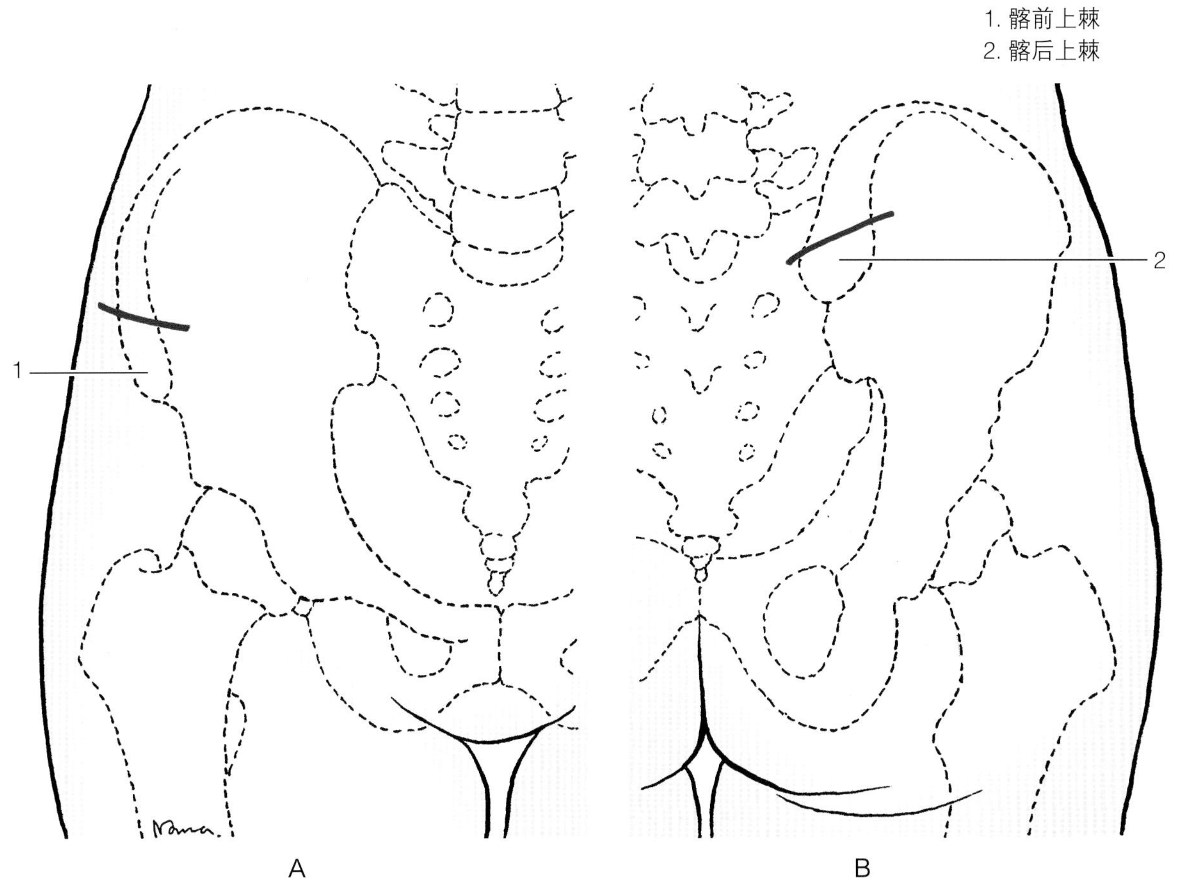

图21-25b 髂前上棘和髂后上棘取PCBM时皮肤切口的位置

②切开皮肤和皮下脂肪，广泛剥离腹外斜肌筋膜，沿髂嵴和髂前上棘的上下牵引。沿着髂前上棘的外缘切开筋膜和骨膜，骨膜下剥离显露髂嵴的上侧面。然后，使用环形取骨钻或骨凿进行开窗（**图21-25c，d**）。如**图21-25e**中A所示，使用小的尖锐挖匙（Volkmann型）取髂骨，使用特殊锐利挖匙取PCBM。此时获得的血液含有大量的成骨细胞和骨髓干细胞，因此将其放在带有PCBM的药杯中保存。

患者处于俯卧位时，可用上述方法从髂后上棘取PCBM。髂前上棘可取PCBM量为15～20g，髂后上棘可取PCBM量为30～50g，可修复相当大的骨缺损。

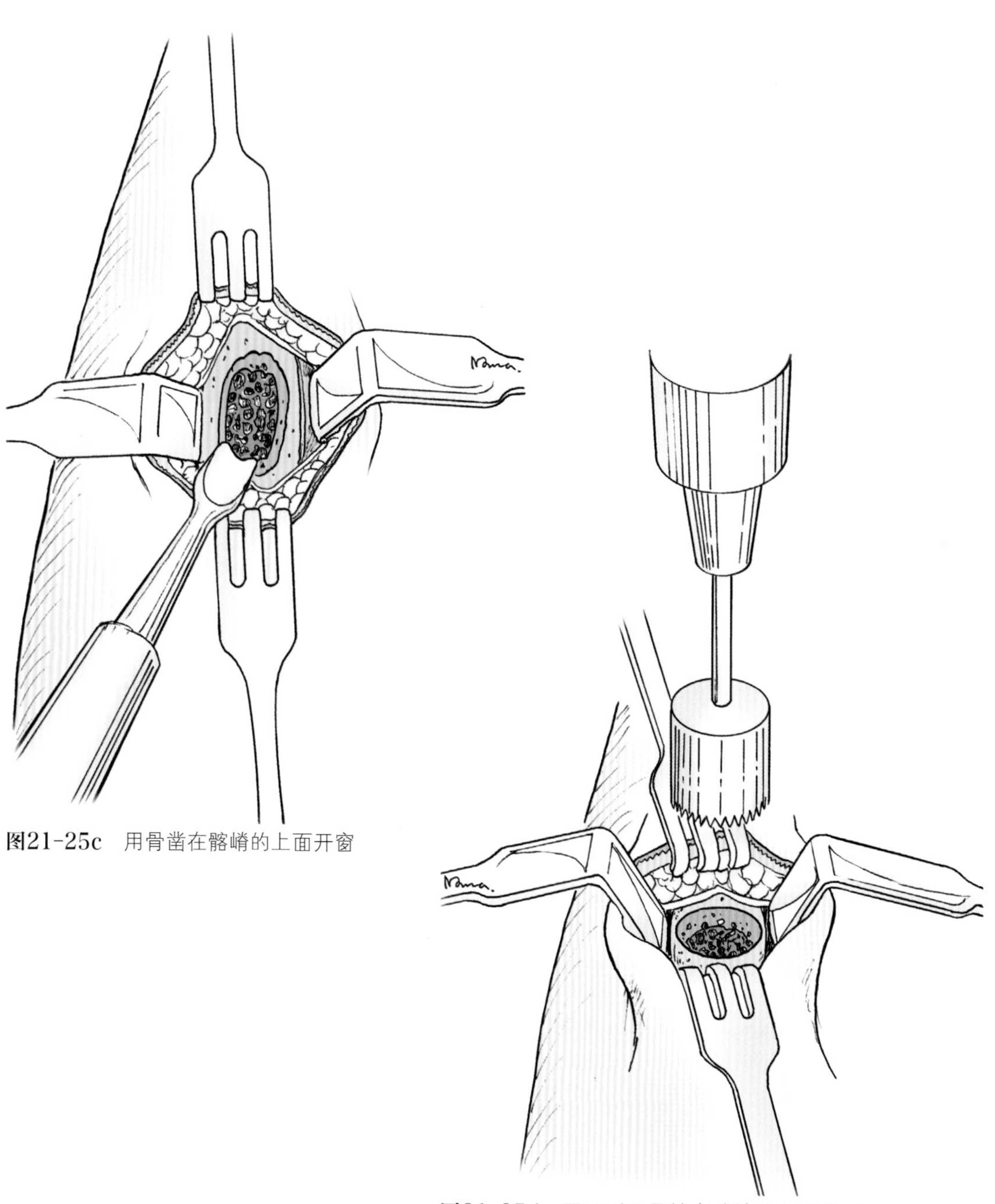

图21-25c 用骨凿在髂嵴的上面开窗

图21-25d 用环形取骨钻在髂嵴的上面开窗

③将移除的骨皮质片恢复至开窗孔处，用3-0薇乔®线缝合骨膜，然后缝合皮下和皮肤（**图21-25e**中B）。

④复合钛网和PCBM的下颌重建的病例（**图21-25f**）。在这种情况下，为了避免钛网在口腔中暴露，应该使钛网的上缘尽可能地处于低位。

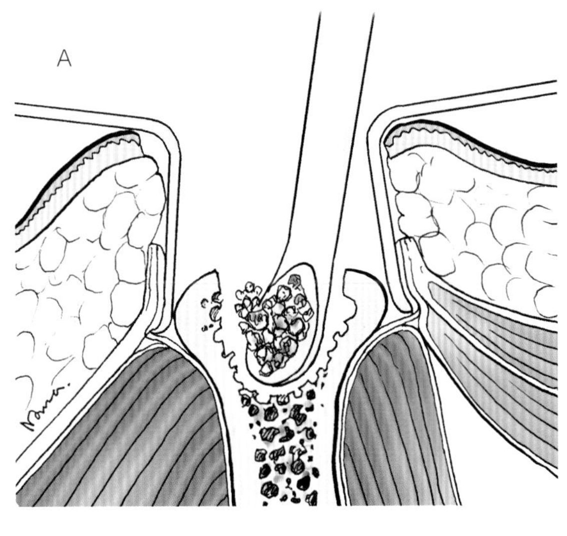

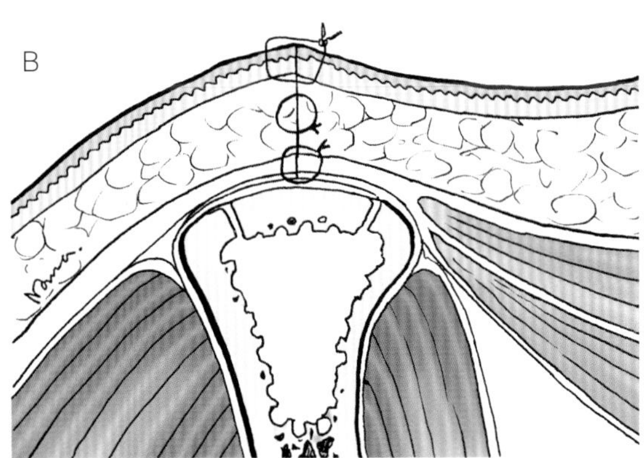

图21-25e 髂嵴上面开窗术取PCBM

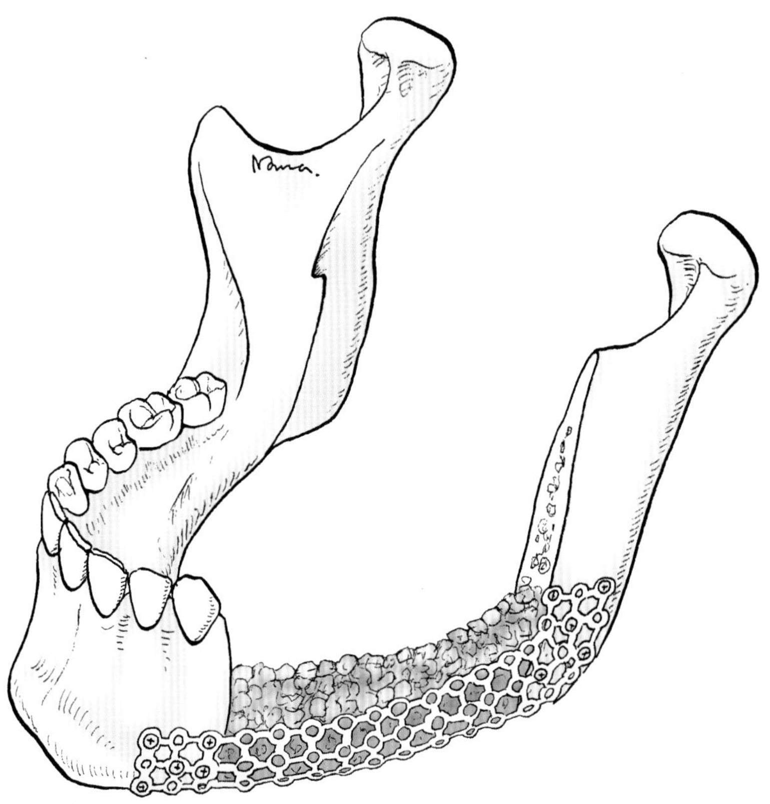

图21-25f 使用网状钛板和PCBM进行下颌骨重建的病例

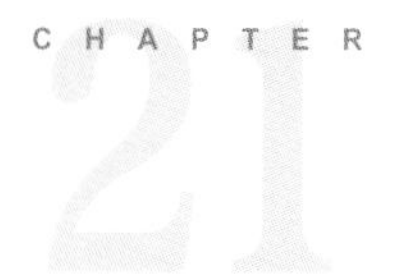

胫骨头取PCBM

在胫骨头前内侧的骨皮质开窗，可取10～20g PCBM。它比髂嵴取PCBM更易操作且损伤更小，因此当种植前外科需使用PCBM移植时，胫骨头可作为一个供区的选择。

为了从胫骨近心端（胫骨头）取PCBM，从胫骨内侧髁的前下侧（胫骨粗隆内侧）的内侧骨皮质开窗。如图21-25g所示，在膝盖的前面和侧面是膝下内侧动脉和膝下外侧动脉，二者的吻合动脉穿过髌韧带的内侧。此外，由于隐神经髌下支分布于膝关节下内侧的皮肤，因此必须注意不要造成损伤。

①髌韧带附着于胫骨前缘上端和胫骨内侧面的胫骨粗隆，如图21-25h所示，在胫骨的内侧的平坦区域设计1.5～2cm的切口。

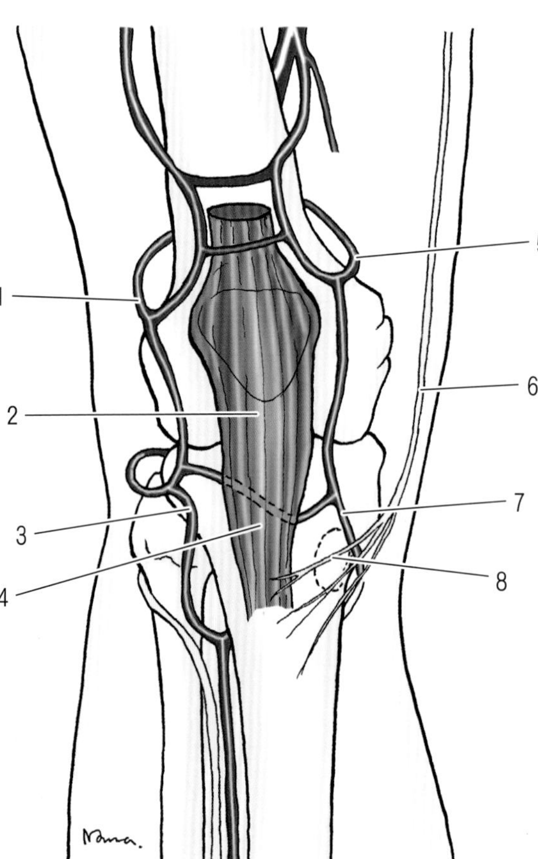

1. 膝上外侧动脉
2. 髌韧带
3. 膝下外侧动脉
4. 胫骨粗隆
5. 膝上内侧动脉
6. 隐神经的髌（下）支
7. 膝下内侧动脉
8. 骨开窗部位

图21-25g 从胫骨头前方取PCBM时需要标记和注意的血管与神经

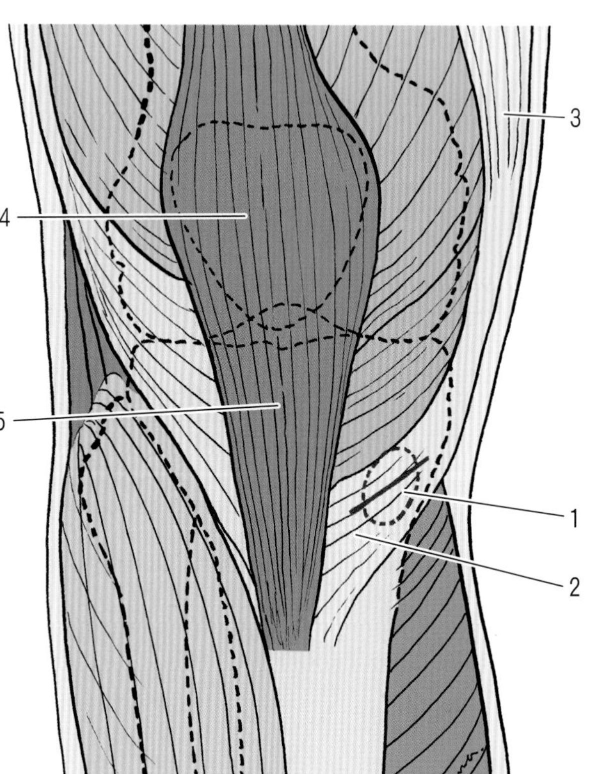

1. 开窗部位
2. 缝匠肌肌腱止点（附着）
3. 缝匠肌
4. 髌骨
5. 髌韧带

图21-25h 皮肤切口和开窗部位

②用15号刀十分小心地切开皮肤，直达骨膜，注意不要损伤内膝下动脉和隐神经的髌骨分支。由于缝匠肌的肌腱与此部分的骨膜重叠，因此应沿着该纤维切开至骨表面。缝匠肌肌腱重叠的骨膜难以剥离，使用剥离子暴露骨皮质开窗所需的骨面。

③使用外科手术手机和骨钻（也可使用牙科手机和球钻）或环形取骨钻在胫骨前内侧面形成直径约10mm的骨窗，用锐利挖匙取PCBM。由于此操作是在非直视下完成的，首先要确保不要过于接近上方的关节面，然后注意不要刺穿胫骨背面的骨皮质（**图21-25i**）。

④取出PCBM后，通过紧密缝合骨膜使骨髓止血。骨膜和皮下组织用薇乔®线缝合，皮肤用尼龙线缝合。

※用于重建的骨板和螺钉在第2卷第16章固定方法中已述及，此处省略。

现在已经开发出各种具有高生物相容性的人造骨材料，例如多孔羟基磷灰石等。但是当用于重建靠近体表的颌骨时，由于黏膜和皮肤的挤压，这些材料迟早会暴露于口腔和面部。因此，这些材料仅限于用在骨移植期间的塑形和机械支撑的辅助。

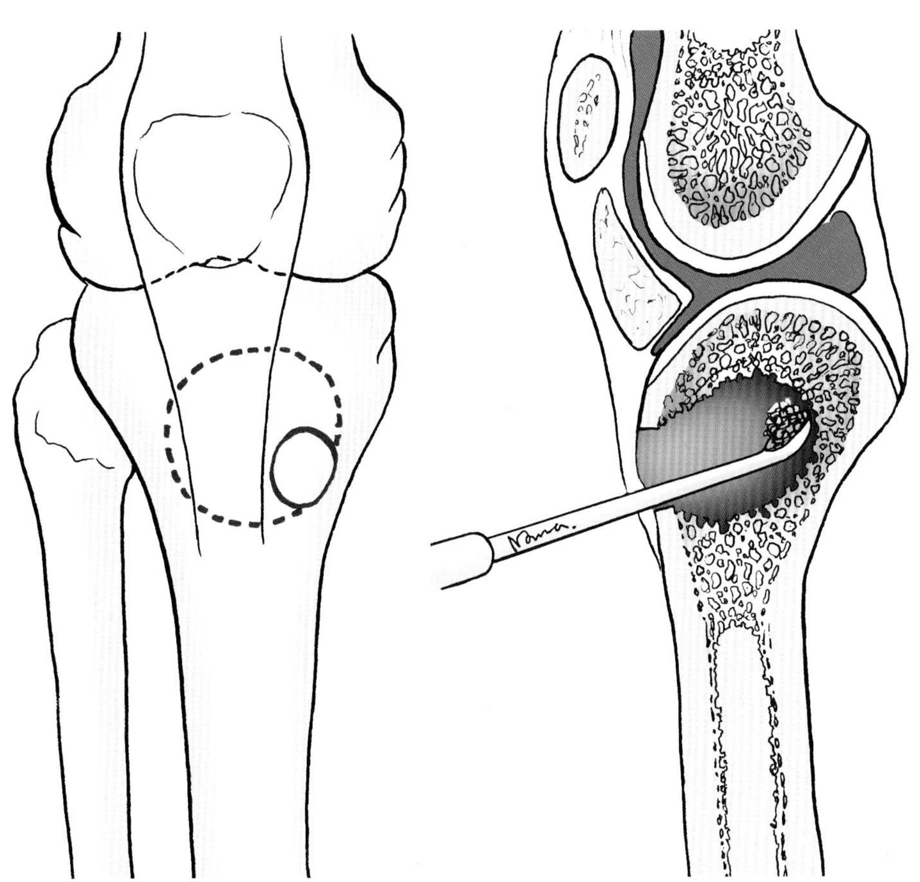

图21-25i 胫骨头前面开窗部位和取PCBM的示意图

软骨移植

软骨由软骨细胞和大量软骨基质组成，具有特定的硬度和弹性。软骨中没有血管和淋巴管，是一种显著的低营养代谢组织，其主要是通过血浆扩散完成。在口腔外科领域，肋软骨常用于增强骨组织和支持软组织。

肋软骨移植

图21-26a显示了胸骨、肋骨与肋软骨之间的关系。通常，第7肋软骨可以取大量的肋软骨，但由于大的软骨移植物很少用于口腔外科领域，我们在此将重点述及取第6肋软骨的技术。取第6肋软骨的手术损伤较小，几乎没有术后疼痛。

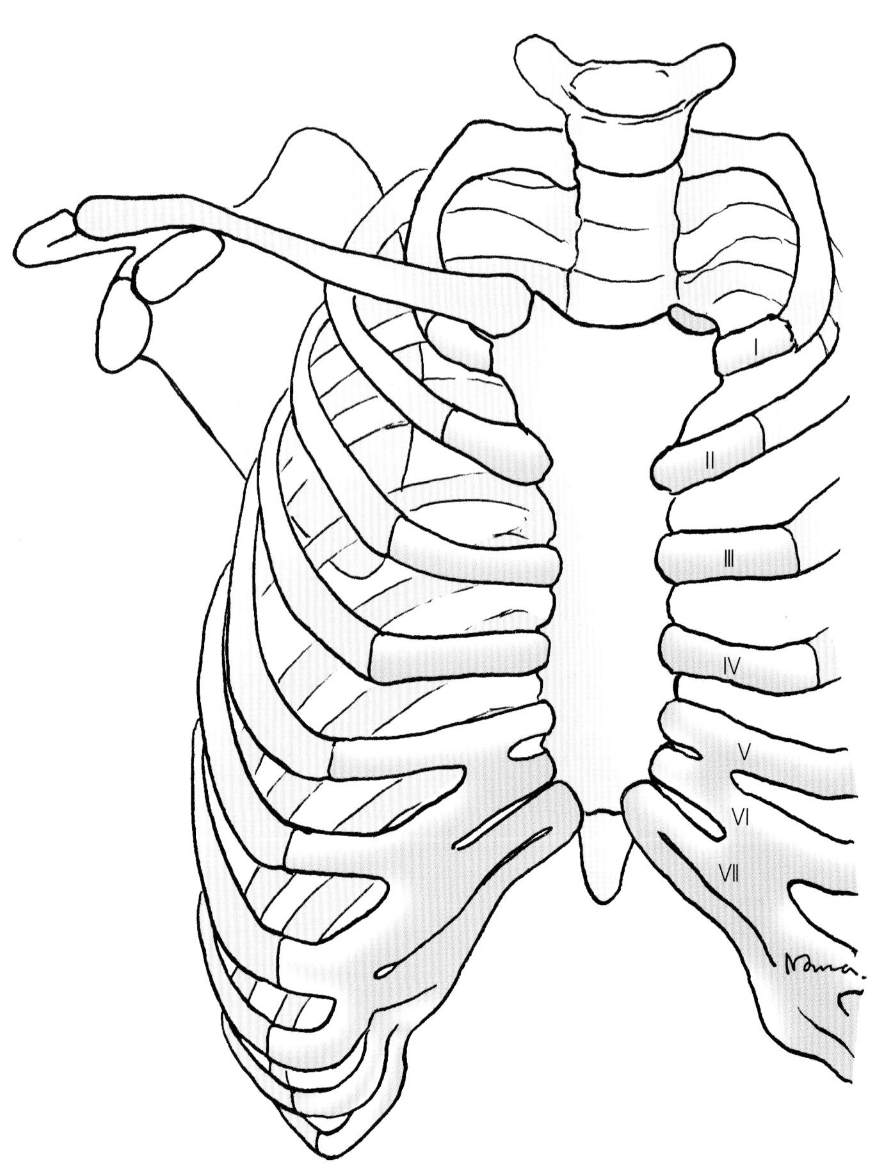

图21-26a 肋骨、肋软骨和胸骨组成的胸部示意图

①沿胸骨柄向下可触及胸骨体轮廓边缘隆起处，此处即为第2肋骨与胸骨的连接。基于此计算肋间隙，并识别第6肋骨。通常，沿着右侧第6肋的上缘做约5cm大小切口（**图21-26b**），这相当于女性乳房的下缘，手术后几乎没有瘢痕残留，并且可以完全隐藏在内衣中。

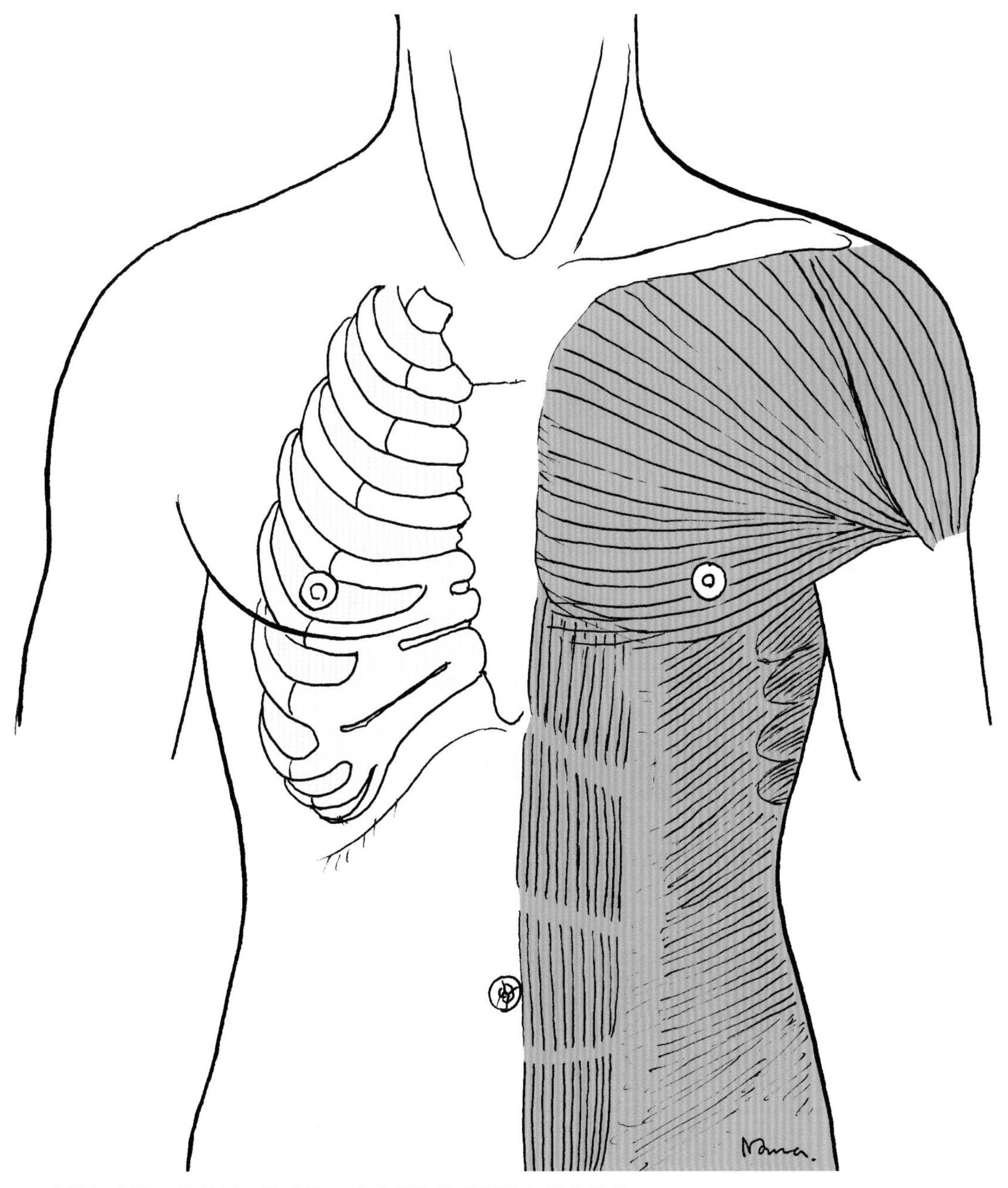

图21-26b 肋软骨、胸大肌、腹直肌和腹外斜肌之间的关系

②用手术刀切开至皮下脂肪层，按照胸大肌和其下方的腹直肌的肌纤维走行方向分离肌纤维，充分暴露肋软骨。第6肋骨软骨靠近胸骨处与附近的第5肋软骨融合。肋软骨的切取如图21-26c所示，从肋骨软骨接合处到该部分的肋软骨，足够用于牙槽骨增量和支撑鼻背外形。

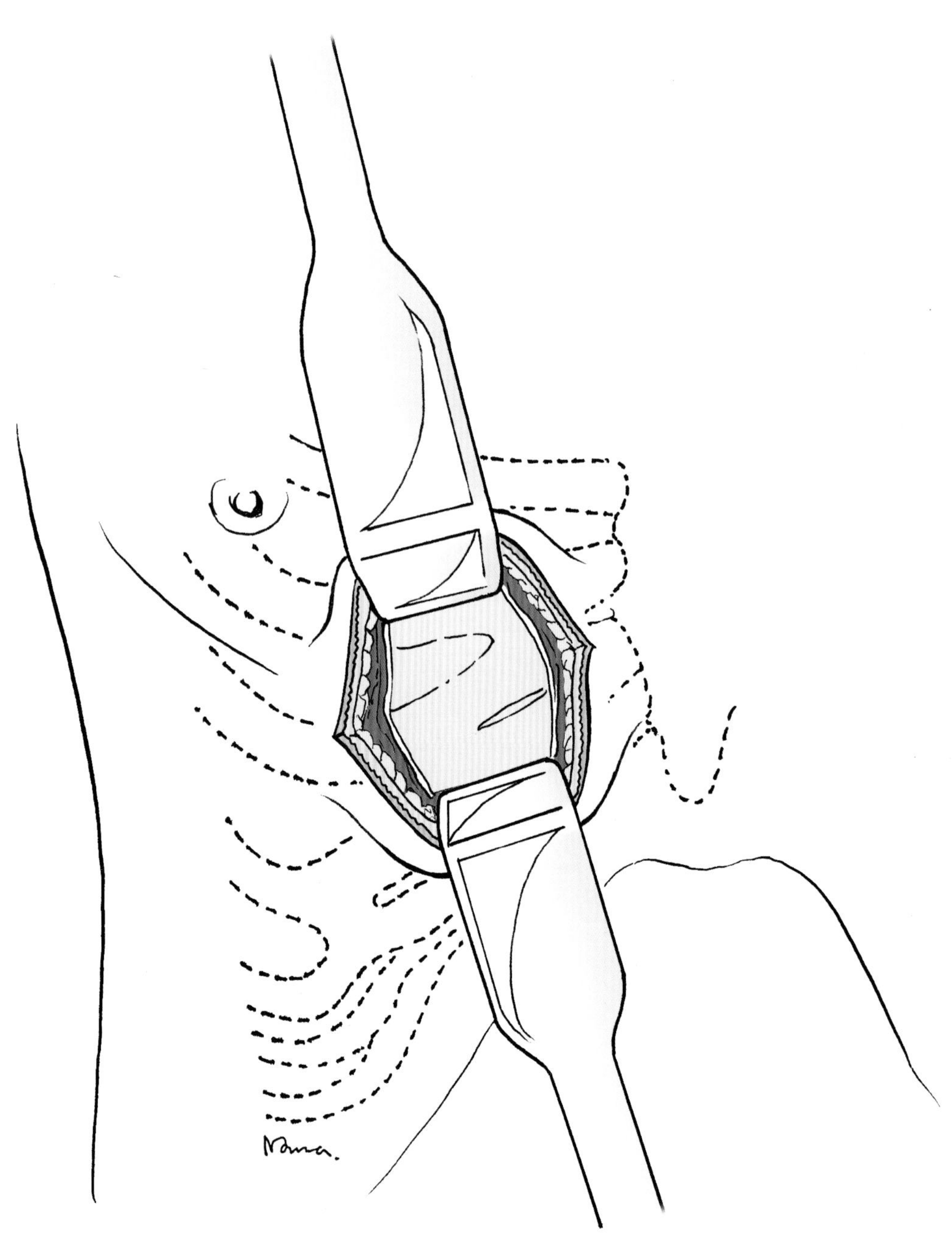

图21-26c 设计平行于第6肋软骨表面皮肤纹理的切口

③广泛剥离肋软骨表面的软骨膜，如**图21-26d**所示，做H形切口，从肋软骨上仔细剥离软骨膜，特别是由于软骨膜和胸膜在肋软骨的内侧彼此接近，所以胸膜的任何意外损伤都会发生气胸。

在整个外表面的软骨膜剥离后，在软骨内侧插入一个保护器，用手术刀取所需尺寸的肋软骨（**图21-26e**）。

④取肋软骨后，为了确认胸膜无损伤，在麻醉师的帮助下，进行充气试验以确认没有渗漏。这是一个重要的确认步骤，即使没有胸膜损伤，每次也都必须进行。

⑤软骨膜复位，并进行管状缝合，依次缝合肌肉层、皮下组织和皮肤，关闭创口。

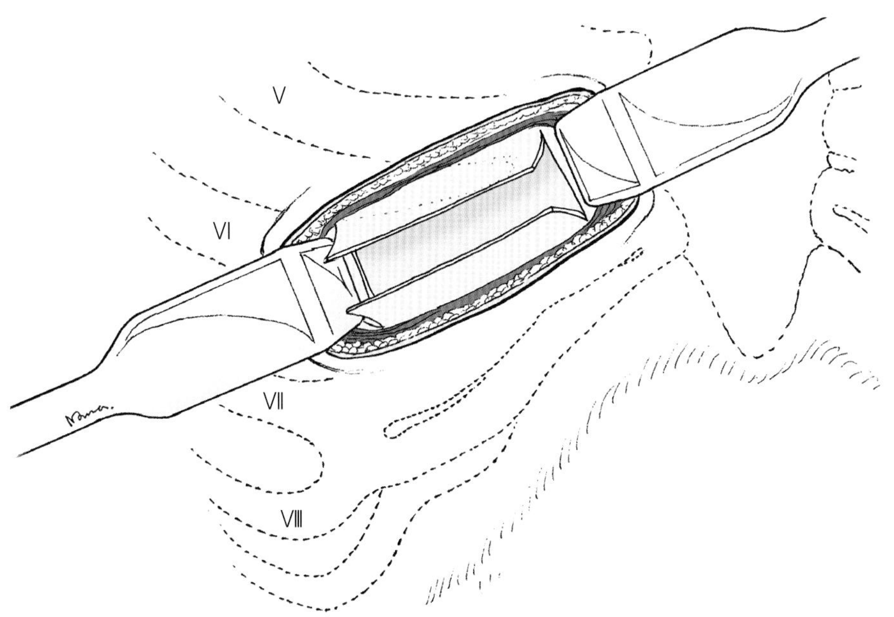

图21-26d 打开软骨膜，暴露肋软骨

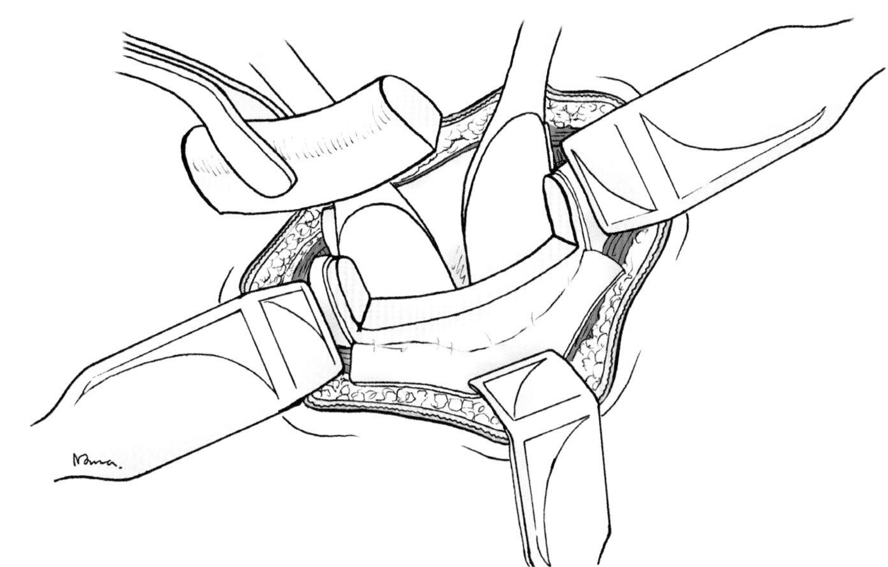

图21-26e 剥离软骨内侧软骨膜，轻柔切取软骨，以免损伤胸膜

※使用肋软骨形成牙槽突（图21-26f）。

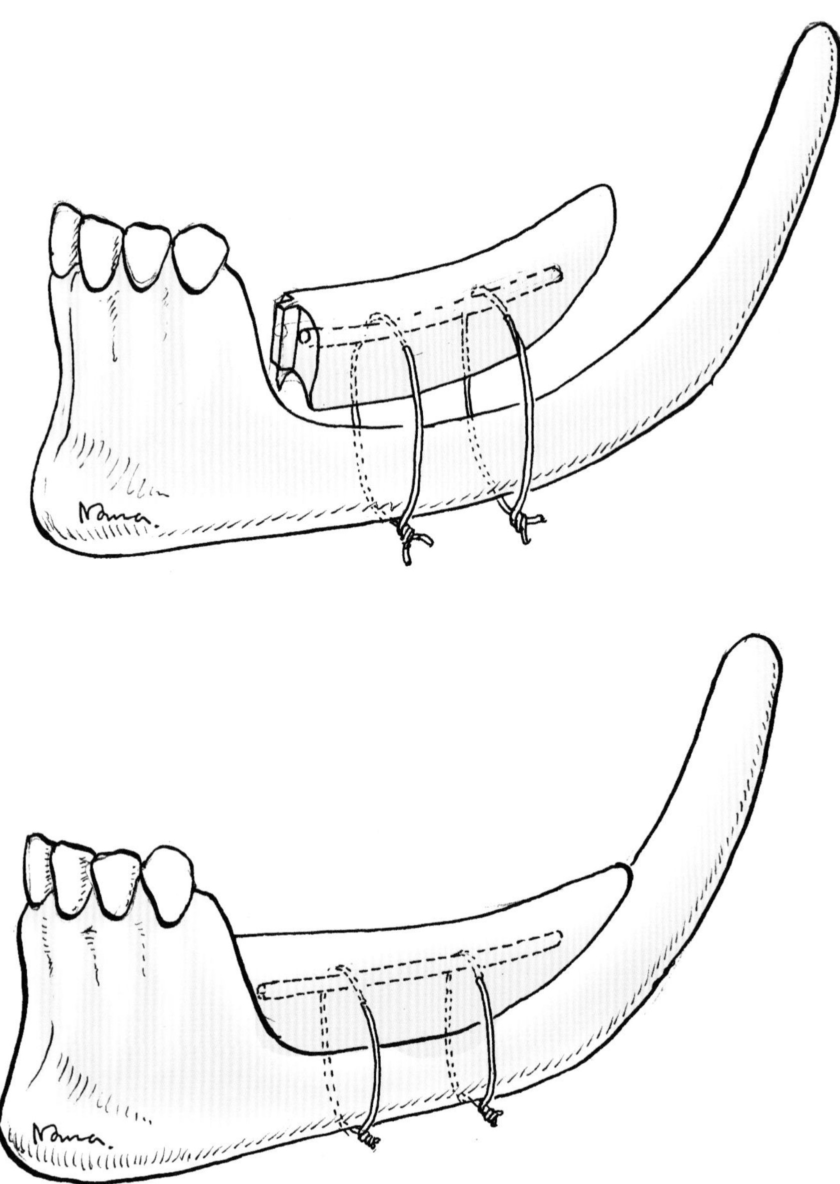

图21-26f 使用肋软骨形成牙槽突的病例

参考文献

第18章 修复前外科手术

[1]Obwegeser HL: Surgical preparation of the maxilla for prosthesis. J Oral Surg. 1964；22：127.

[2]Hall HD: Free grafts of palatal mucosa in mandibular vestibuloplasty. J Oral Surg. 1970；28：565.

[3]Edlan A, Mejchar B: Plastic surgery of the vesitibulum in periodontal therapy. Int Dent J. 1963；13：593.

[4]山根源之：Sulcus Extention.相対的歯槽堤形成．歯科ジャーナル．1989；29：147 - 156.

[5]Russell Hopkins: A Color Atlas of Preprosthetic Oral Surgery.London: Wolfe Medical Publications, 1987.

[6]Russell Hopkins（著），野間弘康，山根源之（翻訳）：カラーアトラス補綴のための小手術．東京：医歯薬出版，1990.

第19章 颞下颌关节手术及相关技术

[1]Kenichi Kurita, Yoshinori Mukaida, Nobumi Ogi, Masahiko Toyama: Closed reduction of chronic bilateral tem-poromandibular joint dislocation: A case report. Int J Oral Maxillofac Surg. 1996；25（6）：422 - 423.

[2]近藤倫弘，栗田賢一，矢島哲弥，清水幹雄，中島克仁，服部雄紀：習慣性顎関節脱臼に対して関節結節前方増量術を施行した2例．日口外誌．2008；54（3）：201 - 205.

[3]Al-Kayat A, and Bramley P: A modified pre-auricular approach to the temporomandibular joint and malar arch. Br J Oral Surg. 1979；17（2）：91 - 103.

[4]Quinn PD（ed）: Color Atlas of Temporpmandibular Joint Surgery. St Louis：Mosby Co, 1998.

[5]Nitzan DW, Dolwick MF, Martinez GA: Temporomandibular joint arthrocentesis: A simplified treatment for severe, limited mouth opening.J Oral Maxillofac Surg. 1991；49（11）：1163 - 1167.

[6]Sanders B: Arthroscopic surgery of the temporomandibular joint:Treatment of internal derangement with persistent closed lock. Oral Surg Oral Med Oral Pathol. 1986；62（4）：361 - 372.

[7]濱田良樹，近藤壽郎，亀井和利，中島敏文，伊藤耕，金村弘成，荒博範，新井剛，瀬戸晥一：1.2mm径硬性関節鏡を用いた顎関節上関節腔有視下洗浄療法の開発．日口外誌．2002；48（12）：613 - 619.

[8]Kondoh T, Hamada Y, Kamei K, Seto K: Simple disc reshaping surgery for internal derangement of the temporomandibular joint: 5-year follow-up results. J Oral Maxillofac Surg. 2003；61（1）：41 - 48.

[9]Hamada Y, Kondoh T, Holmlund AB, Nakajima T, Horie A, Saito T, Nomura Y, Seto K: One-year clinical course following visually guided irrigation for chronic closed lock of the temporomandibular joint. Oral Surg Oral Med Oral Pathol Oral Radiol Endod. 2006；101（2）：170 - 174.

[10]Oberg T und Hansson T: Physiologie und Pathologie der Kiefergelende, der Muskulatur und Innervation. In: von E Sauerwein（ed）. Gerontostomatomatologie: hrsg.Stuttgart, New York: Georg Thieme V, 1981；169 - 194.

[11]野間弘康：高齢者の顎関節疾患．歯科ジャーナル．1991；33：827 - 835.

第20章 癌及癌前病变手术

[1]野間康弘：頭部郭清．術式の変遷とその適用．口腔腫瘍．2005；17（4）：217 - 231.

[2]野間弘康，瀬戸晥一：標準口腔外科学．第3版．東京：医学書院，2004.

[3]野間弘康，道健一，内田稔，工藤逸郎：口腔顎顔面外科学．東京：医歯薬出版，2000.

[4]清水正嗣，小浜源郁：口腔癌．東京：デンタルダイヤモンド社，1989.

[5]McCarthy JG: Plastic surgery. Volume 1. Philadelphia: W.B.Saunders Co, 1990.

[6]Converse JM: Reconstructive plastic surgery. 2nd ed. Philadelphia: W.B.Saunders Co, 1977.

[7]Shah JP: Head and neck surgery. 2nd ed. London: Mosby-Wolfe Co,1996.

[8]野間弘康，外木守男：唾液腺腫瘍の手術．In：日本口腔外科学会（編）．一般臨床家，口腔外科医のための口腔外科ハンドマニュアル．東京：クインテッセンス出版，2011：151 - 161.

第21章 重建外科手术

[1]Berish Strauch, Han-Liang Yu, Zhong-Wei Chen, and Ralph Liebling: Atlas of Microvascular Surgery, Anatomy and Operative Approaches. New York: Thieme Medical Publishers,Inc. 1993.

[2]Michael B Wood（著），岩谷力，梁井皎（訳）：マイクロサージェリーによる再建手術アトラス．東京：メデイカル・サイエンス・インターナショナル，1991.

[3]国立がんセンター（編），末外恵一（監修），海老原敏（編集）：癌の外科．手術手技シリーズ．頭頸部癌．東京：メジカルビュー社，1994.

[4]川口浩司，佐藤淳一，他：可動部舌半側切除に伴う再建法の評価．日本頭頸部腫瘍学会雑誌．2004；30（1）：105 - 110.

[5]川口浩司，佐藤淳一，他：血管柄付き遊離腸骨による下顎再建症例の検討．日本頭頸部腫瘍学会雑誌．2000；26（3）：452 - 456.

[6]Mark L Urken, Mack L Cheney, Michael J Sullivan, Hugh F Biller: Atlas of Regional and Free Flaps for Neck Reconstruction. New York: Raven Press, 1995.

[7]玉田八束，野間弘康，柴原孝彦：腹直筋皮弁の血管形態に関する解剖学的研究．特に下腹壁動脈について．日口外誌．1997；43（9）：641 - 680.

[8]笠原清弘，野間弘康，柴原孝彦：大胸筋皮弁のデザインに関する解剖学的研究．特に胸肩峰動脈胸筋枝について．日口外誌．1998；44（3）：273 - 291.

[9]野間弘康，佐々木研一，山崎康夫（編）：下歯槽神経・舌神経麻痺．第2版．東京：医歯薬出版，2010.

[10]森口貴彦，光嶋勲：遊離分層植皮のポイント．形成外科．1996；39（増刊号）：79 - 86.

[11]S. Tahara S, T Susuki, T. Kikui, S Sagara: Mandiblar reconstruction with subsequent denture implantation. British Jarnal of Plastic Surgery. 1989；42（3）：344 - 346.

[12]中塚貴志，波利井清紀，海老原敏，他：遊離肩甲骨皮弁による下顎の再建．形成外科．1991；34（1）：35 - 45.

[13]上田倫弘，山下徹郎，矢島和宜：肩甲骨皮弁による下顎再建．下顎再建の範囲と咬合・摂食機能．頭頸部癌．2009；35（4）：337 - 343.

[14]野間弘康：組織欠損の修復の基本．主にマイナー欠損について．In：日本口腔外科学会（編）．一般臨床家，口腔外科医のための口腔外科ハンドマニュアル'08．東京：クインテッセンス出版，2008；166 - 185.